国家卫生健康委员会"十四五"规划教材
全国高等职业教育专科教材

U0276230

供临床医学专业用

妇产科学

第9版

主　编　王泽华　李淑文

副主编　晋丽平　王雪莉　张爱荣

编　者（以姓氏笔画为序）

马燕琳（海南医学院第一附属医院）

王良玉（曲靖医学高等专科学校）

王泽华（华中科技大学同济医学院
　　　　附属协和医院）

王雪莉（商丘医学高等专科学校）

乔　宠（中国医科大学附属盛京医院）

李　敏（重庆医科大学附属第二医院）

李淑文（大庆医学高等专科学校）

杨　萍（石河子大学第一附属医院）

张　媛（华中科技大学同济医学院
　　　　附属协和医院）

张秀芬（沧州医学高等专科学校）

张爱荣（安庆医药高等专科学校）

陈　红（齐鲁医药学院）

孟　琴（山东医学高等专科学校）

赵瑞芳（乌兰察布医学高等专科学校）

晋丽平（长治医学院附属和平医院）

夏小艳（长沙卫生职业学院）

徐　涛（遵义医药高等专科学校）

新形态教材

人民卫生出版社
·北京·

图书在版编目（CIP）数据

妇产科学 / 王泽华，李淑文主编. -- 9 版. -- 北京 ：
人民卫生出版社，2024. 11. --（高等职业教育专科临床
医学专业教材）. -- ISBN 978-7-117-37150-6

Ⅰ. R71

中国国家版本馆 CIP 数据核字第 2024SX7681 号

人卫智网	www.ipmph.com	医学教育、学术、考试、健康，购书智慧智能综合服务平台
人卫官网	www.pmph.com	人卫官方资讯发布平台

妇产科学
Fuchankexue
第 9 版

主　　编：王泽华　李淑文
出版发行：人民卫生出版社（中继线 010-59780011）
地　　址：北京市朝阳区潘家园南里 19 号
邮　　编：100021
E - mail：pmph @ pmph.com
购书热线：010-59787592　010-59787584　010-65264830
印　　刷：三河市宏达印刷有限公司
经　　销：新华书店
开　　本：850×1168　1/16　印张：20　插页：1
字　　数：564 千字
版　　次：1981 年 7 月第 1 版　2024 年 11 月第 9 版
印　　次：2024 年 11 月第 1 次印刷
标准书号：ISBN 978-7-117-37150-6
定　　价：66.00 元

打击盗版举报电话：010-59787491　E-mail：WQ @ pmph.com
质量问题联系电话：010-59787234　E-mail：zhiliang @ pmph.com
数字融合服务电话：4001118166　E-mail：zengzhi @ pmph.com

以习近平新时代中国特色社会主义思想为指导,全面贯彻党的二十大精神,落实《国务院办公厅关于加快医学教育创新发展的指导意见》等文件要求,更好地发挥教材对临床医学专业高素质实用型专门人才培养的支撑作用,进一步提升助理全科医师的培养水平,人民卫生出版社在教育部、国家卫生健康委员会领导和支持下,由全国卫生健康职业教育教学指导委员会指导,依据最新版《高等职业学校临床医学专业教学标准》,经过充分的调研论证,启动了全国高等职业教育专科临床医学专业第九轮规划教材修订工作。经第七届全国高等职业教育专科临床医学专业规划教材建设评审委员会深入论证,确定了教材修订的整体规划,明确了修订基本原则:

1. 落实立德树人根本任务 坚持将马克思主义立场、观点、方法贯穿教材编写始终。坚持"为党育人、为国育才",全面落实立德树人根本任务,深入挖掘课程教学内容中的思想政治教育元素,加工凝练后有机融入教材编写,发挥教材"培根铸魂、启智增慧"作用,培养具有"敬佑生命、救死扶伤、甘于奉献、大爱无疆"医学职业精神的时代新人。

2. 对接岗位工作需要、符合专业教学标准 教材建设突出职教类型特点,紧紧围绕"三教"改革,以专业教学标准为依据,以助理全科医师岗位胜任力培养为主线,体现临床新技术、新工艺、新规范、新标准,反映卫生健康人才培养模式改革方向,将知识、能力、素质培养有机结合。适应教学模式改革与教学方法创新需要,满足项目、案例、模块化教学等不同学习方式要求,在教材的内容、形式、媒介等多方面创新改进,有效激发学生学习兴趣和创造潜能。按照教学标准,将《中医学》改名为《中医学基础与适宜技术》,新增《基本公共卫生服务实务》。

3. 全面强化质量管理 履行"尺寸教材、国之大者"职责,成立第七届全国高等职业教育专科临床医学专业规划教材建设评审委员会,严格编委选用审核把关,主编人会、编写会、定稿会强化编委培训、突出责任,全流程落实"凡编必审"要求,打造精品教材。

4. 推动新形态教材建设 突出精品意识,聚焦形态创新,进一步切实提升教材适用性,打造兼具经典性、立体化、数字化、融合化的新形态教材。根据课程特点和专业技能教学需要,《临床医学实践技能》本轮采用活页式教材出版。

第九轮教材共29种,均为国家卫生健康委员会"十四五"规划教材。

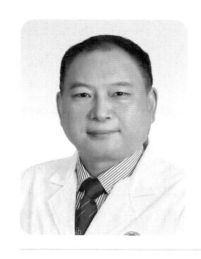

王泽华

二级教授

华中科技大学同济医学院附属协和医院主任医师,中国医师协会妇产科医师分会副会长,博士研究生导师。曾连续四届担任中华医学会围产医学分会委员、中华医学会妇科肿瘤学分会委员、中华医学会妇产科学分会委员。并曾先后担任湖北省医学会妇科肿瘤分会主任委员、湖北省医师协会妇产科医师分会主任委员。从事妇产科临床、教学、科研工作 40 年,致力于卵巢癌及宫颈癌等女性生殖系统恶性疾病的综合诊疗,施行各类妇科微创手术逾万台;主编"十一五""十二五""十三五"国家级规划教材 3 本;主持国家自然科学基金面上项目 8 项,以第一作者或通讯作者发表学术论文300 余篇(其中 SCI 论文 120 余篇);多次荣获省级科技进步奖、中华医学科技奖和中国妇幼健康科学技术奖。

妇产科学的魅力在于其广博,更在于其对女性的关爱。一个妇产科医师要内外兼修,内有医者仁心,外有妙手回春;既懂内科用药,也懂外科手术;敬畏生命,不忘初心,为女性健康保驾护航。

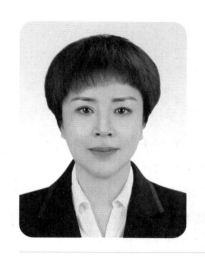

李淑文

二级教授

大庆医学高等专科学校护理系主任,省级教学名师,黑龙江省教育督导评估专家,大庆市高层次人才库成员,大庆市老年健康专家库成员。从事医学教育 31 年,负责黑龙江省精品课程和黑龙江省职业教育教师教学创新团队建设。主持、参与各级课题 50 余项,其中获省职业教育教学成果奖二等奖 1 项;发表论文 30 余篇;主编、参编教材和著作 40 余部,主编的教材入选首批"十四五"职业教育国家规划教材 1 种。先后荣获黑龙江省第七届教学名师、黑龙江省师德先进个人、黑龙江省教学质量管理先进个人和黑龙江省优秀教师等荣誉称号。

古人云:"旧书不厌百回读,熟读深思子自知。"学海浩瀚,医路漫漫,唯有奋斗。希望同学们牢固树立终身学习的理念,牢记"健康所系,性命相托"的誓言,精医尚德,与新时代同向同行,用情、用心、用爱做人民健康的守护者。

随着我国医药卫生事业和卫生职业教育的快速发展，医学知识的不断更新，医学教育的培养目标、方法和内容的变化，教材的编写也需要不断的革新，因此启动了此次的修订工作。

当前我国高等职业院校医学生的培养方向定位在从事基层医疗卫生服务，他们是未来基层医疗单位的主要组成人群。按照高职教育临床医学专业的培养要求，我们将临床多发病、常见病、妇女保健列为重点内容，融知识传授、技能培养与价值引领为一体，充分体现"三基（基本知识、基本理论、基本技能）、五性（思想性、科学性、先进性、启发性、适用性）、三特定（特定目标、特定对象、特定限制）"的原则，精心组织教材内容，优化教材结构。此次修订与普通高等教育本科教材严密衔接，紧扣妇产科工作岗位需求和国家执业助理医师资格考试大纲，参考最新指南和专家共识，融入专业新知识和新进展，特别强调教材的适用性和先进性，充分体现了高等职业教育的特点。

本教材按照产科、妇科、生殖医学、妇女保健的顺序排列，正文设有学习目标、情境导入、知识链接、思考题等模块。产科学更新了产程，增加了正常产褥、肩先露、妊娠期肝内胆汁淤积症等内容；妇科学增加了生殖道瘘，紧扣国际妇科肿瘤的最新分期和诊治进展更新了女性生殖器肿瘤相关内容，力求给学生展现现代妇产科学的内容。本教材的数字内容主要包括课件、思维导图、图片、动画、视频和练习题等，学生通过扫描教材相应位置的二维码可获取相应内容，这些内容为学生提供了多方位的学习辅助。

本教材由来自全国不同院校、临床一线的妇产科专家共同编写，充分体现了教材的广泛性和适用性。感谢之前 8 个版次教材的编写人员为本次修订打下的良好基础，感谢各位编委所在学校在教材修订过程中给予的大力支持。由于编写人员水平有限，难免有不妥之处，恳请广大师生和妇产科同道们批评指正，以便及时改进。

王泽华　李淑文

2024 年 11 月

第一章 | 绪 论

教学课件

　　妇产科学是研究妇女特有的生理和病理的一门学科,是属于临床医学中的一门涉及面较广、整体性较强的独立学科;它与内科学、外科学及儿科学一起成为医学生必修的主干课程。

一、妇产科学的范畴

　　妇产科学是在医学发展的过程中逐步形成的,专门研究女性生理、病理以及生育的临床医学学科,分为产科学和妇科学两大部分。

　　产科学(obstetrics)是一门关系到妇女妊娠、分娩、产褥期全过程,并对该过程中所发生的生理现象、心理和病理改变进行诊断和处理,以及协助新生命诞生的医学科学。产科学通常包括产科学基础、生理产科学、病理产科学、胎儿医学四大部分。围生医学(perinatology)不断发展,成为研究胚胎发育、胎儿生理和病理、早期新生儿和孕产妇疾病诊断和防治的一门新兴学科。

　　妇科学(gynecology)是一门研究妇女非妊娠期生殖系统的生理和病理改变并对其进行诊断和处理的医学科学。妇科学通常包括妇科学基础、女性生殖系统炎症、女性生殖器肿瘤、生殖内分泌疾病、女性生殖器损伤、女性生殖器畸形及女性其他生殖器疾病等内容;还包括生殖医学,主要研究女性生育调节、辅助生殖技术等内容。

二、妇产科学近代重要进展

　　随着基础学科不断发展,妇产科学近年也取得许多新进展。

　　1. 产科学理论体系的转变　　近代产科学改变了早年的以母亲为中心的产科理论体系,代之以母子统一管理的理论体系。这种转变不仅显著降低了母婴死亡率,而且导致了围生医学、新生儿学等分支学科的产生。围生期技术的发展,产科医生与新生儿医生的合作,大大地降低了围产儿的死亡率。

　　2. 产前诊断技术不断创新　　通过产前的一些特殊检查,在妊娠早、中期诊断出某些遗传性疾病和先天性畸形,以减轻家庭及社会的负担。尤其是运用遗传学新技术,开展遗传咨询、遗传筛查,能够减少不健康个体出生。

　　3. 辅助生殖技术的发展　　这种技术包括体外受精-胚胎移植(IVF-ET)技术,卵胞质内单精子注射(ICSI)、植入前遗传学诊断(PGD)、配子输卵管内移植(GIFT)、宫腔内配子移植术(GIUT)等。辅助生殖技术的进展不仅解决了不孕的问题,也促进了生殖生理学的迅速发展。

　　4. 女性生殖内分泌学的发展　　许多新药问世也极大地推进了妇女月经失调和生殖功能失调的治疗。女性生殖内分泌学的研究进入分子水平,促使生殖内分泌学成为一门新兴的专门学科。

　　5. 妇科肿瘤学的发展　　妇科肿瘤学是近年发展较快的一门学科,各种肿瘤发生机制的研究,各种影像技术的应用,放射治疗的发展,手术方法的改进,手术器械的发明及各种新化学治疗(简称化疗)药、靶向治疗、免疫治疗的出现和应用,使一些妇科肿瘤的早期发现、早期治疗成为可能,治疗微创化的概念及技术得到广泛应用。

　　6. 妇女保健学的建立　　妇女保健学是根据女性生殖生理的特点,以保健为中心,以群体为对象的一门学科。妇女保健学主要研究妇女一生各时期的生理特点、心理特点、病理变化及社会适应能力及其保健要求,将保健与临床相结合,个体与群体相结合。

三、妇产科学的特点及学习要点

妇产科学虽然已成为一门独立的学科,但女性生殖系统是整个人体的一部分,与身体其他系统不可分割,许多疾病或病理情况相互影响。妇产科学虽然分为产科学和妇科学两部分,但两者均以女性生殖系统的生理与病理为基础,两科疾病多有互为因果的关系。所以妇产科的学习不仅要掌握产科学和妇科学各自的特点,而且一定要有整体观念,完整理解妇产科学的理论体系,做到思路开阔、融会贯通。

妇产科学是临床医学,同时也是预防医学。许多妇产科学疾病可通过一些预防措施来避免发生或减轻危害,如做好妇女孕期保健和产前检查可预防许多产科并发症的发生,开展妇女疾病普查可以发现早期宫颈癌。所以学习妇产科学既要掌握临床技能,又要熟悉各种预防知识和措施。

在妇产科学中,产科学与妇女妊娠有关,关系到母子两个人的安危与健康;妇科学与许多疾病有关,涉及女性隐私,因此,在学习和工作中必须注意培养自己良好的医德医风和高度的责任心、同情心,不仅为患者诊治疾病,也要重视患者的心理状态,注意保护隐私,尊重和关心患者。

妇产科学是一门重要的临床医学主干课程,包括系统理论学习、临床见习和毕业实习。学生应努力学好妇产科学的理论知识,自觉贯彻理论和实践相结合的原则,在毕业实习期间认真进行医疗实践并掌握基本技能,为将来成为一名合格的医师打下基础。

(王泽华)

第二章 | 女性生殖系统解剖与生理

教学课件　　思维导图

> **学习目标**
>
> 1. 掌握内外生殖器官解剖及特点;卵巢的功能及生殖器官的周期性变化。
> 2. 熟悉骨盆的组成、平面及其径线;内生殖器官邻近器官;月经周期调节机制。
> 3. 了解女性一生各阶段的生理特点。
> 4. 具备辨析女性生殖系统解剖与生理特点的能力,为妇科与产科疾病的诊治奠定理论基础。
> 5. 能结合女性生殖系统解剖与生理特点,与患者及家属进行良好沟通,开展健康教育。

第一节　女性生殖系统解剖

女性生殖系统包括内生殖器官、外生殖器官及其相关组织。

一、外生殖器

女性外生殖器(external genitalia)指生殖器官的外露部分,位于耻骨联合、会阴及两股内侧之间,包括阴阜、大阴唇、小阴唇、阴蒂和阴道前庭,又统称为外阴(vulva)(图 2-1)。

1. **阴阜(mons pubis)**　即耻骨联合前面隆起的脂肪垫。从青春期开始该部生长阴毛,呈倒三角形分布,其疏密、色泽、粗细存在种族及个体差异。

2. **大阴唇(labium majus)**　为两股内侧一对纵行隆起的皮肤皱襞,起自阴阜,止于会阴。两侧大阴唇外侧面为皮肤,内侧面湿润似黏膜。大阴唇皮下脂肪层含丰富血管、淋巴管和神经,外伤后易形成血肿。未产妇两侧大阴唇自然合拢,经产妇向两侧分开,绝经后大阴唇萎缩,阴毛稀少。

3. **小阴唇(labium minus)**　位于两侧大阴唇内侧的一对薄皮肤皱襞,表面湿润、色褐、无毛,富含神经末梢。两侧小阴唇前端融合包绕阴蒂。大、小阴唇后端汇合形成阴唇系带。

4. **阴蒂(clitoris)**　位于两小阴唇顶端下方,与男性阴茎海绵体相似,具有勃起性。阴蒂富含神经末梢,对性刺激敏感。

5. **阴道前庭(vaginal vestibule)**　两小阴唇之间的菱形区域,前为阴蒂,后为阴唇系带。此区域有以下结构:

(1)**前庭球(vestibular bulb)**:位于前庭两侧,由具有勃起性的静脉丛构成。

(2)**前庭大腺(greater vestibular gland)**:又称巴氏腺(Bartholin's gland),位于大阴唇后部,

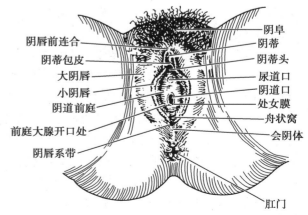

图 2-1　女性外生殖器

阴唇前连合　阴阜
阴蒂包皮　阴蒂
大阴唇　阴蒂头
小阴唇　尿道口
阴道前庭　阴道口
处女膜
前庭大腺开口处　舟状窝
会阴体
阴唇系带
肛门

被球海绵体肌覆盖,如黄豆大小,左右各一。腺管细长,开口于前庭后方小阴唇与处女膜间的沟内。性兴奋时分泌黏液起润滑阴道的作用。正常情况下不能触及此腺体,若腺管口闭塞,可形成前庭大腺囊肿或前庭大腺脓肿。

（3）**尿道外口**（external orifice of urethra）：位于阴蒂头后下方,其后壁上有一对腺体称尿道旁腺。尿道旁腺开口小,容易有细菌潜伏。

（4）**阴道口**（vaginal orifice）**及处女膜**（hymen）：阴道口位于尿道外口后方的前庭后部。其周缘的一层黏膜皱襞,称处女膜,内含丰富的结缔组织、血管及神经末梢。处女膜多在中央有一孔,呈圆形或新月形,厚薄因人而异,多在初次性交或剧烈运动时破裂,分娩后仅留处女膜痕。

二、内生殖器

女性内生殖器（internal genitalia）包括阴道、子宫、输卵管及卵巢,后两者称为子宫附件（图2-2）。

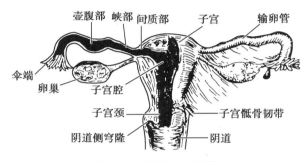

图 2-2　女性内生殖器

（一）阴道

阴道（vagina）为性交器官,是月经血排出及胎儿娩出的通道。

1. 位置与形态　位于真骨盆下部中央,呈上宽下窄的管道。前壁长 7~9cm,与膀胱和尿道相邻;后壁长 10~12cm,与直肠贴近。上端包围宫颈阴道部,下端开口于阴道前庭后部。环绕宫颈周围的部分称阴道穹隆,分为前、后、左、右 4 个部分,其中后穹隆最深,与盆腔最低的直肠子宫陷凹紧密相邻,临床上可经此穿刺或引流。

2. 组织结构　阴道壁由黏膜、肌层和纤维组织膜构成。黏膜由非角化复层扁平上皮覆盖,无腺体,淡红色,有很多横纹皱襞,伸展性大,受性激素影响有周期性变化。阴道壁富含静脉丛,受损后易出血或形成血肿。

（二）子宫

子宫（uterus）为孕育胚胎、胎儿及产生月经的器官。

1. 位置与形态　子宫位于盆腔中央,呈前倾前屈位,前为膀胱,后为直肠,下接阴道,两侧有输卵管和卵巢。

子宫是肌性器官,呈前后略扁的倒置梨形。成人非孕时子宫长 7~8cm,宽 4~5cm,厚 2~3cm,重 50~70g。子宫上部较宽称子宫体（corpus uteri,又称宫体）,其上端隆突部分称子宫底（fundus of uterus,）,子宫底两侧为子宫角（cornua uteri）,与输卵管相通。子宫下部较窄呈圆柱状称子宫颈（cervix uteri,又称宫颈）。子宫体与子宫颈的比例因年龄和卵巢功能而异,儿童期为 1∶2,成年妇女为 2∶1,绝经后为 1∶1。

子宫腔为上宽下窄的三角形,容积约为 5ml。子宫体与子宫颈之间最狭窄的部分称子宫峡部（isthmus uteri）,非孕期长约 1cm;其上端因解剖上较狭窄,称解剖学内口;其下端因黏膜组织于此处由宫腔内膜变为宫颈黏膜,称组织学内口。子宫颈内腔呈梭形称子宫颈管（cervical canal）,成年妇女长 2.5~3.0cm,其下端称子宫颈外口,位于坐骨棘水平以上。宫颈下端伸入阴道内的部分称宫颈阴道部,阴道以上的部分称宫颈阴道上部。未产妇的子宫颈外口呈圆形;经产妇受阴道分娩影响子宫颈外口形成横裂,将子宫颈分为前唇和后唇（图2-3）。

2. 组织结构　子宫体和子宫颈的组织结构不同。

（1）**子宫体**：从内向外分为子宫内膜层、子宫肌层及子宫浆膜层。

1）子宫内膜层：子宫内膜分为 3 层,包括致密层、海绵层和基底层。子宫内膜表面 2/3 为致密

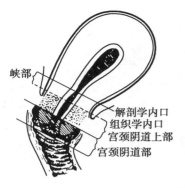
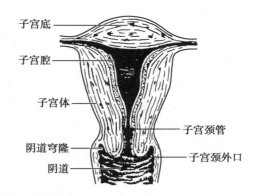

图 2-3　子宫各部

层和海绵层,统称为功能层,受性激素影响发生周期性增厚、剥脱。靠近子宫肌层的 1/3 内膜为基底层,不受卵巢性激素影响,不发生周期性变化,其主要功能是月经期后再生并修复子宫内膜、形成新的功能层。

2）子宫肌层:较厚,非孕时厚约 0.8cm,由大量平滑肌组织、少量弹性纤维与胶原纤维组成。子宫肌层分为 3 层:内层呈环行,外层呈纵行,中间呈交叉状。子宫肌层中含丰富的血管,子宫收缩时能压迫血管,有效抑制子宫出血。

3）子宫浆膜层:为覆盖宫体底部及前后面的脏腹膜。在子宫前面近子宫峡部处腹膜向前反折覆盖膀胱,形成膀胱子宫陷凹;在子宫后面,腹膜沿子宫壁向下,至宫颈后方及阴道后穹隆处折向直肠,形成直肠子宫陷凹（rectouterine pouch）,也称道格拉斯陷凹（Douglas pouch）。

（2）子宫颈:主要由结缔组织构成,含有少量的平滑肌纤维、血管及弹性纤维。子宫颈管黏膜为单层高柱状上皮,黏膜层富含腺体,能分泌碱性黏液形成黏液栓堵塞子宫颈管。宫颈黏膜受性激素影响发生周期性变化。子宫颈阴道部为复层鳞状上皮覆盖,表面光滑。子宫颈外口柱状上皮与鳞状上皮交界处是宫颈癌的好发部位。

3. 子宫韧带　共有 4 对（图 2-4）。

（1）子宫圆韧带（round ligament）:呈圆索状,由平滑肌和结缔组织构成,全长 12~14cm。其起于宫角前面、输卵管近端的下方,向前下方伸展达两侧骨盆壁,再穿过腹股沟管止于大阴唇前端,使子宫保持前倾位。

（2）子宫阔韧带（broad ligament）:覆盖于子宫前后壁呈翼状的腹膜,自子宫侧缘向两侧延伸达骨盆壁,分为前、后两叶。其上缘游离,内 2/3 包围输卵管,外 1/3 移行为骨盆漏斗韧

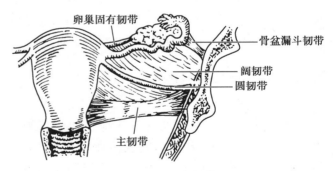

图 2-4　子宫韧带

带（infundibulopelvic ligament）,又称卵巢悬韧带（suspensory ligament of ovary）,内含卵巢动静脉。卵巢与阔韧带后叶相接处称卵巢系膜。卵巢内侧与宫角之间的阔韧带称卵巢固有韧带或卵巢韧带。宫体两侧的阔韧带含有血管、神经、淋巴管及大量疏松结缔组织称宫旁组织。子宫动静脉和输尿管均从阔韧带基底部穿过。阔韧带使子宫保持在盆腔正中的位置。

（3）子宫主韧带（cardinal ligament）:又称子宫颈横韧带,在阔韧带的基底部,自宫颈两侧延伸达骨盆壁,起固定宫颈、防止子宫下垂的作用。

（4）子宫骶韧带（uterosacral ligament）:起自宫颈和宫体交界处后面的上侧方,绕过直肠两侧到达第 2、第 3 骶椎前面。韧带外覆腹膜,内含平滑肌、结缔组织和支配膀胱的神经,广泛性子宫切除术时,可因切断韧带和损伤神经引起尿潴留。宫骶韧带短厚有力,向上、向后牵引子宫颈,协同子

宫圆韧带维持子宫处于前倾前屈位。

(三)输卵管

输卵管（oviduct，fallopian tube）为卵子与精子结合场所及运送受精卵的管道。全长 8~14cm，位于子宫阔韧带的上缘内，内侧与子宫角相通，外端游离，与卵巢接近。由内向外分为 4 个部分（图 2-5）：

（1）**输卵管间质部**（interstitial portion）：子宫壁内潜行部分，管腔最窄，长约 1cm。

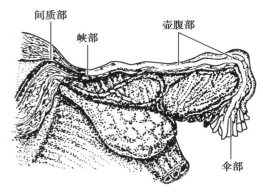

图 2-5　输卵管纵切面

（2）**输卵管峡部**（isthmic portion）：在子宫部外侧，细而较直，管腔较窄，长 2~3cm。

（3）**输卵管壶腹部**（ampulla portion）：在峡部外侧，管腔宽大且弯曲，长 5~8cm，内含丰富皱襞，受精常发生于此。

（4）**输卵管伞部**（fimbrial portion of the fallopian tube）：又称漏斗部，为输卵管末端的膨大部分，长 1~1.5cm，开口于腹腔，管口处有许多指状突起，有"拾卵"作用。

输卵管由外向内分为 3 层：外层为浆膜层；中层为平滑肌层，常有节律地收缩，能引起输卵管由远端向近端的蠕动，具有协助拾卵、运送受精卵、阻止经血逆流等作用；内层为黏膜层，内覆单层高柱状上皮。输卵管肌肉的收缩和黏膜上皮细胞的形态、分泌及纤毛摆动，均受性激素影响而有周期性变化。

(四)卵巢

卵巢（ovary）为一对扁椭圆形的性腺，其具有生殖和内分泌功能，能产生与排出卵子及分泌性激素。卵巢的大小、形状随年龄大小而有差异。青春期前卵巢表面光滑；青春期开始排卵后，表面逐渐由光滑变得凹凸不平；育龄期妇女的卵巢大小约为 4cm×3cm×1cm，重 5~6g，灰白色；绝经后卵巢逐渐萎缩变小变硬，妇科检查时不易触到。

卵巢表面无腹膜，由单层立方上皮覆盖。深面有一层致密纤维组织称卵巢白膜。再往内为卵巢实质，分为皮质与髓质。皮质在外层，由数以万计的原始卵泡及致密结缔组织组成；髓质在中心，含疏松结缔组织及丰富血管、神经和淋巴管。

三、血管、淋巴和神经

(一)血管

女性内外生殖器官的血液供应主要来自卵巢动脉、子宫动脉、阴道动脉及阴部内动脉（图 2-6）。卵巢动脉为腹主动脉分支，左侧卵巢动脉可来源于肾动脉。子宫动脉、阴道动脉、阴部内动脉均为髂内动脉分支。子宫动脉在阔韧带基底部、距宫颈内口水平约 2cm 处横跨输尿管，至子宫侧缘，分为上、下两支：上支称为宫体支，至宫角处又分为宫底支、卵巢支及输卵管支；下支称为宫颈-阴道支。盆腔静脉均与同名动脉伴行，并在相应器官及其周围形成静脉丛，且互相吻合，故盆腔静脉感染容易蔓延。

(二)淋巴

女性生殖器官及盆腔具有丰富的淋巴结构，

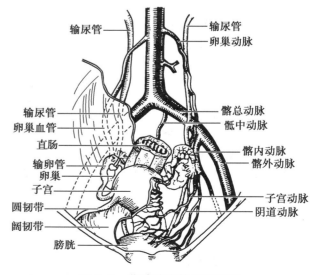

图 2-6　盆腔动脉的血液供应

淋巴结一般沿相应的血管排列,其数目、大小和位置均不固定,主要分为外生殖器淋巴与盆腔淋巴两组。外生殖器淋巴分为腹股沟深淋巴结、腹股沟浅淋巴结两部分;盆腔淋巴包括髂淋巴组、骶前淋巴组和腰淋巴组(也称腹主动脉旁淋巴组)3组。淋巴回流首先进入沿髂动脉的各淋巴结,然后注入腹主动脉周围的腰淋巴结,最后汇入第2腰椎前方的乳糜池。当生殖器官发生感染或肿瘤时,往往沿各部回流的淋巴管扩散或转移。

(三) 神经

女性内外生殖器官由躯体神经和自主神经共同支配。外生殖器主要由阴部神经支配,含感觉神经纤维和运动神经纤维,在坐骨结节内侧下方分成会阴神经、阴蒂背神经及肛门神经3支,分别分布于会阴、阴唇、肛门周围。临床上可在阴部手术时行阴部神经阻滞。内生殖器主要由交感神经和副交感神经支配。子宫平滑肌有自主节律活动,完全切除其神经后仍能进行节律收缩,完成分娩活动。临床上可见低位截瘫产妇仍能自然分娩。

四、骨盆

女性骨盆(pelvis)既是支持躯干和保护盆腔脏器的重要器官,又是胎儿娩出必经的通道,其大小、形状对分娩有直接影响。通常女性骨盆较男性骨盆宽而浅,有利于分娩。

(一) 骨盆的组成

1. 骨盆的骨骼 由骶骨、尾骨及左右两块髋骨组成。每块髋骨又由髂骨、坐骨及耻骨融合而成;骶骨由5~6块骶椎融合成,其上缘明显凸起,称为骶岬,是重要的骨性标志,是妇科腹腔镜手术的重要标志之一及产科骨盆内测量对角径的重要据点。尾骨由4~5块退化的尾椎融合成,上接骶骨,下端游离为尾骨尖(图2-7)。

2. 骨盆的关节 包括耻骨联合、骶髂关节和骶尾关节。在骨盆的前方两耻骨之间由纤维软骨连接,称为耻骨联合,妊娠期受女性激素影响而变松动,分娩过程中可出现轻度分离,有利于胎儿娩出。在骨盆后方,两髂骨与骶骨形成左、右骶髂关节。骶骨与尾骨的联合处形成骶尾关节。骶尾关节有一定的活动度,分娩时尾骨后移可加大骨盆出口的前后径。

3. 骨盆的韧带 连接骨盆各部之间有两对重要韧带,一对是骶、尾骨与坐骨结节之间的骶结节韧带,另一对是骶、尾骨与坐骨棘之间的骶棘韧带。骶棘韧带宽度即坐骨切迹宽度,是判断中骨盆是否狭窄的重要标志。在妊娠期受性激素的影响,韧带松弛,有利于分娩(图2-8)。

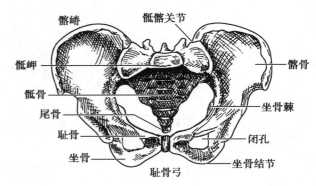

图 2-7 正常女性骨盆

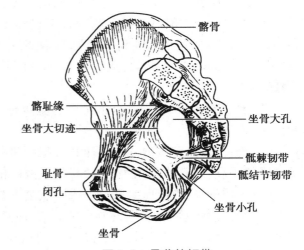

图 2-8 骨盆的韧带

(二) 骨盆的分界

以耻骨联合上缘、髂耻缘及骶岬上缘的连线为界,将骨盆分为假骨盆和真骨盆两部分。假骨盆又称大骨盆,位于分界线以上,可通过骨盆外测量间接了解真骨盆的大小。真骨盆又称小骨盆,也称骨产道(bony birth canal),位于骨盆分界线之下,是胎儿娩出的通道。真骨盆入口与出口之间为骨盆腔(pelvic cavity),呈前浅后深的形态。

（三）骨盆的平面及其径线

为了便于理解分娩时胎儿通过骨产道的全过程，将骨盆分为 3 个假想平面。

1. 入口平面　即真假骨盆的分界面，呈横椭圆形，有 4 条径线（图 2-9）。

（1）**入口前后径**：又称真结合径，指耻骨联合上缘中点至骶岬上缘中点的距离，正常值平均为 11cm，与胎先露衔接关系密切。

（2）**入口横径**：指左右髂耻缘间的最大距离，正常值平均为 13cm。

（3）**入口斜径**：左右各一。左骶髂关节至右髂耻隆突间的距离为左斜径；右骶髂关节至左髂耻隆突间的距离为右斜径，正常值平均为 12.75cm。

2. 中骨盆平面　呈纵椭圆形，为骨盆的最小平面。前方为耻骨联合下缘，两侧为坐骨棘，后方为骶骨下端，有 2 条径线（图 2-10）。

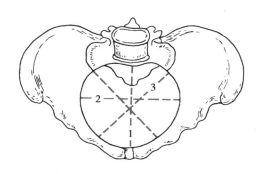

图 2-9　入口平面及其径线
1. 前后径 11cm；2. 横径 13cm；3. 斜径 12.75cm。

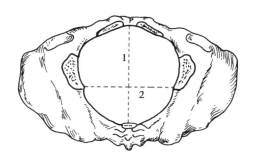

图 2-10　中骨盆平面及其径线
1. 前后径 11.5cm；2. 横径 10cm。

（1）**中骨盆前后径**：耻骨联合下缘中点通过两坐骨棘连线中点至骶骨下端间的距离，正常值平均为 11.5cm。

（2）**中骨盆横径**：又称坐骨棘间径。指两坐骨棘间的距离，与胎先露内旋转关系密切，正常值平均为 10cm。

3. 出口平面　为骨盆腔下口，由两个在不同平面的三角形组成。前三角顶端为耻骨联合下缘中点，两侧为左右耻骨降支；后三角顶端为骶尾关节，两侧为左右骶结节韧带，共同的底边为坐骨结节间径。出口平面有 4 条径线（图 2-11）。

（1）**出口前后径**：耻骨联合下缘中点至骶尾关节间的距离，正常值平均为 11.5cm。

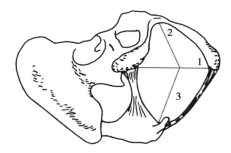

图 2-11　出口平面及其径线
1. 横径 9cm；2. 前矢状径 6cm；3. 后矢状径 8.5cm。

（2）**出口横径**：又称坐骨结节间径，指两坐骨结节末端内缘的距离，正常值平均为 9cm，与分娩密切相关。

（3）**出口前矢状径**：耻骨联合下缘中点至坐骨结节间径中点的距离，正常值平均为 6cm。

（4）**出口后矢状径**：骶尾关节至坐骨结节间径中点间的距离，正常值平均为 8.5cm。若出口横径稍短，而出口横径与出口后矢状径之和大于 15cm 时，正常大小的胎头可经后三角自阴道娩出。

（四）骨盆轴及骨盆的倾斜度

1. 骨盆轴（pelvic axis）　指连接骨盆各平面中点的假想曲线（图 2-12）。此轴上段向下向后，中段向下，下段向下向前。分娩时胎儿沿此轴娩出。

2. 骨盆倾斜度（inclination of pelvis）　当妇女站立时，骨盆入口平面与水平面所成角度一般为 60°（图 2-13）。此角过大影响胎头衔接和娩出。

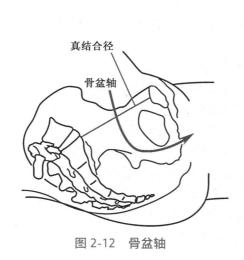

图 2-12　骨盆轴　　　　　　　　　图 2-13　骨盆倾斜度

（五）骨盆的类型

1. 女型（gynecoid type）　骨盆入口呈横椭圆形，入口的横径稍长于前后径，耻骨弓较宽。坐骨棘间径≥10cm，坐骨棘短小。此型属最常见的正常骨盆，在我国妇女中占 52%~58.9%。

2. 扁平型（platypelloid type）　骨盆入口前后径短而横径长，呈扁椭圆形。耻骨弓宽，骶骨失去正常弯度，变直向后翘或呈深弧形，故骨盆浅。此型较常见，在我国妇女中占 23.2%~29%。

3. 类人猿型（anthropoid type）　骨盆入口呈长椭圆形，入口前后径长于横径，坐骨切迹较宽，两侧壁稍内聚，坐骨棘较凸出，耻骨弓较窄，骶骨向后倾斜，故骨盆前部较窄而后部较宽。骶骨往往有 6 节且较直，故较其他型骨盆深。此型在我国妇女中占 14.2%~18%。

4. 男型（android type）　骨盆入口略呈三角形，两侧壁内聚，坐骨棘凸出，耻骨弓较窄，坐骨切迹呈高弓形，骶骨较直而前倾，导致出口后矢状径较短。此型亦称为漏斗型骨盆，易造成难产；最少见，在我国妇女中占 1%~3.7%。

骨盆的形态、大小除有种族差异外，其生长发育还受遗传、营养与性激素的影响。上述 4 种基本类型只是理论上的归类，临床所见多是混合型骨盆。

五、骨盆底

1. 骨盆底（pelvic floor）　由多层肌肉和筋膜组成，封闭骨盆出口，承托盆腔脏器于正常位置（文末彩图 2-14）。若骨盆底结构和功能发生异常，可致盆腔脏器膨出、脱垂；分娩可不同程度地损伤骨盆底组织或影响其功能。骨盆底由外向内可分为 3 层。

（1）**外层**：由会阴浅筋膜及其深面的 3 对肌肉（球海绵体肌、坐骨海绵体肌、会阴浅横肌）和肛门外括约肌组成。此层肌肉的肌腱汇合于阴道外口和肛门之间形成会阴中心腱。

（2）**中层**：即泌尿生殖膈，由上、下两层筋膜及之间的会阴深横肌、尿道括约肌组成。

（3）**内层**：即盆膈，为骨盆底最坚韧的一层，由肛提肌及其内、外面的筋膜组成。骨盆底自前向后分别有尿道、阴道和直肠穿过。

2. 会阴（perineum）　广义的会阴是指封闭骨盆出口的所有软组织。狭义的会阴指阴道口与肛门之间的软组织，厚 3~4cm，由外向内逐渐变窄呈楔状，包括皮肤、皮下脂肪、筋膜、部分肛提肌及会阴中心腱。会阴伸展性大，妊娠后期会阴组织变软，有利于分娩，分娩时注意避免会阴裂伤。

六、邻近器官

女性生殖器官与尿道、膀胱、输尿管、直肠和阑尾相邻。若出现病变时，常会累及邻近器官。

1. 尿道（urethra） 介于耻骨联合和阴道前壁之间，长4~5cm。从膀胱三角尖端开始穿过泌尿生殖膈，终止于尿道外口。女性尿道短而直，与阴道邻近，易引起泌尿系统感染。肛提肌及盆筋膜对尿道有支持作用，损伤后可出现张力性尿失禁。

2. 膀胱（urinary bladder） 排空的膀胱位于耻骨联合与子宫之间。充盈的膀胱可凸向盆腔甚至腹腔，影响子宫及阴道，故妇科检查及手术、分娩前必须排空膀胱。膀胱底部与子宫颈及阴道前壁相连，其间组织疏松，盆底肌肉及其筋膜受损时，膀胱与尿道可随子宫颈及阴道壁一并脱出。

3. 输尿管（ureter） 为一对圆索状肌性管道，从肾盂开始在腹膜后沿腰大肌下行，在髂外动脉的前方进入骨盆，继续下行，经阔韧带底部向前、向内，距宫颈外侧约2cm处从子宫动脉的下方穿过，向前进入膀胱（文末彩图2-15）。妇科手术时应注意避免输尿管的损伤。

4. 直肠（rectum） 是消化管位于盆腔下部的一段，位于盆腔后部，直肠在第3骶椎前方起自乙状结肠，沿骶、尾骨前面下行，穿过盆膈移行为肛管，全长10~14cm。直肠前面与阴道后壁相连，直肠下部和肛门括约肌、会阴体相邻。阴道分娩时会阴保护不当，发生严重裂伤可累及肛门和直肠。

5. 阑尾（vermiform appendix） 通常位于右髂窝内，妊娠后阑尾可向外上方移位。阑尾下端有时可达右侧输卵管及卵巢部，故妇女患阑尾炎时可累及右侧子宫附件。阑尾炎如果发生在妊娠期，增大的子宫可将阑尾推向外上侧，则容易延误诊断。

第二节 女性生殖系统生理

一、妇女一生各时期的生理特点

妇女一生根据其生理特点分为7个阶段，但并无截然界限。

（一）胎儿期

受精卵是由父系和母系来源的23对染色体组成的新个体，其中性染色体X与Y决定胎儿性别，XX合子发育成女性。胚胎6周后原始性腺开始分化，8~10周开始出现卵巢结构。

（二）新生儿期

出生后4周内称新生儿期。受母体性激素影响，新生儿常出现外阴较丰满，乳房略隆起或少许泌乳现象。新生儿出生后血中女性激素水平迅速下降，可出现少量阴道流血。这些生理变化短期内均能消失。

（三）儿童期

从出生4周到12岁左右称儿童期。在8岁之前，儿童体格持续增长和发育，但生殖器仍属幼稚型。8岁以后，卵巢内的卵泡有一定发育并分泌性激素，皮下脂肪在胸、髋、肩部及耻骨前面堆积，乳房开始发育，初显女性特征，子宫、输卵管及卵巢逐渐向骨盆腔内下降。

（四）青春期

从月经初潮至生殖器官逐渐发育成熟的时期称青春期。世界卫生组织（WHO）规定青春期为10~19岁。生理特点包括：

1. 第一性征发育 即生殖器官由幼稚型变为成人型。阴阜隆起，阴唇肥厚，阴道皱襞出现；子宫增大，宫体与宫颈的比例为2:1，输卵管变粗、曲度减小；卵巢增大，出现排卵。虽已初具生育能力，但生殖系统尚未成熟。

2. 第二性征发育 即除生殖器官外的其他女性特征发育。音调变高；乳房丰满；体毛生长；胸、肩部皮下脂肪增多，显现女性特有体态。

3. 月经来潮 第一次月经来潮称为月经初潮，是青春期的重要标志。由于中枢系统对雌激素的正反馈机制尚未成熟,初潮后月经多不规律,常发生无排卵性不规则子宫出血。

(五)性成熟期

性成熟期又称生育期,一般自 18 岁左右开始,历时约 30 年,是卵巢生殖功能及内分泌功能最旺盛的时期。此期卵巢已建立周期性的排卵和分泌性激素,生殖器官及乳房也发生周期性改变。

(六)绝经过渡期

绝经过渡期指从开始出现绝经趋势至最后一次月经的时期,一般始于 40 岁,短则 1~2 年,长则 10~20 年。月经永久性停止,称为绝经(menopause)。卵巢功能开始衰退至绝经后 1 年内的时期称为围绝经期。围绝经期由于雌激素水平降低,出现血管舒缩障碍和神经精神症状,表现为潮热、出汗、烦躁、抑郁及失眠等症状。

(七)绝经后期

绝经后期指绝经后的生命时期。妇女 60 岁以后进入老年期。此期体内雌激素明显下降,整个机体发生衰老改变,生殖器官进一步萎缩,易发生骨质疏松、骨折、萎缩性阴道炎。

二、卵巢功能及其周期性变化

(一)卵巢功能

卵巢具有排卵的生殖功能和产生激素的内分泌功能。

(二)卵巢周期性变化

从青春期开始至绝经前,卵巢在形态及功能上发生的周期性变化称卵巢周期。

1. 卵泡的发育及成熟　新生儿出生时卵巢大约有 200 万个原始卵泡。儿童期多数卵泡退化,至青春期只剩下约 30 万个。女性一生只有 400~500 个卵泡发育成熟并排卵,其余的卵泡发育到一定程度会发生自行退化,这个退化过程称卵泡闭锁。成熟卵泡结构由外到内依次为卵泡外膜、卵泡内膜、颗粒细胞、卵泡腔、卵丘、放射冠和透明带(图 2-16)。

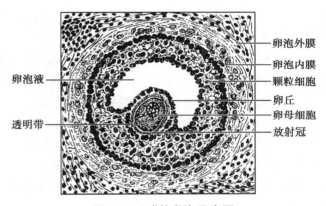

图 2-16　成熟卵泡示意图

2. 排卵　卵细胞成熟后会和它周围的颗粒细胞一起被排出,此过程称排卵(ovulation)。排卵多发生在下次月经来潮前 14d 左右。卵子可由两侧卵巢轮流排出,也可由一侧卵巢连续排出。卵子排出后,经输卵管伞部捡拾、输卵管壁蠕动以及输卵管黏膜纤毛活动等协同作用,在输卵管内向子宫方向移动。

3. 黄体形成及退化　排卵后卵泡壁塌陷,血液流入腔内,形成血体。血体中出现颗粒黄体细胞,逐渐形成黄体。排卵后 7~8d,黄体体积和功能达高峰,直径为 1~2cm,分泌大量雌激素及孕激素。若卵子受精,黄体发育成妊娠黄体;若卵子未受精,黄体在排卵后 9~10d 开始退化。黄体退化逐渐萎缩成为白体。黄体功能衰退后月经来潮,此时卵巢中又有新的卵泡发育,开始新的周期。

(三)卵巢的内分泌功能

卵巢主要分泌雌激素(estrogen)、孕激素(progestogen)和少量雄激素(androgen),均为甾体激素。另外卵巢还分泌一些多肽激素(如抑制素、激活素、卵泡抑制素)和生长因子。

1. 雌孕激素的周期性变化

(1) **雌激素**:在卵泡开始发育时,雌激素分泌量很少,至月经第 7 天雌激素分泌迅速增加,于排卵前达到高峰,排卵后分泌稍减少;排卵后 1~2d,黄体开始分泌雌激素,在排卵后 7~8d 黄体成熟时,形成第二高峰。此后,黄体萎缩,雌激素水平急剧下降,在月经来潮时达最低水平。

（2）**孕激素**：卵泡期卵泡不分泌孕激素，于排卵后黄体分泌孕激素，在排卵后 7~8d 黄体成熟时达最高峰，以后逐渐减少，至月经来潮时降至最低水平。

2.性激素的生理作用

（1）雌激素的生理作用

1）促使子宫平滑肌增生、肥大，使肌层变厚，促进子宫发育；增强子宫平滑肌对缩宫素的敏感性。

2）使子宫内膜发生增生期变化。

3）使宫颈口松弛，宫颈黏液分泌增加、稀薄、易拉成丝状。

4）促进输卵管发育，加强输卵管节律性收缩。

5）使阴道上皮细胞增生和角化，增加细胞内糖原含量，使阴道维持酸性环境。

6）使阴唇发育、丰满，色素增加。

7）与卵泡刺激素（follicle stimulating hormone，FSH）协同作用，促进卵泡发育。

8）对下丘脑、垂体产生正、负反馈，调控促性腺激素的分泌。

9）使乳腺管增生，乳头、乳晕着色。

10）促进水钠的潴留；促进高密度脂蛋白合成，抑制低密度脂蛋白合成，降低胆固醇水平；维持并促进骨基质代谢。

（2）孕激素的生理作用

1）使子宫平滑肌松弛，降低妊娠子宫对缩宫素的敏感性，抑制子宫收缩，有利于胚胎及胎儿宫内生长发育。

2）使子宫内膜转化为分泌期内膜，为受精卵着床做好准备。

3）使宫颈口闭合，宫颈黏液减少、变稠、拉丝度减少。

4）抑制输卵管平滑肌节律性收缩的振幅。

5）使阴道上皮细胞脱落加快。

6）对下丘脑、垂体产生负反馈作用，抑制促性腺激素的分泌。

7）促进乳腺腺泡发育成熟。

8）兴奋下丘脑体温调节中枢，使排卵后基础体温升高 0.3~0.5℃，临床上可以此作为判定排卵日期的标志之一。

9）促进水钠排泄。

（3）雄激素的生理作用：雄激素是合成雌激素的前体，能促进阴毛、腋毛的生长；促进蛋白合成，肌肉生长，骨骼发育及红细胞生成；大量雄激素可拮抗雌激素的生理功能。

三、内生殖器官的周期性变化

（一）子宫内膜的周期性变化

月经周期是在卵巢激素的作用下，子宫内膜有规律地出现周期性变化，分为 3 期（以月经周期 28d 为例）：

1.增殖期 月经周期第 5~14 天，在雌激素的作用下，内膜表面上皮、腺体、间质呈增殖性变化，表现为内膜薄、腺体直且腔小，间质较致密，内有小动脉走向内膜表面，雌激素逐渐增加，子宫内膜逐渐增厚至 2~3mm，间质水肿。腺体增生变长为弯曲状，组织内水肿明显，间质内小动脉增生，管腔增大呈弯曲状。

2.分泌期 月经周期第 15~28 天，与黄体期相对应。在孕激素、雌激素的影响下，内膜继续增厚，腺体更加增长弯曲，出现分泌现象。血管迅速增加、更弯曲，间质疏松水肿。此时内膜厚且松软，含有丰富的营养物质，有利于受精卵着床发育。

3. 月经期　月经周期第 1~4 天。孕激素、雌激素撤退，子宫内膜的螺旋小动脉痉挛性收缩，导致组织缺血坏死，血管壁通透性增加，使血管破裂导致内膜底部血肿形成，促使组织剥脱。脱落的内膜与血液混合排出，形成月经。

（二）宫颈黏液的周期性变化

排卵前，随着雌激素水平升高，黏液逐渐增多，稀薄透明，延展性强，至排卵期最典型，拉丝度可达 10cm 以上，显微镜下见羊齿植物叶状结晶。排卵后受黄体产生的孕激素影响，黏液量减少、质稠、浑浊，拉丝易断裂，在黄体成熟时结晶呈典型椭圆体。

（三）阴道黏膜的周期性变化

阴道黏膜随着月经周期发生周期性改变。排卵前，阴道上皮在雌激素的影响下，底层细胞增生，逐渐演变为中层与表层细胞，使阴道上皮增厚；表层细胞出现角化，其程度在排卵期最明显。细胞内富有糖原，糖原经寄生在阴道内的阴道杆菌分解而成乳酸，使阴道内保持一定酸度，可以防止致病菌的繁殖。排卵后，在孕激素的作用下，主要为表层细胞脱落。可根据阴道脱落细胞的变化了解体内雌激素水平和有无排卵。

（四）输卵管的周期性变化

输卵管的周期性变化包括形态和功能两方面。雌激素促进输卵管黏膜上皮纤毛细胞生长，体积增大和非纤毛细胞分泌增加，为受精卵提供运输和种植前的营养物质。雌激素还促进输卵管发育及输卵管肌层的节律性收缩振幅。孕激素则拮抗雌激素在输卵管的这些作用。雌孕激素协同，保证受精卵在输卵管内正常运行。

四、月经及其临床表现

1. 月经　指随着卵巢的周期性变化，子宫内膜周期性脱落及出血。规律的月经是生殖功能成熟的标志之一。月经初潮多在 13~14 岁，可早至 11 岁或迟至 15 岁，其早晚主要受遗传、营养、体重等因素影响，近年月经初潮年龄有提前趋势。

2. 经血的特征　经血呈暗红色，除血液外，还有子宫内膜碎片、宫颈黏液及脱落的阴道上皮细胞。经血含有前列腺素及大量纤溶酶，故月经血不凝，出血多时可出现血凝块。

3. 正常月经的临床表现　正常月经具有周期性。出血的第 1 天为月经周期的开始，相邻两次月经第 1 天的间隔时间为月经周期，一般为 21~35d，平均为 28d。每次月经持续时间称为经期，一般为 2~8d，多为 4~6d。1 次月经的总失血量为经量，正常为 20~60ml。经期超过 7d 或经量超过 80ml 称为月经过多。月经期一般无特殊症状，但经期由于盆腔充血及前列腺素的作用，有些妇女出现下腹部及腰骶部坠胀或子宫收缩痛，并可出现腹泻等胃肠功能紊乱症状，少数妇女可出现头痛及轻度神经系统不稳定症状。

五、月经周期的调节

月经周期的调节过程复杂，主要涉及下丘脑、垂体和卵巢。下丘脑分泌的促性腺激素释放激素（gonadotropin releasing hormone，GnRH），调节垂体促性腺激素的分泌，调控卵巢功能。卵巢分泌的性激素对下丘脑、垂体又有反馈调节作用。下丘脑、垂体与卵巢之间相互调节、相互影响，形成完整而协调的神经内分泌系统，称为下丘脑-垂体-卵巢轴（hypothalamus pituitary ovarian axis，HPO 轴）（图 2-17）。

（一）下丘脑促性腺激素释放激素

下丘脑弓状核神经细胞分泌的下丘脑促性腺激素释放激素，可直接通过垂体门脉系统输送到腺垂体，调节垂体促性腺激素（即促卵泡激素、黄体生成素）的合成和分泌。GnRH 的分泌又受垂体促性腺激素和卵巢性激素的反馈调节，分为正反馈和负反馈。

（二）腺垂体生殖激素

促性腺激素包括卵泡刺激素（follicle-stimulating hormone，FSH）和黄体生成素（luteinizing hormone，LH）。

1. FSH 是卵泡发育必需的激素，其主要作用是：①促进卵泡的发育，促进雌二醇的合成与分泌。②调节优势卵泡的选择和非优势卵泡的闭锁。③与雌激素协同诱导颗粒细胞生成 LH 受体，为排卵及黄素化作准备。

2. LH 的主要作用为：①在卵泡期刺激卵泡膜细胞合成雄激素，为雌二醇的合成提供原料。②排卵前促使卵母细胞进一步成熟及排卵。③在黄体期维持黄体功能，促进雌孕激素的合成及分泌。

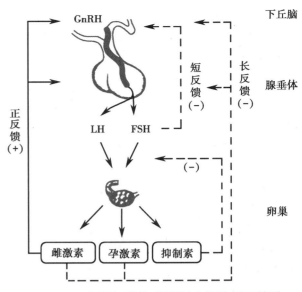

图 2-17　下丘脑-垂体-卵巢轴之间的相互关系

（三）月经周期的调节

HPO 轴是完整而协调的神经内分泌系统。下丘脑通过分泌 GnRH 调节垂体 FSH 和 LH 的释放，促使卵巢发生周期性排卵，并伴有性激素分泌的周期性变化，而卵巢性激素对下丘脑、垂体激素的合成和分泌又产生反馈调节，雌激素可产生正、负反馈，孕激素产生负反馈。月经期，雌激素水平最低，解除了对下丘脑-垂体的负反馈，下丘脑分泌 GnRH，促使垂体 FSH 分泌增加，使卵泡发育并分泌雌激素；排卵前，雌激素分泌出现第一个高峰，对下丘脑-垂体产生正反馈，形成排卵前 LH 及 FSH 峰，促进排卵；排卵后，LH 及 FSH 促进黄体形成，黄体分泌雌激素和孕激素，出现第二个雌激素高峰及一个孕激素高峰，孕激素使子宫内膜处于分泌期变化，雌孕激素对下丘脑垂体产生负反馈，FSH 及 LH 减少；若卵子未受精，黄体逐渐萎缩，雌孕激素水平下降，子宫内膜脱落，形成月经，进入月经期，继而进入下一个月经周期（图 2-18）。

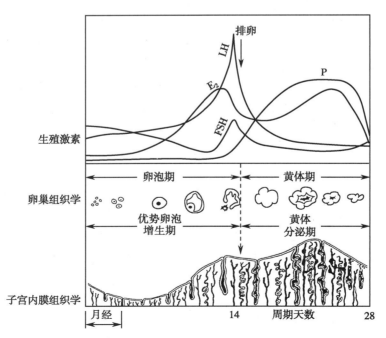

图 2-18　生殖激素、卵巢、子宫内膜的周期性变化

HPO 轴的生理活动受大脑皮层神经中枢的影响,如外界环境、精神因素等均影响月经周期。大脑皮层、下丘脑、垂体和卵巢任何一个环节发生障碍,都会引起卵巢功能紊乱,导致月经失调。

(王雪莉)

思考题

1. 试述子宫 4 对韧带的起止点及其临床意义。
2. 简述卵巢、子宫内膜、宫颈黏液、阴道黏膜及输卵管的周期性变化。
3. 简述雌激素和孕激素的生理作用。

ER 2-3

练习题

第三章 | 妊娠生理

教学课件　　　思维导图

胚胎（embryo）和胎儿（fetus）在母体内发育成长的过程，称为妊娠（pregnancy）。卵子受精是妊娠的开始，胎儿及其附属物自母体排出是妊娠的终止。临床上把末次月经第一天作为妊娠开始，胎儿及附属物自母体娩出为终止。妊娠是一个复杂、变化又极其协调的生理过程。

第一节　受精及受精卵发育、输送与着床

获能的精子与次级卵母细胞在输卵管内相遇并结合形成受精卵的过程称为受精（fertilization）。受精发生在排卵后 12h 内，整个受精过程约需 24h。

1. 受精卵形成　精子经子宫颈管进入宫腔，精子顶体表面的糖蛋白被生殖道分泌物中的 α 淀粉酶、β 淀粉酶降解，顶体膜稳定性降低，称为精子获能。卵巢排卵后，卵子（次级卵母细胞）被输卵管伞部拾得进入输卵管。当输卵管内停留的卵子与精子相遇，精子头部顶体外膜破裂，释放顶体酶溶解卵子周围的放射冠和透明带，产生顶体反应。已获能的精子穿过次级卵母细胞放射冠和透明带，精子外膜与卵子胞膜接触并融合，精子进入卵子内。随后卵原核与精原核融合，核膜消失，染色体相互混合完成受精过程。受精后 30h，借助输卵管蠕动和输卵管上皮纤毛推动，受精卵向宫腔方向移动，同时开始有丝分裂。受精后 50h 为 8 细胞阶段，受精后 72h 分裂为 16 个细胞的实心细胞团，称为桑葚胚（morula），随后形成早期囊胚（early blastocyst）。约在受精后第 4 天早期囊胚进入子宫腔。受精后第 5~6 天，早期囊胚透明带消失，继续分裂发育，形成晚期囊胚（late blastocyst）。

2. 受精卵着床　晚期囊胚种植于子宫内膜的过程，称为受精卵着床。受精卵着床经过定位、黏附和侵入 3 个过程。着床必须具备的条件有：①透明带消失。②囊胚细胞滋养细胞分化出合体滋养细胞。③囊胚和子宫内膜同步发育且功能协调。④孕妇体内分泌足够量的孕酮。子宫有一个极短的敏感期允许受精卵着床（图 3-1）。

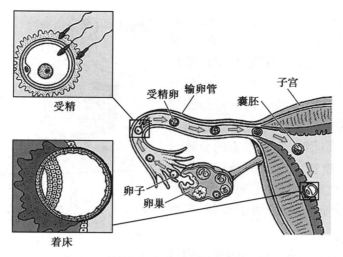

图 3-1 受精及受精卵发育、输送与着床

第二节　胎儿附属物的形成及功能

胎儿以外的妊娠组织称为胎儿附属物,包括胎盘、胎膜、脐带和羊水。

一、胎盘

(一)胎盘的结构

胎盘(placenta)是母体与胎儿间进行物质交换的器官。由羊膜(amniotic membrane)、叶状绒毛膜(chorion frondosum)及底蜕膜(decidua basalis)构成。

1. 羊膜　是具有一定弹性的半透明薄膜,光滑,无血管、神经及淋巴,位于胎盘最内层,属于胎盘的胎儿部分。

2. 叶状绒毛膜　是胎盘的胎儿部分,也是胎盘的主要结构。晚期囊胚着床后,着床部位的滋养层细胞分裂增殖,内层为细胞滋养细胞,是分裂生长的细胞;外层为合体滋养细胞,是执行功能的细胞。滋养层内面有一层胚外中胚层,与滋养层共同组成绒毛膜。绒毛的形成历经 3 个阶段:初级绒毛、二级绒毛、三级绒毛。与底蜕膜相接触的绒毛,营养丰富发育良好,称为叶状绒毛膜。自绒毛膜板伸出的绒毛干,逐渐分支形成初级绒毛干、次级绒毛干和三级绒毛干,向绒毛间隙伸展。长入底蜕膜的绒毛为固定绒毛,悬浮于绒毛间隙母血的绒毛为游离绒毛。一个初级绒毛干及其分支形成一个胎儿叶,一个次级绒毛干及其分支形成一个胎儿小叶。每个胎盘有 60~80 个胎儿叶、200 多个胎儿小叶。

> **知识链接**
>
> ### 绒毛的发育
>
> 　　胚胎植入后,最早的绒毛中央为细胞滋养层,外表为合体滋养层,称为初级绒毛干;胚胎发育至第 2 周末或第 3 周初,胚外中胚层逐渐深入绒毛干内,称为次级绒毛干;约在受精后第 3 周末,绒毛内的间质分化为结缔组织和毛细血管,形成三级绒毛干。至此,完善的绒毛膜形成。在绒毛膜发育过程中,若绒毛内的血管发育不良或与胚体循环未通连,胚胎可因营养缺乏而发育迟缓或死亡。若滋养层细胞过度增生,可出现妊娠滋养细胞疾病。

绒毛之间的间隙称为绒毛间隙,子宫的螺旋小动脉及螺旋小静脉直接开口于绒毛间隙,并将母血注入其间,与悬浮于此处的绒毛毛细血管内的胎儿血进行物质交换(图3-2)。胎儿体内含氧量低、代谢废物浓度高的血液经脐动脉流至胎盘的绒毛毛细血管,与绒毛间隙中母血进行物质交换后,脐静脉将含氧量高、营养物质丰富的血液带回胎儿体内,保证胎儿生长发育的需要。胎儿血与母血并非直接相通,之间隔着绒毛毛细血管壁、绒毛间质及绒毛滋养细胞层,构成母胎界面,形成胎盘屏障作用。

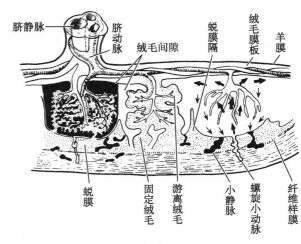

图 3-2　胎盘结构与胎儿-胎盘循环模式图

3. 底蜕膜　是胎盘的母体部分。底蜕膜与其表面覆盖的一层来自固定绒毛的滋养层细胞共同形成绒毛间隙的底,称蜕膜板。由蜕膜板向绒毛膜方向伸出蜕膜间隔,将胎盘母体面分成肉眼可见约 20 个母体叶。

妊娠足月胎盘呈盘状,多为圆形或椭圆形,重 450~650g,直径 16~20cm,厚 1~3cm,中间厚,边缘薄。胎盘分为胎儿面和母体面。胎儿面:表面覆盖羊膜,呈灰白色,光滑,脐带附着于胎儿面中央或略偏一侧,其血管从附着处分支向四周呈放射状分布到胎盘边缘。母体面:呈暗红色,有若干浅沟分成母体叶。

(二)胎盘的功能

胎盘是维持胎儿在宫腔内正常发育的重要器官,具有气体交换、营养物质供应、排出胎儿代谢产物、防御及合成等功能。

1. 气体交换　利用胎血与母血中氧气及二氧化碳分压的差异,在胎盘中母儿之间 O_2 与 CO_2 通过简单扩散方式进行气体交换。

2. 营养物质供给　葡萄糖是胎儿热能的主要来源,以易化扩散方式通过胎盘。氨基酸、钙、磷、碘和铁以主动运输方式通过胎盘。脂肪酸、钾、钠、镁,维生素 A、维生素 D、维生素 E 及维生素 K 以简单扩散方式通过胎盘。胎儿通过绒毛血管从绒毛间隙的母血中摄取各种营养,以保证其生长和发育的需要。

3. 排出胎儿代谢产物　胎儿代谢产物如尿素、尿酸、肌酐、肌酸等,经胎盘渗入母血而排出体外。

4. 防御功能　胎盘的屏障作用极为有限。各种病毒(如风疹病毒、巨细胞病毒等)及大部分药物均可通过胎盘,影响胎儿。细菌、弓形虫、衣原体、螺旋体不能通过胎盘屏障,但可在胎盘部位形成病灶,破坏绒毛结构,感染胚胎及胎儿。母血中免疫抗体如 IgG 能通过胎盘,使胎儿在出生后短期内获得被动免疫力。

5. 合成功能　胎盘合体滋养细胞能合成多种激素、酶和细胞因子。如人绒毛膜促性腺激素、人胎盘催乳素、雌激素、孕激素、缩宫素酶、耐热性碱性磷酸酶、多种细胞因子及生长因子等。

(1)人绒毛膜促性腺激素(human chorionic gonadotropin, hCG):受精后第 6 天合体滋养细胞开始微量分泌 hCG,受精第 10 天可自母血清中测出,着床后 8~10 周血清 hCG 浓度达到高峰,以后迅速下降,直至分娩,产后 2 周内消失。hCG 的主要功能是维持黄体寿命,增加甾体激素的分泌以维持妊娠。

(2)人胎盘催乳素(human placental lactogen, hPL):妊娠 5~6 周用放免法可在母体血浆中测出 hPL,随妊娠进展分泌量增加,34~36 周达高峰,并维持至分娩,产后迅速下降。其主要功能是促进乳腺腺泡发育,为产后泌乳做准备。此外,还可促进胰岛素生成、提高游离脂肪酸甘油浓度及抑制母体对胎儿排斥等作用。

（3）**雌激素**：妊娠早期由卵巢黄体产生,妊娠10周后逐渐由胎盘产生。

（4）**孕激素**：妊娠早期由妊娠黄体产生,妊娠8~10周后主要由胎盘合体滋养细胞产生。在雌孕激素的协同作用下,对妊娠时的子宫肌层、子宫内膜、乳腺等的变化起重要作用。

（5）**细胞因子与生长因子**：如表皮生长因子（epidermal growth factor,EGF）、神经生长因子、胰岛素样生长因子（insulin like growth factor,IGF）、肿瘤坏死因子-α（tumor necrosis factor-α,TNF-α）、白细胞介素（interleukin,IL）（IL-1、IL-2、IL-6、IL-8）等,上述因子在胚胎和胎儿营养及免疫中起一定作用。

二、胎膜

胎膜（fetal membrane）是由平滑绒毛膜和羊膜组成。囊胚表面非着床部位的绒毛膜,在发育过程中缺乏营养逐渐萎缩成为平滑绒毛膜,为胎膜的外层。内层为羊膜,与覆盖胎盘、脐带的羊膜相连。胎膜主要作用是维持羊膜腔的完整性,防止细菌进入宫腔、避免感染。羊膜在分娩发动上也有一定的作用。

三、脐带

脐带（umbilical cord）是连接胎儿与胎盘的条索状组织。脐带一端连于胎儿腹壁脐轮,另一端附着于胎盘胎儿面。妊娠足月胎儿的脐带长30~100cm,平均约为55cm,直径为0.8~2.0cm,表面有羊膜覆盖呈灰白色。正常脐带有2条脐动脉及1条脐静脉,脐血管周围为含水量丰富的结缔组织,称为华通胶（Wharton jelly）,有保护脐血管的作用。脐带是胎儿与母体进行物质交换的通道,当脐带受压导致血流受阻时,可致胎儿缺氧,甚至危及胎儿生命。

四、羊水

羊膜腔内的液体,称为羊水（amniotic fluid）。

（一）羊水的来源及吸收

1. 羊水的来源　妊娠早期羊水主要来自母体血清经胎膜进入羊膜腔的透析液;妊娠中期后羊水主要来自胎儿的尿液;妊娠晚期胎儿肺参与羊水的生成;羊膜、脐带及胎儿皮肤渗出液体也构成了羊水的一部分,但量极少。

2. 羊水的吸收　约50%由胎膜完成;胎儿可吞咽部分羊水;脐带及胎儿角化前皮肤可吸收很少量的羊水。

（二）母体、胎儿、羊水三者之间的液体平衡

羊水的形成与吸收不断进行,使羊水量保持动态平衡。母儿间的体液交换主要通过胎盘,每小时约3 600ml。母体与羊水的交换主要通过胎膜,每小时约400ml。胎儿与羊水的交换主要通过胎儿消化管、呼吸道、泌尿道以及角化前的皮肤等。

（三）羊水的量、性状及成分

妊娠38周前,羊水量随月份增加而逐渐增多,此后羊水量逐渐减少。妊娠38周羊水量约1 000ml,妊娠40周羊水量约800ml,过期妊娠羊水量可减少至300ml以下。妊娠早期羊水为无色澄清液体;妊娠晚期羊水略显混浊,不透明,内有悬浮物（如胎脂、脱落上皮细胞、毳毛、少量白细胞等）。羊水中还含大量激素和酶,少量无机盐及有机物等。羊水pH约为7.20。

（四）羊水的功能

1. 保护胎儿　羊水具有缓冲作用,避免胎儿受到挤压损伤,防止胎体畸形及肢体粘连;保持羊

膜腔内温度恒定;适量羊水避免子宫肌壁或胎儿对脐带直接压迫所致的胎儿窘迫;有利于胎儿体液平衡;当临产宫缩时,羊水均匀地传递宫缩的压力,避免胎儿受压。

2. 保护母体 妊娠期减轻母体胎动所致的不适感;临产后,前羊水囊有助于扩张宫颈口及阴道;破膜后羊水冲洗阴道、减少感染机会。

第三节　胚胎及胎儿发育的特征

一、胚胎及胎儿的发育

妊娠周数是从末次月经第 1 天开始计算,通常比排卵或受精时间提前 2 周,全过程平均 280d,即 40 周。受精后 8 周(妊娠 10 周)内的人胚称为胚胎,是器官分化、形成的时期。受精第 9 周(妊娠 11 周)起称为胎儿,是各器官发育成熟的时期。按妊娠每 4 周为一个孕龄单位,对胚胎及胎儿发育的特征描述如下:

4 周末:可辨认胚盘与体蒂。

8 周末:胚胎初具人形,能分辨出眼、耳、口、鼻、四肢。各器官正在分化发育,心脏已形成。

12 周末:胎儿身长约 9cm,顶臀长 6~7cm。外生殖器已发育。胎儿四肢可活动,肠管已有蠕动。

16 周末:胎儿身长约 16cm,顶臀长 12cm,体重约 110g。从外生殖器可判断胎儿性别。头皮已长出毛发,胎儿已开始出现呼吸运动。皮肤菲薄,呈深红色,无皮下脂肪。部分经产妇已自觉有胎动。

20 周末:胎儿身长约 25cm,顶臀长 16cm,体重约 320g,全身覆有胎脂及毳毛,可见少许头发。开始出现吞咽、排尿功能。用听诊器经孕妇腹壁可听到胎心音。

24 周末:胎儿身长约 30cm,顶臀长 21cm,体重约 630g,各脏器已发育,皮下脂肪开始沉积,但皮肤仍皱缩。出现眉毛。

28 周末:胎儿身长约 35cm,顶臀长 25cm,体重约 1 000g,皮下脂肪少。皮肤粉红色。四肢活动好。有呼吸运动,但因Ⅱ型肺泡细胞产生的表面活性物质含量较少,出生后易患特发性呼吸窘迫综合征。

32 周末:胎儿身长约 40cm,顶臀长 28cm,体重约 1 700g,皮肤深红,面部毳毛已脱落。睾丸开始下降。出生后存活率不高。

36 周末:胎儿身长约 45cm,顶臀长 32cm,体重约 2 500g,皮下脂肪较多,面部皱纹消失,全身毳毛明显减少。指(趾)甲已达指(趾)端。出生后能啼哭及吸吮,生活力良好,基本可存活。

40 周末:胎儿身长约 50cm,顶臀长 36cm,体重约 3 400g。发育成熟,皮肤粉红色,皮下脂肪多,外观体形丰满,足底皮肤有纹理。女性大小阴唇发育良好,男性睾丸已下降至阴囊内。出生后哭声响亮,吸吮能力强,能很好存活。

二、足月胎头

1. 胎头颅骨 由顶骨、额骨、颞骨各两块及枕骨一块构成。颅骨间的缝隙称颅缝,两顶骨间的缝隙为矢状缝;两额骨间的缝隙称额缝;顶骨与额骨间的缝隙为冠状缝;顶骨与枕骨间的缝隙为人字缝。两颅缝交界处较大空隙为囟门,胎头前方菱形的空隙为前囟门或大囟门;胎头后方三角形的空隙为后囟门或小囟门(图 3-3)。颅缝与囟门有软组织遮盖,使骨板有一定活动余地,胎头也有一定的可塑性。在分娩过程中,通过颅骨轻度重叠使头颅变形,缩小头颅体积,有利于胎头的娩出。

2. 胎头径线

(1)**双顶径**(biparietal diameter,BPD):为两顶骨隆突间的距离,是胎头的最大横径。孕足月时均值约为 9.3cm。

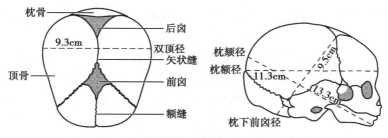

图 3-3 胎儿颅骨、颅缝、囟门和径线

（2）**枕额径**（occipitofrontal diameter）：自鼻根至枕骨隆突的距离，胎头以此径衔接。妊娠足月时平均约 11.3cm。

（3）**枕下前囟径**（suboccipitobregmatic diameter）：又称小斜径，自前囟中央至枕骨隆突下方相连处之间的距离，胎头俯屈后以此径通过产道。妊娠足月时平均约 9.5cm。

（4）**枕颏径**（occipitomental diameter）：又称大斜径，为颏骨下方中央至后囟顶部间的距离，妊娠足月时平均约 13.3cm。

第四节　妊娠期母体的变化

在胎盘产生的激素参与和神经内分泌的影响下，母体各系统发生一系列生理变化以适应胚胎及胎儿生长发育的需要。

一、生殖系统的变化

1. 子宫　变化最为显著。

（1）**子宫大小**：妊娠期子宫逐渐增大变软，至妊娠足月时子宫增大至 35cm×25cm×22cm；宫腔容量约 5 000ml，增加约 1 000 倍；重量约 1 100g，增加近 20 倍。妊娠早期，子宫略呈球形，且不对称。妊娠 12 周后，子宫逐渐增大并超出盆腔，在耻骨联合上方可触及。妊娠晚期，由于乙状结肠占据盆腔的左侧，子宫轻度右旋。

子宫各部增长迅速，宫底于妊娠后期增长最快。宫体部肌纤维含量最多，子宫下段次之，宫颈最少，以适应临产后子宫收缩力由子宫底部向下递减，促使胎儿娩出。

自妊娠早期开始，子宫出现不规则无痛性收缩，特点为稀发、不规律、不对称的宫缩，称为布拉克斯通·希克斯（Braxton Hicks）收缩。

（2）**子宫内膜**：受精卵着床后，子宫内膜迅速发生蜕膜变。按蜕膜与囊胚的部位关系分为：①底蜕膜：指囊胚着床部位的子宫内膜，位于叶状绒毛膜外侧，为胎盘的母体部分。②包蜕膜：指覆盖在囊胚表面的蜕膜，随囊胚发育逐渐突向宫腔并退化，因羊膜腔明显增大，使包蜕膜与真蜕膜相互融合无法分开。③真蜕膜：指底蜕膜及包蜕膜以外覆盖子宫腔其他部分的蜕膜（图 3-4）。

（3）**子宫峡部**：位于宫体与宫颈之间最狭窄的部位，非孕期长约 1cm，妊娠后子宫峡部变软，拉长变薄扩展成为宫腔的一部分，临产后伸展至 7~10cm，称为子宫下段，是软产道的一部分。

（4）**子宫颈**：妊娠早期，宫颈黏膜充血、水肿，外观肥大、着色及变软。宫颈内膜腺体肥大，黏液分泌量增

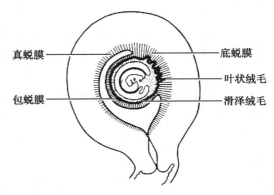

图 3-4　早期妊娠的子宫蜕膜与绒毛的关系

加,在颈管内形成"黏液栓",可防止外来病原体侵入宫腔。接近临产时,子宫颈管变短并出现轻度扩张。

2. 卵巢　妊娠期卵巢停止新卵泡的发育及排卵。妊娠 6~7 周前妊娠黄体产生雌激素及孕激素,以维持妊娠。妊娠 10 周后黄体功能由胎盘完全取代,黄体开始萎缩。

3. 输卵管　妊娠期输卵管变长,血管增多,肌层并不充血、水肿、增厚。黏膜上皮细胞变扁平,有时黏膜呈蜕膜样改变。

4. 阴道　妊娠期阴道黏膜变软,充血、水肿,呈紫蓝色,伸展性增加。阴道分泌物及脱落细胞增多,呈白色糊状。阴道上皮细胞糖原含量增加,乳酸含量增多,使阴道 pH 降低,不利于致病菌生长,有利于防止感染。

5. 外阴　妊娠期外阴皮肤增厚,大小阴唇色素沉着,大小阴唇组织松软,静脉淤血,会阴厚而软,弹性增加。

二、乳房的变化

妊娠期孕妇体内分泌大量的雌激素促使乳腺腺管发育,分泌大量孕激素促使乳腺腺泡发育。还有垂体催乳素、人胎盘催乳素、胰岛素、皮质醇、甲状腺激素等也参与乳腺的发育。乳房于妊娠早期开始增大、充血,孕妇自觉乳房有胀痛感是早孕的常见表现。乳头增大、着色、易勃起,乳晕皮脂腺肥大,形成散在的小隆起,称为蒙氏结节(Montgomery's tubercles)。

妊娠末期,尤其在接近分娩期挤压乳房时,可有少量淡黄色稀薄液体溢出,称为初乳(colostrum)。产后通过新生儿吸吮乳头,乳汁开始分泌。

三、循环系统的变化

1. 心脏　妊娠后期增大的子宫使膈肌上升,心脏向左、上、前移位,心浊音界稍扩大。心脏移位使大血管轻度扭曲,加之血流量增加和血流速度加快,多数孕妇心尖部可闻及柔和的吹风样收缩期杂音。心电图除电轴左偏外无特殊变化。心脏容量从妊娠早期至妊娠末期约增加 10%,心率每分钟增加 10~15 次。

2. 心排血量　心排血量约自妊娠 10 周开始增加,至妊娠 32~34 周达高峰。孕妇心排血量对活动的反应较未孕妇女明显。临产后,特别在第二产程期间,心排血量显著增加。

3. 血压　妊娠早期及中期血压偏低,妊娠晚期血压轻度升高。一般收缩压无变化。舒张压因外周血管扩张,血液稀释和胎盘动静脉短路形成而轻度下降,脉压稍增大。妊娠晚期孕妇若长时间处于仰卧位姿势,增大的子宫压迫下腔静脉,回心血量减少,心排血量随之减少,使血压下降,称仰卧位低血压综合征。因此,妊娠中晚期应指导孕妇侧卧位休息。

四、血液的改变

1. 血容量　妊娠 6~8 周血容量开始增加,至妊娠 32~34 周达高峰,增加 40%~45%,平均约增加 1 450ml,以此水平维持至分娩。其中血浆增加多于红细胞,故血液相对稀释。

2. 血液成分

(1) **白细胞**:妊娠期白细胞计数轻度增加,一般为(5~12)×10⁹/L,最高可达 15×10⁹/L,主要为中性粒细胞增多。

(2) **凝血因子**:血浆纤维蛋白原含量比非孕妇女约增加 50%,于妊娠末期平均可达 4.5g/L;凝血因子Ⅱ、凝血因子Ⅴ、凝血因子Ⅶ、凝血因子Ⅷ、凝血因子Ⅸ、凝血因子Ⅹ也增加;血小板数轻度减少;孕妇血液处于高凝状态,有利于防止产后出血。

(3) **红细胞**:由于血液稀释,红细胞计数约为 3.6×10¹²/L,血红蛋白约为 110g/L,血细胞比容降至 0.31~0.34。

（4）**血浆蛋白**：妊娠早期开始降低，至妊娠中期血浆蛋白为 60~65g/L，主要是白蛋白减少，约为 35g/L，以后持续此水平直至分娩。

五、呼吸系统的变化

妊娠期耗氧量增加，气体交换量增加，呼吸稍增快。因妊娠子宫增大，膈肌上升，肋骨外展，胸廓横径加宽周径加大，肺活量无改变，以胸式呼吸为主。上呼吸道黏膜水肿、充血、局部抵抗力降低，易发生上呼吸道感染。

六、消化系统的变化

妊娠期受大量雌激素影响，牙龈肥厚，容易充血、水肿、出血。胃肠平滑肌张力降低，蠕动减弱，胃排空时间延长，易出现胃肠胀气或便秘。妊娠常引起痔疮或使原有痔疮加重。

七、泌尿系统的变化

由于孕妇及胎儿代谢产物增多，肾脏负担加重，孕晚期肾血浆流量（renal plasma flow，RPF）比非孕时约增加 35%，肾小球滤过率（glomerular filtration rate，GFR）约增加 50%。由于肾小管对葡萄糖再吸收能力不能相应增加，约 15% 孕妇饭后可出现妊娠生理性糖尿，应注意与真性糖尿病相鉴别。受孕激素影响，泌尿系统平滑肌张力降低，蠕动减弱，尿流缓慢，输尿管增粗，加之受右旋妊娠子宫的压迫，及输尿管有尿液逆流现象，孕妇易患急性肾盂肾炎或肾盂积水，以右侧多见。增大的子宫或胎头压迫膀胱，可出现尿频症状。

八、内分泌系统的变化

1. 垂体　妊娠期垂体增大，血流丰富。妊娠期大量雌孕激素对下丘脑、垂体的负反馈作用使黄体生成激素及促卵泡激素分泌减少，卵巢无排卵，催乳素分泌增加。

2. 肾上腺皮质　肾上腺皮质肥大，皮质醇及醛固酮分泌增加，因两种激素进入血液循环后大部分与蛋白结合，有活性作用的游离部分增加不多，故孕妇没有肾上腺皮质功能亢进的表现。

3. 甲状腺　甲状腺组织中度增大，血运丰富，血清中甲状腺素水平增加，因甲状腺素结合球蛋白增多，血中游离甲状腺素并未增多，孕妇无甲状腺功能亢进表现。孕妇与胎儿体内的促甲状腺素（thyroid stimulating hormone，TSH）均不能通过胎盘，而是各自负责自身甲状腺功能的调节。

九、皮肤的变化

妊娠期垂体分泌促黑素细胞激素增加，加之雌孕激素大量增多，使黑色素增加，孕妇乳头、乳晕、腹白线、外阴等处出现色素沉着。色素沉着于颧面部并累及眶周、前额、上唇和鼻部，边缘较明显，呈蝶状褐色斑，习称妊娠斑，产后逐渐消退。因腹壁皮肤张力增大，使皮肤弹力纤维断裂，呈多量紫色或淡红色条纹，称为妊娠纹，见于初产妇。旧妊娠纹呈银白色，见于经产妇。

十、新陈代谢的变化

1. 基础代谢率　妊娠早期稍下降，于妊娠中期渐增高，至妊娠晚期可增高 15%~20%。

2. 体重　妊娠中晚期体重每周增加不超过 350g，妊娠足月时体重平均增加 12.5kg，包括胎儿、胎盘、羊水、子宫、乳房、血液、组织间液及脂肪沉积等。

3. 碳水化合物代谢　妊娠期胰腺分泌胰岛素增多。血内胰岛素偏高，空腹血糖偏低，孕妇对胰岛素的敏感度也降低，可出现生理性糖尿，产后则恢复正常。若原有糖尿病，孕期可加重。

4. 蛋白质代谢　妊娠期孕妇对蛋白质的需要量增加,体内蛋白合成增加,呈正氮平衡。孕妇体内储备的氮除供给胎儿生长发育及子宫、乳房增大外,还为分娩期消耗及产后泌乳作准备。

5. 脂肪代谢　妊娠期能量消耗多,肠道吸收脂肪能力增强,血脂增高,脂肪能较多积存。妊娠期能量消耗大,糖的储备减少,若有过多能量消耗时,即动员脂肪来补充,可产生酮血症。

6. 矿物质代谢　胎儿生长发育需要大量钙、磷、铁。妊娠中晚期应补充维生素 D 及钙,以提高血钙值。并应补充铁剂,以满足胎儿生长和孕妇的需要,避免发生缺铁性贫血。

十一、骨骼、关节及韧带的变化

骨质在妊娠期间一般无改变,而在妊娠次数过多,过密又不注意补充维生素 D 及钙时,可引起骨质疏松症。部分孕妇自觉腰骶部及肢体疼痛不适,可能与松弛素(relaxin)使骨盆韧带及椎骨间的关节、韧带松弛有关。妊娠晚期孕妇重心向前移,为保持身体平衡,孕妇头部与肩部应向后仰,腰部向前挺,形成典型的孕妇姿势。

（陈　红）

思考题

1. 胎盘的功能有哪些?
2. 妊娠期母体血液循环系统的变化对母体有哪些影响?
3. 为什么孕妇易患急性肾盂肾炎?

ER 3-3

练习题

第四章 | 妊娠诊断

教学课件

思维导图

临床上将妊娠全过程分为 3 个时期:第 13 周末之前,称为早期妊娠(first trimester of pregnancy);第 14~27 周末,称为中期妊娠(second trimester of pregnancy);第 28 周及其后,称为晚期妊娠(third trimester of pregnancy)。

情境导入

患者女性,26 岁,已婚。平素月经周期规则,3~5d/30~32d。目前停经 50d,3d 前晨起出现恶心、呕吐,近两日食欲减退。妇科检查:阴道黏膜及宫颈阴道部分呈紫蓝色,子宫稍增大,质软,宫体与宫颈似不相连。

工作任务:
1. 该患者最可能的诊断是什么?
2. 哪些辅助检查可协助诊断?

第一节 早期妊娠的诊断

早期妊娠诊断可以确定正常宫内妊娠以及孕龄、胎数,排除异位妊娠等情况。

一、症状与体征

1. **停经** 是妊娠最早、最重要的症状。生育年龄有性生活史的妇女,平时月经周期规律,一旦月经过期 10d 或以上,应怀疑妊娠。若停经已达 8 周以上,妊娠的可能性更大。但停经不是妊娠特有的症状。

2. **早孕反应(morning sickness)** 在停经 6 周左右出现畏寒、头晕、乏力、嗜睡、流涎、食欲缺乏、喜食酸物、恶心、晨起呕吐等现象,称为早孕反应。早孕反应多在妊娠 12 周后自行消失。

3. **尿频(frequent micturition)** 前倾增大的子宫在盆腔内压迫膀胱所致,妊娠 12 周后,子宫增大超出盆腔尿频自然消失。

4. **乳房的变化** 自觉乳房胀痛。乳房体积逐渐增大,有静脉显露,乳头增大,乳头乳晕着色加深,乳晕周围有深褐色的蒙氏结节。

5. 妇科检查 阴道扩张器检查可见阴道黏膜及宫颈阴道部分充血,呈紫蓝色。停经6~8周时,双合诊检查子宫峡部极软,感觉宫颈与宫体之间似不相连,称为黑加征(Hegar sign),是早期妊娠的典型体征。随妊娠进展,子宫增大变软,呈球形;停经8周时子宫约为非孕时的2倍;停经12周时子宫约为非孕时的3倍,可在耻骨联合上方触及。

二、辅助诊断

1. 妊娠试验(pregnancy test) 受精卵着床后不久,利用放射免疫法可检测出血液中的β-hCG值升高。临床上常用早早孕试纸法检测受检者尿液,若为阳性再结合临床表现可以诊断妊娠。血β-hCG是早期妊娠诊断的敏感指标,但其准确性不如超声检查,要想判断是否为宫内孕,排除异位妊娠等病理情况需通过超声检查确定。

2. 超声检查 是诊断早期妊娠快速、准确的方法。通过B超可以确定宫内孕,以及胎儿数目、胎龄等。停经35d时,宫腔内可见到圆形或椭圆形的妊娠囊;停经6周时,在妊娠囊内可见胚芽和原始心管搏动。妊娠第11周~13周$^{+6}$可通过超声检查测量胎儿顶臀长(crown-rump length,CRL)可较为准确的估计胎儿的胎龄,并可检测胎儿颈后透明层厚度(nuchal translucency, NT)厚度和鼻骨(nasal bone,NB),作为胎儿染色体疾病筛查指标。

3. 基础体温(basal body temperature,BBT)测定 基础体温双相型的已婚妇女,高体温相持续18d持续不降,早孕可能性大,如高温相持续超过21d,则早孕的可能性更大。

4. 宫颈黏液检查 早孕者的宫颈黏液量少、质稠,镜检见椭圆体,而无羊齿状结晶,结合临床早期妊娠的表现,可有助于妊娠的诊断。

第二节　中、晚期妊娠的诊断

中、晚期妊娠诊断可以判断胎儿在母体宫腔内的状况,判断胎儿发育是否正常,有无畸形等。

一、病史与症状

妊娠中期后,孕妇自觉腹部逐渐增大。初孕妇自妊娠20周开始自觉有胎动,经产妇胎动感出现略早。胎动随妊娠的进展逐渐增强,妊娠32~34周最强,妊娠38周后逐渐减弱。正常胎动平均每小时3~5次。

二、体征与检查

1. 子宫增大 子宫随妊娠周数增加逐渐增大。依据手测子宫底高度及尺测耻上子宫长度(表4-1),可初步判断孕周并估计胎儿的大小。宫底高度因受胎儿的发育、羊水的多少、胎儿个数等因素的影响而有差异。子宫长度测量常在妊娠20周开始。正常情况下,子宫高度在妊娠36周时最高,妊娠足月时因胎先露入盆略下降。

表4-1　不同妊娠周数的宫底高度及子宫长度

妊娠周数	手测子宫底高度	尺测耻上子宫长度/cm
12周末	耻骨联合上2~3横指	
16周末	脐耻之间	
20周末	脐下1横指	18(15.3~21.4)
24周末	脐上1横指	24(22.0~25.1)

妊娠周数	手测子宫底高度	尺测耻上子宫长度/cm
28 周末	脐上 3 横指	26（22.4~29.0）
32 周末	脐与剑突之间	29（25.3~32.0）
36 周末	剑突下 2 横指	32（29.8~34.5）
40 周末	脐与剑突之间或略高	33（30.0~35.3）

2. 胎动（fetal movement，FM） 是指胎儿的躯体活动。正常的胎动是胎儿情况良好的表现。腹部检查可扪及胎动或经腹壁看到胎动。

3. 胎心音 妊娠 12 周，用多普勒胎心听诊仪能听到胎心音；妊娠 18~20 周，用普通听诊器经孕妇腹壁能听到胎心音。胎心音呈双音，似钟表"滴答"声，速度较快，正常时 110~160 次/min。胎心音应与子宫杂音、腹主动脉音、脐带杂音鉴别。妊娠 24 周前，胎心音多在脐下正中或偏左、偏右听到。妊娠 24 周以后，胎心音多在胎背侧听得最清楚，听到胎心音即可确诊妊娠且为活胎。

36 周胎心音

4. 胎体 妊娠 20 周后，经腹壁可触到子宫内的胎体。妊娠 24 周以后，触诊时可以区分出胎头、胎背、胎臀及胎儿肢体。胎头圆而硬，有浮球感；胎背宽而平坦；胎臀宽而软，且形状略不规则；胎儿四肢小且有不规则活动。通过对胎儿各部位的检查可以了解胎儿在宫内的位置。

脐血管杂音

三、辅助检查

超声检查不仅能显示胎儿数目、胎产式、胎先露、胎方位、有无胎心搏动、胎盘位置及分级、羊水量、胎儿有无体表畸形，还能测量胎儿的多条径线，如双顶径、股骨长度等，以了解胎儿生长发育情况。妊娠 18~24 周，可采用超声筛查胎儿结构畸形。

知识链接

妊娠试验

早期妊娠时常需要妊娠试验进行确认。绒毛膜促性腺激素（hCG）是妊娠后合体滋养细胞产生的一种糖蛋白激素，未孕妇女体内的含量极少。在受精后 7d 即可在孕妇血中检测出 β-hCG（具有妊娠特异性），采用妊娠试验可以查出孕妇尿中的绒毛膜促性腺激素。常用的妊娠试验有乳胶凝集抑制试验、单克隆抗体酶标绒毛膜促性腺激素检测法等。

第三节 胎产式、胎先露、胎方位

妊娠 28 周前，胎儿小，羊水相对较多，胎儿在子宫内的活动范围大，胎儿的位置和姿势容易改变。妊娠 32 周后，胎儿生长迅速，羊水相对减少，胎儿与子宫壁贴近，胎儿的位置和姿势相对恒定。

胎儿在子宫内的姿势称为胎姿势。正常情况下胎姿势为胎头俯屈，颏部贴近胸壁，脊柱略前弯，四肢屈曲交叉于胸腹前，其体积及体表面积均明显缩小，整个胎体成为头端小、臀端大的椭圆形，以适应妊娠晚期椭圆形宫腔的形状。

一、胎产式

胎体纵轴与母体纵轴的关系,称为胎产式(fetal lie)(图4-1)。胎体纵轴与母体纵轴平行者,称为纵产式(longitudinal lie),占妊娠足月分娩总数的99.75%;胎体纵轴与母体纵轴垂直者,称为横产式(transverse lie),仅占足月妊娠分娩总数的0.25%左右;胎体纵轴与母体纵轴交叉,称为斜产式,属暂时的,在分娩过程中多数转为纵产式,偶尔转成横产式。

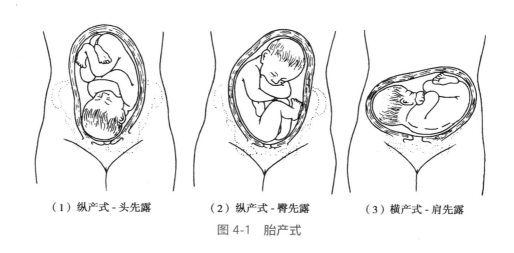

（1）纵产式 - 头先露　　　　　（2）纵产式 - 臀先露　　　　　（3）横产式 - 肩先露

图 4-1　胎产式

二、胎先露

最先进入骨盆入口的胎儿部分,称为胎先露(fetal presentation)。纵产式有头先露及臀先露;横产式为肩先露。头先露因胎头俯屈仰伸程度不同,又分为枕先露、前囟先露、额先露及面先露(图4-2)。臀先露因入盆的先露部分不同,又分为混合臀(完全臀)先露、单臀先露、单足先露和双足先露(图4-3)。偶见头先露或臀先露与胎手或胎足同时入盆,称为复合先露(图4-4)。

三、胎方位

胎儿先露部的指示点与母体骨盆的关系,称为胎方位(fetal position),简称胎位。枕先露以枕骨、面先露以颏骨、臀先露以骶骨、肩先露以肩胛骨为指示点。根据每个指示点与母体骨盆前、后、左、右、横的关系而有不同的胎位。头先露、臀先露各有6种胎方位,肩先露有4种胎方位。如枕先露时,胎头枕骨位于母体骨盆的左前方,称为枕左前位,余类推。

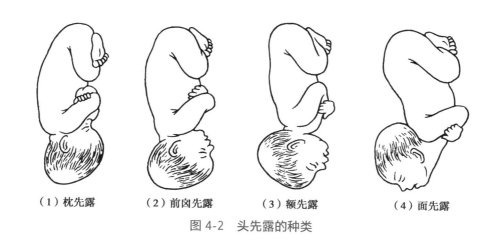

（1）枕先露　　　　（2）前囟先露　　　　（3）额先露　　　　（4）面先露

图 4-2　头先露的种类

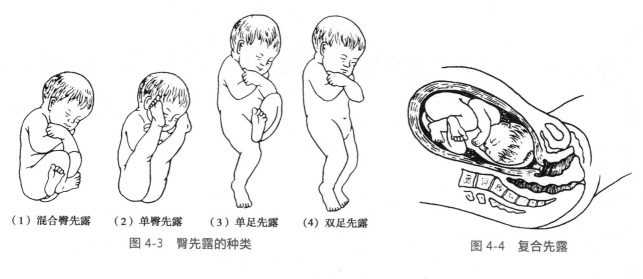

（1）混合臀先露　　（2）单臀先露　　（3）单足先露　　（4）双足先露

图 4-3　臀先露的种类

图 4-4　复合先露

（陈　红）

思考题

1. 早期妊娠诊断的方法有哪些？
2. 中、晚期妊娠诊断有哪些内容？其意义分别是什么？

练习题

第五章 | 产前检查及高危妊娠监测

ER 5-1 教学课件

ER 5-2 思维导图

学习目标

1. 掌握推算预产期的方法;产科腹部检查的内容及方法;骨盆内测量径线名称、测量方法及正常值;产前检查的时间及内容安排;围生期的定义。

2. 熟悉首次产前检查病史采集内容;骨盆外测量各径线名称、测量方法及正常值;高危妊娠的定义及范畴;胎儿宫内安危的监测;孕期营养指导。

3. 了解孕期常见症状的处理;孕期、哺乳期用药对胎儿、新生儿的影响。

4. 具有对孕妇进行产前检查的基本技术及评估孕妇、胎儿健康状况的能力;具有指导孕妇产前筛查和产前诊断的能力;具有对高危孕妇做出诊断和及时转诊的能力。

5. 能与孕妇亲切的沟通;能对孕妇进行孕期保健指导。

产前保健是降低我国孕产妇和围产儿并发症的发生率和死亡率、减少出生缺陷发生率的重要措施,是围产期保健的关键。从诊断妊娠开始到分娩前的整个时期,通过孕妇定期到医院进行产前检查,包括首次产前检查和复诊产前检查,进行胎儿出生缺陷的筛查与诊断以及对孕妇进行健康教育和指导,及时发现和处理异常情况,监护胎儿宫内情况,保证孕妇和胎儿的健康直至安全分娩。

情境导入

患者女性,26 岁,停经 2 个多月,于 2023 年 8 月 16 日来院检查。平素月经规律,周期 30d,经期 5d,末次月经 2023 年 6 月 6 日,停经 40d 开始出现恶心、呕吐等早孕反应,自测早早孕试纸阳性。既往体健,G_1P_0。检查:T 36.3℃,P 88 次/min,R 18 次/min,BP 115/75mmHg,一般情况良好。

工作任务:

1. 刘某应进行哪些辅助检查?

2. 刘某的预产期是什么时间?

第一节 产前检查的内容和方法

一、产科病史采集

1. **年龄和职业** 年龄<18 岁或≥35 岁,是妊娠的高危因素。接触有毒有害物质、射线及高温作业者,应在妊娠后调换工作。

2. **本次妊娠过程** 妊娠早期了解有无早孕反应、病毒感染及用药、发热及阴道出血史;胎动出现时间及变化情况,妊娠中晚期有无头晕、眼花、水肿、阴道流血、阴道分泌物异常,了解饮食营养、运动（劳动）、睡眠及大小便情况。

3. 推算预产期并确定孕龄　预产期（expected date of confinement，EDC）以末次月经（last menstrual period，LMP）来潮第 1 天计算，月份减 3 或加 9，日数加 7。从末次月经第 1 天至预产期的日期相当于妊娠满 40 周（280d），计算得出当前孕周。若孕妇的末次月经是农历，应先换算成公历后再推算预产期。实际分娩日期与推算的预产期可能相差 1~2 周。可根据早孕反应出现的时间、胎动开始时间、宫底高度、超声检查测得胎儿顶臀长等指标推算预产期。妊娠早期超声检测胎儿顶臀长是估计孕周最准确的指标。

4. 月经史及孕产史　询问初潮年龄，了解月经周期、经期、经量及伴随症状。月经周期延长者，计算预产期需相应推迟。了解孕次、流产史、死胎死产史、难产史及原因、分娩方式、有无产后出血及新生儿出生时情况等。

5. 既往史及手术史　了解有无心脏病、高血压、肺结核、糖尿病、血液病及肝肾疾病等，并询问发病时间及治疗情况；了解做过何种手术。

6. 家族史　了解家族中有无精神病史，有无高血压、糖尿病、双胎妊娠及与遗传有关的疾病。

7. 配偶状况　询问健康情况及有无遗传疾病等。

二、产科体格检查

（一）全身检查

观察孕妇发育、营养、精神状态、体态。测量身高<145cm 者，常伴有骨盆狭窄；测量体重，计算体重指数。测量血压，孕妇正常血压不应超过 140/90mmHg。检查心、肺有无异常；检查乳房发育、大小及有无乳头凹陷；检查脊柱及下肢有无畸形；观察下肢及腹壁有无水肿，妊娠晚期孕妇下肢水肿休息后能消退，属正常情况。

（二）产科检查

产科检查包括腹部检查、骨盆测量、阴道检查。

1. 腹部检查　孕妇排尿后仰卧于检查床上，头稍垫高，暴露腹部，双腿屈曲稍分开，使腹肌放松。检查者站在孕妇右侧进行检查。

（1）视诊：注意腹部的形状和大小，有无水肿、妊娠纹及手术瘢痕等。腹部过大、宫底过高者，应考虑多胎妊娠、巨大胎儿、羊水过多；腹部过小、宫底过低者，应考虑胎儿生长受限（fetal growth restriction，FGR）及孕周推算错误等；腹部横径较宽，子宫底位置较低者，横位可能性大；尖腹（初孕妇常见）或悬垂腹（经产妇常见）者有骨盆狭窄可能。

（2）触诊：先用软尺测量子宫长度和腹围。耻骨联合上端到宫底的距离即子宫长度，平脐绕腹 1 周的数值即为腹围。然后运用四步触诊法（four maneuvers of Leopold）检查子宫大小、胎产式、胎先露、胎方位及先露部是否衔接（图 5-1）。四步触诊法前 3 步面向孕妇头侧，第 4 步面向孕妇足端。

第一步：检查者两手置于子宫底部，手测宫底高度（简称宫高），估计胎儿大小与妊娠周数是否相符。然后，两手指腹交替轻推，辨别宫底部的胎儿部分，若圆而硬且有浮球感的是胎头，柔软宽大且不规则的是胎臀。

第二步：检查者两手分别置于腹部左右两侧，一手固定，一手轻轻深按，两手交替，触到平坦饱满部分为胎背，并确定胎背方向（向前方、向侧方或向后方）。触及高低不平可变形能活动部分为胎儿肢体。

第三步：检查者右手拇指与其余 4 指分开，置于耻骨联合上方握住胎先露部，进一步查清是胎头还是胎臀，左右推动以确定是否衔接。若胎先露仍可左右晃动，表示尚未衔接；若胎先露不能推动，则已衔接。

第四步：检查者两手分别置于先露部的两侧，向骨盆入口处深按，进一步核实胎先露部及其衔

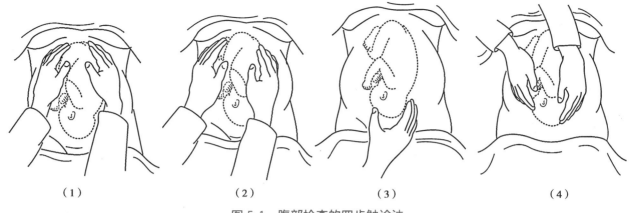

（1）　　　　　　　　（2）　　　　　　　　（3）　　　　　　　　（4）

图 5-1　腹部检查的四步触诊法

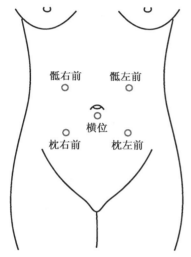

图 5-2　胎心听诊位置

接的程度。

（3）**听诊**：胎心在靠近胎背上方的孕妇腹壁处听得最清楚。当枕先露时，胎心在脐右（左）下方；当臀先露时，胎心在脐右（左）上方；当肩先露时，胎心在靠近脐部下方听得最清楚（图 5-2）。

2. 骨盆测量　骨盆的大小和形状对分娩有直接影响，是决定胎儿能否经阴道分娩的重要因素。

（1）**骨盆内测量**（internal pelvimetry）：能较准确地经阴道测量骨盆大小，分娩前或产时需要确定骨产道情况时可进行骨盆内测量；孕妇取截石位，消毒外阴，检查者戴消毒手套并涂以润滑油，动作宜轻柔。主要测量的径线有：

1）对角径（diagonal conjugate，DC）：耻骨联合下缘至骶骨岬上缘中点的距离，正常值为 12.5~13cm，此值减去 1.5~2cm，即为骨盆入口前后径长度，又称真结合径。真结合径正常值约为 11cm。检查者将一手中、示指伸入阴道，用中指指尖触到骶骨岬上缘中点，示指上缘紧贴耻骨联合下缘，另一手示指标记此接触点，抽出阴道内手指，测量中指指尖到接触点距离，即为对角径（图 5-3）。若测量时阴道内的中指指尖触不到骶岬上缘，表示对角径值>12.5cm。

2）坐骨棘间径（bi-ischial diameter）：测量两坐骨棘间的距离，正常值约为 10cm。测量方法是一手示、中指放入阴道内，触及两侧坐骨棘，估计其间的距离（图 5-4）。也可用中骨盆测量器，所得数值较精确。坐骨棘间径是中骨盆最短的径线，若此径线过小，在分娩过程中将影响胎头的下降。

3）坐骨切迹宽度（incisura ischiadica width）：代表中骨盆后矢状径，其宽度为坐骨棘与骶骨下部

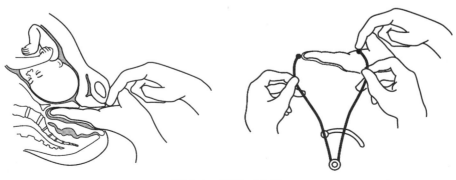

图 5-3　测量对角径

间的距离,即骶棘韧带宽度。将阴道内的示指置于韧带上移动(图5-5)。若能容纳3横指(5.5~6cm)为正常,否则属中骨盆狭窄。

4)出口后矢状径(posterior sagittal diameter of outlet):为坐骨结节间径中点至骶骨尖端的长度。检查者戴手套,右手示指伸入孕妇肛门向骶骨方向,拇指置于孕妇体外骶尾部,两指共同找到骶骨尖端,用骨盆出口测量器一端放在坐骨结节间径的中点,另一端放在骶骨尖端处,测量器标出的数字即为出口后矢状径值(图5-6),正常值为8~9cm。

(2)骨盆外测量(external pelvimetry): 间接了解骨盆大小及形态,比较有临床参考价值的是坐骨结节间径和耻骨弓角度的测量。

1)髂棘间径(interspinal diameter,IS):孕妇取伸腿仰卧位,测量两髂前上棘外缘间的距离(图5-7)。正常值为23~26cm。

2)髂嵴间径(intercrestal diameter,IC):孕妇取伸腿仰卧位,测量两髂嵴外缘间最宽的距离(图5-8)。正常值为25~28cm。

3)骶耻外径(external conjugate,EC):孕妇取左侧卧位,左腿屈曲,右腿伸直,测量第5腰椎棘突下至耻骨联合上缘中点的距离(图5-9)。正常值为18~20cm。第5腰椎棘突下相当于米夏埃利斯菱形区(Michaelis rhomboid)的上角。此径可间接推测骨盆入口前后径的长度。

4)坐骨结节间径(intertuberous diameter,IT)或称出口横径(transverse outlet,TO):孕妇取仰卧位,双手抱双膝,测量两坐骨结节内侧缘间的距离(图5-10)。正常值为8.5~9.5cm。也可用检查者的手拳估计,若能容纳成人横置手拳则属正常。此径线直接测量骨盆出口横径长

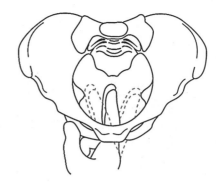

图 5-4 测量坐骨棘间径

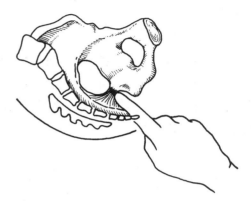

图 5-5 测量坐骨切迹宽度

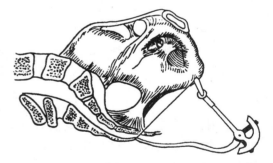

图 5-6 测量骨盆出口后矢状径

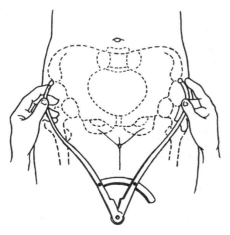

图 5-7 测量髂棘间径

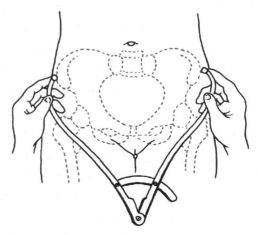

图 5-8 测量髂嵴间径

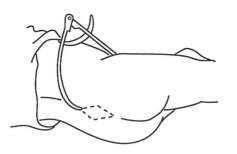
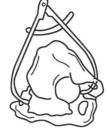

图 5-9　测量骶耻外径

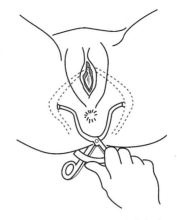

图 5-10　测量坐骨结节间径

度。若此径<8cm,应加测骨盆出口后矢状径。

5)耻骨弓角度(angle of subpubic arch):两手拇指尖斜着对拢放在耻骨联合下缘,左右两拇指平放在耻骨降支上,两拇指间的角度即为耻骨弓角度,正常值为90°,小于80°为异常(图 5-11)。此角度反映骨盆出口横径的宽度。

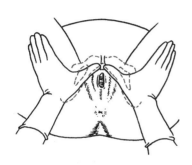
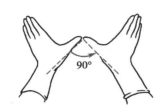
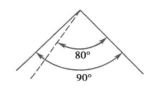

图 5-11　测量耻骨弓角度

3. **阴道检查**　当妊娠早期初诊时,孕妇应行双合诊检查排除生殖道异常。有阴道出血或阴道分泌物检查时需行阴道检查。分娩前行阴道检查可确定骨盆大小,可进行宫颈毕晓普(Bishop)评分。

三、辅助检查

1. **实验室检查**　常采用检查项目包括血常规、血型(ABO 和 Rh)、空腹血糖、肝功能、乙型肝炎表面抗原、肾功能、甲状腺功能、尿常规、阴道分泌物、梅毒螺旋体、丙型肝炎病毒筛查等。必要时进行出凝血时间、地中海贫血筛查(高发地区)检查、口服葡萄糖耐量试验(OGTT)、血清铁蛋白、抗 D 滴度检查(Rh 阴性者)、宫颈脱落细胞学检查、宫颈分泌物检测淋球菌和沙眼衣原体等。以上检查项目在妊娠的不同时期需要复查。

2. **超声检查**　早期可以确定是否宫内妊娠、孕周、胎儿是否存活、胎儿数目、双胎的绒毛膜性以及子宫附件等情况。在妊娠 $11\sim13^{+6}$ 周测量胎儿颈后透明层厚度。孕妇在孕 18~24 周进行一次胎儿系统超声筛查,以发现胎儿的严重畸形,如无脑畸形、无叶型前脑无裂畸形(简称无叶全前脑)、严重脑膜脑膨出、严重开放性脊柱裂伴脊髓脊膜膨出、单心室、单一大动脉、双肾缺如、严重胸腹壁缺损并内脏外翻、四肢严重短小的致死性骨发育不良等。妊娠晚期超声检查了解胎方位、胎心率、胎儿发育(评估生长速度)、胎动、胎盘位置及羊水量等。孕妇在预产期前 1~2 周进行一次超声检查,了解有无脐带绕颈、羊水、胎盘、胎位、胎心等情况,以决定分娩方式。

3. 其他 心电图检查常于首次检查时进行;除了超声检查外,常用的产前筛查技术和产前诊断技术包括母体血清学筛查、无创产前基因检测、绒毛活检、羊膜腔穿刺术等;胎儿染色体非整倍体异常的中孕期母体血清学筛查应于妊娠 15~20 周进行,主要用于筛查 21-三体综合征、开放性神经管缺陷及 18-三体综合征高风险的孕妇;无创产前基因检测适用于 12~22 周的孕妇,主要目的是筛查 21-三体综合征、18-三体综合征、13-三体综合征等常见的胎儿染色体非整倍体异常;绒毛活检应用于有医学指征的产前诊断,多于妊娠 10~13^{+6} 周进行;羊膜腔穿刺胎儿染色体核型分析是产前诊断常用的方法,应于妊娠 16~22 周进行,适用于高危人群。

> **知识链接**
>
> ### 耳聋基因筛查
>
> 耳聋是最常见的出生缺陷之一,新生儿期的发病率为 1‰~3‰,学龄期儿童耳聋的发病率增加至 3‰~4‰。耳聋的病因主要包括遗传因素和环境因素,约 60% 以上与遗传因素有关。人群常见耳聋基因变异携带率为 5%~6%。常见耳聋基因高频变异位点检测仅是筛查手段,检测结果若为阴性,应解读为检测范围内未发现耳聋基因变异,不可判读为无生育遗传性听力损失患儿的风险,受检者检测结果若为阳性则须进行遗传咨询和进一步诊断。

四、产前检查的时间和内容

(一)产前检查的时间

根据我国目前孕期保健现状和产前检查项目的需要,推荐产前检查的时间是在早孕确定诊断后每 4 周检查一次,妊娠 37 周后每周检查一次。高危孕妇应酌情增加产前检查次数。

(二)首次产前检查

应于早孕确定诊断时行首次产前检查;主要包括详细询问病史,将内容填写至孕妇保健手册,进行体格检查、常规实验室检查、心电图、B 型超声检查,以确定孕妇既往和目前健康状况,推算预产期,确定目前孕周,识别孕期高危因素。妊娠 6~8 周超声检查可确定是否宫内妊娠、胎儿是否存活、胎儿数目、核实孕周,如首次超声检查于妊娠 11~13^{+6} 周进行,应测量胎儿 NT。对孕妇进行营养和生活方式的指导,改变不良生活习惯,保持心理健康,告知避免接触有毒有害物质和宠物、慎用药物和疫苗,补充叶酸 0.4~0.8mg/d 至 3 个月,对流产有所认识并预防。

(三)复诊产前检查

复诊可了解前次产前检查后有何不适,有无特殊情况出现,如头痛、眼花、水肿、阴道流血、胎动异常等;进行常规体格检查,测量血压、体重,测量子宫底高度,检查胎位、胎心;与当前孕周对应,安排进行相应的非整倍体母体血清学筛查、胎儿系统超声筛查,妊娠 24~28 周行妊娠糖尿病筛查;评估孕妇及胎儿体重增长是否合理,及时发现妊娠并发症,监测胎儿宫内安危,识别高危妊娠,给予相应处理或转诊。进行健康教育指导,并预约下次复诊时间,告知复诊时注意事项。

第二节　孕期指导及常见症状的处理

一、营养指导

孕妇的营养状况对母儿健康至关重要,孕期妇女总体营养需求有所增加,以满足孕期母体生理变化及胎儿生长发育的需要,并为产后泌乳做准备。孕妇孕期摄入由多样化食物组成的营养均衡膳食,对改善母儿结局十分重要。参照 2022 年中国营养学会发布的《备孕和孕期妇女膳食指南》,建议在一般人群膳食指南基础上,备孕和孕期妇女应遵从以下 6 条核心推荐:①调整孕前体重至正常范围,保证孕期体重适宜增长。②常吃含铁丰富的食物,选用碘盐,合理补充叶酸和维生素 D。③孕吐严重者,可少量多餐,保证摄入含必需碳水化合物的食物。④孕中晚期适量增加奶、鱼、禽、蛋、瘦肉。⑤经常户外活动,禁烟酒,保持健康生活方式。⑥愉快孕育新生命,积极准备母乳喂养。

1. 备孕期营养指导 备孕妇女应将孕前体重调整至正常范围,从计划怀孕前 3 个月开始每天补充叶酸 0.4~0.8mg,坚持食用碘盐,其膳食应该为多种食物组成的平衡膳食以获得均衡营养,同时结合适宜的身体活动和健康生活方式,使健康和营养状况尽可能达到最佳后再怀孕。

2. 孕期妇女膳食要点 孕早期胎儿生长发育速度相对缓慢,孕妇可继续维持孕前平衡膳食,继续补充叶酸 0.4~0.8mg/d;妊娠呕吐严重者,不必强调平衡膳食和规律进餐,应保证每天摄入至少含130g 碳水化合物的食物,妊娠反应严重而不能正常进食者应及时就医,避免对胎儿早期脑发育造成不良影响。孕中期开始,应适当增加食物的摄入量,特别是富含优质蛋白质、钙、铁、碘等营养素的食物,每天饮奶量增至 500g,每天鱼、禽、畜及蛋类合计摄入量逐渐增至 150~225g,每周食用一次动物血或肝脏,2~3 次海产鱼类。

3. 孕期体重增长推荐 体重是反映营养状况最实用的指标,妊娠期应指导孕妇管理体重保证孕期体重适宜增长,孕期体重增长过多或增长过少,对孕妇和胎儿都会产生不同程度的短期和长期不良影响;孕前体重正常的孕妇孕期总增重约 12kg 为宜,孕早期增重≤2kg,孕中晚期每周增重约350g;孕前低体重者孕期增重可稍多,孕前超重或肥胖者孕期增重应减少。针对不同的孕前体重指数(BMI)推荐其合适的孕期体重增长范围和增长速率,见表 5-1。

表 5-1　不同 BMI 孕妇推荐孕期体重增长范围和增长速率

妊娠前 BMI 类别/(kg·m^{-2})	足月单胎妊娠期体重增长总量/kg	足月单胎妊娠中晚期每周体重增长速度/kg
低(<18.5)	12.5~18.0	0.51(0.44~0.58)
正常(18.5~24.9)	11.5~16	0.42(0.35~0.50)
高(25.0~29.9)	7.5~11.5	0.28(0.23~0.33)
肥胖(≥30.0)	5.0~9.0	0.22(0.17~0.27)

二、生活指导

孕妇每日睡眠应在 10h 左右,午休 1~2h,卧床时宜左侧卧位,可坚持工作和做日常家务,应避免重体力劳动。健康孕妇每天应进行不少于 30min 的中等强度身体活动,保持健康生活方式;中等强度运动包括快走、打球、游泳、孕妇瑜伽、日常家务劳动等,孕妇可根据自己孕前运动习惯和目前身体状况量力而行。孕妇衣着宜宽松,不宜束胸束腹,以免影响血液循环和胎儿宫内活动及发育,造成胎儿异常。应勤洗澡、更衣。妊娠最后 3 个月不宜盆浴,以免造成感染。妊娠前 3 个月和后 3个月,避免性生活,以防流产、早产和感染。

三、常见症状的处理

1. 消化系统症状 早孕反应者,少食多餐,忌油腻,可给维生素 B$_6$ 10~20mg/次,每日 3 次口服;若是妊娠剧吐则按照该疾病处理。妊娠期肠蠕动减弱,排空时间延长,再加之增大子宫及胎先露压迫肠道下段,常会引起便秘。孕妇应养成定时排便习惯并适当的运动,多吃易消化的、富含纤维素的新鲜蔬菜和水果,便秘严重时可使用乳果糖;禁用峻泻剂,不应灌肠,以免引起流产或早产。

2. 痔疮 可在妊娠期间首次出现,也可使原有的痔疮在妊娠期复发或加重。系与增大子宫压迫或妊娠期便秘,使痔静脉回流受阻,引起直肠静脉压升高有关。应多吃蔬菜,少吃辛辣食物,必要时服缓泻剂纠正便秘,产后痔疮多可减轻或消失。

3. 贫血 孕妇于妊娠后期对铁需求量增多,应在妊娠 16~20 周开始每日补充铁剂,元素铁 60~100mg,预防贫血。已发生贫血者,应查明原因并对症治疗。

4. 腰背痛 妊娠期关节韧带松弛,增大的子宫向前突出,为保持平衡躯体重心后移,腰椎前突背肌持续紧张,孕妇常感轻微腰背痛。休息时孕妇将枕头垫于腰背部可缓解,必要时卧床休息,若腰背痛明显,应查找原因,对症治疗。

5. 下肢及外阴静脉曲张 因增大子宫压迫下腔静脉造成股静脉压力增高引起。可因妊娠次数增多而加重。妊娠晚期睡眠时应适当垫高下肢,以利于静脉回流。避免长时间站立,分娩时应避免外阴部静脉曲张破裂。

6. 下肢肌肉痉挛 是孕妇缺钙的表现,肌肉痉挛常发生于小腿腓肠肌,于妊娠晚期多见,常在夜间发作。当痉挛发作时应将痉挛下肢伸直,并行局部按摩,痉挛常能迅速缓解。正常妊娠可于妊娠 16 周后每天补充钙剂 600~1 500mg。

7. 下肢水肿 妊娠晚期孕妇常有踝部及下肢轻度水肿,经休息后消退,属正常现象。若休息后不消退,应注意是否有妊娠期高血压疾病、妊娠合并肾脏疾病等。孕妇睡眠取左侧卧位,下肢垫高 15°改善下肢血液回流,水肿多可好转。

8. 仰卧位低血压 妊娠晚期,孕妇仰卧时间较长时,因增大的子宫压迫下腔静脉,使回心血量及心排血量减少,出现低血压。若孕妇及时改为左侧卧位,可使血压迅速恢复正常。

第三节 高危妊娠监测

一、围生医学概述

围生医学(perinatology)又称围产医学,是研究围生期内孕产妇和胎儿及新生儿的一个医学分支。是以妇产科学和儿科学为主的多学科(包括胚胎学、组织学、生理学、生物化学、生物物理学、药理学、遗传学、优生优育学、免疫学、内分泌学,还涉及各种电子、影像、光学仪器等)密切合作的医学。

(一)围生期定义

围生期是指产前、产时和产后的一段时期。这段时期虽然短暂,但对孕妇和胎儿来说却是人生的重要阶段。国际上对围生期的规定有四种。①围生期 I:从妊娠满 28 周(胎儿体重≥1 000g,身长≥35cm)至产后 1 周。②围生期 II:从妊娠满 20 周(胎儿体重≥500g,身长≥25cm)至产后 28d。③围生期 III:从妊娠满 28 周至产后 28d。④围生期 IV:从胚胎形成至产后 1 周。我国采用围生期 I 计算围生期死亡率。此期限的胎儿、新生儿称围生儿,也称围产儿。

(二)围生医学的工作范围及内容

围生期孕产妇要经历妊娠、分娩和产褥期 3 个阶段,胎儿要经历受精、细胞分裂、增殖、发育、从不成熟到成熟和出生后开始独立生活的复杂过程,整个过程研究内容是基础医学和临床医学的总和。利用围生医学的理论、技术与方法,对孕产妇、胎儿、新生儿进行系统的管理和疾病的防治。

1. 孕产妇保健 孕期以高危妊娠的识别、管理、防治为重点,注意孕产妇用药对胎儿及新生儿的影响。分娩期注意确保母婴安全,提高产科质量,减少分娩并发症。产褥期注意产妇全身器官恢复到正常状态过程中干扰因素的防治,指导其顺利度过产褥期,加强对新生儿保健的宣教。

2. 围生儿保健 通过产前诊断排除先天性缺陷,注意胎儿、新生儿的生理与病理现象。争取在最佳时机以最佳的分娩方式结束分娩。加强新生儿尤其是高危儿的监护,防治新生儿并发症。

3. 围生保健的组织管理 基层医疗单位处理正常妊娠、分娩、围生儿工作,早期识别高危孕产妇,落实会诊与转诊工作。三级医疗单位负责高危妊娠的处理,基层医疗单位的转诊和培训工作,负责所管辖区域围生保健的质量检查、分析及决策工作。

二、高危妊娠监测

在妊娠期或分娩期有某种病理因素或致病因素可能危害孕妇、胎儿及新生儿或导致难产的称高危妊娠。它几乎包括了所有的病理产科:①孕妇年龄<18岁或>35岁。②不良孕产史,如自然流产、宫外孕、早产、死产、死胎、难产、新生儿溶血性疾病、新生儿畸形、先天性或遗传性疾病等。③妊娠期各种合并症,如心脏病、高血压、肾脏病、肝炎、糖尿病、甲状腺功能亢进、血液病、病毒感染、性传播性疾病、盆腔肿瘤、神经和精神疾病等。④各种妊娠并发症,如妊娠期高血压疾病、胎盘早剥、前置胎盘、羊水过多或过少、多胎妊娠、胎儿生长受损、过期妊娠、母儿血型不合等。⑤可能发生难产者,如骨盆异常、胎位异常、巨大胎儿、软产道异常等。⑥胎盘功能不全。⑦妊娠期接触大量放射线、化学毒物或服用可能影响胎儿的药物。⑧既往手术史。高危妊娠不是一种疾病,而是一个病理范畴。每次产前检查后及时分析检查结果,发现异常及时请相关科室会诊,不宜继续妊娠者应告知,并及时终止妊娠,继续妊娠者应评估是否转诊。

(一)胎儿宫内安危的监测

1. 胎动 妊娠晚期孕妇应注意胎动的变化。孕妇自觉胎动异常剧烈或胎动停止,均说明胎儿有宫内缺氧,应立即就诊。孕妇平时自测胎动的方法:采用左侧卧位或坐姿,若2h内≥6次胎动,表示胎儿无异常;若2h内胎动次数少于6次或减少50%者提示胎儿缺氧可能,应及时进一步检查。

2. 胎心率腹部听诊 通过听诊可以发现胎心率的异常变化,若胎心率长时间持续>160次/min或宫缩后胎心率减慢不能很快恢复正常,均提示有胎儿宫内窘迫可能(具体参照胎儿电子监护)。

3. 胎儿电子监护仪进行监测 对于妊娠期有胎心或胎动异常及高危妊娠至妊娠末期或已临产者,均应做胎心电子监护。

(1)胎心率(fetal heart rate,FHR)的监测:有两种基本变化,包括胎心率基线与周期性胎心率改变。

1)胎心率基线:即在无胎动及宫缩时记录的FHR。可从每分钟胎心率和胎心率基线变异两方面对胎心率基线进行估计。正常FHR为110~160次/min,持续超过10min FHR>160次/min为心动过速,FHR<110次/min为心动过缓。胎心率基线变异又称基线摆动,包括胎心率的变异振幅及变异频率。变异振幅为胎心一次周期性波动的范围,正常在6~25次/min;变异频率为1min内胎心率周期性波动的次数,正常≥6次。胎心基线变异存在,说明胎儿有储备能力,是胎儿健康的最主要标志。若基线变异<5次/min,表示胎儿储备能力丧失(图5-12)。

2)周期性胎心率改变:即与子宫收缩有关的胎心率变化。

加速:即在子宫收缩后,FHR基线逐渐上升,上升范围为15~20次/min,持续时间>15s。FHR加速可能是由于胎儿躯干和脐静脉受压所致。一般来说,短暂加速是胎儿健康的信号。

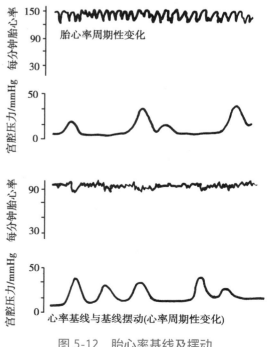

图5-12 胎心率基线及摆动

减速:是指子宫收缩后 FHR 减慢,根据 FHR 变化出现的早晚,减速可分为三种。①早期减速:FHR 减慢几乎与宫缩同时开始,持续时间短,恢复快,下降幅度<50 次/min,宫缩晚期 FHR 即恢复正常,FHR 减慢的最低点正值子宫收缩的高峰(图 5-13)。目前认为,早期减速是胎头在盆腔内受压所致,不因体位和吸氧而改变,多无临床意义。②变异减速:减速与宫缩的关系不恒定,每次减速图形不一,下降迅速,幅度>70 次/min,恢复快,持续时间长短不一(图 5-14);变异减速是由于宫缩时脐带受压所致,变换体位可减轻脐带受压。③晚期减速:多在每次宫缩高峰后,FHR 开始减速,下降缓慢,下降幅度<50 次/min,恢复亦缓慢,持续时间较长(图 5-15)。一般认为,晚期减速由胎盘功能不良引起,多为胎儿宫内窘迫的表现。

(2)预测胎儿储备能力的动力学试验

1)无应激试验(non-stress test, NST):孕妇自觉胎动时,观察有无 FHR 加速情况,了解胎儿的储备能力。试验观察时间为 20~40min。正常时每 20min 内有 2 次以上胎动,若胎动时胎心率加速

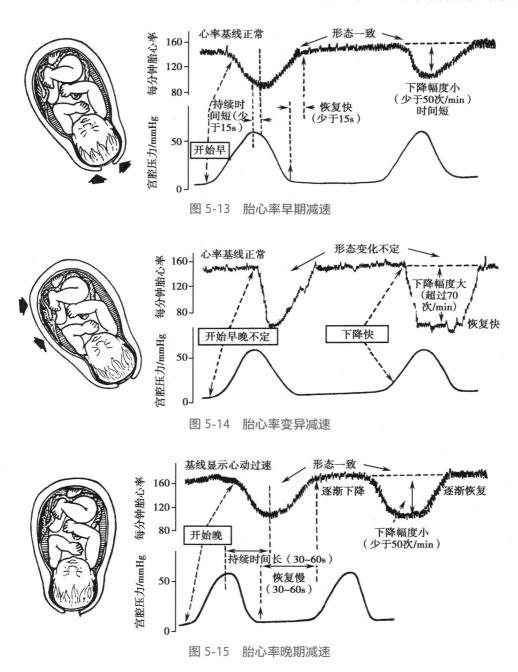

图 5-13 胎心率早期减速

图 5-14 胎心率变异减速

图 5-15 胎心率晚期减速

>15 次/min,持续 15s 以上为有反应型,说明胎儿储备能力良好;若胎动时无胎心率加速或胎心率加速<15 次/min,持续时间<15s(若无胎动可经腹壁推动胎体,促其觉醒后描记),为无反应型,提示胎儿储备能力差,应及时寻找原因并处理。为进一步了解胎儿情况,可继续做缩宫素激惹试验。

2)缩宫素激惹试验(oxytocin challenge test,OCT):又称宫缩应激试验(contraction stress test,CST)。静脉滴注缩宫素诱导规律宫缩,造成胎盘一过性缺氧,观察宫缩时胎心率的变化,是否出现晚期减速和变异减速,测定胎儿储备能力。

4. 彩色多普勒超声胎儿血流监测 常用监测指标为脐动脉和大脑中动脉的 S/D 值、RI 值(阻力指数)、PI 值(搏动指数)、脐静脉和静脉导管的血流波形等。胎儿大脑中动脉的 S/D 比值降低,提示胎儿缺氧;脐动脉的舒张末期血流频谱消失或倒置,提示胎儿严重缺氧;出现脐静脉或静脉导管搏动,静脉导管血流 a 波反向均预示胎儿处于濒死状态。

(二)胎盘功能监测

1. 测定孕妇尿中雌三醇(E$_3$)值 >15mg/24h 尿为正常,在 10~15mg/24h 尿为警戒值,<10mg/24h 尿为危险值。也可用随意尿测雌激素/肌酐比值(E/C)代替上述方法,E/C>15 为正常值,10~15 为警戒值,<10 为危险值。须多次测定进行动态监测。

2. 测定孕妇血清人胎盘催乳素(hPL)值 若在妊娠足月,血清 hPL<4mg/L 或突然下降 50% 以上提示胎盘功能低下。

3. 胎动 当胎盘功能低下时,胎动次数较前减少。

4. 缩宫素激惹试验(OCT) OCT 阳性者,胎盘功能低下。

(三)胎儿成熟度的监测

1. 孕周 可通过早孕超声核对孕周。如达到 34 周,提示胎儿肺部基本发育成熟。

2. 羊水分析卵磷脂/鞘磷脂比值(L/S) 该值>2,提示胎儿肺已成熟。

三、围生期用药对胎儿及新生儿影响

据统计,孕妇曾应用过至少一种药物者达 90%。孕妇用药不当有可能影响胎儿发育甚至导致胎儿死亡。在制订给药方案时,应选择有效且对胚胎、胎儿及新生儿影响最小的药物,适时适量地给药。

(一)孕期用药特点

妊娠期受雌孕激素影响,胃肠系统排空延迟,以致口服药物吸收峰值后推,且峰值偏低;妊娠期血容量增加,药物吸收后稀释度增加;正常妊娠时肾血流量、肾小球滤过率增加,促进药物从肾脏排出。

(二)药物对胎儿的危害性等级

根据药物对胎儿的危害性将其分为五类,标准如下:

A 类:临床对照研究中,未发现药物对妊娠早期、中期、晚期的胎儿有损害,对胎儿影响甚微。

B 类:临床对照研究中,药物对妊娠早期、中期及晚期胎儿的危害证据不足或不能证实。

C 类:动物实验证明,药物对胎仔有致畸作用,甚至可造成死亡,但无临床对照研究,使用本类药物应权衡利弊。

D 类:药物对胎儿的危害有明确证据,但药物常为临床所需且无法替代,孕妇患严重疾病或面临死亡危险时可考虑应用。

X 类:对动物和人类致畸作用明显,此类药物禁用于妊娠期。

妊娠全过程中,感染性疾病并非罕见。抗感染药物中氨苄西林、阿莫西林、青霉素、克林霉素、红霉素、呋喃妥因、乙胺丁醇、制霉菌素、甲硝唑、多黏菌素 B 等属于 B 类药物。氯霉素、克拉霉素等属于 C 类药物。链霉素、庆大霉素、卡那霉素、四环素、磺胺类等属于 D 类药物。

（三）孕期用药对胎儿的影响

受精后 2 周内，药物对胚胎的影响为"全"或"无"，致畸因子作用强则胚胎死亡导致流产；致畸因子作用弱，多数细胞可代偿调整，胚胎继续正常发育；受精后 3~8 周，胚胎细胞增生、分化活跃，器官原基正在发生，为致畸高度敏感期，受有害药物作用后，即可能发生畸形；受精后第 9 周至足月是胎儿生长发育、器官功能完善阶段，不属于致畸敏感期，但神经系统、生殖器官、牙齿仍在继续分化，也有可能受某些药物作用而受损，可出现组织结构异常和功能缺陷。

（四）孕产妇用药原则

孕产妇用药要有明确的指征，并须严格掌握用药剂量和持续时间；能用一种药物，避免联合用药；尽量选择疗效肯定的上市较长时间的药物，避免使用新药；在病情允许的情况下，妊娠早期的疾病可推迟到中晚期妊娠用药治疗；若病情需要在妊娠早期应用对胎儿有害的药物，则需考虑终止妊娠后再用药。

（五）哺乳期用药对新生儿影响

大多数药物可出现在乳汁中，新生儿肝功能、肾功能尚未成熟，对某些药物比较敏感，所以要慎重选择哺乳期用药。用药时机为哺乳后立即服药，尽量推迟下一次哺乳，以减轻乳汁中的药物浓度，必要时需停止哺乳。哺乳期慎用药物有镇静剂、抗惊厥药、抗精神失常药、林可霉素、克林霉素及可能影响泌乳的药物等。哺乳期禁用的药物有激素类、抗代谢药、氯霉素、四环素、酮康唑、异烟肼、碘、吗啡、口服避孕药、磺胺类药物等。

（张秀芬）

思考题

1. 简述预产期的推算方法。
2. 简述四部触诊法的操作方法及检查目的。

ER 5-3
练习题

第六章 | 正常分娩

ER 6-1
教学课件

ER 6-2
思维导图

学习目标

1. 掌握分娩、早产、足月产等定义;决定分娩的因素;临产及产程分期。
2. 熟悉先兆临产;枕先露的分娩机制;各产程的临床经过及处理。
3. 了解新生儿阿普加评分。
4. 学会分娩期健康教育,能够指导产妇正确配合各产程的处理。
5. 具有高度的责任心、爱心和良好的沟通能力。

妊娠满 28 周及以上,胎儿及其附属物自临产开始到自母体娩出的全过程,称为分娩(labor)。妊娠满 28 周至不满 37 足周(196~258d)期间分娩,称为早产(premature delivery);妊娠满 37 周至不满 42 足周(259~293d)期间分娩,称为足月产(term labor);妊娠满 42 周及以后(≥294d)分娩,称为过期产(postterm labor)。

第一节　影响分娩的因素

影响分娩的因素包括产力、产道、胎儿和精神心理因素。若各因素均正常且能相互适应,胎儿能经阴道顺利自然娩出,则为正常分娩。

一、产力

产力指将胎儿及其附属物从母体子宫内逼出的力量。其包括子宫肌收缩力,腹肌、膈肌收缩力和肛提肌收缩力。

(一)子宫收缩力

子宫收缩力简称宫缩,是临产后的主要动力,临产后的宫缩能使子宫颈管消失、宫颈口扩张、胎儿先露部下降,贯穿于整个分娩过程。正常子宫收缩具有以下几个特点:

1. 节律性　宫缩的节律性是临产的重要标志。正常宫缩是宫体肌不随意、有节律的阵发性收缩即阵缩,因伴有疼痛,亦称为阵痛。每次宫缩由弱渐强,维持一定时间后由强渐弱,直至消失进入间歇期(图 6-1)。阵缩如此反复直至分娩结束。临产初期,宫缩持续约 30s,间歇 5~6min。随着产

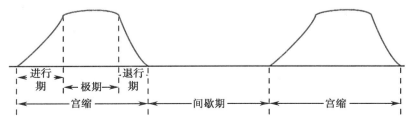

图 6-1　临产后正常宫缩节律性示意图

程进展,宫缩持续时间渐长,间歇期渐短。宫口开全后,宫缩持续时间长达约60s,间歇1~2min。宫缩强度亦随产程进展而逐渐增强。宫缩时,子宫肌壁血管及胎盘受压,子宫血流量减少;宫缩间歇期,子宫的血流量又恢复到原来的水平,宫缩的节律性有利于胎儿血流灌注。

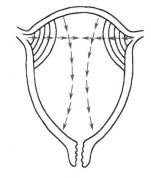

图6-2 子宫收缩的对称性

2. 对称性 正常宫缩起自于两侧宫角部,以微波形式迅速而均匀地向宫底中线集中,左右对称,再以2cm/s速度向子宫下段扩散,约15s遍及整个子宫,此为子宫收缩力的对称性(图6-2)。

3. 极性 宫缩以宫底部最强最持久,向下逐渐减弱,宫底部收缩力的强度约为子宫下段的2倍,此为子宫收缩力的极性。

4. 缩复作用 宫体部平滑肌为收缩段。宫缩时宫体部肌纤维缩短变宽,间歇期肌纤维放松,但不能完全恢复到原来的长度,经反复宫缩,肌纤维越来越短,使子宫腔容积逐渐缩小,迫使胎先露下降、子宫颈管逐渐缩短直至消失,此为宫缩的缩复作用。

(二)腹肌及膈肌收缩力

腹肌及膈肌收缩力是第二产程胎儿娩出的重要辅助力量。当宫口开全后,宫缩时先露部压迫盆底组织及直肠,反射性引起排便动作。产妇主动屏气,腹肌及膈肌收缩使腹压增高,促使胎儿娩出。腹压在第二产程末配合宫缩运用最有效,若过早运用腹压易导致产妇疲劳和造成宫颈水肿,不利于产程进展。腹肌及膈肌收缩力在第三产程还可促使已剥离的胎盘娩出。

(三)肛提肌收缩力

当宫口开全后,胎先露部压迫盆底组织,引起肛提肌收缩。它的收缩有助于胎先露进行内旋转、仰伸,促进胎儿、胎盘的娩出。

二、产道

产道是胎儿娩出的通道,分为骨产道和软产道两部分。

(一)骨产道

骨产道即真骨盆。在分娩过程中变化较小,它的形状、大小与分娩关系密切。骨盆分为3个平面(详见第二章第一节)。

(二)软产道

软产道是由子宫下段、子宫颈、阴道及盆底软组织构成的弯曲管道。

1. 子宫下段的形成 子宫峡部非孕时长约1cm,随孕周逐渐被拉长拉薄,至妊娠晚期形成子宫下段。临产后的宫缩使子宫下段进一步拉长达7~10cm,成为软产道一部分。由于子宫肌纤维的缩复作用,子宫上段越来越厚,子宫下段被牵拉扩张越来越薄(图6-3),在两者之间的子宫内面形成环状隆起,称为生理性缩复环(physiologic retraction ring)(图6-4)。

2. 宫颈的变化

(1)子宫颈管消失(effacement of cervix):临产前子宫颈管长2~3cm,临产后宫缩牵拉宫颈内口肌纤维、胎先露及前羊水囊压迫使子宫颈管呈漏斗状,随后逐渐短缩、展平至消失(图6-5)。初产妇多是子宫颈管先短缩消失,而后宫口扩张;经产妇则多是子宫颈管消失与宫口扩张同时进行。

(2)宫颈口扩张(dilatation of cervix):临产前,初产妇的子宫颈外口仅容一指尖,经产妇则能容纳一指。临产后,由于子宫收缩向上牵拉、胎先露及前羊水囊的扩张作用,宫颈口逐渐开大直至宫口开全(10cm)时,足月胎头方能通过。

3. 阴道、盆底及会阴的变化 胎先露部下降直接压迫并扩张阴道及骨盆底,使软产道扩张形成一个向前弯的长筒,阴道外口开向前上方,阴道黏膜皱襞展平使腔道加宽。肛提肌向下及两侧扩展,肌纤维拉长,使5cm厚的会阴体变成2~4mm薄的组织,以利于胎儿娩出。分娩时,会阴体虽能

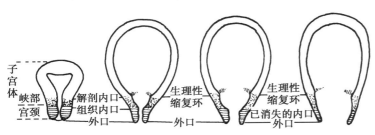

（1）非妊娠子宫　（2）足月妊娠子宫　（3）分娩第一产程妊娠子宫　（4）分娩第二产程妊娠子宫

图 6-3　子宫下段形成及宫口扩张

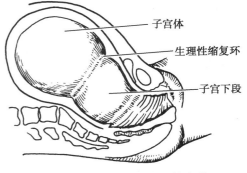

图 6-4　软产道在临产后的变化

承受一定压力，但若保护会阴不当，也容易造成裂伤。

三、胎儿

胎儿的大小、胎位、胎儿发育有无异常均与能否正常分娩有关。

（一）胎儿大小

在分娩过程中，胎儿大小是决定分娩难易的重要因素之一。胎儿过大时致胎头径线大，虽然骨盆正常大，也可引起相对性头盆不称造成难产。

（二）胎位

产道为一纵向管道。若为纵产式时，胎体纵轴与骨盆轴相一致，胎儿容易通过产道。在正常分娩过程中，胎头以最小径线（枕下前囟径）通过骨盆各平面。若胎头俯屈不良或不能完成内旋转，则可造成分娩困难。臀位时，小而软的胎臀先娩出，产道未充分扩张，当胎头娩出时颅骨又无变形机会，所以分娩较头位困难。横产式时，胎体纵轴与骨盆轴垂直，足月的活胎不能通过产道，对母儿威胁极大。

（三）胎儿畸形

胎儿的某一部分发育异常，可以增加胎儿的径线，造成胎儿难产。胎儿畸形如脑积水、连体双胞胎等。

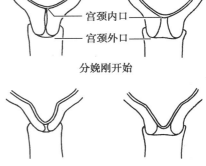

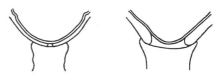

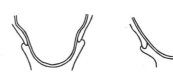

（1）初产妇　　　　（2）经产妇

图 6-5　子宫颈管消失与宫口扩张步骤

四、精神心理因素

分娩对于产妇及家属是一种较强烈的应激源。产妇的精神心理因素可引起机体产生一系列变化从而影响产力等，因此也是决定分娩的重要因素之一。产妇产生不良的情绪反应可导致子宫收缩乏力、宫口扩张缓慢、胎先露下降受阻、产程延长等，甚至可导致胎儿窘迫、产后出血等。故在分娩过程中，产科医务人员应耐心安慰产妇，给予心理支持，鼓励进食，保持体力，尽量消除产妇焦虑和恐惧的心理，使产妇顺利度过分娩全过程。

第二节　枕先露的分娩机制

分娩机制（mechanism of labor）是指胎儿先露部通过产道时，为了适应产道的形状与大小被动地进行一系列适应性转动，以其最小径线通过产道的全过程。其包括衔接、下降、俯屈、内旋转、仰伸、复位及外旋转、胎儿娩出等动作。临床上枕先露占95.75%~97.75%，又以枕左前位最多见，故以枕左前位的分娩机制为例说明。

1. 衔接 胎头双顶径进入骨盆入口平面，胎头颅骨最低点接近或达坐骨棘水平，称为衔接（engagement）（图 6-6）。胎头取半俯屈状态以枕额径进入骨盆入口，胎头矢状缝坐落在骨盆入口右斜径上，枕骨位于骨盆入口的左前方。经产妇多在分娩开始后衔接。部分初产妇可在预产期前 1~2 周内胎头衔接，如初产妇已临产而仍未衔接，应警惕有头盆不称可能。

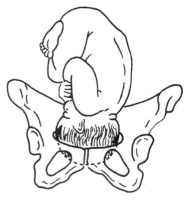

图 6-6　胎头衔接

2. 下降 胎头沿骨盆轴前进的动作称为下降（descent）。下降贯穿于分娩全过程，与其他动作相伴随。下降动作呈间歇性，宫缩力是产生下降的主要动力。临床上以观察胎头下降的程度作为判断产程进展的重要标志之一。

3. 俯屈 胎头以枕额径进入骨盆腔降至骨盆底时，处于半俯屈状态的胎头枕部遇肛提肌阻力，借杠杆作用进一步俯屈（flexion），使下颏贴近胸部，胎头衔接时的枕额径（11.3cm）俯屈为枕下前囟径（9.5cm）（图 6-7），以最小径线适应产道。

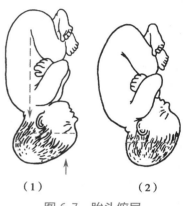

（1）　　　　　（2）

图 6-7　胎头俯屈

4. 内旋转 胎头围绕骨盆纵轴向前旋转，使其矢状缝与中骨盆及骨盆出口前后径相一致的动作称为内旋转（internal rotation）。当胎头枕部达盆底时，肛提肌收缩使胎头枕部向前旋转45°（图 6-8），后囟门转至耻骨弓下方，以适应中骨盆、出口平面前后径大于横径的特点，以利于胎头下降。胎头于第一产程末完成内旋转动作。

5. 仰伸 完成内旋转后，俯屈的胎头下降达阴道外口时，宫缩和腹压迫使胎头继续下降，而肛提肌收缩力又将胎头向前推进，两者合力使胎头沿骨盆轴下段向下向前的方向转向前，枕骨以耻骨弓为支点，胎头逐渐仰伸（extension），胎头顶、额、鼻、口、颏相继娩出（图 6-9）。当胎头仰伸时，胎儿双肩径沿左斜径进入骨盆入口。

6. 复位及外旋转 当胎头娩出时，胎儿双肩径沿骨盆入口左斜径下降。胎头娩出后，为使胎头与胎肩恢复正常关系，胎头枕部自然向左旋转45°恢复到原来的位置，称为复位（restitution）。此时，胎肩在盆腔内继续下降，为适应中骨盆、骨盆出口平面前后径大于横径的特点，前肩在骨盆内向前向中线旋转45°，阴道外胎头则随胎肩的内旋转而继续向左旋转45°，称为外旋转（external rotation）（图 6-10）。

7. 胎肩及胎儿娩出 胎头完成外旋转动作后，胎儿前肩在耻骨弓下先娩出，继之后肩娩出（图 6-11），

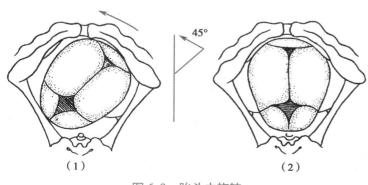

（1）　　　　　　　　　　　（2）

图 6-8　胎头内旋转

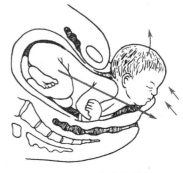

图 6-9　胎头仰伸

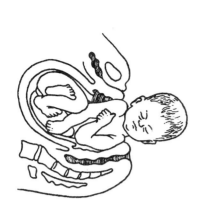

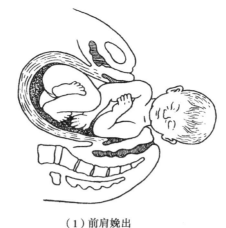

（1）前肩娩出

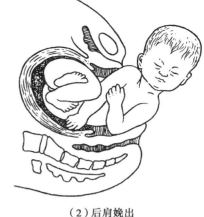

（2）后肩娩出

图 6-10　胎头外旋转　　　　　　　　　　　　　图 6-11　胎肩娩出

胎儿躯干、臀部及下肢以侧屈姿势相继娩出。

上述分娩机制各动作虽分别介绍,但却为连续进行的,下降动作贯穿于分娩始终。

第三节　先兆临产、临产、产程及处理

情境导入

　　孕妇蔡某,29 岁,G_1P_0,因停经 39^{+4} 周,腹部阵痛 5h 入院。查体:T 36.7℃,P 72 次/min,R 19 次/min,BP 110/80mmHg。产科检查:腹围 94cm,宫高 32cm,胎位 LOA,胎心音 132 次/min。宫缩持续 30s,间歇 3~4min,宫口开大 2cm,头先露:S^{-1}。

　　工作任务:

　　1. 根据上述资料,请问该孕妇是否临产?

　　2. 如何观察产程?

一、先兆临产

　　分娩开始前出现一些预示临产即将开始的症状,称先兆临产(threatened labor)。

　　1. 假临产(false labor)　临产前 1~2 周子宫可出现不规则收缩,即假临产。假临产特点:宫缩持续时间短(<30s)且不规则,强度不增加;常在夜间出现,清晨消失;宫颈不随宫缩而缩短,宫口不扩张;给予强镇静药物能抑制宫缩。

　　2. 胎儿下降感(lightening)　胎先露入盆,出现宫底下降现象。孕妇感上腹轻松、饭量增加,呼吸畅快。

　　3. 见红(bloody show)　因宫颈内口附近的胎膜与宫壁分离,毛细血管破裂而有少量出血,血液与子宫颈管内黏液栓相混后从阴道排出,称为见红,是分娩即将开始比较可靠的征兆,大多数孕妇在临产前 24~48h 内。若阴道出血量较大,则属异常现象,应查明原因及时处理。

二、临产诊断

　　临产(labor)开始的标志为规律且逐渐增强的子宫收缩,持续约 30s,间歇 5~6min,同时伴有进行性子宫颈管消失、宫口扩张和胎先露部下降。用镇静剂不能抑制临产。目前多采用毕晓普评

分法判断宫颈成熟度（表 6-1），估计试产的成功率，满分为 13 分，>9 分均成功，7~9 分的成功率为 80%，4~6 分的成功率为 50%，≤3 分均失败。

表 6-1　毕晓普宫颈成熟度评分法

指标	分数			
	0	1	2	3
宫口开大/cm	0	1~2	3~4	≥5
子宫颈管消退/%（未消退为 2~3cm）	0~30	40~50	60~70	≥80
胎先露位置（坐骨棘水平 =0）	−3	−2	−1~0	+1~+2
宫颈硬度	硬	中	软	
宫口位置	朝后	居中	超前	

三、总产程及产程分期

总产程（total stage of labor）即分娩全过程，是从开始出现规律宫缩至胎儿胎盘娩出。总产程分为 3 个产程。

1. 第一产程（first stage of labor）　又称宫颈扩张期，是从规律宫缩开始至宫口开全（10cm）为止。第一产程又分为潜伏期和活跃期：①潜伏期是宫口扩张的缓慢阶段，初产妇一般不超过 20h，经产妇不超过 14h。②活跃期是宫口扩张的加速阶段，指宫口扩张 5cm 至宫口开全，此期宫口扩张速度应 ≥0.5cm/h。

2. 第二产程（second stage of labor）　又称胎儿娩出期，是从宫口开全至胎儿娩出。未实施硬膜外麻醉者，初产妇最长不超过 3h，经产妇不超过 2h；实施硬膜外麻醉镇痛者，可在此基础上延长 1h，即初产妇最长不超过 4h，经产妇不超过 3h。需注意的是，第二产程不应盲目等待至产程超过上述标准方才进行评估，初产妇第二产程超过 1h 即应关注产程进展，超过 2h 时必须由有经验的医师全面评估母胎情况，决定出下一步的处理方案。

3. 第三产程（third stage of labor）　又称胎盘娩出期，是从胎儿娩出开始至胎盘、胎膜娩出，需 5~15min，不应超过 30min。

四、产程处理

情境导入

患者卢某，女，29 岁，G_2P_0，因停经 39^{+4} 周伴阵发性腹痛 3h 于 2023 年 9 月 12 日上午 8:30 时入院。末次月经 2022 年 12 月 8 日，平素月经规律，既往体健。一般体格检查：一般情况好，T 36.8℃，P 72 次/min，R 18 次/min，BP 110/80mmHg，心肺听诊无异常。产科检查：腹部膨隆如孕足月大小，腹围 92cm，宫高 31cm，胎位 LOA，胎心音 138 次/min。骨盆外测量：髂棘间径 24cm，髂嵴间径 26cm，骶耻外径 19cm，坐骨结节间径 9.0cm。胎先露：S^{-2}，子宫颈管消失，宫口开大 2cm。宫缩规律，20~30s/3~4min。当日下午 15:00 点查：胎心 142 次/min，宫缩 55s/1~2min，胎位 LOA，宫口开 8cm，胎先露：S^{+2}。

工作任务：

1. 该产妇的临床诊断是什么？

2. 目前处于产程哪一阶段？

3. 下一步如何处理？

（一）第一产程的临床经过及处理

1. 临床表现

（1）规律宫缩：当产程开始时,宫缩弱,持续时间较短（约30s）,间歇时间较长（5~6min）。随着产程进展,子宫收缩力逐渐增强,宫缩持续时间逐渐延长（50~60s）,间歇时间逐渐缩短（2~3min）。当宫口近开全时,宫缩持续时间可长达1min或以上,间歇时间仅为1~2min。

（2）宫颈口扩张：当子宫收缩力逐渐增强时,子宫颈管逐渐短缩直至消失,宫口逐渐扩张。宫颈口扩张有一定的规律性,潜伏期宫口扩张速度较慢,进入活跃期后宫口扩张速度加快。

（3）胎先露下降：胎先露下降的程度以胎头颅骨的最低点与骨盆坐骨棘平面的关系为标志。伴随宫缩和宫颈扩张,胎儿先露部逐渐下降。潜伏期胎头下降不明显,活跃期下降加快。一般在宫口开大4~5cm时,胎头应达坐骨棘水平,胎头下降程度是决定能否经阴道分娩的重要指标。

（4）胎膜破裂（rupture of membranes）：简称破膜。当宫缩时,子宫羊膜腔内压力增高,胎先露部下降,将羊水阻断为前、后两部。在胎先露部前面的羊水量约100ml,称为前羊水,形成的前羊水囊有助于扩张宫口。宫缩继续增强,子宫羊膜腔内压力逐渐增高,当压力增到一定程度时胎膜破裂。破膜多发生在宫口近开全时。

2. 观察及处理

（1）产程观察及处理

1）子宫收缩：产程中必须定时连续观察宫缩的强度、持续时间、间歇时间,并及时记录。监测宫缩最简单的方法是由助产人员一手手掌放于产妇腹壁上,宫缩时宫体部隆起变硬,间歇期松弛变软。也可用胎儿监护仪描记宫缩,观察宫缩强度、频率和每次宫缩持续时间。

监护仪有外监护与内监护两种。临床上最常用外监护,将测量宫缩强度的压力探头放置在宫体接近宫底部,连续描记曲线40min。内监护仅适用于胎膜已破、宫口扩张1cm及以上,将内电极固定在胎儿头皮上,测定宫腔静止压力及宫缩时压力变化。内监护结果较准确,但有引起宫腔内感染、胎儿头皮损伤缺点,临产少用。

2）胎心：胎心监测是产程中重要的观察指标。

A. 用听诊器：此法能获得每分钟胎心率,但不能分辨胎心率变异、瞬间变化及其与宫缩、胎动的关系。有普通听诊器、木质听诊器和电子胎心听诊器3种,现常使用电子听诊器。胎心听诊应在宫缩间歇期进行。潜伏期应每隔1~2h听1次,进入活跃期后,每隔15~30min听1次,每次听诊1min。

B. 用胎儿监护仪：此法较客观判断胎儿在宫内的状态。多用外监护描记胎心曲线。将测量胎心的探头置于胎心音最响亮的部位,以腹带固定于产妇腹壁上,连续观察胎心率的变异及其与宫缩、胎动的关系。一般每隔15min对胎心监护曲线进行评估,宫缩频繁时每隔5min评估1次。

3）宫口扩张及先露部下降：经阴道指诊检查宫口扩张和胎先露下降情况。消毒外阴,通过示指和中指直接触摸了解骨盆、产道的情况,了解子宫颈管消退和宫口扩张情况、胎先露高低、确定胎方位、胎先露下方有无脐带。

胎头下降情况的评估方式可通过阴道检查,查看胎儿颅骨最低点与坐骨棘平面的关系:坐骨棘平面是判断胎头高低的标志。当胎头颅骨最低点平坐骨棘时,以"0"表示;在坐骨棘平面上1cm时,以"−1"表示;在坐骨棘平面下1cm时,以"+1"表示;余以此类推（图6-12）。

4）胎膜破裂：胎膜一般在宫口近开全时自然破裂。

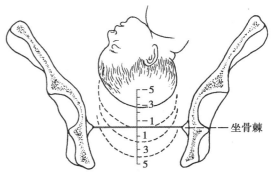

图6-12 胎头高低的判断

一旦发现破膜应立即听取胎心,观察并记录羊水的性状、颜色、量和破膜时间。

5)阴道检查:在严格消毒后行阴道检查,阴道检查能直接触诊子宫颈管消退、宫口四周边缘、胎位以及胎先露下降程度,并能全面了解盆腔内部情况。若先露为头,还能触及胎儿囟门及颅缝,确定胎位,并可减少肛门检查时手指进出肛门次数以减低感染概率,故阴道检查有取代肛门检查的趋势。若宫口扩张缓慢、胎头下降不明显、疑脐带先露或脐带脱垂、头盆不称等,阴道检查尤为重要。

6)肛门检查:临产后可适时在宫缩时行肛门检查,次数不宜过多。肛门检查可了解宫颈软硬度、厚薄、宫口扩张程度;确定胎位及胎先露下降程度;查清前羊水囊破裂与否;了解骨盆腔的形状与大小。肛门检查方法:产妇仰卧、两腿屈曲分开。检查者站在产妇右侧,用消毒纸遮盖阴道口避免粪便污染阴道,右手示指戴指套蘸肥皂水轻轻伸入直肠,隔着直肠壁和阴道后壁进行指诊。在直肠内的示指向后触及尾骨尖端,了解尾骨的活动度,再查两侧坐骨棘是否突出并确定胎头高低,然后用指端掌侧探查宫口,摸清其四周边缘,估计宫口扩张情况。宫口开全时摸不到宫口边缘。未破膜者在胎头前方可触到有弹性的前羊水囊;已破膜则能直接触到胎先露部。

(2)产妇观察及处理

1)一般处理:用肥皂水和温开水清洗外阴;初产妇及有难产史经产妇,应再次行骨盆外测量。

2)精神安慰:第一产程时间较长,有些产妇可因担心、害怕分娩能否顺利进行及宫缩痛而在此期产生紧张、焦虑、恐惧等不良情绪,尊重产妇并给予理解,对其不良情绪和表现进行安抚,争取产妇合作,指导产妇采取良好的应对措施。

3)饮食:临产后,产妇胃肠功能减弱,加之宫缩不适,多不愿进食。产妇的体力消耗较大,如不注意补充足够热量和水分,易致脱水、衰竭等。所以产科医务人员应鼓励产妇少量多次,进食清淡而富有营养的饮食及液体,以保证分娩时的体力消耗。

4)活动与休息:临产后,若胎头已入盆,胎膜未破,宫缩不强者,日间多鼓励在室内活动,加快产程进展。若胎膜已破、初产妇宫口近全或经产妇宫口已扩张 4cm 时,应左侧卧位休息。

5)生命体征:第一产程期间,每 4~6h 测体温、脉搏、呼吸、血压 1 次,如有异常,应增加检查次数并予以相应处理。

6)排尿:临产后,应鼓励产妇每 2~4h 排尿一次,以免膀胱充盈影响宫缩及先露部下降,必要时可以导尿。

(二)第二产程的临床经过及处理

1. 临床表现　宫口开全后,多已自然破膜。若此时未破膜,常影响胎头下降,应行人工破膜。破膜后,宫缩暂时停止,产妇略感舒适,继而宫缩重现且较前增强,每次持续达 1min,间歇 1~2min。当胎头下降至盆底组织并压迫直肠时,产妇出现排便感,不自主地运用腹压,向下屏气。随着产程进展,当胎头下降至骨盆出口时,会阴逐渐膨隆、变薄,肛门松弛。胎头于宫缩时露出阴道口,间歇期又回缩至阴道内,称为胎头拨露(head visible on vulval gapping)。随着产程进展,胎头露出的部分逐渐增多,直至双顶径越过骨盆出口,宫缩间歇期胎头不能回缩至阴道内,称为胎头着冠(crowning of head)(图 6-13)。此时,会阴极度扩张变薄,产程继续进展,胎头枕骨从耻骨弓下露出,出现胎头仰伸、复位及外旋转,接着前肩、后肩、胎体相继娩出,后羊水涌出。经产妇的第二产程短,有时仅需几次阵缩,即可完成胎头娩出,因而上述临床表现不易截然分开。

2. 观察及处理

(1)密切监测胎心:此期宫缩频而强,应密切观察监测胎儿有无急性缺氧,每 5~10min 听诊 1 次胎心,在宫缩后听诊,必要时用胎儿监护仪观察胎心率及基线变异。若发现第二产程延长或胎心变化,应立即检查处理,争取尽快结束分娩。

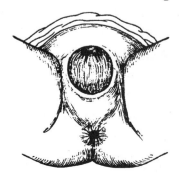

图 6-13　胎头着冠

（2）**指导产妇屏气**：正确使用腹压是缩短第二产程的关键。宫口开全后，指导产妇正确的屏气用力，增加腹压促使产程加快，并减少产妇的体力消耗。让产妇双手紧握产床上的把手，双足蹬在产床上，宫缩时先深吸口气屏住，如解大便一样向下用力屏气以增加腹压。间歇期则让产妇全身肌肉放松。

（3）**接产准备**：初产妇宫口开全，经产妇宫口扩张 6cm 且宫缩规律有力时，应将产妇送到产房做好接产准备工作。让产妇仰卧于产床上，两腿屈曲分开露出外阴部，臀下放一便盆或塑料布，用消毒纱布蘸肥皂水擦洗外阴部，顺序是大阴唇、小阴唇、阴阜、大腿内上 1/3、会阴及肛门周围。为防止冲洗液流入阴道，用消毒干纱布球盖住阴道口，继而用温开水冲掉肥皂水，取出阴道口纱布球。最后用聚维酮碘由内向外消毒，取出臀下的便盆或塑料布，铺无菌巾，准备接产。

接产者按无菌操作常规洗手、戴手套、穿手术衣、打开产包、铺好消毒巾准备接产。

（4）**接产**

1）会阴撕裂诱因：会阴过紧缺乏弹力、会阴水肿、耻骨弓过低、胎儿过大、胎儿娩出过快等，均可造成会阴撕裂。接产者在接产前应做出正确判断。

2）接产要领：保护会阴并协助胎头俯屈，让胎头以最小径线（枕下前囟径）在宫缩间歇时缓慢地通过阴道口，是预防会阴撕裂的关键。在接产者指导下，产妇适时屏气完成分娩。胎肩娩出时，也要注意保护好会阴。

3）接产步骤：当胎头拨露使阴唇后联合紧张时，开始保护会阴。保护会阴方法：接产者右肘支在产床上，右拇指与其余四指分开，掌内垫以无菌纱布，当宫缩时，向内上方托压会阴部，左手轻压胎头枕部，协助胎头俯屈和使胎头缓慢下降［图 6-14（1）］。当宫缩间歇时，稍微放松右手，以免压迫过久引起会阴水肿。当胎头枕部在耻骨弓下露出时，应嘱产妇在宫缩时张口哈气，间歇时稍向下屏气，左手协助胎头仰伸［图 6-14（2）］，使胎头缓慢娩出。胎头娩出后，右手仍应注意保护会阴，左手自鼻根向下颏挤出口鼻腔内的黏液和羊水。然后协助胎头复位、外旋转，将胎儿颈部向下轻压，使前肩自耻骨弓下娩出［图 6-14（3）］，继而上托胎颈，使后肩从会阴前缘缓慢娩出［图 6-14（4）］。双肩娩出后，松开右手，最后双手协助胎体及下肢以侧位娩出，并记录胎儿娩出时间。胎儿娩出后，在产妇臀下放一弯盘接血，以计出血量。

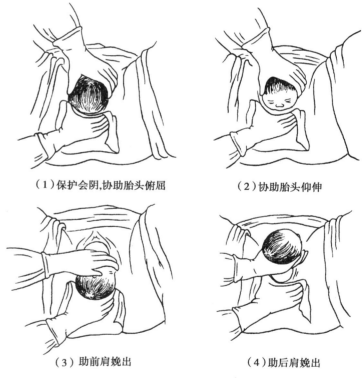

（1）保护会阴，协助胎头俯屈　　（2）协助胎头仰伸

（3）助前肩娩出　　（4）助后肩娩出

图 6-14　接产步骤

当胎头娩出时，发现脐带绕颈 1 周且较松时，可用手将脐带顺肩推下或沿头滑出。若脐带绕颈较紧或绕颈 2 周以上，可用两把止血钳将其一段夹住，从中剪断脐带，注意勿伤及皮肤，松解脐带后再协助胎肩娩出（图 6-15）。

4）会阴切开指征：对会阴过紧或胎儿过大，估计分娩时会阴撕裂不可避免者，或母儿有病理情况急需结束分娩者，应行会阴切开术。

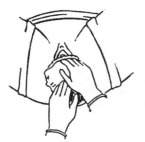
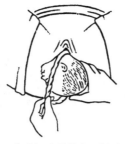
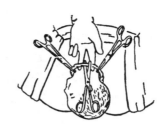

（1）将脐带顺肩部推上　　　（2）把脐带从头上退下　　　（3）用两把血管钳夹住，从中间剪断

图 6-15　脐带绕颈的处理

（三）第三产程的临床经过及处理

1. 临床表现　胎儿娩出后，产妇感到轻松，心情比较平静而喜悦。宫底平脐，子宫暂停收缩。几分钟后宫缩重现，随之娩出胎盘。由于宫缩引起宫腔容积突然变小，胎盘不能相应缩小，与子宫壁发生错位而部分剥离，剥离面出血，形成胎盘后血肿，随着子宫的继续收缩，剥离面积继续扩大，直至胎盘完全剥离而娩出。

（1）**胎盘剥离征象**：①子宫体变硬呈球形，宫底升高达脐上。因子宫再次收缩，胎盘剥离后降至子宫下段，宫体被推向上呈狭长形（图 6-16）。②阴道口外露的一段脐带自行延长。③阴道少量流血。④用手掌尺侧在产妇耻骨联合上方轻压子宫下段时，宫体上升而外露的脐带不再回缩。

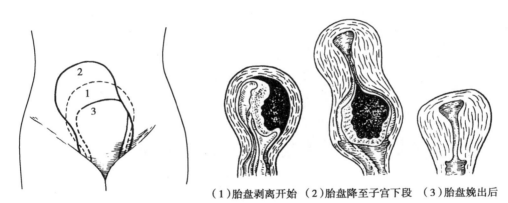

（1）胎盘剥离开始　（2）胎盘降至子宫下段　（3）胎盘娩出后

图 6-16　胎盘剥离时子宫的形状

（2）**胎盘剥离及娩出方式**：由于胎盘首先剥离的部位不同，剥离后排出的方式也不同（图 6-17）。

1）胎儿面娩出式（Schultz mechanism）：又称希氏式，胎盘先从中央剥离，而后向周围扩大，其特点是先娩出胎盘，随后见少量阴道流血，这种方式多见。

2）母体面娩出式（Duncan mechanism）：又称邓氏式，胎盘先从边缘剥离，血液沿剥离面流出，其特点是先有较多量阴道流血，而后娩出胎盘，这种方式少见。

2. 观察及处理

（1）**新生儿处理**

1）清理呼吸道：新生儿娩出后，应及时清除口鼻腔内的黏液和羊水，以免发生吸入性肺炎。如呼吸道黏液和羊水已吸净而仍无哭声时，可用手轻拍新生儿足底，以促其啼哭。新生儿大声啼哭，表示呼吸道已通畅。

2）阿普加评分（Apgar score）：新生儿阿普加评分法用于快速评估新生儿出生后的一般状况，以新生儿娩出后 1min 时的心率、呼吸、肌张力、喉反射及皮肤颜色 5 项体征为依据，每项为 0~2 分（表6-2），满分为 10 分。1min 评分反映在宫内的情况，是出生当时的情况；5min 及以后评分则反映复苏

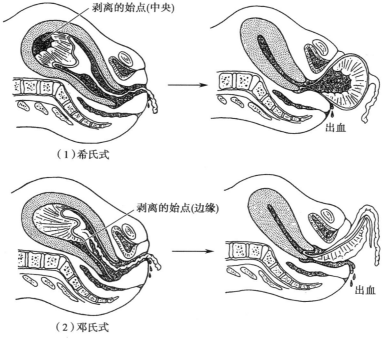

（1）希氏式

（2）邓氏式

图 6-17　胎盘娩出方式

效果,与预后关系密切。阿普加评分以呼吸为基础,皮肤颜色最灵敏,心率是最终消失的指标。临床恶化顺序为皮肤颜色→呼吸→肌张力→反射→心率。复苏有效顺序为心率→反射→皮肤颜色→呼吸→肌张力。肌张力恢复越快,预后越好。我国新生儿窒息的标准为:①5min 阿普加评分≤7,仍未建立有效呼吸;②脐动脉血气<7;③排除其他低阿普加评分的病因;④产前具有可能导致窒息的高危因素。以上①~③为必备条件,④为参考指标。

表 6-2　新生儿阿普加评分法

体征	0	1	2
心率	无	<100 次/min	≥100 次/min
呼吸	无	慢而不规则	规则、啼哭
肌张力	瘫软	四肢稍屈	活动好
反射	无反应	有些动作	哭声响亮
皮肤颜色	青紫、苍白	躯干红润,四肢青紫	全身红润

　　3）处理脐带:在距脐带根部 15~20cm 处用两把血管钳夹住,两钳相隔 2~3cm,剪断脐带。用 75% 乙醇消毒脐根周围,在距离脐根 0.5cm 处用粗线结扎第一道,再在结扎线外 0.5cm 处结扎第二道,在第二道结扎线外 0.5cm 处剪断脐带,挤出残余血液。结扎时注意用力要适当,既要扎紧防止脐带出血,又要避免用力过猛造成脐带断裂。用 5% 聚维酮碘溶液或 75% 乙醇消毒脐带断面。注意药液不可接触新生儿皮肤,以防灼伤。继以无菌纱布覆盖,再用脐带布包。目前还有用气门芯、脐带夹、血管钳等方法替代结扎。在处理脐带时,应注意给新生儿保暖。

　　4）一般处理:擦净足底胎脂,新生儿足印及母亲拇指印留于新生儿病历上,经体格检查后,给新生儿系上标明出生时间、体重、性别、母亲姓名和床号的手腕带和包被并记录。将新生儿抱给母亲,进行第一次吸吮。

　　（2）协助胎盘娩出:当确定胎盘已完全剥离时,应及时协助娩出胎盘。于宫缩时让产妇向下屏气稍用腹压,左手拇指置于子宫前壁,其他四指放于子宫后壁,揉按宫底。同时右手轻拉脐带,协助胎盘娩出。当胎盘娩出至阴道口时,接产者用双手捧住胎盘,向一个方向旋转并缓慢向外牵拉(图6-18),如胎膜在排出过程中发生断裂,可用血管钳钳住断端,再继续向原方向旋转,直至胎膜完全排出为止。切忌在胎盘剥离前,粗暴地揉按子宫及牵拉脐带,以免造成脐带断裂,胎盘、胎膜残留,子宫翻出,产后出血等并发症。

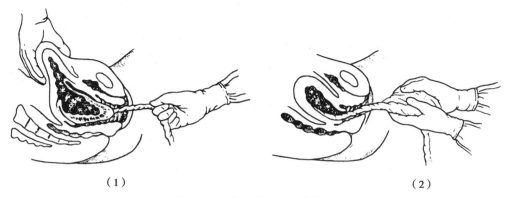

（1）   （2）

图 6-18　协助胎盘、胎膜娩出

（3）**检查胎盘、胎膜**:将胎盘铺平,先检查胎盘母体面,用纱布把血块拭去,观察胎盘形状、颜色、有无钙化、梗死及小叶缺损等。然后将脐带提起,检查胎膜是否完整、破裂口高低(测裂口至胎盘边缘距离)。脐带长短及其附着部位,再检查胎盘胎儿面边缘有无血管超越胎盘边缘,如有,则沿其至末端查看母体面是否存在远离主胎盘的胎盘小叶,及时发现副胎盘(succenturiate placenta)。副胎盘为一小胎盘,与正常胎盘分离,但两者间又有血管相连(图6-19)。若有副胎盘及部分胎盘残留或大部分胎膜残留时,应在无菌操作下手伸入宫腔取出残留组织。若确认仅有少许胎膜残留,可给予子宫收缩剂待其自然排出。

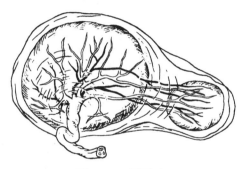

图 6-19　副胎盘

（4）**检查软产道**:胎盘娩出后,应仔细检查会阴、小阴唇内侧、尿道口周围、阴道及宫颈有无裂伤。若有裂伤应及时修补缝合,缝合时应注意解剖位置,按层次分别缝合。缝合后消毒外阴,并敷以酒精纱布。

（5）**预防产后出血**:正常分娩出血量一般不超过300ml。胎盘娩出后及时按摩子宫,是防止产后出血的一种有力措施。有产后出血高危因素者,可于胎儿前肩娩出时静脉注射缩宫素(oxytocin)10~20U或立即肌内注射缩宫素10U,也可在胎儿娩出后立即将缩宫素10U加入0.9%氯化钠20ml内静脉快速注入,均能助胎盘迅速剥离减少出血。若第三产程超过30min,胎盘仍未排出,应排空膀胱后轻轻按压子宫并静脉注射子宫收缩剂,胎盘仍不能排出应手取胎盘。

（6）**产后观察**:应在产室观察产妇2h,预防产后出血。观察事项有血压、脉搏、子宫收缩情况、阴道流血量、会阴阴道有无血肿、膀胱是否充盈等。若子宫收缩不良应给予子宫收缩剂。若产妇自觉有肛门坠胀感,应行肛门检查确诊后给予及时处理。产后6h仍不能排尿者,必要时予以导尿。

知识链接

人工剥离胎盘术

若宫口较紧,应肌内注射阿托品0.5mg及哌替啶100mg。术者更换手术衣及手套,再次消毒外阴，术者一手五指合拢成圆锥状伸入宫腔，手掌面向着胎盘母体面，以手掌尺侧缘从胎盘边缘或已剥离处轻轻逐步将胎盘与宫壁分离，另一手经腹壁协助按压宫底（图6-20）。待确认胎盘已全部剥离，方可取出胎盘，并立即注射宫缩剂。操作时应注意动作轻柔，避免暴力强行剥离或用手指抓挖子宫壁，导致子宫穿破。若找不到疏松的剥离面不能分离者，可能是胎盘植入（placenta increta），不应强行剥离。取出的胎盘应立即仔细检查是否完整，若有缺损，可再次徒手伸入子宫腔，清除残留的胎盘及胎膜，但尽量减少进入子宫腔内操作的次数，以免引起宫腔内感染。

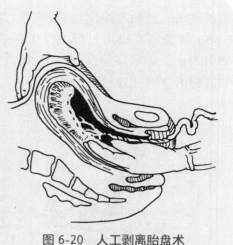

图 6-20　人工剥离胎盘术

（王良玉）

思考题

1. 影响分娩的因素有哪些？
2. 简述总产程及产程分期。
3. 简述先兆临产的诊断。
4. 简述胎盘剥离征象。

练习题

第七章 | 异常分娩

ER 7-1
教学课件

ER 7-2
思维导图

学习目标

1. 掌握宫缩乏力的诊断及处理；骨盆狭窄的诊断及处理原则。

2. 熟悉宫缩过强的诊断及处理原则；胎位异常的诊断及处理原则。

3. 了解宫缩乏力的病因及对母儿的影响；软产道异常的类型及处理；胎位异常的分娩机制。

4. 能够及时识别异常分娩，并能正确处理异常分娩。

5. 具备高度的责任心、爱心、同情心和良好的沟通能力。

影响分娩的主要因素有产力、产道、胎儿和精神心理因素，这些因素在分娩过程中相互影响。任何一个或一个以上因素发生异常以及四个因素之间不能相互适应，而使分娩进展受阻，称为异常分娩（abnormal labor），又称难产（dystocia）。分娩是一个动态过程，正常与异常之间在一定条件下可以相互转化。当出现异常分娩时，产科工作者必须仔细分析四个因素的关系，及时处理，以保障母儿安全。

第一节 产力异常

情境导入

初产妇王某，30 岁，妊娠 39 周入院待产。入院后第 2 天临产，临产后 8h，产妇出现烦躁不安，疼痛难忍。检查：T 36.9℃，P 90 次/min，R 20 次/min，BP 110/80mmHg，一般情况良好。心率 90 次/min，律齐，无杂音，双肺呼吸音清晰。产科检查：宫底高度 33cm，腹围 102cm，其剑突下方扪及宽而软且不规则的胎儿部分，腹部左前方扪及宽而平坦的胎儿部分，子宫收缩弱且不规则，宫缩间歇时不放松，胎心 122 次/min，左下腹听得较清楚。骨盆外测量正常。阴道检查：宫口开大约 3cm，胎头最低点平坐骨棘，已破膜。

工作任务：

1. 该产妇的诊断是什么？

2. 接下来应如何处理？

产力包括子宫肌、腹肌、膈肌及肛提肌的收缩力，其中以子宫收缩力为主。在分娩过程中，子宫收缩的节律性、对称性和极性异常或强度、频率有改变，称为子宫收缩力异常，亦称产力异常（abnormal uterine action），临床上分为子宫收缩乏力和子宫收缩过强两类，每类又分协调性和不协调性，临床常见产力异常分类如下（图 7-1）。

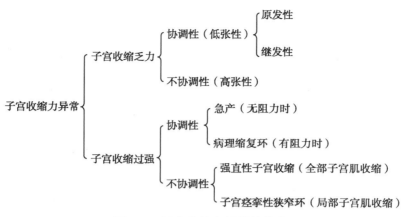

图 7-1　子宫收缩力异常的分类

一、子宫收缩乏力

【原因】

子宫收缩乏力（uterine inertia）的原因较复杂，往往是多种因素的综合，常见的有：

1. 头盆不称或胎位异常　由于胎先露部下降受阻，不能紧贴子宫下段及宫颈内口，因而不能引起反射性子宫收缩，导致继发性宫缩乏力。

2. 子宫因素　子宫壁过度膨胀，如多胎妊娠、羊水过多、巨大胎儿等使子宫肌纤维过度伸展，肌纤维失去正常收缩能力；经产妇（multipara）、高龄产妇的子宫肌纤维变性，结缔组织增生影响子宫收缩；子宫肌瘤、子宫发育不良、子宫畸形等，均能引起子宫收缩乏力。

3. 精神因素　产妇对分娩产生恐惧心理，致大脑皮层功能紊乱，加之睡眠少，进食少以及过多体力消耗导致宫缩乏力。

4. 药物影响　妊娠末期，尤其是临产后使用宫缩抑制剂、镇静剂、镇痛剂或麻醉药，如苯巴比妥、硫酸镁、哌替啶、吗啡等，可使子宫收缩受到抑制。

5. 内分泌失调　临产后，产妇体内雌激素、缩宫素和前列腺素分泌不足，孕激素下降缓慢，使子宫肌肉敏感性降低，导致宫缩乏力。

6. 其他因素　营养不良、贫血、膀胱或直肠充盈等可致宫缩乏力。

【临床表现及诊断】

子宫收缩乏力可发生在产程的任何时期。若产程开始时就出现子宫收缩乏力，称为原发性宫缩乏力，多引起潜伏期延长。若产程开始时子宫收缩正常，而当产程进展到某阶段时宫缩转弱，致使产程进展缓慢，甚至停滞，称为继发性宫缩乏力，多发生在活跃晚期或第二产程。

1. 协调性宫缩乏力　子宫收缩具有正常节律性、对称性和极性，但收缩力弱，持续时间短、间歇时间长且不规律，宫缩<2 次/10min。当宫缩高峰时，宫体隆起不明显，按压时有凹陷，子宫内压力低于 180MU（Montevideo unit），故又称低张性宫缩乏力，对胎儿影响不大。

2. 不协调性宫缩乏力　子宫收缩失去正常的节律性、对称性和极性，甚至极性倒置。宫缩不是起自两侧子宫角部，兴奋点来自子宫的一处或多处，节律不协调；宫缩时宫底部不强，而是子宫下段强，宫缩间歇期子宫壁也不完全松弛，宫内压力达 20mmHg，处于持续性高张状态，故又称高张性宫缩乏力。产妇自觉宫缩强、腹痛剧烈、烦躁不安，严重者出现脱水、酸中毒、肠胀气、尿潴留等。胎儿因胎盘循环障碍易出现宫内窘迫。

3. 产程异常　无论何种宫缩乏力，均可使宫口扩张及胎先露下降缓慢甚至停滞，从而使产程进展受到阻碍，主要表现为以下几种：

（1）**潜伏期延长**（prolonged latent phase）：初产妇>20h，经产妇>14h。

（2）**活跃期延长**（prolonged active phase）：活跃期宫口扩张速度<0.5cm/h。

（3）**活跃期停滞**（protracted active phase）：进入活跃期后，若宫缩正常，宫口停止扩张≥4h；若宫缩欠佳，宫口停止扩张≥6h。

（4）**胎头下降延缓**（prolonged descent）：第二产程初产妇胎头下降<1cm/h，经产妇<2cm/h。

（5）**胎头下降停滞**（protracted descent）：第二产程胎头停留在原处不下降>1h。

（6）**第二产程延长**（prolonged second stage）：初产妇>3h，经产妇>2h（硬膜外麻醉镇痛分娩时，初产妇>4h，经产妇>3h），产程无进展。

【**对母儿影响**】

1. 对产妇的影响　宫缩乏力使产程延长，产妇进食少、睡眠不足、体力消耗、精神疲惫，可出现肠胀气、尿潴留，严重时可引起脱水、酸中毒、电解质紊乱；由于第二产程延长，产道受压过久，易发生产后尿潴留，受压组织长期缺血，继发水肿、坏死、软产道受损，形成生殖道瘘；反复多次的肛门检查、阴道检查、手术助产等易致产褥感染；宫缩乏力易出现产后出血。

2. 对胎儿的影响　宫缩乏力影响胎头内旋转，使产程延长，增加手术产机会，对胎儿不利，又可增加宫内感染的机会；胎头受压过久易发生胎儿窘迫、颅内出血、胎死宫内等。

【**预防**】

定期产前检查，尽早发现胎位不正等异常因素，并及时纠正；加强产前宣教，使孕妇了解分娩是生理过程，解除不必要的思想顾虑和恐惧心理，增强其对分娩的信心；临产后鼓励产妇少量多次进食，保证休息，及时排空大小便，必要时可静脉补充营养及水分和给予导尿等措施；避免过多使用镇静剂、镇痛剂或麻醉剂。

【**处理**】

1. 协调性宫缩乏力　首先查找原因，检查有无产道及胎儿异常，了解宫颈扩张和胎先露下降情况。若发现头盆不称，估计不能经阴道分娩者应及时剖宫产。估计能经阴道分娩者，可按以下方法处理。

（1）**第一产程**

1）一般处理：关心产妇，消除紧张心理；鼓励多进易消化高热量饮食，注意营养和水分的补充，不能进食者可静脉补充营养。督促产妇每2~4h排尿一次，排尿困难者给予导尿。对于潜伏期出现的宫缩乏力，可用哌替啶100mg肌内注射，绝大多数潜伏期宫缩乏力者在充分休息后可自然转入活跃期。

2）加强宫缩：经过以上处理，宫缩仍未恢复，产程无明显进展，可用一些方法加强宫缩。

A. 人工破膜：宫口扩张≥3cm、无头盆不称、胎头已入盆者，可行人工破膜。破膜后，胎头直接紧贴子宫下段及宫颈内口，引起反射性子宫收缩，加速产程进展。破膜时必须检查有无脐带先露，了解羊水性状，判断胎儿宫内情况。破膜应在宫缩间歇时进行。破膜后术者手指应停留在阴道内，经过1~2次宫缩待胎头稍下降后，术者再将手指取出。

B. 缩宫素静脉滴注：适用于协调性宫缩乏力、宫口扩张3cm、胎心良好、胎位正常、头盆相称者。将缩宫素2.5U配制于0.9%生理盐水500ml中静脉滴注，从1~2mU/min开始，根据宫缩强弱进行调整，维持宫缩时宫腔内压力达50~60mmHg，宫缩间隔2~3min，持续40~60s。对于不敏感者，可酌情增加缩宫素剂量。在缩宫素应用过程中，应有专人守护，严密观察宫缩、胎心率及血压。若10min内宫缩超过5次、宫缩持续1min以上或胎心异常，应立即停止滴注缩宫素，以防发生子宫破裂或胎儿窘迫。由于缩宫素有抗利尿作用，水的重吸收增加，可出现尿少，需警惕水中毒的发生。胎儿未娩出前禁用缩宫素肌内注射。

C. 地西泮静脉推注：地西泮能使宫颈平滑肌松弛、软化宫颈、促进宫口扩张，适用于宫口扩张缓慢及宫颈水肿者。常用剂量为10mg，缓慢静脉推注，与缩宫素联合应用效果更佳。

经上述处理,试产 2~4h 产程仍无进展或出现胎儿窘迫征象时,应及时行剖宫产术。

（2）**第二产程**：当第二产程出现协调性宫缩乏力时,也应加强宫缩。给予缩宫素静脉滴注加强宫缩促进产程进展。母儿状况良好,胎头下降至≥+3 水平,可等待自然分娩或行阴道助产分娩;若处理后胎头下降无进展,胎头位置在+2 水平以上,或伴有胎儿窘迫者,应行剖宫产术。

（3）**第三产程**：当胎儿前肩娩出阴道口时,可给予缩宫素 10U 肌内注射或静脉滴注,以防产后出血。对产程长、破膜时间久及手术产者,给予抗生素预防感染。

2. 不协调性宫缩乏力 处理原则是调节宫缩,恢复宫缩的正常节律性及极性。给予镇静剂如地西泮、哌替啶等,使产妇充分休息、睡眠后不协调性宫缩多能恢复为协调性宫缩,如子宫收缩仍弱,可采用协调性子宫收缩乏力的方法加强宫缩。在协调性宫缩未恢复之前禁用缩宫素。若经上述处理,不协调宫缩未能纠正,或伴有胎儿窘迫、头盆不称等,均应行剖宫产术。

知识链接

胎头吸引术和产钳术

　　胎头吸引术是用胎头吸引器置于胎头上,形成一定负压吸住胎头,通过牵引或旋转协助娩出胎儿的手术。适应证包括产妇有妊娠合并症或并发症,需缩短第二产程者;第二产程延长者;持续性枕后位、枕横位;有剖宫产史或子宫有瘢痕者。注意事项包括吸引器放置时避开囟门;牵引时用力需与宫缩配合;牵引时间不宜超过 20min;操作不宜超过 2 次。

　　产钳术是用产钳牵拉胎头协助胎儿娩出的手术,目前常用的是低位产钳。适应证包括同胎头吸引术、胎头吸引术失败或产妇昏迷不能增加腹压者和臀位后出胎头娩出困难者。注意事项包括查清胎方位后正确放置产钳;牵拉产钳用力均匀,忌左右摇晃;当胎头仰伸,额部外露时,停止用力;产后常规检查胎儿及软产道,确认有无损伤。

二、子宫收缩过强

【临床表现及诊断】

1. 协调性宫缩过强 子宫收缩的节律性、对称性和极性均正常,仅子宫收缩力过强、过频。若产道无阻力,宫口迅速开全,分娩在短时间内结束。总产程不足 3h 者称急产（precipitate delivery）,经产妇多见。若有产道梗阻或子宫有瘢痕,可发生病理缩复环或子宫破裂。

2. 不协调性宫缩过强 不协调性宫缩过强包括强直性子宫收缩（tetanic contraction of uterus）和子宫痉挛性狭窄环（constriction ring of uterus）。

（1）**强直性子宫收缩**：指子宫颈内口以上部分的子宫肌层出现强直性痉挛性收缩,宫缩间歇期短或无间歇,亦称痉挛性子宫收缩。其常见于宫缩剂应用不当。产妇持续性腹痛、拒按,烦躁不安。胎位触不清,胎心听不清,在产道梗阻时可出现病理缩复环、血尿等先兆子宫破裂征象。

（2）**子宫痉挛性狭窄环**：子宫壁局部肌肉呈痉挛性不协调性收缩形成的环状狭窄,持续不放松。常出现在子宫上下段交界处及胎体狭窄部位,如胎儿颈部和腰部（图 7-2）。多因精神紧张、过度疲劳、不适当地应用宫缩剂或粗暴地进行产科检查、处理所致。产妇出现持续性腹痛、烦躁不安、宫颈扩张缓慢,胎先露下降停滞,胎心时快时慢。阴道检查可触及较硬而无弹性的狭窄环,与病理缩复环不同,特点是此环不随宫缩上升。狭窄环若发生在第三产程,表现为胎盘嵌顿。

【对母儿的影响】

1. 对产妇的影响 宫缩过强过频,产程过快,可致软产道损伤;接产时来不及消毒可致产褥感

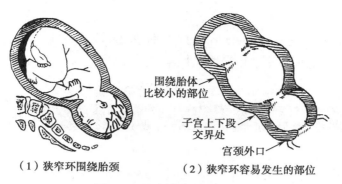

围绕胎体
比较小的部位

子宫上下段
交界处

宫颈外口

（1）狭窄环围绕胎颈　　　（2）狭窄环容易发生的部位

图 7-2　子宫痉挛性狭窄环

染;胎儿娩出后子宫肌纤维缩复不良可致胎盘滞留或产后出血;若胎先露下降受阻,可引起子宫破裂。

2.对围生儿的影响　宫缩过强、过频使子宫胎盘循环受阻,易发生胎儿窘迫、死产、新生儿窒息或死亡;胎儿娩出过快,胎头在产道内受到的压力突然解除可致新生儿颅内出血;来不及接生可致新生儿坠地外伤、产后感染。

【处理】

1.协调性宫缩过强　有急产史的孕妇,在预产期前 1~2 周应提前住院待产;入院后,嘱其勿远离病房;临产后避免灌肠,提前做好接生及新生儿窒息抢救准备;胎儿娩出时嘱产妇勿向下屏气;胎儿娩出后仔细检查软产道,有裂伤者及时缝合;未消毒接生或新生儿坠地者,新生儿注射维生素 K_1 10mg 预防颅内出血,并尽早注射精制破伤风抗毒素 1 500U 和抗生素。若胎位异常、骨盆狭窄、头盆不称,出现病理缩复环者,应立即抑制宫缩,并尽快行剖宫产术结束分娩。

2.不协调性宫缩过强

（1）**强直性子宫收缩**:确诊后及时应用宫缩抑制剂,如 25% 硫酸镁 20ml 加入 5% 葡萄糖液 20ml 内缓慢静脉推注(不少于 5min),必要时使用哌替啶。若属梗阻性原因,应立即行剖宫产术。若胎死宫内可用乙醚吸入麻醉,若仍不能缓解强直性宫缩,应行剖宫产术。

（2）**子宫痉挛性狭窄环**:一旦发现,应尽快查明原因,及时纠正。停止阴道内操作、停用缩宫素;若无胎儿窘迫征象,可用解痉镇静剂,如哌替啶 100mg 肌内注射,25% 硫酸镁 20ml 加于 25% 葡萄糖液 20ml 内缓慢静脉注射,一般可消除异常宫缩。当宫缩恢复正常时,可等待自然分娩或阴道助产;如宫缩不能恢复,宫口未开全,胎先露高,伴胎儿窘迫,应行剖宫产术结束分娩。若胎死宫内,宫口已开全,可行乙醚麻醉,经阴道分娩。

第二节　产道异常

产道是胎儿经阴道娩出的通道,包括骨产道(真骨盆)和软产道两部分。产道异常可使胎儿娩出受阻,致使分娩发生困难。临床上以骨产道异常多见。

一、骨产道异常

骨产道异常是指骨盆的径线过短或形态异常,致使骨盆腔小于胎儿先露部可通过的限度,阻碍胎先露部下降,影响产程顺利进展,又称狭窄骨盆(contracted pelvis)。狭窄骨盆可以为一个径线过短或多个径线同时过短,也可以为一个平面狭窄或多个平面同时狭窄。当一个径线过短时,要观察同一个平面其他径线的大小,再结合整个骨盆腔形态和大小综合分析,做出正确的判断。

【分类】

1. **骨盆入口狭窄**（contracted pelvic inlet） 骶耻外径小于 18cm，入口前后径小于 10cm，分 3 级（表 7-1）。其常见于单纯扁平骨盆和佝偻病性扁平骨盆两种。

表 7-1　骨盆入口狭窄分级

分级	对角径	入口前后径
Ⅰ级临界性狭窄	11.5cm	10cm
Ⅱ级相对性狭窄	10.0~11.0cm	8.5~9.5cm
Ⅲ级绝对性狭窄	≤9.5cm	≤8cm

（1）**单纯扁平骨盆**：骶岬向前下突出，使骨盆入口前后径变短，骨盆入口横径正常，骨盆入口呈横扁圆形（图 7-3）。

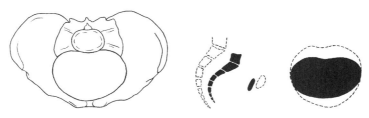

图 7-3　单纯扁平骨盆示意图

（2）**佝偻病性扁平骨盆**：童年患佝偻病，骨骼软化使骨盆变形，骶岬被压向前，入口平面前后径明显缩短，呈横的肾形。骶骨下段变直向后翘，失去正常弯度，尾骨呈钩状突向骨盆出口平面。髂骨外展，使髂棘间径≥髂嵴间径。坐骨结节外翻，耻骨弓角度增大，骨盆出口横径增宽（图 7-4）。

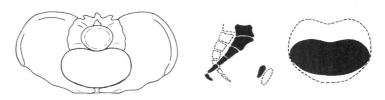

图 7-4　佝偻病性扁平骨盆

2. **中骨盆及骨盆出口狭窄** 常见于漏斗型骨盆和横径狭窄骨盆。

（1）**漏斗型骨盆**：骨盆入口各径线值正常，两侧骨盆壁向内倾斜呈漏斗状。其特点是中骨盆及出口平面均明显狭窄，使坐骨棘间径、坐骨结节间径缩短，耻骨弓角度<90°。坐骨结节间径与出口后矢状径之和<15cm，常见于男型骨盆（图 7-5）。根据坐骨结节间径及坐骨结节间径与骨盆出口后矢状径之和数值不同，将骨盆出口狭窄分为 3 级（表 7-2）。

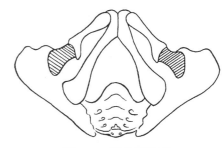

图 7-5　漏斗型骨盆

（2）**横径狭窄骨盆**：与类人猿型骨盆相似。骨盆入口、中骨盆及骨盆出口的横径均缩短，入口平面呈纵椭圆形（图 7-6）。

3. **骨盆三个平面狭窄** 骨盆外形属正常女型骨盆，但各个平面径线均比正常值小 2cm 或更多，亦称均小骨盆（图 7-7），多见于身材矮小，体形匀称的妇女。

表 7-2　骨盆出口狭窄分级

分级	坐骨结节间径	坐骨结节间径 + 后矢状径
I级临界性狭窄	7.5cm	15.0cm
II级相对性狭窄	6.0~7.0cm	12.0~14.0cm
III级绝对性狭窄	≤5.5cm	≤11.0cm

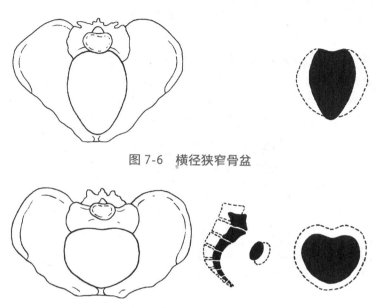

图 7-6　横径狭窄骨盆

图 7-7　均小骨盆

4. 畸形骨盆　指骨盆外形失去正常形态,此类少见。畸形骨盆包括因缺钙、磷、维生素 D 以及紫外线照射不足所致的骨软化症骨盆(图 7-8),还包括因跛行、脊柱侧凸及髋关节病变所致的偏斜骨盆(图 7-9)和骨盆骨折所致的畸形骨盆。

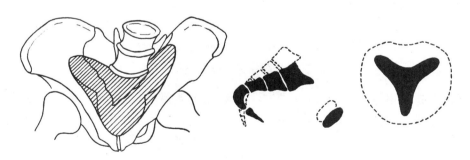

图 7-8　骨软化症骨盆

【诊断】

在分娩过程中,骨盆是个不变因素。在决定分娩方式时,骨盆是需要考虑的一个重要因素。在妊娠期间应查清骨盆有无异常,有无头盆不称,及早做出诊断,以决定适当的分娩方式。

1. 病史　了解孕妇既往有无佝偻病、脊髓灰质炎、结核病以及骨质软化症或外伤等,若为经产妇,重点了解生育史、有无难产史或阴道助产、新生儿有无产伤史等。

2. 一般检查　测量身高,身高在<145cm 应警惕均小骨盆;体型粗

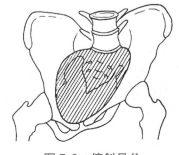

图 7-9　偏斜骨盆

壮、颈部较短者易伴有漏斗型骨盆;步态跛行或米夏埃利斯菱形区不对称者可能是畸形骨盆。

3. 腹部检查

（1）**腹部形态**：观察腹部形态，悬垂腹（图7-10）或尖腹者提示骨盆入口狭窄。

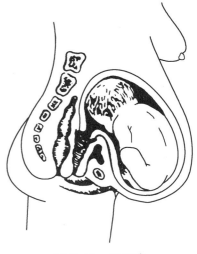

图7-10 悬垂腹

（2）**胎位及胎儿大小**：通过四步触诊法判断胎位及入盆情况。尺测子宫底高度及腹围，B型超声测量胎头双顶径、胸径、股骨长，预测胎儿体重，判断能否通过骨产道。

（3）**估计头盆关系**：临产后胎头尚未衔接者应充分估计头盆关系，行胎头跨耻征检查（图7-11）。检查具体方法：孕妇排空膀胱，仰卧，两腿伸直。检查者一手放在耻骨联合上方，另一手向骨盆腔方向推压胎头。①胎头跨耻征阴性：胎头低于耻骨联合平面，表示胎头可以入盆，头盆相称。②胎头跨耻征可疑阳性：胎头与耻骨联合平面在同一平面，表示可疑头盆不称。③胎头跨耻征阳性：胎头高于耻骨联合平面，表示头盆不称。对跨耻征阳性的孕妇，应让其取两腿屈曲半卧位，再次检查胎头跨耻征，若转为阴性，提示为骨盆倾斜度过大，而不是头盆不称。

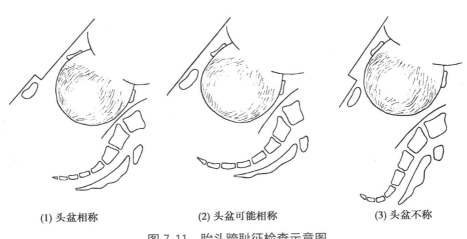

(1) 头盆相称　　　　(2) 头盆可能相称　　　　(3) 头盆不称

图7-11 胎头跨耻征检查示意图

4. 骨盆测量 是诊断狭窄骨盆的重要方法。除测量髂棘间径、髂嵴间径、骶耻外径、坐骨结节间径及耻骨弓角度外，还应检查对角径、坐骨棘内突程度、坐骨切迹宽度、骶骨岬突出程度、骶凹情况、骶尾关节活动度、出口后矢状径等，以便充分评估骨盆各平面的狭窄程度。

【对母儿的影响】

1. 对产妇的影响 骨盆入口狭窄，影响胎先露部衔接，可致胎位异常，常引起继发性子宫收缩乏力，导致产程延长或停滞。若中骨盆平面狭窄，影响胎头内旋转，容易发生持续性枕横位或枕后位。胎头长时间嵌顿于阴道内易形成生殖道瘘。胎膜早破及手术助产增加产褥感染机会。若严重梗阻性难产不及时处理，可致先兆子宫破裂、子宫破裂，危及产妇生命。

2. 对胎儿及新生儿的影响 头盆不称易发生胎膜早破、脐带脱垂，导致胎儿窘迫或死亡。由于产程延长胎头受压，缺血缺氧，新生儿易发生颅内出血。产道狭窄，手术助产机会增多，易发生新生儿产伤及感染。

【处理】

处理原则是全面检查，明确判定狭窄骨盆的类型和程度、胎儿大小、胎方位、胎心率、产力强弱、宫口扩张程度、胎先露下降程度、胎膜破与否,结合产妇的年龄、产次、既往分娩史进行综合分析,决定分娩方式。

1. 骨盆入口狭窄

（1）**绝对性骨盆入口狭窄**：对角径≤9.5cm,骨盆入口前后径≤8.0cm,胎头跨耻征阳性者,足月活胎多不能经阴道分娩,应在临产后行剖宫产术。

（2）**相对性骨盆狭窄**：对角径10.0~11.0cm,骨盆入口前后径8.5~9.5cm,胎头跨耻征可疑阳性。足月活胎体重<3 000g,胎位、胎心率及产力均正常,应在严密监护下试产。骨盆入口狭窄的试产可等到宫口扩张至4cm以上。可指导产妇取半卧位,两腿尽量向腹壁屈曲,使骨盆倾斜度减小,有助于胎头入盆。胎膜未破者可在宫口扩张3cm时行人工破膜。若破膜后宫缩较强,产程进展顺利,多数能经阴道分娩。试产过程中若出现宫缩乏力,可用缩宫素静脉滴注加强宫缩。试产后胎头仍迟迟不能入盆,宫口扩张缓慢,或伴有胎儿窘迫征象,应及时行剖宫产术结束分娩。若胎膜已破,为了减少感染,应适当缩短试产时间。

2. 中骨盆狭窄

在分娩过程中,中骨盆狭窄影响胎头俯屈和内旋转动作,易发生持续性枕横位或枕后位。表现为活跃期或第二产程延长及停滞、继发性宫缩乏力等。若宫口开全,胎头双顶径达坐骨棘水平或更低,可经阴道助产。若胎头双顶径未达坐骨棘水平,或出现胎儿窘迫征象,应行剖宫产术结束分娩。

3. 骨盆出口狭窄

骨盆出口狭窄者不能经阴道试产。临床上常用出口横径与出口后矢状径之和估计出口的大小。若两者之和>15cm时,多数能经阴道分娩,有时需用胎头吸引术或产钳助产,应做较大的会阴后侧切开,以免会阴严重撕裂。若两者之和<15cm时,足月胎儿一般不能经阴道分娩,需行剖宫产术。

4. 骨盆三个平面狭窄

若估计胎儿不大,胎位正常,头盆相称,宫缩好,可以试产；若胎儿较大,明显头盆不称,胎儿不能通过产道,应尽早行剖宫产。

5. 畸形骨盆

根据畸形骨盆种类、狭窄程度、胎儿大小、产力等情况具体分析。若畸形严重、明显头盆不称者,应及时行剖宫产术。

二、软产道异常

软产道包括子宫下段、子宫颈、阴道及骨盆底软组织。软产道异常所致的难产较少见,容易被忽视。妊娠早期应常规作阴道检查,了解软产道有无异常。

【外阴异常】

1. **会阴坚韧** 高龄初产妇多见。由于组织坚韧,缺乏弹性,会阴伸展性差,使阴道口狭小,在第二产程常出现胎先露部下降受阻,且可于胎头娩出时造成会阴严重裂伤。应做预防性会阴后-侧切开术（会阴侧切）。

2. **外阴水肿** 常见于妊娠期高血压疾病子痫前期（先兆子痫）、重度贫血、心脏病和慢性肾炎的孕妇。分娩时妨碍胎先露部下降,造成组织损伤、感染和愈合不良等情况。在临产前,可局部应用50% 硫酸镁液湿热敷；临产后,仍有严重水肿者,可在严格消毒下进行多点针刺皮肤放液；分娩时,可行会阴后-侧切开术。产后加强局部护理,预防感染。

3. **外阴瘢痕** 外伤或炎症后遗症瘢痕挛缩,可使外阴及阴道口狭小,影响胎先露部下降。若瘢痕范围不大,分娩时可做会阴后-侧切开术。若瘢痕过大,应行剖宫产术。

【阴道异常】

1. **阴道横隔** 多位于阴道上、中段,横隔中央或偏一侧有小孔,易被误认为是子宫颈外口。横隔可以影响胎先露部下降,当横隔撑薄时,可在直视下自小孔处将横隔做X形切开,待分娩结束后再切除剩余的隔,用肠线间断或连续锁边缝合残端。若横隔高且坚厚,阻碍先露部下降,可行剖宫产术。

2. 阴道纵隔 若伴有双子宫、双宫颈,分娩时纵隔被推向一侧,多无阻碍。若纵隔发生单宫颈时,有两种可能:一是纵隔薄可自行断裂,分娩无阻碍。二是纵隔厚阻碍胎先露下降,此时应在纵隔中间剪断,待分娩结束后再剪除剩余部分,用肠线间断或连续锁边缝合残端。

3. 阴道肿瘤 若阴道壁囊性肿瘤较大阻碍胎先露下降者,可穿刺抽囊液,于产后再处理肿瘤。若为阴道癌应行剖宫产术,原有病变待产后处理。

4. 阴道尖锐湿疣 妊娠期尖锐湿疣生长迅速,早期应积极治疗。若湿疣面积广、体积大,可阻碍分娩,易发生阴道裂伤、血肿及感染。新生儿易患喉乳头状瘤,应剖宫产结束分娩。

【宫颈异常】

1. 宫颈瘢痕 宫颈电烙、激光、裂伤、宫颈锥形切除术等均可出现宫颈瘢痕。若宫缩强,宫颈口不能扩张,不宜久等,应行剖宫产术。

2. 宫颈坚韧、水肿 宫颈坚韧多见于高龄初产妇,宫颈组织缺乏弹性。宫颈水肿多见于持续性枕后位或滞产,宫口未开全过早用腹压,多发生宫颈前唇,影响宫颈扩张。宫口近开全,用手将水肿的宫颈前唇上推,使其越过胎头经阴道分娩。宫颈坚韧或水肿均可在宫颈两侧各注入 0.5% 利多卡因 5~10ml 或地西泮 10mg 静脉推注。若经过处理无明显效果,应行剖宫产术。

3. 宫颈肌瘤 生长在宫颈或子宫下段较大肌瘤,影响先露部入盆,应行剖宫产术。若肌瘤在骨盆入口以上而胎儿已入盆,不阻塞产道者可经阴道分娩,肌瘤产后再处理。

4. 宫颈癌 宫颈硬而脆,缺乏伸展性,为防止大出血、裂伤、癌扩散,应行剖宫产术,术后按宫颈癌治疗。

第三节 胎位异常

胎位异常是造成难产的常见因素,包括头先露、臀先露及肩先露等胎位异常。以胎头为先露的难产,又称头位难产。

一、持续性枕后位、枕横位

在分娩过程中,胎头以枕后位或枕横位衔接。在下降过程中,胎头枕部因强有力宫缩绝大多数能向前转 135° 或 90°,转成枕前位自然分娩。仅有 5%~10% 胎头枕骨持续不能转向前方,直至分娩后期仍位于母体骨盆后方或侧方,致使分娩发生困难者,称持续性枕后位(persistent occipitoposterior position)或持续性枕横位(persistent occipitotransverse position)(图 7-12),约占分娩总数的 5%。

【原因】

1. 骨盆异常 常发生于男型骨盆或类人猿型骨盆。这两类骨盆的特点是骨盆入口平面前半部

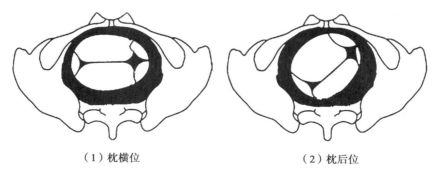

（1）枕横位　　　　　　　　（2）枕后位

图 7-12　持续性枕后位及枕横位

狭窄,后半部较宽,胎头容易以枕后位或枕横位衔接。这类骨盆常伴有中骨盆平面及骨盆出口狭窄,致使胎头内旋转受阻,枕部不能转向前方而形成持续性枕后位或枕横位。另外,扁平骨盆前后径短小,均小骨盆各径线均小,其骨盆入口平面横径相对最长,胎头常以枕横位衔接,由于骨盆偏小,影响胎头内旋转,从而形成持续性枕横位。

2. 胎头俯屈不良 若以枕后位入盆,受母体脊柱的影响而不利于胎头俯屈,胎头前囟门成为胎头下降的最低部位,而最低点又常转向骨盆前方,当前囟转至前方或侧方时,胎头枕部转至后方或侧方,形成持续性枕后位或枕横位。

3. 子宫收缩乏力 产力不足使胎头枕骨不能够转向前方,致使胎头枕骨始终位于母体骨盆后侧方或正侧方,导致持续性枕后位或枕横位。

4. 其他 胎儿过大、前置胎盘、复合先露等均可影响胎儿俯屈及内旋转,造成持续性枕后位或枕横位。

【临床表现及诊断】

1. 产程延长 临产后胎头衔接较晚及俯屈不良,由于枕后位、枕横位的胎先露部不易紧贴子宫颈及子宫下段,常导致协调性宫缩乏力及宫颈扩张缓慢,致产程延长。多见于活跃晚期及第二产程延长。若在阴道口虽已见到胎发,历经多次宫缩时屏气,却不见胎头继续下降时,应考虑到可能是持续性枕后位或枕横位。

2. 产妇过早屏气用力 由于枕骨位于骨盆后方,直接压迫直肠,产妇自觉肛门坠胀及排便感,致使宫口尚未开全过早用腹压,使宫颈前唇水肿和产妇疲劳,影响产程进展。

3. 腹部检查 胎背偏向母体的后方或侧方,前腹壁可触及胎儿肢体,在胎儿肢体侧容易听及胎心。

4. 肛门检查及阴道检查 肛查时,若为枕后位,感到盆腔后部空虚,胎头矢状缝位于骨盆斜径或前后径上,大囟门在前,小囟门在后方。若为枕横位,矢状缝与骨盆横径一致,大、小囟门分别在骨盆两侧方。若肛查不清,可严格消毒后行阴道检查,直接可扪及矢状缝和大、小囟门的位置,也可借助胎儿耳郭及耳屏方向确定胎位。若耳郭朝向骨盆后方,即可诊断为枕后位;朝向骨盆侧方,则为枕横位。

5. B型超声检查 根据胎儿颜面及枕部位置,可明确诊断胎方位。

【分娩机制】

1. 枕后位 胎头枕部到达中骨盆平面,向后方旋转45°,使矢状缝与骨盆前后径一致,胎儿枕骨朝向骶骨,呈正枕后位,分娩方式有两种(图7-13):

(1)胎头俯屈较好:下降的前囟抵达耻骨弓时以前囟为支点,使顶部、枕部自会阴前缘娩出,继之胎头仰伸,由耻骨联合下相继娩出额、鼻、口、颏。

(2)胎头俯屈不良:鼻根出现在耻骨联合下缘时,以鼻根为支点,胎头俯屈,从会阴前缘娩出额、前囟、顶及枕部,然后仰伸,使鼻、口及颏依次从耻骨弓下娩出。

2. 枕横位 枕横位在下降过程中无内旋转,或枕后位胎头仅向前旋转45°成为持续性枕横位,多需用手或胎头吸引器将胎头转为枕前位娩出。

【对母儿的影响】

1. 对产妇影响 由于胎位异常易致继发性宫缩乏力,产程延长,常需手术助产,易发生软产道损伤,增加产后出血和感染机会。若胎头压迫软产道时间过长,易形成生殖道瘘。

2. 对围生儿影响 产程延长及手术助产机会增多,易引起胎儿窘迫、新生儿窒息及产伤等,围生儿死亡率增高。

【处理】

持续性枕后位、枕横位在骨盆无异常、胎儿不大时,可以试产。试产时应严密观察宫缩、胎心

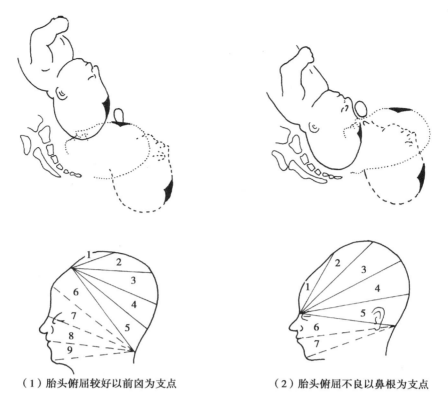

（1）胎头俯屈较好以前囟为支点　　　　（2）胎头俯屈不良以鼻根为支点

图 7-13　枕后位分娩机制示意图

音、胎头下降和宫口扩张程度。

1. 第一产程

（1）潜伏期：需注意营养与休息。若有情绪紧张，睡眠不好可给予哌替啶或地西泮。让产妇朝向胎背的对侧方向侧卧，以利于胎头枕部转向前方。若宫缩欠佳，应尽早静脉滴注缩宫素。

（2）活跃期：除了头盆不称导致的产程停滞，宫口开大 3~4cm 可行人工破膜。若每小时宫口开大>0.5cm，伴胎先露部下降，多能经阴道分娩。若每小时宫口开大<0.5cm 或无进展时，则应剖宫产结束分娩。在试产过程中，出现胎儿窘迫，应行剖宫产术结束分娩。宫口开全之前，嘱产妇不要过早屏气用力，以免引起宫颈前唇水肿，影响产程进展。若有明显的头盆不称或高龄初产，应行剖宫产术。

2. 第二产程　当初产妇第二产程已近 2h，经产妇近 1h 仍未娩出胎儿时，应行阴道检查。若胎头双顶径仍在坐骨棘平面以上或伴胎儿窘迫，应行剖宫产术结束分娩。若胎头双顶径已达坐骨棘平面或更低时，可徒手将胎儿枕部转向前方，使胎头矢状缝与母体骨盆前后径一致，然后等待自然分娩或阴道助产（低位产钳或胎头吸引术）。若转成枕前位有困难时，也可向后转成正枕后位，再以产钳助产。若以枕后位娩出时，需做较大的会阴后-侧切开，以免造成会阴裂伤。

3. 第三产程　胎盘娩出后应立即静脉滴注或肌内注射宫缩剂，以免发生产后出血。产后仔细检查软产道，如有裂伤，应及时修补并给予抗生素预防感染。新生儿加强监护。

二、臀先露

臀先露（breech presentation）是最常见的异常胎位，占分娩总数的 3%~4%。以胎儿骶骨为指示点，有骶左前、骶左横、骶左后、骶右前、骶右横、骶右后 6 种胎位。因胎臀小于胎头，分娩时胎头后娩出，缺乏变形机会，易导致后出头困难，易发生新生儿产伤、窒息，使围生儿死亡率增高，是枕先露的 3~8 倍。

【原因】

妊娠 30 周以前,臀先露较多见,妊娠 30 周以后多能自然转成头先露。临产后持续为臀先露的原因尚不十分明确,可能因素有:

1. 胎儿在宫腔内活动范围过大 如羊水过多、早产儿、经产妇腹壁松弛等。

2. 胎儿在宫腔内活动范围受限 如羊水过少、畸形子宫、胎儿畸形、双胎、初产妇腹壁过紧等。

3. 胎头衔接受阻 如狭窄骨盆、前置胎盘、盆腔肿块、脐带过短等。

【临床分类】

根据胎儿双下肢所取姿势分 3 类(图 7-14)。

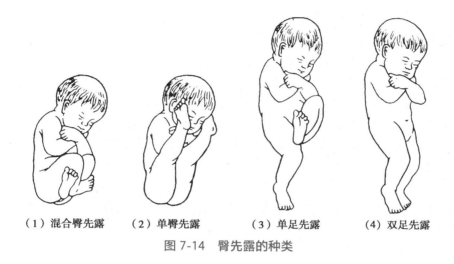

（1）混合臀先露　　（2）单臀先露　　（3）单足先露　　（4）双足先露

图 7-14　臀先露的种类

1. 单臀先露(frank breech presentation)或腿直臀先露 胎儿双髋关节屈曲、双膝关节伸直,以胎臀为先露者,最多见。

2. 完全臀先露(complete breech presentation)或混合臀先露 胎儿双髋关节及膝关节均屈曲,犹如盘膝坐,以臀部与双足为先露者,较多见。

3. 不完全臀先露(incomplete breech presentation)或足先露 以一足或双足、一膝或双膝、一足一膝为先露。膝先露是暂时的,分娩开始后即转为足先露,临床上少见。

【诊断】

1. 腹部检查 子宫呈纵椭圆形。在宫底部可触及圆而硬有浮球感的胎头,耻骨联合上方可触到不规则、软而宽的胎臀,胎心在脐左(或右)上方听得最清楚。

2. 肛门或阴道检查 肛门检查可触及软而不规则的胎臀或足或膝。若胎臀位置高,肛查困难时行阴道检查。注意有无脐带先露。若宫颈口扩张 3cm 以上,胎膜已破可直接触到胎臀、外生殖器或肛门,应注意与颜面相鉴别:肛门与坐骨结节连在一条直线上,而口与颧骨突出点呈三角形;手指放入肛门有环状括约肌收缩感,取出指套可见有胎粪;而放入口中可触及齿龈和弓状的下颌骨。当触及胎足时,应注意与胎手相鉴别:胎足趾短,各趾端连成一直线,足跟突出;而胎手指长,各指端连成一弧形线。

3. B 型超声检查 能明确臀位种类及胎儿、胎盘情况。

【分娩机制】

以骶右前位为例加以阐述。

1. 胎臀娩出 临产后,胎臀以粗隆间径衔接于骨盆入口右斜径上,骶骨位于右前方。逐渐下降,前髋下降稍快故位置低,遇盆底阻力后,前髋向母体右侧行 45° 内旋转,使前髋位于耻骨联合后

2. **饮食**　分娩过程产妇体力消耗大,易疲劳,一般先进食适量易消化的食物,并注意补充水分,防止脱水及中暑。哺乳期建议营养均衡,进食高蛋白及热量丰富食物,注意补充维生素,钙剂等。

3. **排尿与排便**　产后多余的组织间液要排出体外,故产后1周内尿量明显较多,应鼓励产妇产后尽早自行排尿。若产妇有下腹憋胀感并排尿困难,可通过听流水声音、中医针灸、肌肉内注射新斯的明等方式刺激促进产妇排尿,若使用上述方法后仍不能自行排尿、考虑产后尿潴留者应留置尿管。

产后部分患者可能出现痔疮或原有痔疮加重,产后胃肠道蠕动减弱,盆底肌功能受损等因素易发生便秘,建议进食富含纤维素的食物,鼓励产妇适当下床活动,若发生便秘,可口服缓泻剂。

4. **观察子宫复旧及恶露**　产后10d子宫降至骨盆腔内,腹部不能触及。产后观察恶露量、颜色、性状及气味等。产后3~4d,恶露为血性,后转为淡红色的浆液性恶露,持续至产后10d,最后转为色泽较白,质地黏稠的白色恶露,约持续至产后3周。若子宫复旧不良,产后血性恶露增多持续时间延长,或恶露伴臭味,子宫有触痛等应及时就医。

5. **会阴处理**　产后应保持外阴清洁干燥,若有会阴裂伤或会阴侧切口,应观察侧切口愈合情况,有无红肿、硬结及分泌物。

6. **情绪变化**　妊娠和分娩结束后,产妇因紧张、疲劳等,可能发生情绪不稳定,尤其在产后3~10d,部分可能表现为轻度抑郁,产褥期应加强对孕产妇的精神关怀,减轻产妇的身体不适,对产妇进行心理疏导,给予关怀、鼓励及安慰,帮助产妇恢复自信,如果抑郁症状较重,建议尽早就医。

7. **乳房护理**　目前鼓励母乳喂养,母乳喂养时应正确乳房护理,减少产妇焦虑,预防乳腺炎发生。哺乳前可湿热敷3~5min,并按摩乳房,增加哺乳频率,尽量排空乳房,预防乳腺管堵塞及乳腺炎发生。

8. **预防产褥中暑**　产褥期可能出现因高温环境使体内热量不能及时散发,引起中枢性体温调节功能障碍,称产褥中暑,表现为高热、水电解质紊乱、循环衰竭和神经系统功能损害等。起病急,发展迅速,应及时正确处理,预防严重后遗症发生,严重时此病可导致死亡。治疗原则是立即降温,通风,纠正水电解质失衡。

二、产褥期保健

1. **饮食起居**　产褥期应合理饮食,适当锻炼。注意室内通风,注意休息,保证充足的睡眠。

2. **产后活动及锻炼**　产后鼓励早下床活动,有助于身体恢复,并可预防血栓发生。产后可适当锻炼,必要时可行盆底康复治疗,降低产后盆底功能障碍疾病的发生。

3. **生育指导**　阴道分娩后6个月可再次妊娠,剖宫产分娩后1.5~2年后可再次妊娠,如剖宫产术后再次妊娠,早孕期应关注胎囊着床位置,孕中、晚期需注意瘢痕子宫妊娠存在子宫破裂风险。

4. **产后复查**　产后6周产妇应于产科门诊进行常规产后复查,了解血压、脉搏及哺乳情况,检测血尿常规、盆底功能等,并根据产前相关的内外科合并症进行相关检查。

(乔 宠)

思考题

1. 阐述产褥期女性生殖系统变化情况。

2. 阐述恶露分类及排出时限。

3. 什么是泌乳热?

练习题

第九章 | 异常产褥

ER 9-1
教学课件

ER 9-2
思维导图

学习目标

1. 掌握产褥感染的概念、临床表现、诊断及处理原则。
2. 熟悉晚期产后出血的临床表现及处理原则。
3. 了解产后抑郁症的临床表现及处理原则。
4. 学会向产妇提供合理的产褥期保健指导。
5. 具备高度的爱心、同情心和良好的沟通能力。

第一节 产褥感染

产褥感染（puerperal infection）是指分娩时或产褥期生殖道受病原体侵袭而引起局部或全身的感染，发病率为 6% 左右。产褥病率（puerperal morbidity）是指分娩 24h 以后的 10d 内，每日用口表测体温 4 次，间隔时间 4h，体温有 2 次达到或超过 38℃。造成产褥病率的原因以产褥感染为主，但也包括生殖道以外的其他感染，如泌尿系统感染、呼吸系统感染、乳腺炎等。

【病因】

1. 感染诱因 妊娠期和分娩期产妇生殖系统和全身自然防御能力降低，这些因素均有利于病原体入侵、繁殖而发病。产妇体质虚弱、营养不良、贫血、妊娠晚期性生活、胎膜早破、羊膜腔感染、产科手术、产程延长、产前产后出血过多等均可成为产褥感染的诱因。

2. 病原体种类

（1）**链球菌**：以乙型溶血性链球菌致病性最强，能产生多种外毒素和溶组织酶，使病变迅速扩散，引起严重感染，是外源性产褥感染的主要致病菌。

（2）**杆菌**：以大肠埃希菌属、克雷伯菌属、变形杆菌属多见。这些细菌平时寄生在阴道中，能产生内毒素，是菌血症或感染性休克最常见的病原菌。

（3）**葡萄球菌**：主要致病菌是金黄色葡萄球菌，多为外源性感染，病情严重。其次是表皮葡萄球菌，存在于阴道菌群内，引起感染较轻。

（4）**厌氧性链球菌**：常存在于正常阴道中，当产道有损伤或残留组织坏死时，该菌迅速与大肠埃希菌混合感染，放出异常恶臭气味。

（5）**厌氧类杆菌属**：是一组绝对厌氧的革兰氏阴性杆菌，能加速血液凝固，引起感染致邻近部位血栓性静脉炎。

（6）**其他**：梭状芽孢杆菌、淋病奈瑟菌、支原体、衣原体、病毒等均是产褥感染的病原体。

3. 感染途径

（1）**外源性感染**：指外界的病原菌进入产道所引起的感染，其细菌可以通过被污染的衣物、用具、物品接触患者引起，或消毒不严格、被污染的医疗器械及产妇临产前性生活等途径侵入机体。

（2）**内源性感染**：正常孕产妇生殖道或其他部位寄生的病原体，当出现感染诱因时可致病。近年研究表明,内源性感染比外源性感染更重要,因不仅导致产褥感染,还可通过胎盘、胎膜、羊水间接感染胎儿。

【病理及临床表现】

产褥感染的主要症状为发热、疼痛、异常恶露。

1. 急性外阴、阴道、宫颈炎 分娩时,由于会阴部损伤致感染,表现为局部红肿、触痛、硬结、有脓性分泌物,缝线可陷于肿胀组织中,针孔流脓,拆线后伤口部分或全部裂开。急性阴道感染多继发于产伤或第二产程延长,致软组织压迫坏死或挫伤,表现为阴道局部疼痛、充血、水肿、溃疡、分泌物增多、畏寒、发热等,日后导致阴道粘连甚至闭锁或瘢痕狭窄。急性宫颈炎往往由于裂伤引起,细菌可沿淋巴上行引起继发性盆腔结缔组织炎。

2. 子宫感染 包括急性子宫内膜炎、子宫肌炎。病原体经胎盘剥离面侵入扩散到蜕膜后,称子宫内膜炎,侵及子宫肌层,称子宫肌炎,两者常伴发。若为子宫内膜炎,内膜充血、坏死,阴道大量脓性分泌物且有臭味。若为子宫肌炎,下腹疼痛,恶露量多呈脓性,子宫压痛明显,复旧不良,可伴发寒战、高热、头痛、白细胞增多等全身感染症状。

3. 急性盆腔结缔组织炎和急性输卵管炎 病原体沿子宫、宫旁淋巴或血行达宫旁组织、输卵管、卵巢,出现急性炎性反应,形成炎性包块;若侵及整个盆腔,可形成"冰冻骨盆";若累及输卵管内膜时,管腔内有浆液性或脓性分泌物,伞端可封闭;淋病奈瑟菌沿生殖道黏膜上行感染,达输卵管与盆腔、腹腔形成脓肿后,高热不退。

4. 急性盆腔腹膜炎及弥漫性腹膜炎 急性子宫内膜炎、子宫肌炎、盆腔结缔组织炎等均可发展形成盆腔腹膜炎,继而发展成弥漫性腹膜炎,出现全身中毒症状,如畏寒、高热、恶心、呕吐及腹胀。检查腹部有明显压痛、反跳痛、腹肌紧张。若渗出物化脓积聚在直肠子宫陷凹内,称盆腔脓肿;当波及肠管、膀胱时,可出现腹泻、里急后重、排尿困难、肠粘连等。急性期治疗不彻底可发展成慢性盆腔炎而导致不孕。

5. 血栓性静脉炎 厌氧菌是常见的致病菌,常见盆腔内血栓性静脉炎及下肢血栓性静脉炎两大类。前者来源于胎盘剥离面感染,可累及卵巢静脉、子宫静脉、髂内静脉、髂总静脉,盆腔静脉炎向下扩散可形成下肢深静脉炎。一般在产后1~2周后发病,呈弛张热型,寒战与高热交替,持续数周,不易与盆腔结缔组织炎相鉴别。当下肢血栓性静脉炎影响静脉回流时,可出现下肢持续性疼痛、水肿、皮肤发白,习称"股白肿",多在2~3周发病,病变轻、部位深而无明显阳性体征,彩色超声多普勒可以协助诊断。

6. 脓毒血症及败血症 当感染血栓脱落进入血液循环可引起脓毒血症,出现肺、脑、肾脓肿或肺栓塞而致死。若细菌大量进入血液循环并繁殖形成败血症,可危及生命。

【诊断与鉴别诊断】

1. 病史 详细询问病史及分娩经过,对产后发热者,应首先考虑为产褥感染。

2. 全身及局部检查 包括体温、脉搏、血压及全身各系统的检查,仔细进行腹部、盆腔及会阴伤口检查以确定感染部位和严重程度。

3. 辅助检查 做血常规、尿常规检查,测血清急性期反应物质中的C反应蛋白,有助于早期诊断感染。B型超声、彩色多普勒、CT、核磁共振等检测手段能对产褥感染形成的包块、脓肿及静脉血栓做出定位及定性诊断。

4. 病原体确定 病原体的鉴定对产褥感染诊断与治疗非常重要。方法有病原体的培养、分泌物涂片检查、病原体抗原和特异抗体检测。

5. 鉴别诊断 主要与呼吸系统感染、泌尿系统感染、急性乳腺炎相鉴别。

【治疗】

1. 支持疗法 注意营养,给予足够的维生素,必要时输血,纠正酸中毒和电解质紊乱。半卧位有利于恶露排出,高热可物理降温。

2. 局部治疗 清除宫腔残留物,脓肿形成应切开引流,局部硬结可热敷理疗,有化脓者应及时拆线换药引流。对血栓性静脉炎在应用抗生素、肝素治疗的同时,用活血化瘀、溶栓类中药治疗。若化脓性血栓不断扩散,可考虑结扎卵巢静脉、髂内静脉等,或切开病变静脉直接取栓。

3. 抗生素治疗 根据临床表现及临床经验选用广谱抗生素,待有细菌培养和药敏试验结果后再做调整。应注意需氧菌与厌氧菌以及耐药菌株的问题,感染严重者应选用高效广谱抗生素,必要时可短期加用肾上腺糖皮质激素,提高机体应激能力。

4. 血栓性静脉炎的治疗 应用大量抗生素同时,可加用肝素钠,即 150U/(kg·d) 加入 5% 葡萄糖液 500ml,静脉滴注,每 6h 1 次,体温下降后改为每日 2 次,连用 4~7d;尿激酶 40 万 U 加入 0.9% 氯化钠液或 5% 葡萄糖液 500ml 中,静脉滴注 10d,用药期间监测凝血功能。同时还可口服双香豆素、阿司匹林等。

5. 手术治疗 子宫严重感染者,经积极治疗无效或出现不能控制的出血、败血症、脓毒血症时,应及时行子宫切除术,清除感染源,抢救患者生命。

【预防】

加强孕期保健,纠正贫血、治疗全身及生殖系统炎症,孕 32 周后禁盆浴和性生活,加强营养,增强体质。积极治疗外阴、阴道、宫颈炎,避免胎膜早破。分娩期,严格无菌操作,防止产道损伤,有损伤时正确处理,注意胎盘、胎膜完整性的检查,防止产后出血。产褥期严禁性生活,10d 内不坐浴,对可能发生产褥感染和产褥病率者,应用抗生素预防感染。

第二节 晚期产后出血

分娩结束 24h 后,在产褥期内发生的子宫大量出血,称为晚期产后出血(late stage of postpartum hemorrhage)。以产后 1~2 周发病最常见。临床表现为持续或间断阴道流血,有时是突然阴道大量流血,可引起失血性休克。晚期产后出血多伴有寒战,低热。

【病因及临床表现】

1. 胎盘、胎膜残留 残留的胎盘组织变性、坏死及机化,当坏死组织脱落时,基底部血管出血;多发生在产后 10d 左右,表现为血性恶露持续时间延长,反复出血或突然大出血。检查时发现子宫复旧不全,宫口松弛。

2. 蜕膜残留 临床表现与胎盘残留不易鉴别,宫腔刮出物病理检查可见坏死蜕膜,但不见绒毛。

3. 子宫胎盘附着部位感染或复旧不全 胎盘娩出后,子宫胎盘附着部位即刻缩小,可有血栓形成,内膜逐渐修复,此过程需要 6~8 周。如果胎盘附着部位感染或复旧不全,可使血栓脱落,血窦重新开放,导致子宫大量出血,多发生于产后 2 周左右,表现为突然阴道大量出血,检查子宫大而软,宫口松弛。

4. 剖宫产术后子宫伤口裂开 多发生于术后 2~3 周,表现为阴道大量出血,甚至休克。引起切口愈合不良造成出血的原因有子宫下段横切口两端的子宫动脉向下斜行分支被切断,造成局部供血不足;横切口选择过高或过低;缝合技术不当;切口感染等。

5. 其他 产后妊娠滋养细胞疾病、子宫黏膜下肌瘤等均可引起晚期产后出血。

【诊断】

1. 病史、症状与体征 询问剖宫产指征、术式、术中情况。多有以下病史:产后恶露不净,有异味;反复或突然阴道大量流血,导致贫血、休克甚至危及生命。全身体检应排除血液系统疾病。双合诊检查应在输液、备血、纠正休克以及有抢救条件下进行。一般可发现子宫增大、软,宫口松弛,内有血块或组织。

2. 辅助检查 血常规、尿常规检查以了解感染与贫血情况。宫腔分泌物培养或涂片检查。B超检查宫腔内有无残留物、子宫切口愈合状况等。宫腔刮出物或切除子宫标本应送病理检查以明确诊断。

【治疗】

1. 自然分娩后少量或中量阴道出血,应给予足量广谱抗生素、子宫收缩剂以及支持疗法和中药治疗。

2. 疑有胎盘、胎膜、蜕膜残留或胎盘附着部位复旧不全者,应行刮宫术,刮出物应送病理检查以明确诊断。术后给予抗生素及子宫收缩剂。

3. 剖宫产术后阴道少量或中量出血,应住院给予抗生素并严密观察。大量阴道流血需积极抢救,此时行刮宫手术应慎重。必要时应开腹探查,若组织坏死范围小,炎性反应轻,可选择清创缝合以及髂内动脉、子宫动脉结扎止血或行髂内动脉栓塞术;若组织坏死范围大,酌情做子宫次全切除术或子宫全切术。

4. 因肿瘤引起的阴道出血应做相应处理。

第三节　产后抑郁症

产后抑郁症(postpartum depression)是指产妇在分娩后出现抑郁症状,是产褥期精神综合征中最常见的一种类型。其发病率国外报道约为30%,多在产后2周内出现症状。

【临床表现】

临床表现与一般抑郁症状相同,产妇多表现为心情压抑、沮丧、情感淡漠、孤独、害羞、不愿与人交往、与家人关系不协调。有的产妇还表现为思维受损、主动性降低、反应迟钝、注意力难以集中、工作效率和处理事务的能力下降,以及厌食、睡眠障碍、易疲倦、性欲减退,还可能伴有一些躯体症状,如头晕、头痛、恶心、胃部灼烧、便秘、呼吸心率加快、泌乳减少等。重者甚至绝望,出现自杀或杀婴的倾向,有时陷入错乱或昏睡状态。

【诊断】

至今尚无统一的诊断标准。美国精神病学会(1994)制订的诊断标准如下:

1. 在产后2周内出现下列5条或5条以上症状,必须具备(1)(2)两项:

(1)情绪抑郁。

(2)对全部或多数活动明显缺乏兴趣或愉悦。

(3)体重显著增加或下降。

(4)失眠或睡眠过度。

(5)精神运动性兴奋或阻滞。

(6)疲劳或乏力。

(7)遇事均感毫无意义或有自罪感。

(8)思维能力减退或注意力不集中。

(9)反复出现想死亡的想法。

2. 在产后4周内发病。

【治疗】

1. 心理治疗 针对产妇内心的焦虑和不安,耐心解释和疏导,消除不良刺激,对产褥期妇女多加关心和无微不至的照顾,调整好家庭关系,养成良好的睡眠习惯。

2. 药物治疗 适用于中重度抑郁症及心理治疗无效患者。应在专科医师指导下用药为宜。应尽量选用不进入乳汁的抗抑郁药,首选 5-羟色胺再吸收抑制剂。

【预后】

产后抑郁症预后良好,约 70% 患者在 1 年内治愈,仅极少数持续 1 年以上;但再次妊娠,约有 20% 复发率;其第二代的认知能力可能受到一定的影响。

(王良玉)

思考题

练习题

1. 何谓产褥感染、产褥病率?
2. 产褥感染的病理类型有哪些? 每种病理类型如何处理?
3. 晚期产后出血的病因有哪些?

第十章 | 胎儿异常

教学课件

思维导图

学习目标

1. 掌握胎儿生长受限和巨大胎儿的定义；胎儿窘迫的诊断和处理。
2. 熟悉胎儿生长受限和巨大胎儿的诊治和处理；死胎的诊断和处理。
3. 了解胎儿先天畸形的诊治。
4. 能够进行优生优育的宣教。
5. 具备良好的沟通能力和稳定的工作情绪。

第一节 胎儿生长受限

小于孕龄儿（small for gestation age fetal，SGA）是指出生体重低于同胎龄应有体重第 10 百分位数的新生儿。SGA 也包含了健康小样儿，除了体重及体格发育较小外，各器官可无结构异常及功能障碍，无宫内缺氧表现。故并不是所有 SGA 均为病理性的生长受限。

胎儿生长受限（fetal growth restriction，FGR）是指受母体、胎儿、胎盘等病理因素影响，胎儿生长未达到其应有的遗传潜能，导致围生儿发病率和死亡率增加。临床上常以超声估测胎儿体重或出生体重低于相应孕龄的第 10 百分位数为诊断依据。

【病因与分类】

胎儿发育分 3 个阶段。①第 1 阶段（妊娠 17 周之前）：主要是细胞增生，所有器官的细胞数目均增加。②第 2 阶段（妊娠 17~32 周）：细胞继续增殖并增大。③第 3 阶段（妊娠 32 周之后）：细胞增生肥大为其主要特征，胎儿突出表现为糖原和脂肪沉积。根据其发生的时间、病因分为以下 3 类：

1. **内因性匀称型 FGR** 此型发生于胎儿发育第一阶段，由于基因或染色体异常或早期接触有害因素如病毒感染、弓形虫感染、放射线等，使胎儿在体重、头围和身长三方面发育均受抑制。特点：体重、身长、头径均相称，但小于该胎龄正常值。外表无营养不良表现，器官分化或成熟度与孕龄相符，但器官细胞数均减少，脑重量轻；胎盘小，但组织无异常。胎儿无缺氧表现。胎儿出生缺陷发生率高，预后不良。新生儿多有脑神经发育障碍伴智力障碍。

2. **外因性不匀称型 FGR** 此型发生于妊娠晚期，早期胚胎发育正常，至中晚期才受到有害因素影响。如由于并发妊娠期高血压疾病等使子宫胎盘血流灌注障碍引起。特点为新生儿发育不匀称，身长、头径与孕龄相符而体重偏低。外表呈营养不良或过熟儿状态，各器官细胞数正常，但细胞体积缩小；胎盘常有梗死、钙化、胎膜黄染等。分娩时对缺氧的耐受性下降易导致新生儿脑神经受损。出生时新生儿易出现低血糖。

3. **外因性匀称型 FGR** 为上述两项之混合型。其病因为母儿双方因素，多因缺乏重要生长因素，如叶酸、氨基酸、微量元素或有害药物影响所致，在整个妊娠期间均产生影响。特点：身长、体重、头径相称，但均小，外表有营养不良表现。各器官细胞数目减少，导致器官体积均缩小，肝脾严重受累,脑细胞数也明显减少。胎盘小,外观正常。宫内缺氧不常见,但存在代谢不良。新生儿的生长与智力发育常常受到影响。

【诊断】

FGR 诊断困难,往往在生后才能确诊,临床上可通过下列方法,在孕期进行筛查。准确核实孕周是诊断 FGR 的重要前提。

1. 临床筛查

(1)**宫高、腹围值测量**:受到孕妇年龄、肥胖程度、合并肌瘤等多种因素影响,敏感性变异大。连续 3 周测量均低于第 10 百分位数,以此为筛选 FGR 指标。

(2)**胎儿发育指数**:胎儿发育指数=宫高(cm)−3×(月份+1),指数在−3 和+3 之间为正常,小于−3 提示可能有 FGR。

(3)**孕妇体重**:妊娠晚期,孕妇体重每周增长 0.5kg,若体重增长停滞或缓慢可能为 FGR。

2. 辅助检查筛查

(1)**B 型超声测量**:对有高危因素的孕妇要从妊娠早期开始定期行超声检查,监测胎儿生长发育指标。常用参数有胎儿双顶径(BPD)、股骨长(FL)及头围(HC)、腹围(AC)等,并建议动态监测。

1)胎儿头围与腹围比值(HC/AC):当比值小于正常同孕周平均值的第 10 百分位数,可能为 FGR。

2)胎儿双顶径(BPD):每周增长<2.0mm,或每 3 周增长<4.0mm,或每 4 周增长<6.0mm,或妊娠晚期每周增长<1.7mm,均应考虑有 FGR 的可能。

3)羊水量与胎盘成熟度:多数 FGR 出现羊水过少、胎盘老化的 B 型超声图像。

(2)**彩色多普勒超声检查**:脐动脉舒张末期血流缺失或反向,提示可能需要干预和考虑分娩时机,建议转诊至有 FGR 监护和诊治经验的医疗中心进一步监测。必要时可行胎儿大脑中动脉血流(MCA)和静脉导管多普勒血流检查。

(3)**实验室检查**:FGR 合并羊水过多或胎儿畸形以及妊娠 32 周前诊断为 FGR 的孕妇应进行遗传咨询和产前诊断。还可行抗心磷脂抗体(ACA)的测定,研究表明抗心磷脂抗体与 FGR 的发生有关。

(4)**TORCH 感染检查**:对于 FGR,建议常规行弓形虫、风疹、巨细胞病毒和单纯疱疹病毒及其他(TORCH)筛查,尤其是巨细胞病毒和弓形虫的产前筛查。

【治疗】

1. 寻找病因 对于临床怀疑 FGR 的孕妇,找到其可能的致病因素,针对病因预防和治疗。如预测并预防妊娠期高血压疾病、孕前 TORCH 检查、抗磷脂抗体测定、超声系统性结构异常排查、胎儿染色体检查等等。

2. 妊娠期治疗 FGR 的治疗原则是积极寻找病因、补充营养、改善胎盘循环,加强胎儿监测、适时终止妊娠。

3. 改善子宫胎盘血供,营养支持,但治疗效果欠佳。

(1)**一般治疗**:左侧卧位,均衡饮食,加强营养,定时吸氧。

(2)**药物治疗**:子痫前期高危孕妇,孕 16 周前给予阿司匹林,除预防子痫前期外,也可以预防 FGR。

4. 补充营养物质 临床上通常静脉给予氨基酸、葡萄糖、能量合剂。补充多种维生素、钙、铁、锌等微量元素。但目前尚无证据表明静脉营养治疗或低分子肝素对治疗 FGR 有效。

5. 胎儿健康状况监测 无应激实验(NST)、胎儿生物物理监测、胎儿血流监测如脐动脉彩色多普勒、大脑中动脉收缩期血流峰值、静脉导管血流等监护胎儿状况。

6. 产科处理

（1）**继续妊娠**：妊娠未足月，胎儿状况良好，胎盘功能正常，孕妇无并发症与合并症，在严密监测下可继续妊娠，当孕周>37周，可以考虑积极分娩终止妊娠。如果继续期待观察，需要和家属沟通期待观察与积极分娩的利弊。

（2）**终止妊娠**：①治疗后 FGR 无改善，胎儿停止生长3周以上。②胎盘老化，伴有羊水过少等胎盘功能低下表现。③NST、胎儿生物物理评分及胎儿血流测定等提示胎儿缺氧。④妊娠合并症、并发症病情加重，继续妊娠将危害母婴健康或生命者，均应尽快终止妊娠；一般在妊娠34周左右考虑终止妊娠，若孕周未达到34周者，应促胎肺成熟后再终止妊娠。⑤对于孕34周~36周$^{+6}$的FGR，应完善对胎儿健康情况的系统评估，密切随访病情的变化。如胎儿监护情况良好，可期待至妊娠37周以后分娩。

（3）**分娩方式**：FGR 胎儿对缺氧耐受力差，应适当放宽剖宫产指征。若存在脐动脉血流异常（舒张末期血流缺失或反向）时，建议剖宫产；若胎儿情况良好，胎盘功能正常，胎儿成熟，毕晓普（Bishop）宫颈成熟度评分≥7分，羊水量及胎位正常，无其他禁忌者，可经阴道分娩。

第二节　胎儿先天畸形

胎儿先天畸形（fetal congenital malformation）指胎儿在宫内形成的身体结构形态异常。主要与遗传、环境、食物、药物、母体疾病、病毒感染等有关。在围生儿死亡中先天畸形占第一位。随着产前诊断技术及胎儿医学的发展，可采取措施预防先天畸形的发生或在宫内早期诊断和处理，从而降低先天畸形儿的出生率。

常见的缺陷发生顺序为无脑儿、脑积水、开放性脊柱裂、脑脊膜膨出、腭裂、先天性心脏病、21-三体综合征、腹裂、脑膨出。在妊娠18~24周进行 B 型超声可检查出一些常见的胎儿畸形。

一、无脑儿

无脑儿是胎儿先天畸形中最常见的一种，系前神经孔闭合失败所致。女胎比男胎多4倍，由于缺少颅盖骨，脑部发育极为原始，脑髓暴露，眼球突出呈"蛙样"面容，颈项短，无大脑，仅见颅底或颅底部分脑组织，不能存活。若羊水过多常早产，无羊水过多常表现为过期妊娠。

【**诊断**】

腹部检查时感觉胎头较小，肛门和阴道检查时，可扪及凹凸不平的颅底部。无脑儿脑膜直接暴露在羊水中，使羊水甲胎蛋白（AFP）呈高值；孕14周后，B 型超声探查见不到圆形颅骨光环，头端有不规则"瘤结"。

【**处理**】

一经确诊应引产。分娩过程中可能因胎头小不能扩张软产道导致肩难产，有时需耐心等待。如合并脑脊膜膨出，可于膨出部位穿刺放出内容物或毁胎结束分娩。

二、脊柱裂

脊柱裂属脊椎管部分未完全闭合状态。脊柱裂有3种。①隐性脊柱裂：仅有脊椎管缺陷，外面有皮肤覆盖，脊髓和脊神经多正常。②脊髓脊膜膨出：两个脊椎骨缺损，脊膜可从椎间孔突出，表面可见皮肤包着的囊，囊大时可含脊膜、脊髓及神经。③脊髓裂：形成脊髓部分的神经管缺失，停滞在神经褶和神经沟阶段，同时合并有脊柱裂（图10-1）。

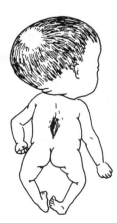

图 10-1　脊柱裂

【诊断】

妊娠 18~20 周时 B 型超声探及某段脊柱两行强回声的间距变宽,或形成角度呈 V 形或 W 形,脊柱短小呈不规则弯曲,不完整或伴有不规则囊性膨出物可确诊。

【处理】

脊柱裂患儿死亡率和病残率均较高,应建议引产。

三、脑积水

脑积水是脑脊液过多(500~3 000ml)地蓄积于脑室系统内,致脑室系统扩张和压力升高,常压迫正常脑组织。表现为颅腔体积增大,颅缝明显增宽,囟门显著增大。胎儿常伴有脊柱裂、足内翻等畸形。

【诊断】

腹部检查,胎头宽大,与胎体比例不相称,头先露时跨耻征阳性,胎心位置高。阴道检查盆腔空虚,颅缝、囟门宽大,颅骨软而薄,触压有乒乓球感。B 型超声检查:孕 20 周后,颅内大部分被液性暗区占据,中线漂动,脑组织受压变薄,胎头周径显著大于腹周径。合并脊柱裂者孕妇羊水或血清中的甲胎蛋白增高。

【处理】

一旦确诊及早引产。不论头先露还是臀先露均可根据宫口开大程度,在 B 型超声指引下经腹或经阴道穿刺囟门或颅缝放脑积液,使胎头缩小而娩出。

第三节　胎儿窘迫

胎儿在子宫内因急性或慢性缺氧危及其健康和生命者,称胎儿窘迫(fetal distress)。分为急性胎儿窘迫和慢性胎儿窘迫两种。急性常发生在分娩期,慢性发生在妊娠晚期,但可延续到分娩期并加重。

【病因】

胎儿供氧环节发生障碍或胎儿自身因素异常均可导致胎儿窘迫。

1. 母体因素　母体血氧含量不足是重要原因,有微小动脉供血不足(如高血压、妊娠期高血压疾病等);红细胞携氧量不足(如贫血、心脏病心衰等);子宫胎盘血运受阻(产程延长、急产、缩宫素使用不当等);孕妇应用麻醉药及镇静剂过量,抑制呼吸;产前出血性疾病、创伤、休克等。

2. 胎盘、脐带因素　脐带缠绕、过短、打结、扭转等;胎盘功能低下、过期妊娠、胎盘发育障碍、胎盘形状异常和胎盘感染等。

3. 胎儿因素　胎儿心血管系统功能障碍、颅内出血、母儿血型不合、胎儿畸形等。

【临床表现及诊断】

1. 急性胎儿窘迫　多发生于分娩期。

(1)胎心率变化:缺氧早期,胎儿电子监护可出现胎心基线代偿性加快,缺氧严重时可出现晚期减速或重度变异减速。基线变异减少或缺失伴频繁晚期减速或重度变异减速时提示胎儿缺氧严重,可随时胎死宫内。

(2)胎动:缺氧初期为胎动频繁,随着缺氧加重,胎动强度由强变弱,次数逐渐减少,直至消失。

(3)**羊水胎粪污染**:羊水中胎粪污染不是胎儿窘迫的征象。出现羊水胎粪污染时,如果胎心监护正常,不需要进行特殊处理;如果胎心监护异常,存在宫内缺氧情况,会引起胎粪吸入综合征(meconium aspiration syndrome,MAS),造成不良胎儿结局。

(4)**酸中毒**:取胎儿头皮血行血气分析,若胎儿头皮血 pH<7.20(正常值 7.25~7.35),PO_2<10mmHg

（正常值 15~30mmHg），PCO$_2$>60mmHg（正常值 35~55mmHg），可诊断为酸中毒。

2. 慢性胎儿窘迫　多发生在妊娠晚期，临产后多转为急性胎儿窘迫。胎动减少是其最早的信号，正常胎动计数>5 次/h，若<6 次/2h 或减少 50% 者提示胎儿缺氧可能；还可根据脐动脉多普勒超声血流、胎儿电子监护、胎儿生物物理评分等进行评估诊断。

【处理】

1. 急性胎儿窘迫

（1）**一般处理**：左侧卧位，面罩或鼻导管给氧。

（2）**病因治疗**：如及时停用缩宫素，必要时使用宫缩抑制剂如硫酸镁等；若仰卧位低血压综合征者，应指导患者取左侧卧位；及早纠正脱水、酸中毒及电解质紊乱。

（3）**尽快终止妊娠**

1）剖宫产：宫口未开全或预计短期内无法阴道分娩的，指征有：①胎心基线变异消失伴胎心基线<110 次/min，或伴频繁晚期减速，或伴有频繁重度变异减速。②正弦波。③胎儿头皮血 pH<7.20。

2）阴道分娩：宫口已开全，胎头双顶径已达坐骨棘平面以下，应尽快阴道助娩。

无论何种方式结束分娩，均应做好抢救新生儿窒息的准备。

2. 慢性胎儿窘迫　应针对病因，结合孕周、胎儿成熟度和缺氧的严重程度决定处理。

（1）**一般处理**：左侧卧位。定时吸氧，每日 2~3 次，每次 30min。积极治疗妊娠并发症及合并症。

（2）**期待疗法**：孕周小，估计胎儿出生后存活可能性小，尽量保守治疗以延长孕龄，同时给予地塞米松促胎肺成熟，等待胎儿成熟后终止妊娠。

（3）**终止妊娠**：妊娠近足月，胎动减少，胎盘功能进行性减退，胎心监护出现胎心基线率异常伴基线波动异常、OCT 出现频繁晚期减速或重度变异减速、胎儿生物物理评分<4 分者，以剖宫产术终止妊娠为宜。

第四节　死　胎

妊娠 20 周后胎儿在宫内死亡，称为死胎（fetal death）。死胎在宫内滞留过久，变性的胎盘释放的凝血活酶进入母体循环，可引起母体凝血功能障碍。胎儿在分娩过程中死亡，称为死产（stillbirth）。

【病因】

1. 胎盘及脐带因素　如前置胎盘、胎盘早剥、血管前置、脐带绕颈绕体、脐带打结、脐带过短、脐带脱垂等。

2. 胎儿因素　如严重胎儿畸形、胎儿生长受限、胎儿感染、遗传性疾病、母儿血型不合等。

3. 孕妇因素　如孕妇合并有妊娠期高血压疾病、糖尿病、慢性肾炎、心血管疾病、各种原因引起的休克等。

【临床表现】

胎儿死亡后，孕妇自觉胎动消失，子宫不再继续增大，体重下降、胎心消失。胎儿死亡之后，约 80% 在 2~3 周内自然娩出，胎死宫内 4 周以上，弥散性血管内凝血发生机会增多。

【诊断】

孕妇自觉胎动停止，检查时听不到胎心，子宫比妊娠周数少，可考虑死胎。B 超发现胎心和胎动消失。

【处理】

死胎一经确诊，应给予引产，原则是尽量经阴道分娩，特殊情况可选择剖宫取胎术。应寻找死胎病因,建议尸体解剖及胎盘、脐带、胎膜病理检查及染色体检查,并做好产后咨询。

引产方式应根据孕周、子宫有无瘢痕及孕妇意愿综合考虑,引产方法有经羊膜腔内注入依沙吖啶引产、缩宫素引产或米索前列醇引产等。

死胎超过3~4周尚未排出者,可能引起母体凝血功能障碍,应做凝血功能检查,还需预防产后出血和感染。

第五节 巨大胎儿

巨大胎儿是指胎儿出生体重达到或者超过4 000g者。常见于孕妇营养过度、妊娠合并糖尿病、过期妊娠、父母身材高大等。因胎儿巨大,肩周径增大,往往容易造成不良后果,如头盆不称,肩难产而导致母儿的受伤。

【诊断】

1. 病史 详细询问产妇的既往史,有无糖尿病史、难产史、巨大胎儿分娩史;查看产妇是否营养过度、是否身材高大或过期妊娠。

2. 临床表现 孕妇自觉腹部增大迅速,且有沉重感。因胎儿生长过快过大,压迫后有时可出现呼吸困难。触诊:宫高、腹围大于妊娠月份;胎体大,先露高浮;听诊:胎心音位置较正常稍高。若宫高≥35cm,腹围≥110cm,或宫高+腹围>140cm,高度提示巨大胎儿。

3. 实验室检查及其他检查 疑糖尿病者,孕产妇应做血糖、尿糖检查。若B超提示胎体及胎头双顶径均大,当双顶径≥10.0cm时,应考虑巨大胎儿,同时需与双胎、羊水过多、脑积水相鉴别。

【处理】

1. 妊娠期 孕期加强产前检查,及早发现和确诊巨大胎儿及有无并发症,如有糖尿病,应积极治疗。

2. 分娩期 临产后充分估计胎儿大小,头盆关系。

(1)有明显头盆不称或胎位异常者,应行剖宫产术结束分娩。

(2)对临床上怀疑巨大胎儿,在阴道试产过程中,应密切观察,试产时间不宜过久,慎用缩宫素。必要时适当放宽剖宫产指征,尽量避免阴道手术产。

(3)经阴道分娩者,要防止肩难产,巨大胎儿和第二产程延长是肩难产的预警信号。当胎头在会阴部暴露而又回缩,肩难产可能发生。一旦发生肩难产,应立即组织多名人员抢救,应尽量缩短从胎头娩出到胎体娩出的时间,降低肩难产导致的母婴并发症。

(4)同时做好抢救新生儿的准备。处理应考虑从增大骨盆的空间和减小双肩径这两个方面解除嵌顿的胎肩,避免粗暴牵拉胎头或胎颈,不可忙乱地按压宫底,以免母儿损伤。

3. 产褥期 预防产后出血和产褥感染,做好新生儿的护理。

【预防】

1. 预防与控制孕妇糖尿病,维持良好的血糖控制。

2. 产前检查中,指导合理营养,适当活动,控制孕期体重的增长,减少巨大胎儿的发生。

3. 妊娠延期或过期妊娠时,要正确核实预产期,加强宣教过期妊娠危害,适时结束分娩,以减少巨大胎儿的发生率。

4. 较准确地估计胎儿体重,及时发现巨大胎儿,选择合适的分娩方式。凡产妇肥胖(体重≥80kg),有分娩巨大胎儿史者,应结合临床、B超检查,充分估计胎儿体重,放宽剖宫产指征,尽量避免阴道试产,使肩难产发生率降低。

(王良玉)

思考题

1. 简述胎儿生长受限的治疗原则。
2. 如何诊断急性胎儿窘迫?

ER 10-3

练习题

第十一章 | 妊娠期并发症

ER 11-1　教学课件　　ER 11-2　思维导图

学习目标

1. 掌握各种类型自然流产和异位妊娠的临床表现、诊断、鉴别诊断及处理原则;早产的诊断要点及处理原则;妊娠期高血压疾病基本病理生理变化、分类及临床表现;妊娠期肝内胆汁淤积症的诊断及对母儿的影响;前置胎盘、胎盘早剥的分类、临床表现及对母儿的危害;羊水量异常的诊断及处理;过期妊娠对母儿的危害及处理;多胎妊娠的诊断、并发症及处理。

2. 熟悉流产、早产、异位妊娠的病因及病理;妊娠期肝内胆汁淤积症的临床处理;前置胎盘、胎盘早剥及羊水量异常的病因、病理生理变化、鉴别诊断;妊娠期高血压疾病的病因及发病相关因素;多胎妊娠的类型及特点。

3. 了解早产的防治措施;妊娠期高血压疾病、前置胎盘、胎盘早剥、羊水量异常的预防措施。

4. 具有正确借助辅助检查判定各种类型流产、早期识别及转诊早产和异位妊娠的能力;对急腹症患者给予紧急处理的能力;救治产科出血性休克、子痫的基本技能,能正确观察妊娠并发症孕妇的病情,给予正确诊断处理。

5. 能与患者及家属进行良好沟通;对患者进行相关疾病的健康教育。

第一节 流 产

情境导入

患者女性,28 岁,已婚,停经 62d,阴道流血 2d,出血量增多伴下腹痛 6h 于 2023 年 5 月 20 日就诊,患者末次月经 2023 年 3 月 19 日,2d 前无诱因阴道少量流血,今日凌晨突然阴道流血增多,如平时月经量 3~4 倍,自诉排出烂肉样组织 1 块,无水泡排出,伴下腹阵发性隐痛,既往体健,月经规律。查体:脉搏 98 次/min,血压 90/60mmHg,神志清楚,贫血貌。妇科检查:外阴大量血迹,宫颈着色,无举痛,宫口松弛,可见鲜红色血液自宫口间歇性流出,宫体前位,如孕 40d 大小,软,活动,无压痛,双侧附件未及异常。

工作任务:

1. 该患者应进行哪些辅助检查?

2. 对该患者的处理原则是什么?

妊娠不足 28 周、胎儿体重不足 1 000g 而终止者,称为流产(abortion)。妊娠于 12 周前终止者称为早期流产,妊娠 12 周至不足 28 周终止者称为晚期流产。流产又分为自然流产(spontaneous abortion)和人工流产(artificial abortion)。自然流产的发生率占妊娠总数的 10%~15%,其中早期流产约占 80% 以上。约 2/3 的早期流产为隐性流产(silent miscarriage),即发生在月经期前的流产,也

称生化妊娠（biochemical pregnancy）。

【病因】

病因包括胚胎因素、母体因素及环境因素。

1. 胚胎因素 胚胎或胎儿染色体异常是早期自然流产的主要原因，占50%~60%。染色体异常包括染色体数目异常和结构异常，染色体数目异常以三体多见，如13三体、18三体、21三体等，三倍体及四倍体少见。胚胎染色体异常可来自夫妇一方或双方，也可因受精卵分化发育过程异常所致，随着孕妇年龄的增加，胚胎染色体异常的概率增加。染色体结构异常主要包括平衡易位、倒位、缺失、重复等。

2. 母体因素

（1）**全身性疾病**：孕妇合并全身性疾病如高热、严重感染、严重贫血、心力衰竭、血栓性疾病、慢性肝肾疾病、慢性消耗性疾病或高血压病等均有可能引发流产，孕妇TORCH感染对孕妇影响不大，但可引起胎儿感染，导致流产。

（2）**生殖器官疾病**：孕妇有子宫畸形（如子宫发育不良、双角子宫、单角子宫等）、子宫肌瘤、子宫腺肌病、宫腔粘连等影响胚胎着床发育而导致流产；宫颈内口松弛、宫颈重度裂伤、宫颈锥切术后可因宫颈功能不全引发胎膜早破而发生晚期自然流产。

（3）**内分泌异常**：甲状腺功能减退、黄体功能不足（又称黄体功能不全）、多囊卵巢综合征和糖尿病等均可导致流产。

（4）**创伤刺激**：妊娠早期行腹部手术、妊娠中晚期外伤、性交过频、心理的不良刺激等也可引发流产。

（5）**不良习惯**：孕妇过量吸烟、酗酒、过量饮用咖啡、吸食毒品等均可引起流产。

（6）**免疫功能异常**：包括自身免疫功能异常和同种免疫功能异常。自身免疫功能异常者可表现为一种或多种自身抗体阳性，如抗磷脂抗体、抗 β_2 糖蛋白抗体、抗核抗体、狼疮抗凝血因子等，或同时存在风湿免疫性疾病如系统性红斑狼疮、干燥综合征等。母体对胚胎及胎儿的免疫耐受是妊娠继续的基础，胎儿属于同种异体移植物，妊娠期间同种免疫功能异常，如自然杀伤细胞数量及活性升高，巨噬细胞功能异常，封闭抗体缺乏，T淋巴细胞、B淋巴细胞异常，均可能引发流产。

3. 环境因素 妊娠期过多接触放射线和砷、铅、苯、甲醛、氯丁二烯、氧化乙烯等化学物质，均可能引起流产。

【病理】

妊娠8周前的早期流产，胚胎多先死亡，伴有底蜕膜出血并与胚胎绒毛分离，已分离的胚胎组织如异物引起子宫收缩，致妊娠产物被排出。由于此时胎盘绒毛发育尚不成熟，与子宫蜕膜联系不牢固，胚胎绒毛易与底蜕膜分离，妊娠产物多能完全排出，出血量不多。

当妊娠8~12周时，胎盘尚未形成，但胎盘绒毛发育茂盛，与底蜕膜紧密连接，流产的妊娠产物多不易完整排出，残留于宫腔内的妊娠产物影响子宫收缩，故出血量较多。

妊娠12周后的晚期流产，胎盘已完全形成，流产时先出现腹痛，继之排出胎儿及胎盘。

【临床表现及类型】

流产的临床表现主要为停经、阴道流血和腹痛。临床过程表现早期流产先出现阴道流血，而后剥离的胚胎组织刺激子宫收缩出现腹痛。晚期流产过程与早产相似，先出现腹痛，而后排出胎儿胎盘，出血一般不多。根据自然流产发展的不同阶段，分为先兆流产、难免流产、不全流产和完全流产；此外流产可有3种特殊情况，即稽留流产、复发性流产和流产感染。

1. 先兆流产（threatened abortion） 指妊娠28周前出现阴道少量流血，常为暗红色或血性白带，无或伴有轻微阵发性下腹痛、腰坠痛。妇科检查子宫大小与停经周数相符，宫颈口未开，胎膜未破，妊娠产物未排出。若症状消失可能继续妊娠；若阴道流血量增多或腹痛加剧，则可能发展为难免流产。

2. 难免流产（inevitable abortion） 流产已不可避免。在先兆流产的基础上，阴道流血量增多，阵发性下腹痛加剧，或出现阴道排液（胎膜已破裂）。妇科检查子宫与停经周数相符或略小，宫颈口已扩张，有时可见胚胎组织或胎囊堵塞在宫颈口。

3. 不全流产（incomplete abortion） 难免流产继续发展，部分妊娠产物排出宫腔，尚有部分残留在宫腔内或嵌顿于宫颈口处，影响子宫收缩，导致大量出血，甚至休克。妇科检查子宫小于停经周数，宫颈口已扩张，妊娠产物堵塞于宫颈口，血液自宫颈口持续性流出。

4. 完全流产（complete abortion） 妊娠产物已全部排出，阴道流血逐渐停止，腹痛随之消失。妇科检查子宫接近正常大小，宫颈口已关闭。

自然流产的临床发展转归过程简示如下（图 11-1）：

5. 稽留流产（missed abortion） 又称过期流产。指胚胎或胎儿死亡滞留宫腔内尚未自然排出者，可以有或无阴道流血、腹痛等症状。表现为子宫不再增大反而缩小，早孕反应消失，如已到中期妊娠孕妇腹部不见增大，胎动消失。妇科检查宫颈口未开，子宫小于停经周数，未闻及胎心音。此外，胚胎死亡较长时间仍未排出，常导致流产组织机化，与子宫壁紧密粘连，不易完全剥离。胚胎组织稽留于宫腔时间过久，可能造成母体发生凝血功能障碍，导致弥散性血管内凝血（disseminated intravascular coagulation，DIC），引起严重出血。

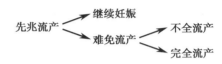

图 11-1 自然流产的临床发展转归过程

6. 复发性流产（recurrent spontaneous abortion，RSA） 指与同一配偶连续发生 2 次及以上的自然流产。每次流产多发生在同一妊娠月份；复发性流产多为早期流产，可由胚胎染色体异常、免疫因素、内分泌因素引起，少数为晚期流产，可由子宫解剖结构异常、免疫功能异常、血栓前状态等引起。

7. 流产感染（septic abortion） 流产过程中，若阴道流血时间长，有组织残留于宫腔内或非法堕胎无菌操作不当等，可能引起宫腔感染，常为厌氧菌及需氧菌混合感染，严重时感染可扩展至盆腔、腹腔甚至全身，并发盆腔炎、腹膜炎、败血症及感染性休克。

【诊断】

根据病史及临床表现多能确诊自然流产，确诊后还需进一步确定临床类型。

1. 病史 根据停经史或反复流产史，早孕反应、阴道流血（流血量、颜色及持续时间）、腹痛（部位、性质、程度），有无阴道排液及妊娠产物排出等多能确诊为流产并识别流产类型。

2. 体格检查 测量体温、脉搏、呼吸、血压，有无感染及贫血体征；妇科检查（外阴消毒后）了解宫颈口是否扩张，胎囊是否膨出、破裂，有无妊娠产物堵塞于宫颈口内，有无血液自子宫颈管流出，子宫大小与停经周数是否相符；子宫及双侧附件有无压痛、包块。疑为先兆流产时，操作尤其要轻柔。

3. 辅助检查

（1）超声检查：可辅助鉴别诊断和确定流产类型。疑为先兆流产时，应了解妊娠囊的形态及位置，判定有无胎心，确定胚胎或胎儿是否存活；若妊娠囊形态异常或位置下移，则预后不良。不全流产及稽留流产均可借助超声检查协助确诊。

（2）尿液、血 hCG 测定：可采用 hCG 检测试纸检测尿液明确是否妊娠；连续检测血清 hCG 的变化有助于诊断及判断预后，正常妊娠 6~8 周时，hCG 值每日应以 66% 的速度增长，若 48h 增长速度 <66%，提示本次妊娠预后不良。

（3）孕酮测定：孕酮呈脉冲式释放，血孕酮测定值波动程度大，对临床指导意义不大。

4. 宫颈功能不全的诊断 因先天发育异常，或后天损伤导致宫颈功能异常，不能维持妊娠。其多表现为不明原因晚期流产史,分娩前无明显宫缩,娩出胎儿存活。主要根据病史、临床表现、超声检查做出诊断。

【鉴别诊断】

首先,应鉴别流产的类型(表 11-1)。早期自然流产应与异位妊娠、葡萄胎、功能失调性子宫出血及子宫肌瘤等相鉴别。

表 11-1　各种类型流产的鉴别诊断

类型	病史			妇科检查	
	出血量	下腹痛	组织排出	宫颈口	子宫大小
先兆流产	少	无或轻微	无	闭	与妊娠周数相符
难免流产	中→多	加剧	无	扩张	相符或略小
不全流产	少→多	减轻	部分排出	扩张或有组织物堵塞	小于妊娠周数
完全流产	少→无	无	完全排出	闭	正常或略大

【处理】

确诊流产后,应根据不同类型给予相应的处理。

1. 先兆流产　处理原则为卧床休息,禁性生活,减少刺激。必要时给予对胎儿危害小的镇静剂。黄体功能不足者,每日肌内注射孕酮 10~20mg,也可口服孕激素制剂保胎治疗。甲状腺功能减退者,整个孕期补充甲状腺素。经治疗,若阴道流血停止,超声检查提示胚胎存活,可继续妊娠;若临床症状加重,超声检查发现胚胎发育不良或异常,监测血 hCG 水平不升或者下降,应停止保胎治疗,终止妊娠。

2. 难免流产　一经确诊,应尽早促使胚胎及胎盘组织完全排出。早期流产应行吸宫术,吸出物应仔细检查,并送病理检查,必要时行绒毛染色体核型分析。晚期流产时,因子宫较大,给予缩宫素促进子宫收缩。当胎儿及胎盘排出后,应仔细检查胎儿及胎盘是否完整,必要时行清宫术。应给予抗生素预防感染。

3. 不全流产　一经确诊,无合并感染者应立即行吸宫术或钳刮术,清除宫腔内残留组织。如阴道大量出血伴有休克者,应在输血、输液,积极纠正休克的同时行清宫术,并给予抗生素预防感染。

4. 完全流产　流产症状消失,经超声检查证实宫腔内无残留,如无感染征象,一般不需特殊处理。

5. 稽留流产　因胎盘组织机化,可能与子宫壁粘连,致使刮宫困难。稽留时间过长可能发生凝血功能障碍,导致弥散性血管内凝血,发生严重出血。检查血常规、血小板计数及凝血功能检查,并做好输血准备。若凝血功能正常,可先连用 3~5d 雌激素提高子宫平滑肌对缩宫素的敏感性。子宫小于 12 孕周者,可行刮宫术,有时因胎盘与子宫壁粘连紧密,需小心操作谨防子宫穿孔,一次不能刮净者可于 5~7d 后再次刮宫。子宫大于 12 孕周者,可采用缩宫素或前列腺素等进行引产,促使胎儿胎盘排出。若出现凝血功能障碍者,应尽早用肝素、纤维蛋白原及输新鲜冰冻血浆,待凝血功能好转后再行刮宫或引产。

6. 复发性流产　考虑染色体异常的夫妇应于孕前进行遗传咨询,确定是否可以妊娠及妊娠方式。黏膜下子宫肌瘤、宫腔粘连、子宫畸形考虑行手术治疗。宫颈功能不全者,可于 12~14 周行宫颈内口环扎术,术后定期随诊,提前住院待产,分娩发动前拆除缝线。宫颈环扎术后出现流产征象,应及时拆线,以免造成宫颈撕裂。黄体功能不足者应肌内注射孕酮 20~40mg/d,或者使用孕酮阴道制剂,也可考虑口服孕酮;甲状腺功能减退者应在孕前和孕期补充甲状腺素;当原因不明的复发性流产妇女再次妊娠时,处理同先兆流产,需用药至妊娠 12 周或超过以往发生流产的周数。抗磷脂抗体阳性者的治疗:①阿司匹林 75mg/d。②低分子肝素皮下注射。继发于自身免疫性疾病(如系统性红斑狼疮,干燥症等)的抗磷脂抗体阳性患者,除抗凝外,还需使用免疫抑制剂。

7. 流产感染 治疗原则为控制感染的同时尽快清除妊娠产物。如阴道流血不多,应首先控制感染,选用广谱抗生素 2~3d,待感染控制后再行刮宫。如阴道流血量多,应在抗感染以及静脉输液、输血的同时,钳夹残留组织,待感染控制后,再行刮宫术清除宫内残留组织。切不可用刮匙全面搔刮宫腔,以免感染扩散。若已合并感染性休克者,先积极抗休克治疗,待病情稳定后再行刮宫术清除宫内残留组织。

第二节 早 产

情境导入

25 岁女性,孕 7 个多月,腹痛 5h,于 2023 年 8 月 18 日入院。患者平素月经规律,末次月经 2023 年 1 月 20 日,孕期顺利,昨日搬家稍劳累,5h 前开始下腹坠痛,阵发性,无阴道排液,阴道少许血性分泌物,休息后无好转而入院。孕 1 产 0。查体:T 36.0℃,P 82 次/min,R 18 次/min,BP 108/75mmHg。产科情况:宫高 27cm,腹围 98cm,宫体无压痛,宫缩不规律。胎位:左枕前,未入盆,胎心 146 次/min。消毒后行阴道检查:宫颈长度 1cm,宫口可容 1 指尖。超声检查:宫内妊娠,单活胎,LOA,胎头双顶径 7.2cm,羊水指数 14.28cm,母体宫颈内口呈 V 形扩张,宽约 1.03cm,宫颈长度 1.98cm。

工作任务:

1. 该患者初步诊断是什么?诊断依据是什么?
2. 对该患者的处理原则是什么?

早产(premature delivery)指妊娠满 28 周至不满 37 足周分娩者。此时娩出的新生儿称早产儿。有些国家已将早产时间的下限定义为妊娠 24 周或 20 周。早产儿各器官发育尚不成熟,出生孕周越小,体重越轻,预后越差。据统计,国内早产占分娩总数的 5%~15%,出生后 1 岁以内死亡的婴儿约 2/3 为早产儿。随着早产儿、低体重儿治疗的进步,早产儿生存率明显提高,伤残率下降。

【分类及高危因素】

1. 分类 按照早产发生的原因分为自发性早产和治疗性早产。自发性早产包括胎膜完整早产和胎膜早破早产。本章节重点讨论单胎胎膜完整的早产。

2. 高危因素 早产的高危因素包括:①晚期流产或早产史。②体重指数 $<19kg/m^2$。③子宫颈手术史(宫颈锥切术、宫颈环形电切术)。④子宫畸形。⑤子宫过度膨胀如多胎妊娠、羊水量过多。⑥烟酒嗜好或吸毒。⑦辅助生殖技术助孕。⑧宫内感染。⑨有妊娠并发症或合并症。

【临床表现及诊断】

早产的主要临床表现是子宫收缩,最初为不规律子宫收缩,常伴少许阴道流血,逐渐发展为规律宫缩,伴随子宫颈管消失和宫口扩张,其过程与足月临产相似,发生胎膜早破较足月临产多。早产可以分为先兆早产和早产临产两个阶段。早产应与妊娠晚期出现的生理性子宫收缩进行鉴别,生理性子宫收缩一般无痛感,不规律,不伴有子宫颈管消退和宫口扩张等改变。

1. 先兆早产 是指出现规律或不规律宫缩,宫颈尚未扩张,经阴道超声测量宫颈长度≤20mm。

2. 早产临产 是指出现规律宫缩(20min≥4 次或 60min≥8 次);伴子宫颈管缩短≥80%;宫颈口扩张。

【处理】

当母胎情况允许时,应尽可能延长孕周;如早产已不可避免时,应促胎肺成熟,提高早产儿的存活率。

1. 休息 宫缩较频繁、宫颈尚无改变、胎膜未破者,不必卧床休息和住院,但要尽量减少活动强度,避免长久站立;宫颈已有改变的先兆早产者,需住院,相对卧床休息。

2. 抑制宫缩 目的是防止即刻早产,为完成促胎肺成熟治疗和转诊赢得时间。宫缩抑制剂适用于延长孕周对母儿有益者。

(1) **钙通道阻滞剂**:作用机制是抑制钙离子内流,从而抑制子宫平滑肌收缩。常用药物为硝苯地平,用法为 10mg 口服,每 6~8h 口服一次,应密切监测孕妇心率及血压变化,以防血压过低。

(2) **前列腺素合成酶抑制剂**:前列腺素合成酶抑制剂可减少前列腺素的合成或抑制前列腺素的释放以抑制宫缩。常用药物为吲哚美辛。大剂量长期使用可能引起动脉导管提前关闭,导致肺动脉高压;且可使胎肾血管收缩,抑制胎尿形成,导致羊水减少的副作用,故此类药物尽量在孕 32 周前短期使用,用药过程密切监测羊水量及胎儿动脉导管血流。

(3) **β₂-肾上腺素受体激动药**:此类药物常用的为利托君,作用于子宫平滑肌细胞膜上的 β₂ 受体。副作用主要有母儿心率增快、血糖升高、水钠潴留,血钾降低等,故对妊娠合并心脏病、甲状腺功能亢进、未控制的糖尿病、重度子痫前期以及明显产前出血者慎用或禁用。利托君起始剂量为以 0.05~0.10mg/min 的滴速静脉滴注,根据宫缩调节,每 10min 增加 0.05mg/min,最大量至 0.35mg/min。待宫缩抑制后至少持续滴注 12h,再改为口服 10mg,每 4~6h 一次。用药期间密切观察孕妇心率、血压、宫缩变化,每日静脉输液量限制在 2 000ml,防治肺水肿;监测血糖,电解质。观察发现孕妇心率>120/min,应减慢滴数;心率>140/min,应立即停药;如出现胸痛,应立即停药并行心电监护。

(4) **缩宫素受体拮抗剂**:阿托西班是一种缩宫素的类似物,通过竞争子宫平滑肌细胞膜上的缩宫素受体发挥抗早产效果,副作用较少。

3. 硫酸镁 妊娠 32 周前早产者常规应用硫酸镁作为胎儿中枢神经系统保护剂治疗,可降低早产儿的脑瘫风险。常用剂量为负荷剂量硫酸镁 4g,在 30min 内滴完,之后以硫酸镁 1g/h 滴速维持至分娩,每日总量不超过 30g。

4. 促胎肺成熟治疗 妊娠 28~34 周的先兆早产者,应给予糖皮质激素,可促进胎肺成熟,降低新生儿呼吸窘迫综合征的发生率。用药方法:地塞米松 6mg 肌内注射,每 12h 一次,共 4 次;或倍他米松 12mg 静脉滴注,每 12h 一次,共 2 次。

5. 抗感染治疗 应行阴道分泌物细菌学检查,有条件者行羊水感染指标相关检查,阳性者应使用对胎儿安全的抗生素治疗;胎膜早破早产者,必须预防性使用抗生素治疗。

6. 分娩处理 如早产已不可避免,应尽早做好分娩的准备;早产儿,尤其是孕周<32 周者需要良好的新生儿救治条件,应转到有早产儿救治能力的医院分娩。大多数早产儿可经阴道分娩;临产后慎用抑制新生儿呼吸中枢的药物;停用宫缩抑制剂;产程中给予产妇吸氧;对于胎位异常者应权衡利弊的基础上,考虑行剖宫产。早产儿出生后应推荐延迟剪断脐带,改善早产儿预后。

【预测及预防】

预防早产是降低围生儿死亡率的重要措施之一。前次早产或晚期自然流产为高危因素。如 24 周前监测阴道超声检查宫颈长度<25mm 提示早产风险增大。定期产前检查,指导孕期卫生;积极治疗生殖道感染;加强营养,保持身心健康;妊娠晚期节制性生活,避免胎膜早破;注意休息,多取左侧卧位;加强高危妊娠的管理,积极治疗妊娠合并症及预防妊娠并发症的发生;既往宫颈功能不全者应在妊娠 12~14 周时做宫颈环扎术预防早产;如有前次早产或晚期流产史,可采用孕激素阴道制剂预防。

第三节 异位妊娠

情境导入

40 岁女性,停经 47d,下腹隐痛 3d,加剧 2h。平素月经不规律,周期 40~50d,末次月经于 2023 年 7 月 7 日,3d 前出现左下腹隐痛,无其他不适,2h 前左下腹剧烈疼痛,为撕裂样疼痛,无阴道出血,有肛门坠胀感伴头晕、眼花、四肢无力。查体:T 37.0℃,P 110 次/min,R 20 次/min,BP 80/50mmHg,贫血貌,腹肌紧张,下腹部压痛、反跳痛(+)。妇科检查:宫颈轻度着色,宫颈举痛,子宫有漂浮感,后穹隆饱满。尿妊娠试验阳性。血常规:血红蛋白 90g/L。

工作任务:

1. 为了明确诊断,该患者需进行哪些辅助检查?
2. 该患者初步诊断是什么?诊断依据是什么?

受精卵在子宫体腔以外的部位着床、发育,称异位妊娠(ectopic pregnancy),又称宫外孕(ectopic pregnancy),是妇产科常见急腹症,发病率为 2%~3%。异位妊娠根据受精卵在子宫体腔外种植的部位分为输卵管妊娠、卵巢妊娠、腹腔妊娠、宫颈妊娠及阔韧带妊娠。

知识链接

剖宫产瘢痕妊娠

剖宫产瘢痕妊娠(cesarean scar pregnancy,CSP)是指受精卵着床于前次剖宫产子宫切口瘢痕处的一种异位妊娠;CSP 早孕期无特异性的临床表现,或仅有类似先兆流产的表现,如阴道少量流血、轻微下腹痛等;CSP 的诊断方法首选超声检查;早孕期 CSP 诊治原则是早诊断,早终止,早清除。早诊断是指对有剖宫产史的妇女再次妊娠时应尽早行超声检查排除 CSP。一旦诊断为 CSP 应给出终止妊娠的医学建议,并尽早清除妊娠物。如果继续妊娠可能发生前置胎盘、胎盘植入、子宫破裂等,导致产时或产后难以控制的大出血甚至子宫切除、危及生命等险恶结局。

输卵管妊娠占异位妊娠的 95% 左右,输卵管壶腹部妊娠最多见,其次为峡部妊娠和伞部妊娠,间质部妊娠较少见(图 11-2),偶然可见输卵管同侧或双侧多胎妊娠,宫内与宫外同时妊娠,尤其多见于辅助生殖技术受孕者。本节主要讲述输卵管妊娠。

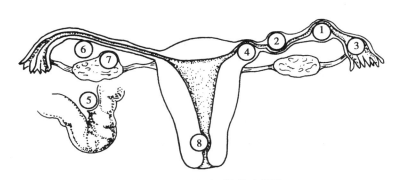

图 11-2 异位妊娠的发生部位

【病因】

1. 输卵管炎症 慢性输卵管炎是异位妊娠的主要病因。输卵管黏膜炎可使管腔变窄,输卵管内膜纤毛缺损等导致受精卵在输卵管内运行受阻;输卵管周围炎可使输卵管周围粘连,管腔狭窄,输卵管扭曲,蠕动异常等影响受精卵运行。淋病奈瑟菌及沙眼衣原体常引起输卵管黏膜炎,而流产和分娩后感染往往引起输卵管周围炎。

2. 输卵管发育不良或功能异常 输卵管过长、肌层发育差、黏膜纤毛缺乏、输卵管憩室等,可造成输卵管妊娠;雌孕激素调节失常,影响输卵管蠕动和纤毛活动,干扰受精卵正常运送。

3. 输卵管妊娠史或手术史 输卵管妊娠史、输卵管结扎术史和输卵管复通术者,曾接受输卵管粘连分离术、输卵管成形术后,输卵管妊娠的概率增加。

4. 其他 子宫肌瘤或卵巢肿瘤压迫输卵管,影响管腔的通畅性;子宫内膜异位症、辅助生殖技术的应用、精神因素等,均增加受精卵着床于输卵管的可能性;宫内节育器或口服紧急避孕药而失败者,受孕时易发生异位妊娠。

【病理】

1. 输卵管妊娠的特点 输卵管管腔狭窄,管壁薄缺乏黏膜下组织,不能形成良好的蜕膜,受精卵在输卵管着床后,很快穿过黏膜接近或进入肌层,可出现以下结局:

(1)**输卵管妊娠流产**:多见于妊娠8~12周输卵管壶腹部的妊娠。由于蜕膜形成不完整,发育中的胚泡多向管腔膨出,最终突破包膜而出血。若整个胚泡与管壁分离落入管腔,刺激输卵管逆蠕动经伞端排入腹腔,即形成输卵管完全流产,出血一般不多(图11-3)。若胚泡剥离不完整,形成输卵管妊娠不全流产,导致反复出血,形成输卵管血肿或输卵管周围血肿,血液聚集于直肠子宫陷凹,形成盆腔积血和血肿。

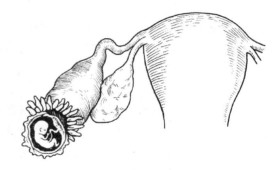

图11-3 输卵管妊娠流产

(2)**输卵管妊娠破裂**:多见于妊娠6周左右输卵管峡部妊娠。胚泡生长发育时绒毛向管壁方向侵蚀肌层及浆膜,以至穿破浆膜,形成输卵管妊娠破裂(图11-4)。由于输卵管肌层血管丰富,短时间内可发生大量腹腔内出血,使患者出现休克,出血量远较输卵管妊娠流产多,在盆腔与腹腔内形成积血或血肿,腹痛剧烈。输卵管间质部妊娠结局多为输卵管妊娠破裂,破裂常发生于孕12~16周,犹如子宫破裂,后果极严重。

(3)**陈旧性宫外孕**:是指输卵管妊娠流产或破裂,长期反复内出血形成盆腔血肿不消散,血肿机化变硬并与周围组织粘连,形成陈旧性宫外孕。

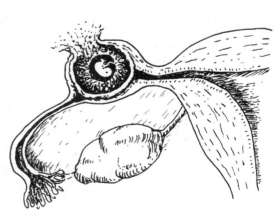

图11-4 输卵管妊娠破裂

(4)**继发性腹腔妊娠**:输卵管妊娠流产或破裂后,如胚胎存活其绒毛组织附着于原位或排至腹腔后重新种植而获得营养,可继续生长发育,形成继发性腹腔妊娠。

2. 子宫的变化 输卵管妊娠和正常妊娠一样,滋养细胞产生hCG维持黄体生长,使甾体激素分泌增加,致使月经停止来潮。子宫增大变软,子宫内膜出现蜕膜反应。若胚胎受损或死亡,蜕膜即坏死脱落,自宫壁剥离而发生阴道流血。有时蜕膜可完整剥离,随阴道流血排出三角形蜕膜管型,有时呈碎片排出,排出组织见不到绒毛,组织学检查无滋养细胞。子宫内膜形态可呈多样变化,有时可见阿-斯（Arias-Stella，A-S）反应，镜检见内膜腺体细胞增生、边界不清，腺细胞极性消失，排列成团突入腺腔，细胞核大、深染，细胞质有空泡。

【临床表现】

输卵管妊娠的临床表现与囊胚的着床部位、病理结局、出血量多少及出血时间长短有关。

1. 症状　典型症状为停经后腹痛及阴道流血。

(1) 停经：除输卵管间质部妊娠停经时间较长外，多有 6~8 周停经史。20%~30% 患者可无停经史，多因将不规则的阴道流血误认为月经来潮。

(2) 腹痛：是输卵管妊娠患者就诊的主要症状。在输卵管妊娠发生流产或破裂之前，可表现为一侧下腹部隐痛或酸胀感。当输卵管妊娠流产或破裂时，表现为突发一侧下腹部撕裂样疼痛，常伴有恶心、呕吐，当血液积聚于直肠子宫陷凹时，可出现肛门坠胀感。血液流向全腹，疼痛可向全腹部扩散，引起肩胛部放射性疼痛及胸部疼痛。

(3) 阴道流血：胚胎死亡后，常有不规则阴道流血，色暗红或深褐，量少呈点滴状，一般不超过月经量，常伴有蜕膜管型或蜕膜碎片排出，系子宫蜕膜剥离所致。病灶去除后或绒毛滋养细胞完全坏死吸收后，阴道出血方能停止。

(4) 晕厥与休克：由于腹腔内出血及剧烈腹痛，轻者出现晕厥，重者出现失血性休克。症状严重程度与腹腔内出血速度和出血量有关，与阴道流血量不成正比。

(5) 腹部包块：输卵管妊娠流产或破裂时形成血肿时间较久者，血液凝固并与周围组织或器官（如子宫、输卵管、卵巢、肠管或大网膜等）粘连形成包块。若包块较大或位置较高者，可于腹部扪及。

2. 体征

(1) 一般情况：内出血较多时，患者呈贫血貌，可出现面色苍白、脉快而细弱、血压下降等休克表现。休克时体温略低，腹腔内血液吸收时体温略升高。

(2) 腹部检查：有明显内出血时，下腹有压痛及反跳痛，尤以患侧为著，下腹部可触及包块，出血较多时，叩诊有移动性浊音。

(3) 盆腔检查：未发生流产或破裂者，可触及肿大的输卵管并有轻度压痛。输卵管妊娠流产或破裂者，阴道后穹隆饱满有触痛，轻轻上抬宫颈或左右摇摆时剧烈疼痛，称宫颈举痛或摇摆痛，是因加重对腹膜的刺激所致；子宫稍大而软，内出血多时，子宫有漂浮感。子宫一侧或其后方可触及肿块边界多不清楚，触痛明显。

【诊断】

血 hCG 增高而超声检查宫腔内未见孕囊是早期诊断异位妊娠的关键。

1. hCG 测定　99% 以上的异位妊娠患者 hCG 阳性，因此尿和血 hCG 测定至关重要。正常妊娠时 1.5~2d 血 hCG 水平增长 1 倍，异位妊娠时血 hCG 增高幅度较低，倍增时间会延长。动态监测血 hCG 水平变化是早期诊断异位妊娠的重要方法，也对评价治疗的效果有重要意义。若 hCG≥3 500IU/L，经阴道超声检查宫内未见孕囊，应怀疑异位妊娠。

2. 超声诊断　经阴道超声检查是诊断输卵管妊娠的首选方法。超声检查示宫腔内空虚，宫旁可见低回声区，当囊胚未流产或破裂时，探及胚芽及原始心管搏动即可确诊。宫腔内见到无回声囊性结构应注意鉴别是宫内积液（血）还是宫内妊娠囊。宫旁探及混合回声区，子宫直肠窝有较多游离暗区，应高度怀疑异位妊娠。

3. 经阴道后穹隆穿刺　适用于疑有腹腔内出血的患者。由于腹腔内出血易积聚于直肠子宫陷凹，即使出血量不多，也可经阴道后穹隆穿刺抽出。若抽出暗红色不凝血为阳性，说明有血腹症存在。若未抽出液体，可能为内出血量少，血肿位置较高或直肠子宫陷凹有粘连，并不能排除输卵管妊娠的诊断。

4. 腹腔镜检查 腹腔镜探查多可以在确诊的同时行镜下手术治疗。

【鉴别诊断】

输卵管妊娠应与流产、急性输卵管炎、急性阑尾炎、黄体破裂及卵巢囊肿蒂扭转鉴别(表 11-2)。

表 11-2 异位妊娠的鉴别诊断

	输卵管妊娠	流产	急性输卵管炎	急性阑尾炎	黄体破裂	卵巢囊肿蒂扭转
停经	多有	有	无	无	无	无
腹痛	一侧下腹突发撕裂样剧痛,可向全腹扩散	下腹中部阵发性坠痛	两侧下腹持续性痛	持续性疼痛,从上腹经脐周至右下腹	下腹一侧突发疼痛	下腹一侧突发疼痛,伴恶心呕吐
阴道流血	量少,暗红,可有蜕膜排出	少→多,鲜红色,可有绒毛排出	无	无	无或有月经量?	无
休克程度	与外出血不成正比	与外出血成正比	无	无	无	无
体温	正常或低热	正常	升高	升高	正常	稍高
盆腔检查	宫颈举痛子宫侧或后方肿块	宫口稍开,子宫增大变软	举宫颈时两侧下腹痛	直肠指检右侧高位压痛	无肿块触及一侧附件压痛	宫颈举痛触及卵巢肿块,蒂部压痛
白细胞	正常或稍高	正常	升高	升高	正常	稍高
血红蛋白	下降	正常或稍低	正常	正常	下	正常
阴道后穹隆穿刺	可抽出不凝血	阴性	可抽出脓液	阴性	抽出不凝血	阴性
hCG 检测	多为阳性	多为阳性	阴性	阴性	阴性	阴性
B 型超声	一侧附件低回声区,内有妊娠囊	宫内见妊娠产物	两侧附件低回声区	子宫附件区无异常	一侧附件低回声区	一侧附件边界清晰低回声区

【处理】

异位妊娠的治疗包括手术治疗、药物治疗及期待治疗。

1. 手术治疗 分为保留患侧输卵管手术和切除患侧输卵管手术。手术适应证为:①生命体征不稳定或有腹腔内出血征象者。②异位妊娠有进展者(血 hCG>3 000U/L 或持续升高,见胎心搏动,附件区大包块)。③随诊不可靠者。④期待疗法或药物治疗有禁忌证者。⑤持续性异位妊娠。手术方式应根据患者的临床表现、生育状况、输卵管的破坏程度而定,经腹或经腹腔镜完成。

(1)**保留输卵管手术**:适用于有生育要求的年轻患者,特别是对侧输卵管已切除或有明显病变。根据受精卵着床部位可选择输卵管病变节段切除及断端吻合、切开取胚术和输卵管伞端挤压术;术后注意监测血 hCG,直至正常水平。保守手术后残余滋养细胞有可能继续生长,再次发生出血,引起腹痛,称为持续性异位妊娠,发生率为 3.9%~11%。如血 hCG 不降或升高,可给予药物治疗,必要时需再次手术治疗。

(2)**输卵管切除手术**:适用于输卵管妊娠破裂、流产的患者,腹腔内出血或休克的急症患者。在积极纠正休克的同时,迅速开腹找到出血部位切除患侧输卵管,若为输卵管间质部妊娠,行子宫角部楔形切除及患侧输卵管切除,必要时切除子宫。

2. 药物治疗 采用化学药物治疗,主要适用于病情稳定、无或仅有少量腹腔内出血的患者,术后发生持续性异位妊娠者。符合下列条件可采用此法治疗:①无药物治疗的禁忌证。②生命体征稳定,无或仅有少量腹腔内出血。③输卵管妊娠包块直径≤3cm。④血 hCG<2 000U/L。化疗一般采用全身用药,常用药物为氨甲蝶呤(MTX)。治疗期间应用超声和 hCG 进行严密监测,注意患者的病情变化及药物的毒副作用。若病情无改善,甚至发生急性腹痛或输卵管破裂症状,则应立即进行手术治疗。

3. 期待治疗 适用于 hCG 水平很低或者 hCG 水平呈明显下降趋势的患者,期待治疗必须经患者知情同意,如果期待治疗期间血 hCG 不继续下降反而升高或病情进展,应进一步选择药物或手术治疗。

第四节 妊娠期高血压疾病

情境导入

患者赵某,女,37 岁,初产妇,妊娠 38 周,妊娠前血压 125/75mmHg。下肢水肿 1 个月伴头晕、视物模糊 1d。查体:P 90 次/min,R 20 次/min,BP 160/90mmHg,宫底位于脐与剑突之间,胎头固定,枕右前位,胎心 142 次/min,尿常规检查尿蛋白(++)。未见颗粒管型及红细胞。

工作任务:
1. 根据上述资料,该患者的初步诊断及诊断依据是什么?
2. 针对该患者目前的情况,应给予哪些观察及处理?

妊娠期高血压疾病(hypertensive disorder of pregnancy,HDP)为妊娠期特有的疾病,是一组妊娠与血压升高并存的疾病。该组疾病包括妊娠期高血压(gestational hypertension)、子痫前期(preeclampsia)、子痫(eclampsia)、慢性高血压并发子痫前期(chronic hypertension with superimposed preeclampsia)和妊娠合并慢性高血压(pregnancy combined with chronic hypertension)。妊娠期高血压疾病是导致孕产妇死亡和围生儿病死率增高的主要原因之一。本章重点阐述的是子痫前期-子痫。

【高危因素与发病机制】

子痫前期是一种多因素、多机制、多通路发生的疾病,其病因及发病机制尚未完全阐明。目前认为其高危因素及发病机制如下:

1. 高危因素 流行病学调查发现,以下因素与子痫前期的发生密切相关:①初次妊娠或妊娠间隔时间 10 年以上。②孕妇年龄大于 35 岁。③子痫前期病史及家族史。④慢性高血压、慢性肾炎、抗磷脂综合征、糖尿病。⑤BMI≥28kg/m^2 及营养不良者。⑥孕早期收缩压≥130mmHg 或舒张压≥80mmHg。⑦多胎妊娠。

2. 发病机制 主要有以下相关学说:

(1)**子痫前期的"二阶段学说"**:①子痫前期第一阶段:妊娠早期,滋养细胞侵袭不足,子宫螺旋动脉重铸不全,导致子宫胎盘血流灌注不足,胎盘缺血缺氧,释放多种胎盘因子。②第二阶段:妊娠中晚期,大量抗血管因子和促炎症细胞因子进入母体血液循环,诱发广泛的血管内皮受损和炎症反应,从而导致母体出现子痫前期的临床表现(图 11-5)。

(2)**炎症免疫过度激活**:子痫前期患者无论是母胎界面还是全身均存在免疫炎症反应过度激活现象。现有证据表示,母胎界面处于主导地位的天然免疫系统在子痫前期的发病中起重要作用,子宫蜕膜的免疫细胞异常及细胞因子失衡影响到子宫螺旋动脉的重铸,造成胎盘浅着床。

(3)**血管内皮细胞受损**:血管内皮细胞损伤是子痫前期的基本病理变化。毒性物质和炎性介质如氧自由基、肿瘤坏死因子、白细胞介素-6、极低密度脂蛋白等可以促成氧化应激,引起血管内皮损

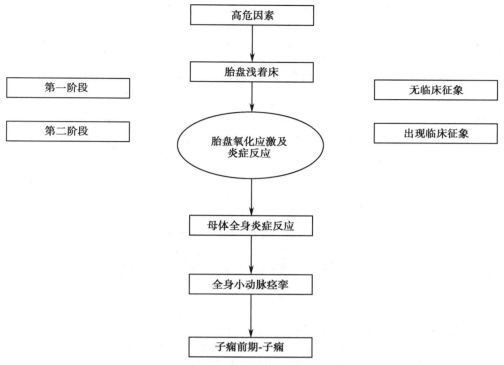

图 11-5 子痫前期发病的"二阶段学说"

伤,干扰前列腺素的平衡。当血管内皮受损时,血管舒张因子前列环素(prostacyclin,PGI_2)分泌减少,血管内皮收缩因子血栓素 A_2(thromboxane A_2,TXA_2)产生增加,导致收缩因子和舒张因子比例失调,出现血压升高等一系列病理变化。血管内皮损伤还可激活血小板及凝血因子,加重子痫前期高凝状态。

(4)**遗传因素**:流行病学发现子痫前期具有家族多发性,提示遗传因素与该病的发生有关。从遗传角度来看,子痫前期是一个多因素多基因疾病。家系研究发现,子痫前期-子痫患者一级亲属的发病率比无家族史的孕妇高 5 倍,比二级亲属的发病率高 2 倍,说明子痫前期的发生有遗传易感性。

(5)**营养缺乏**:已发现多种营养物质如钙、镁、锌、硒等缺乏与子痫前期发生发展有关。

【**病理生理变化及对母儿影响**】

本病的基本病理生理变化是全身小血管痉挛,血管内皮损伤及局部缺血。缺血缺氧可引起全身各组织器官损害。

1. **脑**　脑血管痉挛,通透性增加,引起脑组织缺氧、水肿,局部缺血、微血管内血栓形成、出血或局部脑实质组织软化等,产生头晕、头痛、恶心、呕吐及视物模糊等症状,甚至抽搐、昏迷;广泛的脑水肿可致颅内压升高甚至脑疝。

2. **肾脏**　肾小球毛细血管痉挛缺氧,肾小球扩张,内皮细胞肿胀,纤维素沉积于内皮细胞。血浆蛋白自肾小球漏出形成蛋白尿。血管痉挛导致肾血流量减少,肾小球滤过率下降,血浆尿酸浓度升高,血浆肌酐上升,可出现尿少、水肿、蛋白尿,严重者可出现肾衰竭。

3. **心血管**　血管痉挛,外周阻力增加,血压升高,心排血量明显减少,心血管系统呈现低排高阻状态。内皮细胞活化使血管通透性增加,血管内液进入细胞间质,组织间水钠潴留,导致心肌缺血,间质水肿,心肌点状出血及坏死、肺水肿;血液黏稠度增加,加重心脏负担,严重时导致心力衰竭。

4. **血液**　由于全身小动脉痉挛,血管壁通透性增加,血液浓缩,血细胞比容上升。子痫前期常伴病理性高凝状态。重症患者可发生微血管病性溶血,表现为血小板减少、肝酶升高、溶血。

5. 肝脏 肝小动脉的痉挛使肝细胞缺血并发生不同程度的坏死,导致转氨酶升高,少数患者可出现黄疸。重度子痫前期患者可出现肝包膜下血肿形成,包膜下出血,甚至肝破裂等严重并发症而危及母儿生命。

6. 眼底 视网膜小动脉痉挛,组织缺血水肿,可出现视觉障碍、视物模糊,严重者视网膜脱落,突然失明。

7. 子宫胎盘 子宫小血管痉挛、子宫螺旋小动脉重铸不足,螺旋动脉平均直径仅为正常孕妇的1/2,导致胎盘供血不足、胎盘功能下降,造成羊水过少、胎儿生长受限、胎儿窘迫甚至胎儿死亡;胎盘后血管破裂可引起胎盘早剥。

【分类与临床表现】

妊娠期高血压疾病的分类及临床表现,见表11-3。

表 11-3　妊娠期高血压疾病分类及临床表现

分类	临床表现
妊娠期高血压	妊娠 20 周后首次出现收缩压≥140mmHg 和/或舒张压≥90mmHg,并于产后 12 周内恢复正常;尿蛋白(-)。收缩压≥160mmHg 和/或舒张压≥110mmHg 为重度妊娠期高血压
子痫前期	妊娠 20 周后出现收缩压≥140mmHg 和/或舒张压≥90mmHg,且伴有下列任一项:尿蛋白≥0.3g/24h,或尿蛋白/肌酐比值≥0.3,或随机尿蛋白≥(+);无蛋白尿但伴有以下任何一种器官或系统受累:心、肺、肝、肾等重要器官,或血液系统、消化系统、神经系统的异常改变,胎盘-胎儿受到累及等 子痫前期孕妇出现下述任何情况之一者可诊断为重度子痫前期:①血压持续升高,收缩压≥160mmHg 和/或舒张压≥110mmHg;②持续性头痛、视觉障碍或其他中枢神经系统异常表现;③持续性上腹部疼痛及肝包膜下血肿或肝破裂表现;④肝酶异常:血丙氨酸转氨酶(ALT)或天冬氨酸转氨酶(AST)水平升高超过正常值 2 倍;⑤肾脏功能受损:少尿(24h 尿量<400ml 或每小时尿量<17ml);血肌酐>106μmol/L;⑥血液系统异常:血小板<100×10⁹/L;微血管内溶血、贫血、黄疸或血LDH 升高;⑦低蛋白血症伴腹水、胸腔积液或心包积液;⑧心力衰竭;⑨肺水肿;⑩胎儿生长受限或羊水过少、胎死宫内、胎盘早剥
子痫	子痫前期孕妇出现抽搐,不能用其他原因解释
慢性高血压并发子痫前期	慢性高血压孕妇妊娠 20 周前无蛋白尿,若妊娠 20 周后出现蛋白尿≥0.3g/24h;或原有高血压和蛋白尿的妇女在妊娠 20 周后蛋白尿明显增加或血压进一步升高或上述重度子痫前期的任何一项表现
妊娠合并慢性高血压	妊娠前或妊娠 20 周前收缩压≥140mmHg 和/或舒张压≥90mmHg,妊娠期无明显加重;或妊娠 20 周后首次诊断为高血压并持续到产后 12 周以后

注:1. 34 周前发生的子痫前期称为早发型子痫前期,也属于重度子痫前期。
　　2. 尿蛋白不作为重度子痫前期的诊断标准和终止妊娠的指征,但当尿蛋白≥2.0g/24h 时需要动态监测及密切监护。

【诊断】

根据病史、典型临床表现及辅助检查即可做出诊断,应进一步判断类型及有无并发症。

1. 病史 注意询问患者妊娠前有无高血压、肾病、糖尿病及自身免疫性疾病等病史或表现,有无妊娠期高血压疾病史;有无妊娠期高血压疾病家族史;此次妊娠后高血压、蛋白尿、头痛、视物模糊、上腹部不适等症状出现的时间和严重程度。

2. 高血压的诊断 持续血压升高,同一手臂至少测两次,收缩压≥140mmHg 或舒张压≥90mmHg。对首次发现血压升高者,应间隔 4h 或以上复测血压,如 2 次测量均为收缩压≥140mmHg 和/或舒张压≥90mmHg,可诊断高血压。若血压较基础血压升高 30/15mmHg,但低于 140/90mmHg 时,不作为诊断依据,但需严密观察。

3. 蛋白尿 蛋白尿检查应取中段尿。尿蛋白≥0.3g/24h 或尿蛋白为(+)及以上定义为蛋白尿。

应注意蛋白尿的进展性变化以及排查蛋白尿与孕妇泌尿系统疾病、自身免疫性疾病的关系。

4. 辅助检查

（1）**血液检查**：测定全血细胞计数、血红蛋白含量、血细胞比容、凝血功能系列检查等。重度子痫前期与子痫可测定电解质、二氧化碳结合力，以早期发现酸中毒。

（2）**尿液检查**：测定尿常规、尿比重，尿比重≥1.020提示尿液及血液浓缩，尿蛋白≥2.0g/24h应警惕可能妊娠期高血压疾病病情严重。

（3）**肝功能、肾功能检查**：测定血清ALT、AST、白蛋白/球蛋白比值、尿素氮、肌酐、尿酸等，了解肝功能、肾功能受损情况。

（4）**眼底检查**：视网膜小动脉的痉挛程度可反映全身小血管的痉挛程度。眼底检查可见视网膜小动脉痉挛、反光增强、絮状渗出物，严重者有视网膜水肿、出血、剥离等。

（5）**其他**：心电图、超声心动图可了解孕妇心功能。疑有脑出血者可做CT或MRI检查。胎儿检查与监测包括电子胎心监护、超声监测胎儿生长发育、羊水量，必要时检测脐动脉和大脑中动脉血流阻力等。

【鉴别诊断】

子痫前期应与慢性肾炎合并妊娠鉴别，子痫应与癫痫、癔症、脑炎、脑膜炎、脑血管畸形破裂出血、糖尿病高渗性昏迷、低血糖昏迷等鉴别。

【处理】

妊娠期高血压疾病的治疗目的是预防重度子痫前期和子痫的发生，降低母儿围生期发病率和死亡率，改善母儿结局。治疗基本原则是休息镇静、积极降压、预防抽搐、有指征地利尿、密切监测母儿情况、适时终止妊娠。应根据病情的轻重缓急和分类进行个体化治疗。

1. 一般治疗

（1）**休息、饮食**：保证充足睡眠，取左侧卧位。饮食应包括充足的蛋白质、热量，一般不必限制食盐摄入，对于全身水肿者应适当限制盐的摄入。对精神紧张、夜间睡眠欠佳者，可给予地西泮2.5~5mg临睡前口服。

（2）**密切监护母儿状况**：监测体重、血压、尿蛋白及胎儿发育状况和胎盘功能，询问孕妇是否出现头痛、视力改变、上腹部不适等症状，血压升高或病情加重应住院治疗。

（3）妊娠期高血压或无严重临床表现的子痫前期患者可门诊治疗，结合患者个体情况密切监测，并应增加产前检查的频次；重度子痫前期患者应住院治疗。

2. 降压治疗　降压治疗的目的是预防心脑血管意外和胎盘早剥等严重母胎并发症。收缩压≥160mmHg和/或舒张压≥110mmHg的高血压孕妇应进行降压治疗；收缩压≥140mmHg和/或舒张压≥90mmHg的高血压患者也可应用降压药。目标血压：孕妇未并发器官功能损伤，收缩压应控制在130~155mmHg，舒张压应控制在80~105mmHg；孕妇并发器官功能损伤，则收缩压应控制在130~139mmHg，舒张压应控制在80~89mmHg。降压力求平稳，不可波动过大，且血压不可低于130/80mmHg，以保证子宫胎盘血流灌注。

（1）**拉贝洛尔**：为α受体拮抗剂、β受体拮抗剂，降低血压而不影响肾及胎盘血流量，并有对抗血小板凝集，促进胎儿肺成熟作用。剂量为50~100mg加入5%葡萄糖液250~500ml中静脉滴注，根据血压调整滴速，血压稳定后改口服50~150mg，每日3~4次。

（2）**硝苯地平**：为钙离子通道阻滞剂，可抑制平滑肌收缩，使全身血管扩张，血压下降。用法：5~10mg口服，3~4次/d，24h总量不超过60mg。紧急时舌下含服10mg，起效快，但不推荐常规使用。硝苯地平缓释片和控释片，用法为20~30mg口服，1~2次/d。

（3）**尼莫地平**：为钙离子通道阻滞剂，可选择性扩张脑血管。用法：20~60mg口服，2~3次/d。静脉滴注：20~40mg加入5%葡萄糖溶液250ml，每天总量不超过360mg。

（4）**尼卡地平**：为钙离子通道阻滞剂。用法：口服初始剂量 20~40mg，3 次/d。静脉滴注：每小时 1mg 为起始剂量，根据血压变化每 10min 调整用量。

（5）**酚妥拉明**：为 α 肾上腺素能受体拮抗剂。用法：10~20mg 溶于 5% 葡萄糖溶液 100~200ml，以 10μg/min 的速度开始静脉滴注，应根据降压效果调整滴注剂量。

（6）**硝酸甘油**：作用于氧化亚氮合酶，可同时扩张静脉和动脉，降低心脏前、后负荷，主要用于合并急性心力衰竭和急性冠脉综合征时的高血压急症的降压治疗。起始剂量 5~10μg/min 静脉滴注，每 5~10min 增加滴速至维持剂量 20~50μg/min。

（7）**硝普钠**：为强效血管扩张剂。其代谢产物（氰化物）对胎儿有毒性作用，不宜在妊娠期使用，仅适用于其他降压药物无效的高血压危象孕妇。用法：50mg 加入 5% 葡萄糖溶液 500ml 按 0.5~0.8μg/（kg·min）缓慢静脉滴注。

3. 硫酸镁防治子痫　硫酸镁是子痫治疗的一线药物，也是重度子痫前期预防子痫发作的关键用药。

（1）**作用机制**：①镁离子抑制运动神经末梢乙酰胆碱的释放，阻断神经肌肉间的传导，可使骨骼肌松弛，能有效地预防和控制子痫发作。②镁离子刺激血管内皮合成前列环素增多，降低机体对血管紧张素Ⅱ的反应，缓解血管痉挛状态。③镁离子可提高孕妇和胎儿血红蛋白的亲和力，改善氧代谢。④镁离子通过阻断谷氨酸通道，阻止钙离子内流，解除血管痉挛。

（2）**用法**

1）控制子痫抽搐：静脉用药负荷剂量为 4~6g，溶于 10% 葡萄糖溶液 20ml 静脉推注（15~20min），或 5% 葡萄糖溶液 100ml 快速静脉滴注，继而 1~2g/h 静脉滴注维持。或者夜间睡眠前停用静脉给药，改用肌内注射，用法为 25% 硫酸镁 20ml+2% 利多卡因 2ml 臀部肌内注射。24h 硫酸镁总量 25~30g。

2）预防子痫发作：适用于重度子痫前期和子痫发作后，负荷剂量 2.5~5.0g，维持剂量与控制子痫抽搐相同。用药时间长短根据病情需要调整，一般每天静脉滴注 6~12h，24h 总量不超过 25g；用药期间每天评估病情变化，决定是否继续用药；引产和产时可以持续使用硫酸镁，若剖宫产术中应用要注意产妇心脏功能；产后继续使用 24~48h。

3）若为产后新发现高血压合并头痛或视物模糊，应启用硫酸镁治疗。

4）硫酸镁用于重度子痫前期预防子痫发作以及重度子痫前期的期待治疗时，为避免长期应用对胎儿（婴儿）钙水平和骨质的影响，应及时评估病情。用药时限一般不超过 5d。硫酸镁不可以作为降压药使用。

（3）**毒性反应**：硫酸镁治疗的有效浓度为 1.8~3.0mmol/L，超过 3.5mmol/L 即可发生中毒症状。中毒现象首先为膝反射减弱或消失，随着血镁浓度增加可出现全身肌张力减退及呼吸困难、复视、言语不清，严重者出现呼吸肌麻痹，甚至呼吸停止、心跳停搏，危及生命。

（4）**注意事项**：用药前及用药过程中应注意：①膝腱反射存在。②呼吸≥16 次/min。③尿量 ≥25ml/h 或≥600ml/24h。④备钙剂作为解毒剂。当出现镁中毒时，立即停用硫酸镁并静脉注射 10% 葡萄糖酸钙 10ml。

4. 镇静　适当合用镇静剂，可消除患者的焦虑、紧张、预防及控制子痫发作。

（1）**地西泮**：2.5~5.0mg 口服，2~3 次/d，或者睡前服用；必要时地西泮 10mg 肌内注射或静脉注射（>2min）。

（2）**苯巴比妥**：镇静时口服剂量为 30mg，3 次/d。控制子痫时肌内注射 0.1g。

（3）**冬眠合剂**：由氯丙嗪（50mg）、哌替啶（100mg）和异丙嗪（50mg）组成，通常以 1/3~1/2 量肌内注射，或以半量加入 5% 葡萄糖溶液 250ml 静脉滴注。由于氯丙嗪可使血压急剧下降，导致肾及胎盘血流量降低，而且对孕妇及胎儿肝脏有一定损害，也可抑制胎儿呼吸，故仅应用于硫酸镁控制抽搐效果不佳者。

5. 利尿　子痫前期患者一般不主张常规应用利尿剂,仅用于患者出现全身性水肿、急性心力衰竭、肺水肿、脑水肿时,可酌情使用呋塞米等快速利尿剂。

6. 促胎肺成熟　孕周<34 周并预计在 1 周内分娩的子痫前期孕妇,均应接受糖皮质激素促胎肺成熟治疗。用法详见"早产"章节。

7. 终止妊娠　子痫前期经积极治疗,而母胎状况无改善或者病情持续进展的情况下,终止妊娠是唯一有效的治疗措施。

（1）**终止妊娠时机**

1）妊娠期高血压、病情未达重度的子痫前期孕妇可期待至孕 37 周。

2）重度子痫前期孕妇:妊娠不足 24 周孕妇经治疗病情危重者建议终止妊娠。孕 24 周至不满 28 周患者根据母胎情况及当地医院母儿诊治条件决定是否可以行期待治疗。孕 28~33 周,如病情不稳定,经积极治疗病情仍加重,应终止妊娠;如病情稳定,可以考虑期待治疗,但应转至具备早产儿救治能力的医疗机构。≥孕 34 周,应考虑终止妊娠。

3）子痫控制后可考虑终止妊娠。

（2）**终止妊娠方式**:要考虑母体病情、胎龄及宫颈条件三方面。妊娠期高血压和非重度子痫前期,如无产科剖宫产指征,原则上可考虑阴道试产;产程中注意母儿状况的监测、控制血压和预防子痫。估计不能短时间内阴道分娩,可考虑放宽剖宫产的指征。对于已经出现母体严重并发症者,应剖宫产终止妊娠。

8. 子痫的处理　包括一般急诊处理、控制抽搐、控制血压、预防再发抽搐以及适时终止妊娠等。

（1）**一般急诊处理**:保持呼吸道通畅,维持呼吸、循环功能,密切观察生命体征及尿量等;避免声、光刺激;防止唇舌咬伤及坠地受伤。

（2）**控制抽搐**:首选硫酸镁。具体用法同前。

（3）**控制血压**:当收缩压持续≥160mmHg、舒张压≥110mmHg 时要积极降压以预防心脑血管并发症。

（4）**纠正缺氧和酸中毒**:间断面罩或气囊吸氧,酌情适量静脉给予碳酸氢钠纠正酸中毒。

（5）**终止妊娠**:抽搐控制后即可考虑终止妊娠。

【预防】

加强健康教育,提高公众对妊娠期高血压疾病的认识;强化专业人员培训,注意高危因素的筛查、评估和预防。重度子痫前期孕妇有复发风险,再次妊娠的孕前检查非常重要。对于低钙摄入人群（<600mg/d）,推荐口服钙补充量至少为 1.5~2.0g/d。存在子痫前期高危因素者,应自妊娠 11~13[+6] 周、最晚不超过妊娠 20 周开始服用小剂量阿司匹林（100~150mg/d）,至 36 周或者至终止妊娠前 5~10d 停用。

【附】

HELLP 综合征

HELLP 综合征（hemolysis,elevated liver enzymes and low platelets syndrome,HELLP syndrome）是重度子痫前期的严重并发症,也可以发生在无血压升高或血压升高不明显,或者在没有蛋白尿的情况下,可以发生在子痫前期临床症状出现之前。多数发生在产前。以溶血、肝酶升高及血小板减少为特征,常危及母儿生命。本症的发生与血小板被激活和微血管病性溶血有关。HELLP 综合征主要临床表现为右上腹或上腹部疼痛、恶心、呕吐、全身不适等非特异性症状,凝血功能障碍严重时可出现血尿、消化道出血。治疗原则包括积极治疗重度子痫前期;应用肾上腺皮质激素改善血小板计数、肝功能等参数;输注血小板控制出血;促使胎儿肺成熟;适时终止妊娠。

第五节　妊娠期肝内胆汁淤积症

情境导入

　　患者女性,27 岁,G_1P_0,因停经 34^{+5} 周、皮肤瘙痒 1 周入院。既往月经规律,停经 50d 尿 hCG 阳性确定妊娠。妊娠早期无特殊。停经 12 周开始规律产检,停经 4 个月开始自觉胎动至今,妊娠中晚期产检未发现明显异常。2 周前无明显诱因出现皮肤瘙痒,四肢较重,未见皮疹,无恶心、呕吐、食欲减退等不适。检查肝功能 ALT 103U/L,AST 92U/L,TBA 14.5μmol/L,肝炎标志物、巨细胞病毒 IgM 及抗 EB 病毒抗体均为阴性,肝胆胰脾超声未见明显异常。

　　工作任务:

　　1. 根据上述资料,该患者的初步诊断及诊断依据是什么?

　　2. 针对该患者目前情况,最恰当的处理是什么?

　　妊娠期肝内胆汁淤积症(intrahepatic cholestasis of pregnancy,ICP)是妊娠中、晚期特有的并发症,临床表现主要以皮肤瘙痒、血清总胆汁酸升高及围产儿不良结局增加为特征。发病有明显的地域和种族差异,我国长江流域和智利、瑞典等地属于高发区。

　　【病因与高危因素】

　　病因复杂,尚未明确。目前认为可能与遗传、雌激素、免疫和环境等因素相关。

　　1. 雌激素　ICP 的一些临床特点提示雌激素与 ICP 发病有关,如 ICP 多发生在妊娠中晚期、双胎或多胎妊娠、辅助生殖技术致卵巢过度刺激病史者,以及既往使用复方口服避孕药者。以上人群均为高雌激素状态,其机制可能是雌激素影响肝脏细胞功能,阻碍肝细胞合成的胆汁分泌到胆管中,从而淤积在肝细胞内,导致回流到血液中的胆汁酸增加而发病。

　　2. 遗传因素　ICP 的发生率有显著的地域性、种族性差异,再次妊娠有复发性,存在家族聚集性发病现象,这些均提示遗传因素与 ICP 发病相关。

　　3. 环境因素　有研究发现本病与季节相关,冬季发病率高于夏季。

　　高危因素包括:①有慢性肝胆基础疾病:如病毒性肝炎、肝硬化、胆石症,有口服避孕药导致的肝内胆汁淤积病史的人群。②有 ICP 家族史:前次妊娠 ICP 病史,此次妊娠 ICP 复发概率 50%~70%。③双胎或辅助生殖技术妊娠者。

　　【临床表现】

　　1. 症状　妊娠期不伴皮肤损害的瘙痒是 ICP 的首发症状,约 70% 出现在妊娠晚期,少数出现在妊娠中期,平均发病孕周为 30 周。瘙痒一般始发于手掌、脚掌,然后向肢体近端和躯干部延伸。瘙痒大多在分娩后的 24~48h 缓解。ICP 不存在原发性皮损,但瘙痒后患者抓挠,皮肤可出现抓痕,皮肤组织活检无异常发现。

　　少数孕妇可出现消化道症状,表现为上腹不适、恶心、呕吐、食欲下降、腹痛及脂肪痢,但症状均较轻。

　　2. 体征　10%~15% 患者出现轻度黄疸,表现为皮肤巩膜黄染,常在瘙痒 2~4 周出现,一般不随孕周增加而加重,分娩后 1~2 周消退。极少数患者可因维生素 K 吸收障碍导致凝血功能异常,出现相关体征,如皮肤瘀斑、瘀点等。

　　【诊断】

　　ICP 是排除性诊断,排除其他可能导致肝功能异常或瘙痒的疾病后,根据临床表现和实验室检查方可诊断。

1. **临床表现** 不伴皮肤损害的瘙痒,分娩后很快缓解;少数人有黄疸。

2. **辅助检查**

(1)**血清总胆汁酸**(total bile acid,TBA):是诊断ICP的最主要实验室依据,也是评估疾病分度、监测病情及治疗效果的重要指标。实验室诊断标准为空腹血清总胆汁酸≥10μmol/L。

(2)**肝功能**:多数ICP患者的转氨酶轻到中度升高,为正常水平的2~10倍,一般不超过100U/L。部分患者γ-谷氨酰转移酶(GGT)升高、血清胆红素升高,胆红素升高以直接胆红素为主。肝功能指标多在分娩后4~6周恢复正常。对于产后仍持续存在的胆汁淤积和肝功能异常,应排除ICP的诊断,寻找其他病因。

(3)**病毒**:应排除导致肝脏损害的病毒感染,如肝炎病毒、EB病毒、巨细胞病毒感染等。

(4)**肝脏超声**:排除肝脏和胆囊的器质性病变,ICP患者的肝脏超声影像学无特异性改变。

3. **疾病分度** 根据血清总胆汁酸、肝酶水平、瘙痒程度及是否合并其他异常来进行ICP的分度。

(1)**轻度**:10μmol/L≤TBA<40μmol/L;主要症状为瘙痒,无其他明显症状。

(2)**重度**:TBA≥40μmol/L;严重瘙痒或伴有如下情况之一,如多胎妊娠、妊娠期高血压疾病、复发性ICP、既往有因ICP导致的死胎史或新生儿窒息死亡史。

【鉴别诊断】

ICP为排除性诊断,需与非胆汁淤积所致的瘙痒性疾病鉴别,如皮肤病、过敏、妊娠特异性皮炎、尿毒症性瘙痒等。妊娠早、中期与妊娠剧吐鉴别,妊娠晚期与病毒性肝炎、胆石症、妊娠急性脂肪肝、HELLP综合征等鉴别。

【对母儿影响】

1. **对母体的影响** 少数孕妇发生明显的脂肪痢,影响脂溶性维生素K的吸收,导致凝血功能异常,发生产后出血。

2. **对胎儿及新生儿的影响** 由于胆汁酸的毒性作用,ICP明显增加了围产儿的发病率和死亡率。可发生早产、羊水胎粪污染、胎儿窘迫、死胎、新生儿窒息、新生儿颅内出血等情况。

【处理】

治疗原则为缓解临床症状,降低胆汁酸水平,改善肝功能,延长孕周,改善围产结局。

1. **一般处理** 每1~2周复查肝功能及总胆汁酸水平,了解病情变化及治疗效果。对于夜间休息差的孕妇可以给予镇静药物助眠。建议低脂饮食,进食易消化的食物。积极治疗孕期的其他基础疾病。

2. **胎儿监测** 胎动计数和电子胎心监护(EFM)是监测胎儿宫内状况的主要手段,必要时辅助以产科超声检查。数胎动是评估胎儿宫内状况的最简便方法,胎动减少、消失或胎动频繁、无间歇的躁动是宫内缺氧的重要信号,应立即就诊。孕32周开始可每周1次NST。阴道分娩时在产程初期常规行宫缩负荷试验。测定胎儿脐动脉血流收缩期与舒张末期最大速度比值(S/D值)对预测围产儿预后可能有一定意义。

3. **药物治疗** 目前尚无药物能够治愈ICP,故临床用药以合理延长孕周为目的。

(1)**熊脱氧胆酸**(ursodeoxycholic acid,UDCA):为临床常用药。妊娠中晚期用药安全性好。常用剂量为15mg/(kg·d)或1g/d,分4次口服。

(2)**S-腺苷基甲硫氨酸**(S-adenosylmethionine,SAMe):为ICP二线治疗方案,常与熊脱氧胆酸联合用药,有口服制剂和静脉制剂,用量为1g/d。

(3)**辅助用药**:一般使用炉甘石洗剂、薄荷类水乳涂抹皮肤缓解瘙痒症状。当发生明显的脂肪痢或凝血酶原时间延长时,可补充维生素K_1 5~10mg/d,口服或肌内注射。地塞米松用于预防早产儿呼吸窘迫综合征。

4. 产科处理　由于 ICP 会导致无任何临床先兆的胎儿宫内死亡及其他围产儿不良结局,因此选择最佳的分娩时机和方式、改善围产结局是 ICP 孕期管理的目标。ICP 终止妊娠的时机和方法需综合考虑孕周、病情严重程度及孕期治疗效果,遵循个体化原则。

(1)**终止妊娠的时机**:根据患者个体情况、有无其他妊娠合并症、并发症等综合评估。轻度 ICP 一般在孕 38~39 周终止妊娠;无规律宫缩,孕周小于 39 周的轻度 ICP 可于门诊治疗。重度 ICP 也不建议过早终止妊娠,应该结合药物治疗反应、胎儿状况、母亲是否合并其他疾病情况等因素综合考虑,可在孕 34~37 周终止妊娠。

(2)**终止妊娠的方式**:ICP 本身不是剖宫产指征。无其他剖宫产指征者可在严密监测下阴道试产、催引产。产程中需密切监测孕妇宫缩、胎心率变化,产程初期常规行 OCT 或宫缩应激试验(CST),避免产程过长及宫缩过强,做好新生儿复苏准备。以下情况可放宽剖宫产指征:①重度 ICP。②既往有 ICP 病史并存在与之相关的死胎、死产或新生儿窒息。③胎盘功能严重下降或怀疑胎儿窘迫。④合并双胎或多胎、重度子痫前期等。

【预防】

高发病率地域、有近亲属孕期发生过 ICP、前次妊娠发生过 ICP 的孕妇,孕期需注意定期产检监测肝功能、总胆汁酸等指标,及时发现异常。

第六节　前置胎盘

情境导入

患者李某,29 岁孕妇,妊娠 32 周。3 周内阴道少量流血 2 次,今晨突然阴道流血多于月经量,无腹痛。血压 100/80mmHg,脉率 96 次/min,宫高 30cm,腹围 85cm,臀先露,未入盆,胎心清楚,144 次/min。

工作任务:

1. 根据上述资料,该患者的初步诊断及诊断依据是什么?

2. 为明确诊断,首选的检查方法是什么?

3. 针对该患者目前的情况,最恰当的处理是什么?

胎盘的正常位置附着于子宫体部的后壁、前壁或侧壁。如果妊娠 28 周后胎盘附着在子宫下段,甚至胎盘下缘达到或者覆盖子宫颈内口,位置低于胎儿先露部,称为前置胎盘(placenta praevia)。前置胎盘是妊娠晚期严重的并发症,也是妊娠晚期阴道流血的主要原因之一。

【病因】

尚不清楚。其病因可能与下列因素有关:

1. 子宫内膜病变或损伤　多产、多次刮宫、剖宫产或子宫手术史、感染等引起的子宫内膜炎、子宫内膜损伤或萎缩性病变,使子宫内膜蜕膜发育不良,孕卵植入后血液供应不足,为了摄取足够的营养,刺激胎盘不断扩大面积,而伸展到子宫下段。

2. 受精卵滋养层发育迟缓　当受精卵到达子宫腔时,滋养层尚未发育到具有着床的能力,则继续向下游走、着床于子宫下段,形成前置胎盘。

3. 胎盘异常　双胎妊娠引起的胎盘面积过大、副胎盘及膜状胎盘等均可使胎盘扩展延伸至子宫下段接近宫颈内口,形成前置胎盘。

【分类】

根据胎盘下缘与子宫颈内口的关系,既往将前置胎盘分为 4 种类型(图 11-6),即完全性、部分性、边缘性和低置胎盘。目前倾向于分为两类,即前置胎盘和低置胎盘。

    1.前置胎盘 宫颈内口全部或部分被胎盘组织所覆盖,包含既往分类中的完全性和部分性。完全性前置胎盘(complete placenta previa)或称中央性前置胎盘(central placenta previa):胎盘

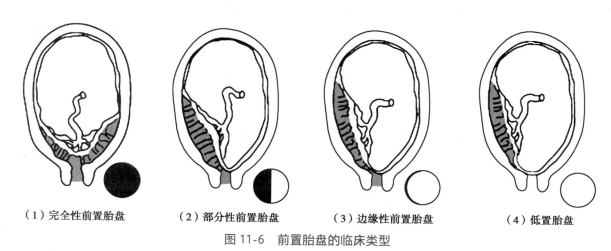

(1)完全性前置胎盘 　　(2)部分性前置胎盘 　　(3)边缘性前置胎盘 　　(4)低置胎盘

图 11-6　前置胎盘的临床类型

组织完全覆盖子宫颈内口。部分性前置胎盘(partial placenta previa):胎盘组织部分覆盖子宫颈内口。

    2.低置胎盘 胎盘附着于子宫下段,边缘距宫颈内口的距离<2cm,包含既往分类中的边缘性前置胎盘和低置胎盘。边缘性前置胎盘(marginal placenta previa):胎盘附着于子宫下段,胎盘边缘达到宫颈内口,未覆盖宫颈内口。低置胎盘(low-lying placenta):胎盘附着于子宫下段,边缘距宫颈内口<2cm,但未达到宫颈内口。

    胎盘下缘与宫颈内口的关系可因子宫下段的延伸、子宫颈管的消失、宫颈内口的扩张而改变。因此,前置胎盘的类型可随妊娠的继续、产程进展而发生变化。如临产前的完全性前置胎盘,可因临产后宫颈口扩张而变为部分性前置胎盘。故诊断时期不同,类型可发生变化,目前临床上均以处理前最后一次检查来确定其类型。如果孕中期超声检查发现胎盘接近或覆盖宫颈内口时,称为胎盘前置状态。

【临床表现】

    1.症状 前置胎盘的典型症状为妊娠晚期或临产时发生无诱因、无痛性反复阴道流血。由于妊娠晚期或临产后,子宫下段肌纤维被动伸展,附着在子宫下段及宫颈内口上的胎盘不能相应地随之扩展,导致前置部分的胎盘与其附着处之间发生错位、分离,血窦破裂而出血。随着子宫下段继续扩张,剥离部分逐渐扩大,故可多次反复出血,出血量多少不一,间隔时间愈来愈短。前置胎盘发生出血的时间早晚、长短、出血量的多少、间隔时间、发作的次数与其类型有关。前置胎盘初次出血时间较早、多发生在妊娠 28 周左右,发作较频繁,单次出血量也较多;低置胎盘初次出血时间较晚,出血量较少。

    2.体征 患者的一般情况与出血量的多少有关,大量出血时呈现面色苍白、脉搏微弱、血压下降等休克征象;反复出血者可出现贫血,贫血程度与失血量成正比。腹部检查:子宫大小与停经月份相符,子宫较软而无压痛,胎位、胎心音清楚,若出血量过多,可引起胎儿窘迫,甚至胎死宫内。由于胎盘附着在子宫下段,先露不易入盆而高浮,易出现胎位异常,如臀位等。有时在耻骨联合上可听到胎盘杂音。

【诊断】

    1.病史及临床表现 多次刮宫、多产、剖宫产史者,或双胎,出现上述症状或体征,应考虑为前

置胎盘。

2. 辅助检查

(1) **超声检查**：能清楚地判断胎先露、胎盘附着部位，并根据胎盘边缘与子宫颈内口的关系可以进一步明确前置胎盘的类型。经阴道超声检查的准确性明显高于腹部超声检查。超声诊断前置胎盘须注意妊娠周数，妊娠中期前置状态的胎盘在后期可能"上移"成为正常位置胎盘，此时不宜过早诊断前置胎盘。

(2) **磁共振成像（MRI）检查**：对于可疑胎盘植入的孕妇，MRI 检查可协助评估植入的深度、宫旁侵犯、与周围器官的关系。

【鉴别诊断】

前置胎盘应与胎盘早剥、脐带帆状附着、前置血管破裂、胎盘边缘血窦破裂及宫颈病变等相鉴别。

【对母儿的影响】

1. 产时、产后出血　前置胎盘附着处的子宫下段肌肉菲薄，产后收缩力差，血窦不易闭合，容易发生产后出血。

2. 贫血及感染　由于反复多次阴道出血，产妇贫血，抵抗力下降，又因胎盘剥离面距离阴道较近，易发生产褥感染。

3. 胎盘植入性疾病　因子宫下段蜕膜发育不良等原因，附着于子宫下段的胎盘绒毛可植入子宫肌层，使胎盘剥离不全而发生大出血。

4. 围产儿预后不良　前置胎盘可因母体失血、休克发生胎儿窘迫，甚至胎死宫内，为挽救孕妇或胎儿生命而提前终止妊娠，则早产率增加，围产儿死亡率高。

【处理】

处理原则是抑制宫缩，止血，纠正贫血，预防感染，适时终止妊娠。根据前置胎盘的类型、阴道流血量、妊娠周数、胎儿情况等全面考虑，选择恰当处理方法。

1. 期待疗法　适用于一般情况良好，<36 周，胎儿存活，阴道流血不多，无需紧急分娩的孕妇。需在有母儿抢救能力的医疗机构进行，目的是在确保孕妇安全的前提下，延长孕周，以提高胎儿的存活率。

阴道流血期间应住院治疗，具体措施：①左侧卧位，绝对卧床休息，血止后可适当活动。②严密观察阴道流血情况，配血备用。③酌情给予镇静及止血药物。④积极纠正贫血，目标是维持血红蛋白含量在 110g/L 以上，血细胞比容在 30% 以上，增加母体储备，改善胎儿宫内缺氧情况。⑤必要时可给予宫缩抑制剂（具体方法见"早产"章节）。⑥密切监护胎儿宫内生长情况，若胎龄<37 周，应促进胎肺成熟（具体方法见"早产"章节）。

2. 终止妊娠　对阴道大出血或反复多次出血致贫血甚至休克者，无论胎儿成熟与否，为了母亲安全应终止妊娠。无临床症状的前置胎盘根据类型决定分娩时机：合并胎盘植入性疾病者 36 周及以上择期终止妊娠；（完全性或部分性）前置胎盘可延至 37 周以上择期终止妊娠；低置胎盘可于 38 周后终止妊娠。

(1) **剖宫产**：由于剖宫产能迅速结束分娩，并能在直视下处理胎盘而迅速止血，对母儿较安全，已成为前置胎盘的主要急救措施及分娩方式。前置胎盘阴道流血多、估计在短时间内不能结束分娩者应剖宫产终止妊娠。

剖宫产术的注意事项为：①术前应积极纠正休克、备血、输液。②子宫切口的选择应尽量避开胎盘，根据个体情况选择子宫切口，如子宫下段 J 形切口等。③胎儿娩出后，立即子宫肌壁注射缩宫素 10~20U 或卡前列素氨丁三醇 250~500μg，待子宫收缩后剥离胎盘；若发现胎盘植入，不可强行剥离。④子宫下段胎盘附着面急速出血较多时，可临时用止血带捆绑子宫下段，以利于暴露术野、缝扎止血;也可采用局部压迫止血、可吸收线局部"8"字缝扎、间断环状缝合等,必要时双侧子宫动脉或髂内动脉结扎。若子宫的胎盘剥离面出血多,多种止血方法无效或合并胎盘植入时,应果断行子宫切除术。

（2）**阴道分娩**:适用于出血少、枕先露、无头盆不称等异常情况的低置胎盘患者,估计在短时间内能结束分娩者,可在备足血源的同时严密监测下行阴道试产。试产中若阴道出血增多或分娩不顺利,应立即改行剖宫产。

3. 预防产后出血及感染　当胎儿娩出后,及早使用宫缩剂,以防产后大出血。产时、产后给予抗菌药物,预防感染,并注意纠正贫血。

4. 转诊及转运　一旦确诊前置胎盘,应在二级以上医院产前检查及治疗。若阴道反复出血或大出血而当地无条件处理,在充分评估母胎安全、输液、输血的条件下,迅速转院。

【预防】

采取有效避孕措施,避免多次刮宫,预防宫内感染,减少子宫内膜损伤或子宫内膜炎。

第七节　胎盘早剥

情境导入

患者刘某,女,28 岁,初孕妇,停经 36 周,发现血压升高 3 周,视物模糊 2d,今晨突然持续性剧烈腹痛,阵发性加重。查体:P 110 次/min,BP 90/50mmHg,表情淡漠,皮肤湿冷、苍白。阴道少量流血。产科检查:腹围 103cm,宫高 34cm,胎位不清,未闻及胎心。尿蛋白(++)。

工作任务:

1. 根据上述资料,该患者的初步诊断及诊断依据是什么?

2. 针对该患者目前情况,应进行哪些检查及处理?

妊娠 20 周后或分娩期,正常位置的胎盘在胎儿娩出前部分或全部从子宫壁剥离,称胎盘早剥（placental abruption）。胎盘早剥是妊娠晚期的严重并发症之一,具有起病急、进展快的特点,若处理不及时,可危及母儿生命。国内发生率为 0.46%~2.1%。发生率高低与分娩后是否仔细检查胎盘有关。

【病因】

胎盘早剥的原因及发病机制尚不明确,其发病可能与下列因素有关:

1. 血管病变　胎盘早剥发生于全身血管病变者居多,常见于重度子痫前期、慢性高血压、慢性肾脏疾病及全身血管病变,由于底蜕膜螺旋小动脉痉挛硬化,引起远端毛细血管壁缺氧缺血、坏死,以至破裂出血,底蜕膜与胎盘之间血肿形成,导致胎盘与子宫壁剥离。

2. 机械性因素　外伤(腹部直接受撞击、挤压或摔倒腹部直接着地);行外倒转术纠正胎位;脐带过短或脐带绕颈者分娩过程中胎先露部下降、过度牵拉脐带;羊膜腔穿刺刺破前壁胎盘附着处血管,形成胎膜后血肿等均可引起胎盘早剥。

3. 宫腔内压力骤降　羊水过多者破膜时,羊水流出过快;双胎妊娠第一胎儿娩出后,宫腔压力突然降低,子宫骤然收缩,胎盘与子宫错位而剥离。

4. 子宫静脉压突然升高　妊娠晚期或分娩时,孕妇长时间取仰卧位,增大的子宫压迫下腔静脉,回心血量减少,血压下降,而子宫静脉瘀血,静脉压升高,导致蜕膜静脉床瘀血或破裂,引起胎盘早剥。

5. 其他　一些高危因素如高龄产妇、吸烟、可卡因滥用、孕妇有血栓形成倾向、胎盘附着部位的子宫肌瘤等与胎盘早剥发生有关。有胎盘早剥史的孕妇再次妊娠时发生胎盘早剥的危险性显著增加。

【病理及类型】

胎盘早剥的主要病理变化是底蜕膜出血,在子宫壁与胎盘母体面之间形成血肿,使胎盘从附着处分离。胎盘早剥的病理类型分为显性、隐性及混合性剥离3种(图11-7)。

如分离面积小,血液随即凝固,临床上可无症状,只是在胎盘娩出后检查时,发现在母体面有凝血块的压迹。若底蜕膜内出血不止,形成较大的胎盘后血肿,胎盘剥离面亦不断扩大,血液冲开胎盘边缘,沿胎膜与子宫壁之间经子宫颈管流出,表现为外出血,称为显性剥离。若胎盘边缘及胎膜仍附着于子宫壁,或胎先露已固定于骨盆入口,使血液积聚在胎盘与子宫壁之间,形成胎盘后血肿,表现为内出血,称为隐性剥离,随着胎盘后积血增多,宫底随之升高。当出血达到一定程度,压力增大,血液也可冲开胎盘边缘和胎膜经子宫颈管流出,称为混合性剥离。偶有胎盘后血液穿破羊膜溢入羊膜腔成为血性羊水。

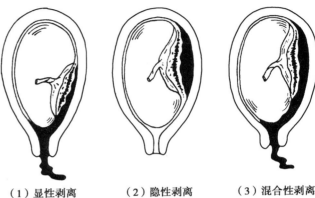

（1）显性剥离　　（2）隐性剥离　　（3）混合性剥离

图 11-7　胎盘早剥的病理类型

当胎盘早剥尤其是隐性剥离时,血液积聚于胎盘和子宫壁之间,随着胎盘后血肿增大及压力增加,使血液渗入子宫肌层,造成肌纤维分离、断裂、变性及坏死。当血液浸及子宫浆膜层时子宫表面出现紫蓝色瘀斑,在胎盘附着处更加明显,称为子宫胎盘卒中(uteroplacental apoplexy),也称库弗莱尔子宫(Couvelaire uterus)。由于子宫肌层受损,收缩力减弱,可引起严重产后出血。

【病理生理改变】

严重的胎盘早剥,由于剥离处的胎盘绒毛及蜕膜释放大量组织凝血活酶,进入母体血液循环后激活凝血系统,导致弥散性血管内凝血(DIC),在肺、肾等器官内形成微血栓,引起脏器缺血及功能障碍。DIC继续发展可激活纤维蛋白溶解系统,产生大量纤维蛋白原降解产物(FDP),引起继发性纤溶亢进。由于凝血因子的大量消耗及高浓度 FDP 的产生,最终导致严重的凝血功能障碍,造成难以控制的产后大出血,危及产妇生命。

【临床表现及分类】

典型临床表现是阴道流血伴腹痛,可伴有子宫张力增高和子宫压痛,以胎盘剥离处最明显。阴道流出血量有时与疼痛程度、胎盘剥离程度不一定符合,尤其是后壁胎盘的隐性剥离,早期表现通常以胎心率异常为首发变化,宫缩间歇期子宫呈高张状态,胎位触诊不清,严重时子宫呈板状,压痛明显,胎心率改变或消失,甚至出现休克征象。

在临床上推荐使用胎盘早剥分级标准(表11-4)作为病情判断与评估。

表 11-4　胎盘早剥 Page 分级

分级	标准
0 级	分娩后回顾性诊断
I级	外出血,子宫软,无胎儿窘迫
II级	胎儿宫内窘迫或胎死宫内
III级	产妇出现休克症状,伴或不伴弥散性血管内凝血;子宫强直性收缩明显,触诊呈板状

【辅助检查】

1. 超声检查 可见胎盘与子宫壁之间出现液性暗区或不均质强回声团;胎盘绒毛膜板向羊膜腔突出,提示胎盘后血肿存在;还可观察到胎动及胎心搏动了解胎儿的存活情况。但是超声检查无异常也不能排除胎盘早剥,尤其是胎盘附着于子宫后壁时。

2. 胎心监护 用于判断胎儿的宫内状况。

3. 实验室检查 主要了解贫血程度及凝血功能、肝肾功能及电解质等。进行凝血功能检测和纤溶系统确诊试验,以便及时发现 DIC。血纤维蛋白原<2.5g/L 为异常,如果<1.5g/L 即对凝血功能障碍有诊断意义。当情况紧急时,可抽取静脉血 2ml 血液放入试管内,倾斜静置,7min 后若无血块形成或形成易碎的软凝血块,说明凝血功能障碍。

【诊断及鉴别诊断】

根据病史、症状、体征,结合实验室检查结果可做出胎盘早剥的临床诊断。Ⅰ级患者症状与体征不典型,诊断较为困难,主要与前置胎盘相鉴别。Ⅱ级及Ⅲ级患者多有重度子痫前期或外伤史,突然发生腹部剧痛,有急性贫血或休克表现,其严重程度往往与阴道出血量不成正比,子宫坚硬,宫底增高,胎位不清,胎心音变弱或消失。Ⅱ级及Ⅲ级症状与体征比较典型,主要与先兆子宫破裂相鉴别。

【并发症】

1. DIC 与凝血功能障碍 胎盘早剥是妊娠期发生凝血功能障碍最常见的原因。临床表现为皮下、黏膜、注射部位出血,子宫出血不凝或较软凝血块,甚至发生血尿、咯血及呕血现象。一旦发生DIC,病死率较高。

2. 失血性休克 胎盘早剥发生子宫胎盘卒中时,子宫肌层发生病理改变影响收缩而导致出血;若并发 DIC,产后出血的可能性更大且不易纠正;无论是显性或隐性出血,出血量多时可引发休克,导致全身重要器官缺血、缺氧,多脏器衰竭、脑垂体及肾上腺皮质坏死。

3. 羊水栓塞 胎盘早剥时,剥离面子宫血管开放,破膜后羊水可沿开放的血管进入母体血液循环,继发羊水栓塞。

4. 急性肾衰竭 伴妊娠期高血压疾病的胎盘早剥,或失血过多、休克时间过长及 DIC 等因素,均严重影响肾血流量,造成双侧肾小管或肾皮质缺血坏死,发生急性肾衰竭。重度子痫前期并发胎盘早剥时,肾内小动脉痉挛,肾脏缺血,更加剧了肾脏的损伤。

5. 胎儿宫内死亡 胎盘剥离面积超过胎盘面积的 1/2 时,胎儿可因缺血缺氧而死亡。

【处理】

处理原则为早期识别,积极纠正休克,及时终止妊娠,防治并发症。

1. 纠正休克 开放静脉通路,迅速补充血容量,改善血液循环并补充凝血因子。应保持血细胞比容高于 0.30,尿量>30ml/h。

2. 及时终止妊娠 发生胎盘早剥后,胎儿娩出前剥离面可继续扩大,病情加重、严重并发症的风险增加。因此,一旦确诊Ⅱ级或Ⅲ级胎盘早剥,必须尽快终止妊娠。

(1)剖宫产:手术指征有:①Ⅱ、Ⅲ级胎盘早剥,估计短时间内不能结束分娩者。②胎盘早剥有胎儿窘迫征象、需抢救胎儿者。③胎盘早剥,胎儿已死,产妇病情继续恶化,不能立即分娩者。④产妇病情急剧加重危及生命时,不论胎儿存活与否,均应立即行剖宫产。术前应常规检查凝血功能,并备足新鲜血、血浆和血小板等。术中娩出胎儿后,立即注射宫缩剂并按摩子宫。如子宫不收缩或伴发子宫胎盘卒中,可配以热盐水纱垫湿热敷子宫,多数可恢复收缩。若发生无法控制的大量出血时,应在快速输入新鲜血、新鲜冷冻血浆及血小板的同时行子宫次全切除术。

(2)阴道分娩:适用于Ⅰ级胎盘早剥,患者一般情况良好,出血不多,宫缩仍有间歇,估计短时间内可经阴道分娩者。首先行人工破膜,使羊水缓慢流出,随后可配合静脉滴注缩宫素,缩短产程。密切观察患者的血压、脉搏、出血情况及胎心等。一旦发现病情加重或出现胎儿窘迫征象,应行剖宫产结束分娩。

3. 防治并发症

（1）**产后出血**：胎儿娩出后应及时应用宫缩剂，如无合并高血压等禁忌证时，宜联合使用麦角新碱和缩宫素。可采用子宫压迫式缝合止血、子宫动脉结扎术或栓塞术、子宫切除术等方法控制出血。若血不凝或血凝块较软，应按凝血功能障碍处理。

（2）**凝血功能异常的处理**：必须在迅速终止妊娠、阻断促凝物质继续进入母体血液循环的基础上，纠正凝血功能障碍。处理的重点是补充血容量和凝血因子，可予以成分输血及输冷沉淀、纤维蛋白原等。

（3）**防治肾衰竭**：患者尿量<30ml/h，提示血容量不足，应及时补充血容量；血容量已补足而尿量<17ml/h 时，应考虑肾衰竭，可给予呋塞米 20~40mg 静脉推注，可重复使用。必要时行血液透析治疗。

（4）**预防血栓形成**：出血及输血是静脉血栓形成的高危因素。术后及早使用低分子量肝素皮下注射以预防深静脉血栓形成。

【预防】

加强产前检查，积极防治妊娠期高血压疾病、慢性高血压、慢性肾炎，并加强孕妇管理。妊娠晚期避免长时间仰卧位及腹部外伤。羊水过多或多胎妊娠分娩时，避免宫内压骤减。行羊膜腔穿刺前做胎盘定位，穿刺时避开胎盘。当人工破膜时，应选宫缩间歇期高位穿刺，缓慢放出羊水。

第八节　羊水量异常

正常妊娠时，羊水的产生与吸收处于动态平衡，若此状态失衡将出现羊水量异常。羊水量异常往往与母胎合并症或并发症以及胎儿畸形有关。

一、羊水过多

妊娠期间羊水量超过 2 000ml，称为羊水过多（polyhydramnios），发生率为 0.5%~1%。其多数病情发生缓慢，羊水量在数周内增多称为慢性羊水过多。少数发展迅速，羊水量在数日内急剧增多称为急性羊水过多。

【病因】

羊水过多原因不明的约占 1/3，称为特发性羊水过多。羊水过多可能与以下因素有关：

1. 胎儿结构异常　为最常见的原因，约占 25%。其多见于神经系统异常和上消化道畸形，如无脑儿、脊柱裂、脑膜膨出等。由于脑脊髓膜暴露于羊膜腔内，脉络膜组织增生，大量分泌液渗出，以及受抗利尿激素缺乏和中枢调控吞咽功能异常的影响，羊水量增多。胎儿有食管闭锁或幽门梗阻时影响胎儿吞咽羊水，使羊水积聚。

2. 多胎妊娠　双胎妊娠并发羊水过多者约占 10%，以单绒毛膜性双胎常见，远高于单胎妊娠。由于胎盘有血管吻合，受血胎儿血容量大，多尿，使羊水生成过多。

3. 胎盘脐带病变　如巨大胎盘、胎盘绒毛血管瘤、脐带帆状附着等可引起羊水过多。

4. 妊娠合并症　糖尿病是最常见的引起羊水过多的妊娠合并症。当母儿血型不合时，胎盘绒毛水肿影响液体交换也可导致羊水过多。

【临床表现】

1. 急性羊水过多　常发生于妊娠 20~24 周，由于羊水急剧增加，子宫于数日内明显增大，出现一系列压迫症状。孕妇自觉数天内腹部异常增大，腹部胀痛，行动不便，因膈肌上升引起气促、心悸、发绀、平卧困难；因胃肠道受压迫而出现消化不良、呕吐、便秘等。检查见腹壁紧张、皮肤发亮，因静脉回流受阻而出现下肢、外阴或腹壁水肿;子宫大于妊娠月份,触之有液体波动感,胎位不清,胎体有漂浮感,胎心音遥远或听不清。

2. 慢性羊水过多 多发生于妊娠 28~32 周,病程进展缓慢,孕妇多能适应,虽也出现上述症状,但表现较轻。往往因羊水多,并发胎位不正,或因宫腔内压力增高,易发生早产。腹部检查:子宫较正常妊娠月份大,腹壁紧张有明显的液体波动感,胎体常扪不清或胎儿有浮沉胎动感,胎心音遥远微弱或听不清。

【诊断及鉴别诊断】

根据临床症状及体征诊断并不困难,可采用下列辅助检查,了解羊水量及胎儿情况。

1. 超声检查 为羊水过多的主要辅助检查方法。目前,临床广泛使用的 B 型超声诊断羊水过多的标准有两个。①羊水最大暗区垂直深度(amniotic fluid volume,AFV):≥8cm 诊断为羊水过多;AFV 在 8~11cm 为轻度羊水过多,在 12~15cm 为中度羊水过多,>15cm 为重度羊水过多。②羊水指数(amniotic fluid index,AFI):将子宫分为 4 个象限,各象限羊水最大垂直深度之和≥25cm,可诊断为羊水过多;AFI 在 25~35cm 为轻度羊水过多,在 36~45cm 为中度羊水过多,>45cm 为重度羊水过多。

2. 胎儿疾病检查 部分染色体异常胎儿可伴有羊水过多,除了超声排除结构异常外,还可行产前诊断,也可以超声测量胎儿大脑中动脉收缩期峰值流速来预测有无合并胎儿贫血。另外,还可检测胎儿是否感染人类细小病毒 B19、梅毒、弓形虫、单纯疱疹病毒、风疹病毒、巨细胞病毒等。

3. 其他检查 母体血糖检测,ABO、Rh 血型不合者检查母体血型抗体的滴度。

当诊断羊水过多时,应与腹腔积液、双胎、巨大胎儿、卵巢囊肿及葡萄胎等相鉴别。

【对母儿的影响】

1. 对母体的影响 急性羊水过多往往引起严重的压迫症状,妊娠期高血压疾病的发病风险明显增加,是正常妊娠的 3 倍。由于子宫肌纤维过度伸展,可致宫缩乏力、产程延长及产后出血增加;若突然破膜可使宫腔内压力骤然降低,易致胎盘早剥和休克;此外,并发胎膜早破、早产的可能性增加。

2. 对胎儿的影响 胎儿在宽松的宫腔内易并发胎位异常;破膜时多量羊水流出易致脐带脱垂、胎儿窘迫;胎儿畸形及早产发生率较高;围产儿死亡率明显增高,约为正常妊娠的 7 倍。

【处理】

羊水过多者首先需了解有无胎儿结构异常及染色体异常。处理原则主要取决于病因、孕周和孕妇症状的严重程度。

1. 羊水过多合并正常胎儿

(1)症状较轻者可继续妊娠,低盐饮食,注意休息;给适当的镇静药及利尿药;吲哚美辛有抑制利尿作用,通过抑制胎儿排尿以减少羊水过多。由于其有促使动脉导管闭合的不良反应,故 32 周后不宜使用,亦不宜长期、大量应用。

(2)压迫症状显著,可穿刺放羊水。操作时使羊水缓慢流出,以 500ml/h 为宜,一次放羊水量不超过 1 500ml,以孕妇症状缓解为度。其间应严密监测孕妇情况及胎心变化;术后酌情用镇静保胎药以防早产。必要时 3~4 周可重复进行以降低宫腔内压力。

2. 羊水过多合并胎儿结构异常 合并严重胎儿结构异常者,应尽快终止妊娠;非严重胎儿结构异常者,应评估胎儿情况及预后,以及当前新生儿外科救治技术,与孕妇及家属充分沟通后决定处理方法。合并母儿血型不合的溶血胎儿,必要时在有条件的胎儿医学中心行宫内输血治疗。

3. 终止妊娠时机 轻度羊水过多不伴有其他合并症,可在 39 周~39^{+6} 周终止妊娠;羊水量反复增长,自觉症状较重,妊娠≥34周,胎肺已成熟,可终止妊娠;如胎肺未成熟,可给予地塞米松肌内注射促胎肺成熟后计划终止妊娠。中、重度羊水过多常合并胎儿畸形,建议孕妇到产前诊断中心进一步评估,终止妊娠时机应个体化,并建议在三级医疗机构分娩。

4. 分娩时的处理 人工破膜时行高位破膜,控制羊水流出速度,避免脐带脱垂和胎盘早剥的发生,密切观察产程及胎儿情况。如有子宫收缩乏力,可静滴缩宫素。胎儿娩出后及时应用宫缩剂,预防产后出血发生。

二、羊水过少

妊娠中晚期羊水量少于300ml,称羊水过少(oligohydramnios)。

【病因】

羊水过少主要与羊水产生减少或吸收、外漏增加有关,多见于下列情况:

1. 胎儿结构异常 以胎儿泌尿系统畸形为主,如胎儿先天肾缺如、肾脏发育不全、输尿管或尿道狭窄等畸形致尿少或无尿,以致羊水减少。

2. 胎盘功能减退 过期妊娠、胎盘退行性变可导致胎盘血流灌注减少,引起胎儿血液重新分配,以保障心脑血供,从而肾血流量减少、尿量减少导致羊水过少。

3. 羊膜病变 隐性宫内感染、炎症可引起羊膜通透性发生改变,可以解释某些原因不明的羊水过少。胎膜早破常继发羊水过少。

4. 母体因素 如孕妇脱水,血容量不足;孕妇应用某些药物如前列腺素合成酶抑制剂、血管紧张素转换酶抑制剂等有抗利尿作用,可引起羊水过少;妊娠期高血压疾病、免疫性疾病如系统性红斑狼疮、抗磷脂综合征等,也可因胎盘退行性变导致胎盘血流灌注减少,引起羊水过少。

【临床表现及诊断】

1. 临床表现 孕妇于胎动时常感到腹痛,胎盘功能不良者常有胎动减少。检查见腹围与宫高均较同期妊娠者小,有子宫紧裹胎儿感。子宫敏感性高,常因轻微的刺激引起宫缩。胎膜早破者有阴道排液。临产后宫缩多不协调,宫口扩张亦慢,产程延长,阴道检查发现前羊水囊不明显,胎膜与胎儿先露部紧贴,人工破膜羊水流出量极少。对过期妊娠、胎儿生长受限、妊娠期高血压疾病的孕妇,临产前有胎心变化,应考虑到羊水过少的可能。羊水过少容易发生胎儿窘迫和新生儿窒息,增加围生儿死亡率。

2. 辅助检查

(1)**超声检查**:是羊水过少的主要辅助诊断方法。妊娠晚期,超声测定羊水最大暗区垂直深度(AFV)≤2cm为羊水过少,≤1cm为严重羊水过少;羊水指数(AFI)≤5.0cm诊断为羊水过少。超声检查对胎儿肾缺如、尿路梗阻、胎儿生长受限有较高的诊断价值。

(2)**电子胎心监护**:有助于了解胎儿胎盘储备功能。可表现为NST呈无反应型,或产时出现胎心变异减速和晚期减速。

(3)**胎儿染色体检查**:羊水过少合并胎儿宫内生长受限或胎儿畸形者,需排除胎儿染色体异常。可行羊水或脐血穿刺进行细胞或分子遗传学检查。

【对母儿的影响】

1. 对母体的影响 羊水过少导致手术分娩率和引产率增加。

2. 对胎儿的影响 羊水过少可导致围生儿死亡率明显增高,死亡原因主要是胎儿缺氧和胎儿畸形。羊水过少如发生在妊娠早期,胎膜与胎体粘连造成胎儿畸形,甚至肢体短缺;如发生在妊娠中、晚期,因缺乏羊水缓冲子宫外压力,可导致胎儿肌肉骨骼畸形,如斜颈、曲背、手足畸形等。

【处理】

1. 终止妊娠 羊水过少是胎儿危险极其重要的信号。对确诊胎儿畸形,或胎儿已成熟、胎盘功能严重不良者,应立即终止妊娠。对胎儿畸形者,常采用依沙吖啶羊膜腔内注射的方法引产;如妊娠足月合并严重胎盘功能不良或胎儿窘迫,估计短时间内不能经阴道分娩者,应行剖宫产术;对胎儿储备力尚好,宫颈成熟者,可在密切监护下破膜后行缩宫素引产。

2. 增加羊水量期待治疗　如胎肺不成熟,无明显胎儿畸形,可经羊膜腔灌注液体,主要目的是缓解脐带受压,降低胎心变异减速的发生率及羊水胎粪污染率,提高阴道安全分娩的可能性,提高围生儿存活率。

第九节　多胎妊娠

一次妊娠宫腔内同时有两个或两个以上胎儿时称多胎妊娠(multiple pregnancy),其中以双胎妊娠(twin pregancy)多见。多胎的发生率与家族史、促排卵药物及近年来辅助生育技术的广泛应用有关。多胎妊娠易引起妊娠期高血压疾病等并发症,孕产妇及围生儿死亡率均较单胎妊娠明显增加,属于高危妊娠的范畴。本节主要讨论双胎妊娠。

【双胎的类型及特点】

1. 双卵双胎(dizygotic twins)　两个卵子分别受精形成的双胎妊娠,约占双胎妊娠的 70%,其发生与种族、遗传、胎次、年龄、促排卵药的应用及多胚胎宫腔内移植有关。两个胎儿的性别血型可相同或不同,其容貌相似程度同一般兄弟姐妹。两受精卵着床后形成各自的胎盘、羊膜和绒毛膜,有时两个胎盘发育时紧靠与融合在一起,但两个胎盘的血液循环互不相通,胎儿分别位于自己的胎囊中,两胎囊之间的中隔由两层羊膜和两层绒毛膜组成,有时两层绒毛膜可以融合为一层(图 11-8)。

2. 单卵双胎(monozygotic twins)　由一个受精卵分裂而成的双胎,约占双胎妊娠的 30%,形成原因不明,不受种族、遗传、年龄、胎次、医源的影响。由于胎儿的基因相同,故其性别、血型相同、容

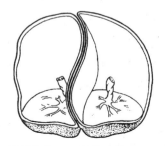 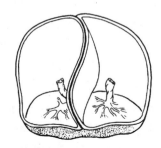

两个胎盘分开,两层绒毛膜,两层羊膜　　两个胎盘融合,两层绒毛膜已融合,两层羊膜

图 11-8　双卵双胎的胎盘及胎膜示意图

貌相似。由于受精卵在早期发育阶段发生分裂的时间不同,单卵双胎的胎盘和胎膜形成以下 4 种类型(图 11-9):

(1)**双羊膜囊双绒毛膜单卵双胎**:占单卵双胎的 18%~36%。分裂发生在受精后 3d 内,相当于桑甚胚期前,形成两个独立的受精卵、两个羊膜囊,羊膜囊间隔有两层绒毛膜、两层羊膜,胎盘为两个。

(2)**双羊膜囊单绒毛膜单卵双胎**:占单卵双胎的 68%。分裂发生在受精后 4~8d 内,胚胎发育处于囊胚期,即内细胞团与滋养细胞明显分化之后,羊膜囊尚未形成。两个胎儿具有共同的胎盘及绒毛膜,两个胎囊的中隔为两层羊膜。

(3)**单羊膜囊单绒毛膜单卵双胎**:占单卵双胎的 1%~2%。分裂发生在受精后 9~13d,此时羊膜囊已形成,两个胎儿共存于一个羊膜腔内,共有一个胎盘,胎儿死亡率高。

(4)**连体双胎**:极罕见,发生率为单卵双胎的 1/1 500。分裂发生在受精后的 13d 后,此时原始

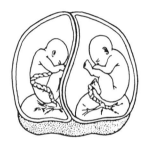
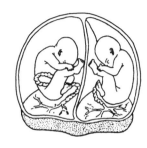
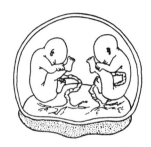

（1）发生在桑葚期前　　　　　（2）发生在囊胚期　　　　　（3）发生在羊膜囊已形成

图 11-9　受精卵在发育不同阶段形成单卵双胎的胎膜类型

胚盘已形成,不能完全分裂成两部分,导致不同形式的连体双胎。

【临床表现及诊断】

1. **病史**　双卵双胎多有家族史,孕前曾用过促排卵药物或体外受精多个胚胎移植;早孕反应较重;中期妊娠后体重增加迅速,腹部增大明显,妊娠晚期出现压迫症状,如横膈上升压迫胸腔引起呼吸困难、心悸、活动不便等。

2. **产科查体**　子宫大于停经月份。妊娠中晚期腹部可触及较多小肢体,以及两个以上的胎极(即胎头或胎臀)。听诊时不同部位可听到两个距离较远、不同节律的胎心音,或同时听诊 1min,两个胎心率相差 10 次以上。

3. **辅助检查**

(1) **超声检查**:妊娠早期在宫腔内可见两个妊娠囊;妊娠 6 周后,可见两个原始心管搏动。超声检查可筛查胎儿结构畸形,如连体双胎、开放性神经管缺陷等,还可帮助确定两个胎儿的胎位。

(2) **绒毛膜性的判断**:由于单绒毛膜性双胎特有的双胎并发症较多,因此在妊娠早期进行绒毛膜性判断非常重要。在妊娠 6~10 周,可通过宫腔内孕囊数目进行绒毛膜性判断,如宫腔内有两个孕囊,为双绒毛膜双胎;如仅见一个孕囊,则单绒毛膜性双胎可能性较大。妊娠 11~13 周,可以通过判断胎膜与胎盘插入点呈"双胎峰"或者"T"字征来判断双胎的绒毛膜性。前者为双绒毛膜性双胎,后者为单绒毛膜性双胎。妊娠早期之后,绒毛膜性的检测难度增加,此时可以通过胎儿性别、两个羊膜囊的间隔厚度、胎盘是否独立做综合判断。

(3) **双胎妊娠产前筛查及产前诊断**:妊娠 11~13^{+6} 周超声通过检测胎儿颈部透明层厚度(NT)评估胎儿发生 21-三体综合征的风险,并可早期发现部分严重的胎儿畸形,妊娠 18~24 周进行超声双胎结构筛查,不建议单独使用妊娠中期生化血清学方法对双胎妊娠进行 21-三体综合征的筛查。

【并发症】

1. **孕妇的并发症**　双胎妊娠易并发妊娠期高血压疾病、妊娠肝内胆汁淤积症、贫血、羊水过多、胎膜早破、前置胎盘。双胎妊娠增加孕妇心血管系统负担,易发生心功能不全。双胎妊娠由于子宫过于膨大,子宫肌纤维过度延伸,产程中易致子宫收缩乏力而导致产程延长,易发生产后出血。双胎分娩时若第一个胎儿为臀位,第二个胎儿为头位,则易发生两个胎头的颈部交锁而造成难产。

2. **围产儿并发症**　双胎病率及死亡率均较高,可发生双胎输血综合征、选择性宫内生长受限、胎儿异常、脐带脱垂等。约有 50% 双胎发生早产,胎儿窘迫、畸形、连体双胎、脐带异常的发生率也增加。

(1) **单绒毛膜双胎特有并发症**

1) 双胎输血综合征(TTTS):是单绒毛膜双胎妊娠常见并发症。妊娠期未经治疗的 TTTS 围产儿存活率较低。主要病理基础为胎盘表面的血管交通支的形成,使得两个胎儿之间存在血液交换,可以出现一胎向另一胎"输血",输血胎儿为"供血儿",接受血液的为"受血儿"。其中受血儿表现为循环血量增加,羊水过多,心脏扩大或心力衰竭伴有水肿;而供血儿会出现有效循环血量减少,羊水过少、生长受限。目前公认按照金特罗(Quintero)的诊断标准分期:Ⅰ期,受血胎儿最大羊水池≥8cm(妊娠 20 周之前;妊娠 20 周之后为≥10cm),供血胎儿最大羊水池≤2cm;Ⅱ期,供血胎儿膀胱超声影像消失;Ⅲ期,超声多普勒改变(收缩末期脐动脉血流缺失或反流,静脉导管反流,脐静脉血流异常);Ⅳ期,一胎或双胎水肿;Ⅴ期,至少一胎胎死宫内。

2)选择性宫内生长受限(selective intrauterine growth restriction,sIUGR):双胎一胎儿估计体重(estimated fetal weight,EFW)低于同孕龄胎儿体重的第 10 百分位数,而另一胎儿 EFW 正常,并且两胎儿 EFW 相差≥25%,是单绒毛膜双胎的严重并发症之一。其中生长受限胎儿可能突发胎死宫内,幸存胎儿神经系统和心血管系统并发症也明显增高。单绒毛膜双胎 sIUGR 可发生在妊娠的任何时期,早期出现多存在先天异常。

3)双胎反向动脉灌注序列(twin reversed arterial perfusion sequence,TRAPS):又称无心畸形。其表现为双胎之一心脏缺如、残留或无功能,结构正常的泵血胎通过胎盘表面动-静脉吻合支向寄生的无心胎供血。如不治疗,正常胎儿可发生心力衰竭而死亡。

4)双胎贫血-红细胞过多序列征(twin anemia-polycythemia sequence,TAPS):是由于两胎儿间存在细小的(直径<1mm)单向的动脉-静脉吻合支,致使双胎间发生慢性输血而引起的。TAPS 的特征是两胎儿间血红蛋白水平不一致。由于这一过程进展缓慢、持续时间长,两胎儿有充足的时间进行血流动力学调节,因此不造成双胎羊水的改变。

5)单绒毛膜单羊膜囊双胎:由于两胎儿共用一个羊膜腔,两胎儿之间无胎膜分隔,因脐带缠绕和打结而发生宫内意外的可能性较大,为极高危的双胎妊娠。

(2)双绒毛膜双胎并发症

1)双胎生长不一致:目前双胎生长不一致的诊断标准尚不统一,国外多推荐两胎儿的出生体重相差 15%~25%,我国的多数胎儿医学中心推荐以双胎估测体重相差≥25% 为诊断标准。

2)其他:双胎一胎胎死宫内;双胎一胎结构异常等。

【处理】

1. 妊娠期处理及监护

(1)补充足够营养:进食含高蛋白质、高维生素以及必需脂肪酸的食物;注意补充铁、叶酸及钙剂,预防贫血;应增加卧床休息时间,减少活动量,以防早产。

(2)及时诊治妊娠期并发症:注意血压及尿蛋白变化,及时诊治妊娠期高血压疾病;注意孕妇的瘙痒症状,动态观察血胆酸及肝功能变化,及时诊治妊娠期肝内胆汁淤积症。

(3)监护胎儿生长发育情况:双胎妊娠应按照高危妊娠进行管理。双绒毛膜性双胎,应每 4 周做 1 次超声监测胎儿生长情况;妊娠晚期酌情增加超声评估次数。单绒毛膜性双胎,应每 2 周做 1 次超声监测以期及早发现 TTTS 或 sIUGR。

2. 终止妊娠时机

(1)有以下合并症者应及时终止:①急性羊水过多,引起母体压迫症状,如呼吸困难,严重不适等。②母体严重并发症,如子痫前期或子痫不允许继续妊娠时。③已达预产期尚未临产,胎盘功能逐渐减退或羊水减少者。

(2)若无并发症,建议终止妊娠时机:单绒毛膜单羊膜囊双胎的分娩孕周为 32~34 周,单绒毛膜双羊膜囊双胎可在 35~37 周,双绒毛膜双羊膜囊双胎可在 38 周~38^{+6} 周。

3. 分娩期处理　多数双胎妊娠能经阴道分娩,产程中应注意:①保证产妇足够的摄入量及睡眠,使产妇有良好的体力经历分娩。②严密观察胎心变化。③注意宫缩及产程进展,如宫缩乏力,可在严密监护下,给予低浓度缩宫素静脉滴注。④第二产程必要时行会阴侧后切开,减轻胎头受压。第一胎儿娩出后,如为单绒毛膜双胎,需胎盘侧脐带必须立即夹紧,以防第二胎儿失血。助手应在腹部固定第二胎儿为纵产式,并密切观察胎心、宫缩,及时行阴道检查,以了解胎位、排除脐带脱垂、及早发现胎盘早剥。如无异常,可等待自然分娩,一般在20min左右第二胎可以娩出。若等待10min仍无宫缩,可行人工破膜或静脉滴注低浓度缩宫素促进子宫收缩。对有脐带脱垂、胎盘早剥、第二胎胎位异常者,立即行产钳助产或内倒转、臀牵引术等,迅速娩出胎儿,必要时第二胎剖宫产术终止妊娠。

如有下列情况之一,应考虑剖宫产:①第一胎儿为肩先露、臀先露。②宫缩乏力致产程延长,经保守治疗效果不佳。③胎儿窘迫,短时间内不能经阴道结束分娩。④连体畸形无法经阴道分娩者。⑤严重妊娠并发症需尽快终止妊娠,如重度子痫前期、胎盘早剥或脐带脱垂等。

无论阴道分娩或剖宫产,均应积极防治产后出血:①产前备血。②建立静脉通路。③第二胎儿娩出后立即使用宫缩剂,并维持至产后2~4h。

第十节　过期妊娠

凡平素月经周期规律,妊娠达到或超过42周(≥294d)尚未分娩者,称为过期妊娠(postterm pregnancy)。过期妊娠使围产儿发病率和死亡率增高,并随妊娠延长而加剧。过期妊娠是导致胎儿窘迫、胎粪吸入综合征、成熟障碍综合征、新生儿窒息、巨大胎儿及难产等不良妊娠结局的重要原因。

【病因】

过期妊娠的病因尚不明确,可能与以下因素有关:妊娠末期雌孕激素比例失调,如前列腺素和雌二醇分泌不足而孕酮水平增高,影响前列腺素和缩宫素的作用,使分娩发动延迟,引起过期妊娠;胎儿畸形如无脑儿、重度肾上腺发育不全导致促肾上腺皮质激素产生不足,胎儿肾上腺分泌的雌激素的前身物质16α-羟基硫酸脱氢表雄酮不足,使雌激素分泌减少,影响分娩发动;头盆不称时胎先露衔接不良,反射性子宫收缩减弱以及遗传因素等也可导致过期妊娠。

【病理】

1. 胎盘　过期妊娠胎盘病理有两种表现。①胎盘功能正常:胎盘外观与镜检同正常足月妊娠胎盘相似,仅体积、重量略有增加。②胎盘功能减退:胎盘大体检查,母体面呈片状或多灶性梗死及钙化,胎儿面及胎膜被胎粪污染呈黄绿色;镜检发现胎盘绒毛内血管床减少,间质内纤维化增加及合体细胞小结节增多等胎盘老化现象,导致胎盘血流减少,胎盘的物质交换与转运能力下降。

2. 羊水　正常妊娠在38周后,羊水量逐渐减少,妊娠42周后羊水量迅速减少,约30%减少至300ml以下。羊水胎粪污染率明显增高,是足月妊娠的2~3倍。

3. 胎儿　过期妊娠的胎儿可能有3种生长类型:

(1)**正常生长及巨大胎儿**:过期妊娠胎盘功能基本正常者,能维持胎儿在宫内继续生长,使出生体重增加,约25%胎儿出生体重>4 000g,其中5.4%胎儿出生体重>4 500g。

(2)**胎儿过熟综合征**:过熟儿表现出过熟综合征的特征性外貌,与胎盘功能减退、胎盘血流灌注不足、胎儿缺氧及营养缺乏有关。典型表现为:胎脂明显减少,皮下脂肪层薄,皮肤干燥、松弛有皱褶,头发浓密,指(趾)甲长,身材瘦长,形似"小老人";胎儿缺氧,肛门括约肌松弛,胎粪排出,羊水及胎儿皮肤粪染,羊膜和脐带黄绿色。

(3)**胎儿生长受限**:小样儿可与过期妊娠并存,后者更增加胎儿的危险性,约1/3过期妊娠死产儿为生长受限小样儿。

【对母儿影响】

当过期妊娠时,由于胎盘的病理改变致使胎儿窘迫、胎粪吸入综合征、巨大胎儿、新生儿窒息等围生儿发病率及病死率均明显增高。对母体,又因胎儿窘迫、头盆不称、产程延长、颅骨钙化不易变形、巨大胎儿等使手术产率及产伤率明显增加。

【诊断】

1. 核实孕周　诊断过期妊娠前必须准确核实孕周。根据末次月经计算预产期的方法是基于月经规律、月经周期 28d、排卵发生在月经周期的第 14 天等条件。孕早期 B 超核实孕周是比较准确的方法,可以使用平均孕囊直径计算:怀孕的天数=平均孕囊直径(mm)+(25~30);当顶臀径在 10~84mm 时,则孕周=顶臀径(cm)+6.5。其他如早孕反应开始时间、胎动出现时间也有助于推算孕周。

2. 判断胎儿安危状况

(1)**胎动计数**:胎动自我监测,一般 12h 胎动应在 30 次以上,如胎动<10 次/12h 或逐日下降超过 50% 且不能恢复,提示胎盘功能不足、胎儿缺氧。

(2)**电子胎心监护**:包括无应激试验(NST)、缩宫素激惹试验(OCT)。NST 有反应型提示胎儿无宫内缺氧;NST 为无反应型可行 OCT,若 OCT 显示频繁晚期减速,提示胎儿窘迫。

(3)**超声检查**:观察羊水量、胎盘成熟度、胎动及胎儿呼吸运动,测定胎儿双顶径(BPD)、股骨长度(FL)、腹围(AC)值以推断胎龄。测定胎儿脐动脉、大脑中动脉血流相关指标也有助于判断胎儿安危情况。

【处理】

力求避免过期妊娠的发生,延期妊娠(妊娠已达 41 周)应给予引产。确定为过期妊娠者,应根据胎儿大小、胎盘功能及宫颈成熟度等选择终止妊娠的方式。

1. 引产　引产前要先根据毕晓普评分评价宫颈成熟度。毕晓普评分≥7 分,可直接引产;毕晓普评分<7 分,要先促宫颈成熟再引产。

常用的促宫颈成熟的方法主要有前列腺素 E 制剂(如米索前列醇)和机械性方法(如宫颈扩张球囊、低位水囊、海藻棒等)。宫颈已成熟或经促宫颈成熟后可行引产术,静脉滴注缩宫素诱发宫缩。胎头已衔接者,可先采用人工破膜,破膜时如羊水量较多且清亮,可在严密监护下再行静脉滴注缩宫素,争取经阴道分娩。

2. 剖宫产　当过期妊娠时,胎盘功能减退,胎儿储备能力下降,应适当放宽剖宫产指征。具有下列情况之一者,应考虑剖宫产终止妊娠:①引产失败。②胎儿储备力差,不能耐受宫缩者。③巨大胎儿,特别是估计胎儿体重>4 500g,肩难产的危险性大者。④合并胎位、骨盆异常如臀先露伴骨盆轻度狭窄者。⑤破膜后,羊水量少、黏稠、粪染。⑥同时存在妊娠合并症及并发症者,糖尿病、肾病、重度子痫前期、妊娠期肝内胆汁淤积症等。⑦产时胎儿窘迫,短时间内不能经阴道分娩者。

3. 产时处理　过期妊娠胎儿易发生宫内窘迫,产程中应鼓励产妇左侧卧位,给予吸氧;连续监测胎心,注意羊水性状;胎儿娩出后,立即清理鼻腔及鼻咽部,以减少胎粪吸入综合征的发生。做好抢救新生儿的准备工作。

(张秀芬　晋丽平)

思考题

1. 简述四种类型自然流产的鉴别诊断要点及处理原则。
2. 如何诊断异位妊娠?处理方法是什么?

3. 如何诊断早产临产？

4. 简述妊娠期高血压疾病的分类。

5. 妊娠肝内胆汁淤积症的诊断依据有哪些？

6. 前置胎盘的分类及处理原则是什么？

7. 简述胎盘早剥的病理变化及分类。

练习题

第十二章 | 分娩期并发症

教学课件

思维导图

学习目标

1. 掌握胎膜早破、子宫破裂、产后出血的诊断和处理。
2. 熟悉胎膜早破、子宫破裂、产后出血、羊水栓塞的概念;羊水栓塞的诊断和处理。
3. 了解胎膜早破、子宫破裂、产后出血、羊水栓塞的病因和预防措施。
4. 具有对分娩期并发症正确诊断和急救的能力。
5. 具备与患者及家属进行良好沟通的能力;稳定的工作情绪;关爱母儿健康的意识。

第一节 胎膜早破

胎膜在临产前破裂,称胎膜早破(premature rupture of membranes,PROM)。妊娠达到及超过 37 周破膜者称为足月胎膜早破;未达到 37 周破膜者称为未足月胎膜早破(preterm premature rupture of membranes,PPROM)。足月单胎 PROM 发生率为 8%,单胎妊娠 PPROM 发生率为 2%~4%,双胎妊娠 PPROM 发生率为 7%~20%。可引起早产、脐带脱垂和母儿感染等。

【病因】

引起胎膜早破的原因较多,常是多因素相互作用的结果。

1. 生殖道病原微生物上行性感染 引起胎膜炎,使胎膜局部张力下降而破裂。

2. 羊膜腔压力升高 多胎妊娠、羊水过多、巨大胎儿等。

3. 胎膜受力不均 头盆不称和胎位异常,胎先露部不能衔接,胎膜受压不均,导致破裂。

4. 宫颈内口松弛 先天或严重陈旧性裂伤,导致宫颈内口松弛,使胎囊失去正常支持力而发生胎膜早破。

5. 营养因素 缺乏维生素 C、锌及铜,使胎膜抗张能力下降而发生胎膜早破。

6. 机械性刺激 妊娠后期性交、腹部受撞击、羊膜镜检查及外倒转术等机械性刺激可诱发胎膜破裂。另外,性交容易引起胎膜感染,精液中前列腺素可引起子宫收缩,亦可诱发胎膜破裂。

7. 细胞因子 IL-6、IL-8、TNF-α 升高,可激活溶酶体酶,破坏羊膜组织导致胎膜早破。

【临床表现及诊断】

1. 症状 孕妇突感较多液体自阴道流出,可混有胎脂及胎粪等,不能控制。量多少不一,因破口大小和位置高低而异。若破口大,位置低,可有迅速且多量液体从阴道流出;若破口小,位置高,可有间断阴道排液。腹压增加如排便、咳嗽时,即有羊水流出。

2. 体征 消毒内诊触不到前羊水囊,上推胎头时流液量增多。当羊膜腔感染时,母儿心率加快,子宫有压痛。

3. 辅助检查

(1)阴道液酸碱度检查:阴道分泌液 pH 为 4.5~6.0,尿液 pH 为 5.5~6.5,羊水 pH 为 7.0~7.5。若阴道分泌液 pH≥6.5 时,提示胎膜早破,但可因血液、尿液、阴道炎等情况影响可出现假阳性。

（2）**阴道液涂片检查**：阴道液涂片干燥镜检有羊齿状结晶，用 0.5% 硫酸尼罗蓝染色，镜下可见橘黄色胎儿上皮细胞，用苏丹Ⅲ染色见到橘黄色脂肪小粒，有助于诊断胎膜早破。

（3）**羊膜镜检查**：可直视胎先露部，看不到前羊水囊。

（4）B 型超声检查：羊水量较破膜前减少。

（5）**宫颈阴道液生化检查**：①胰岛素样生长因子结合蛋白-1（insulin like growth factor binding protein-1，IGFBP-1）检测。②可溶性细胞间黏附分子-1（soluble intercellular adhesion molecule-1，sICAM-1）检测。③胎盘 α 微球蛋白-1（placental alpha microglobulin-1，PAMG-1）测定。以上生化指标检测具有较高的敏感性及特异性，且不受精液、尿液、血液或阴道感染的影响。

（6）**羊膜腔穿刺检测**：获取羊水进行监测，以辅助诊断绒毛膜羊膜炎：①羊水细菌培养：是诊断绒毛膜羊膜炎的"金标准"。②羊水涂片革兰氏染色检查：如找到细菌，则可诊断绒毛膜炎，该法特异性高，但敏感性较差。③羊水白介素 6（IL-6）测定：IL-6≥7.9ng/ml，提示绒毛膜羊膜炎。④羊水葡萄糖定量检测：羊水葡萄糖<0.56mmol/L，提示绒毛膜羊膜炎。⑤羊水涂片计数白细胞：≥30 个白细胞/ml，提示羊膜腔感染，该法诊断特异性较高。

4. 绒毛膜羊膜炎的诊断 绒毛膜羊膜炎是 PPROM 的常见并发症，且互为因果。急性临床绒毛膜羊膜炎诊断依据包括：①母体发热≥38℃。②阴道分泌物异味。③胎儿心动过速≥160 次/min 或母体心动过速≥100 次/min。④母体外周血白细胞计数≥15×10⁹/L。⑤子宫呈激惹状态、宫体有压痛。母体体温升高同时伴有上述②~⑤任何一项表现可诊断绒毛膜羊膜炎。

【**对母儿影响**】

1. 对母体影响 胎膜早破可引起宫腔感染、产褥感染、胎盘早剥、产后出血等。

2. 对胎儿影响 胎膜早破易诱发早产、新生儿吸入性肺炎，甚至颅内感染、脐带脱垂、胎儿窘迫等，围生儿死亡率增加。

【**治疗**】

根据破膜时间、胎儿情况及母体情况来决定治疗方法，可立即终止妊娠、引产或采用期待疗法，预防感染和脐带脱垂的发生。

1. 足月胎膜早破 如果没有剖宫产指征，宜在破膜 2~12h 内积极引产。宫颈成熟的孕妇，首选缩宫素引产。宫颈不成熟，无阴道分娩禁忌证者，应用前列腺素制剂促宫颈成熟。有明确剖宫产指征者行剖宫产。破膜>12h 应预防性应用抗生素，尽量避免频繁阴道检查，以减少绒毛膜羊膜炎及产褥感染风险。

2. 未足月胎膜早破

（1）**引产**：妊娠<24 周的 PPROM，由于胎儿存活率极低、母胎感染风险很大，以引产为宜；妊娠 24~27⁺⁶ 周的 PPROM，根据孕妇及家属意愿，当地医院新生儿抢救能力等决定是否引产。

（2）**期待疗法**：妊娠 24~27⁺⁶ 周，要求期待治疗者，应充分告知期待治疗过程中的风险，慎重选择。妊娠 28~33⁺⁶ 周、无感染、胎儿宫内状态良好、羊水池深度≥3cm 者，应行期待治疗，具体内容如下：

1）一般处理：保持外阴清洁，避免不必要的肛查和阴道检查，防止感染。密切观察体温、宫缩情况、母胎心率、阴道排液性状和白细胞计数等，以便及早发现感染。

2）促进胎肺成熟：妊娠<35 周，应给予倍他米松 12mg 肌内注射，每日 1 次，共 2 次，或地塞米松 6mg 肌内注射，1 次/12h，共 4 次。

3）预防感染：破膜>12h 尚未分娩者应予以抗生素使用，遵循个体化原则。

4）抑制宫缩：妊娠<34 周，建议给予宫缩抑制剂 48h，配合糖皮质激素的促胎肺成熟，药物选择及用法参见"第十一章第二节早产"。

（3）**终止妊娠**：一旦胎肺成熟或有明显感染征象，应立即终止妊娠。

1）阴道分娩：妊娠>34周，胎肺成熟，宫颈成熟，无禁忌可引产。

2）剖宫产：胎位异常、胎头高浮、宫颈不成熟、胎肺成熟和明显羊膜腔感染者，应在抗感染同时行剖宫产术，做好新生儿窒息抢救的准备。

【预防】

1. 加强围生期卫生宣教与指导　妊娠晚期禁止性生活，不宜过劳，避免腹压突然增加。骨盆狭窄和胎位异常的孕妇提前入院待产。

2. 及早治疗下生殖道感染　妊娠期应及时治疗阴道炎。

3. 注意营养平衡　注意维生素、锌、铜、钙的补充。

4. 治疗宫颈内口松弛　宫颈内口松弛者，妊娠12~14周行宫颈环扎术。

第二节　子宫破裂

子宫破裂（rupture of uterus）是指在妊娠晚期或分娩期子宫体部或子宫下段发生破裂，是产科严重的并发症，威胁母儿生命。

【病因】

1. 胎先露下降受阻　是发生子宫破裂的主要原因。当有骨盆狭窄、头盆不称、胎位异常、胎儿发育异常、软产道阻塞时，均可使胎先露下降受阻，为克服阻力引起强烈宫缩导致子宫下段变薄破裂。

2. 瘢痕子宫　是近年来引起子宫破裂的常见原因。如剖宫产术、子宫肌瘤剔除术、子宫修补术等，瘢痕可在强烈宫缩甚至正常宫缩时发生破裂。

3. 手术损伤及外伤　不适当或粗暴的阴道助产术，如忽略性横位强行内转胎位术，宫口未开全时行臀牵引术，中、高位产钳术，胎盘植入时强行剥离等；少数可因外伤引起。

4. 宫缩剂使用不当　未正确掌握缩宫素的适应证或剂量过大，应用过程中缺乏监护、胎儿娩出前肌内注射缩宫素，或子宫对缩宫素过于敏感，均可引起强烈子宫收缩，如果胎先露下降受阻，就会发生子宫破裂。

【分类】

按破裂原因分自然破裂和创伤性破裂；按破裂部位分子宫体部破裂和子宫下段破裂；按发生时间分为妊娠期破裂和分娩期破裂；按破裂程度分完全性破裂和不完全性破裂。以破裂程度分类更具有临床意义。

【临床表现及诊断】

子宫破裂多数发生于分娩期，也可发生在妊娠晚期，大多数可分为先兆子宫破裂和子宫破裂两个阶段，但瘢痕子宫和损伤性破裂无典型先兆破裂征象。

1. 先兆子宫破裂　在分娩过程中，由于先露下降受阻，为克服阻力引起强烈子宫收缩，子宫体变得越来越厚，子宫下段被牵拉得越来越薄，两者之间形成明显环状凹陷，称为病理缩复环（pathologic retraction ring）。此环可逐渐上升达到脐平或脐上（图12-1）。产妇烦躁不安，甚至呼叫，呼吸急促，脉搏加快。膀胱受压充血，可出现排尿困难及血尿。腹部检查见子宫外形呈葫芦状，子宫下段压痛明显，胎心改变或听不清。此阶段若不及时处理，子宫将破裂。

2. 子宫破裂　根据破裂程度可分为完全性子宫破裂和不完全性子宫破裂两种。

（1）不完全性子宫破裂：子宫肌层部分或全部破裂，而浆膜层完整，宫腔与腹腔不相通，胎儿及其附属物仍在宫腔

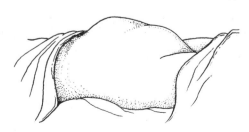

图12-1　先兆子宫破裂时腹部外观

内。产妇全身症状不重。腹部检查：子宫轮廓清楚，破裂处压痛明显。若破裂发生在子宫侧壁，可形成阔韧带血肿，此时在宫体一侧可触及边界不清、逐渐增大且有压痛的包块。胎心音多不规则或消失。

（2）**完全性子宫破裂**：子宫肌壁全层破裂，宫腔与腹腔相通。破裂时，产妇突感腹部撕裂样剧痛，随即子宫收缩停止，腹痛暂时缓解，产妇顿感轻松，但很快出现持续性腹痛，同时出现休克征象。腹部检查：全腹有压痛和反跳痛，叩诊有移动性浊音。子宫缩小在腹部一侧，另侧可触及表浅胎儿，胎动和胎心消失。阴道检查：宫颈口较原来回缩，下降的胎先露部缩回，有时可触及子宫破裂口。

【治疗】

1. 先兆子宫破裂　确诊后立即采取措施抑制子宫收缩，如肌内注射哌替啶 100mg、乙醚全麻等缓解子宫收缩，同时立即行剖宫产术。

2. 子宫破裂　子宫破裂一旦确诊，不管胎儿是否存活，均应在抢救休克的同时剖腹取胎，清理腹腔内积血、羊水和胎便。根据子宫破裂程度、部位、破裂时间长短，有无感染及产妇有无生育要求等综合考虑子宫的处理方法。如产妇有生育要求，裂口整齐，破裂时间短，无明显感染征象，可行裂口修补术，否则应行子宫次全切除术。如裂口延长至子宫颈，应行子宫全切术。手术前后应给予大量广谱抗生素预防感染。

休克者应尽可能就地抢救，如果必须转诊，应输血、输液、包扎腹部后方可转送。

【预防】

1. 加强产前检查，有瘢痕子宫、产道异常等高危因素者，应提前入院待产。

2. 正确处理产程，严密观察产程进展，及时发现先兆子宫破裂征象并恰当处理。

3. 正确掌握产科手术助产的指征和操作规程，阴道助产术后应仔细检查软产道，如有损伤及时修补。

4. 对前次剖宫产切口为子宫体部切口、子宫下段切口有撕裂、术后感染愈合不良者，均应行剖宫产终止妊娠。

5. 正确使用缩宫素，严格掌握适应证、用法、注意事项，静滴时需专人守护，从低浓度开始，防止宫缩过强，胎儿娩出前禁止肌内注射缩宫素。

第三节　产后出血

情境导入

患者王某，初孕妇，30 岁，妊娠 39 周入院待产。入院后第 2 天出现规律宫缩。规律宫缩 18h，宫口开大 5cm，经缩宫素静脉滴注，5h 后娩出一活婴，10min 后娩出胎盘，经检查胎膜、胎盘完整，宫颈处有一裂伤，缝合修补后阴道仍出血，呈间歇性，流血量约 600ml，色暗红，伴血块，检查子宫大而软，宫底升高，同时患者出现眩晕、打哈欠等，面色苍白、脉搏快而细弱。

工作任务：

1. 该患者的诊断是什么？诊断依据有哪些？

2. 该患者应如何处理？

产后出血（postpartum hemorrhage，PPH）是指胎儿娩出后 24h 内失血量超过 500ml，剖宫产时超过 1 000ml，或者失血后伴有低血容量的症状或体征。约 80% 发生于产后 2h 内，是分娩期的严重并发症，是我国孕产妇死亡的首要原因。

【病因】

产后出血主要原因有子宫收缩乏力、胎盘因素、软产道裂伤和凝血功能障碍。这些原因可以互为因果,相互影响。

1. 子宫收缩乏力(uterine atony) 是引起产后出血最常见的原因,占产后出血总数的70%~80%。凡影响子宫收缩和缩复功能的因素均可引起子宫收缩乏力性出血,常见因素有:

(1)**全身因素**:产妇精神过度紧张;产程延长,体力消耗过多;临产后过多使用镇静剂和麻醉剂;体质虚弱或合并有慢性全身性疾病等。

(2)**局部因素**:子宫肌纤维过度伸展(多胎、羊水过多、巨大胎儿等);子宫肌纤维退行性变(分娩过多、过密等);宫腔感染累及肌层;子宫肌壁水肿或渗血(贫血、妊娠期高血压疾病、子宫胎盘卒中等);子宫病变(子宫肌瘤、子宫发育不良、畸形等)。

2. 胎盘因素

(1)**胎盘滞留(retained placenta)**:胎盘多在胎儿娩出后15min内娩出,若超过30min胎盘尚未娩出,将导致出血。常见原因有:①胎盘剥离不全:第三产程处理不当,过早牵拉脐带或按压子宫导致胎盘剥离不全,剥离面血窦开放导致出血。②胎盘剥离后滞留:宫缩乏力、膀胱充盈等因素使已剥离的胎盘滞留于宫腔,影响胎盘剥离面血窦关闭,引起产后出血。③胎盘嵌顿:不正当使用宫缩剂或粗暴按压子宫,子宫颈内口附近子宫平滑肌产生痉挛性狭窄环,使已剥离的胎盘嵌顿于狭窄环以上,影响宫缩,多引起隐性出血。

(2)**胎盘植入(placenta increta)**:胎盘绒毛侵入或穿透子宫肌层所致的一种异常胎盘种植。按植入程度不同分为3类:胎盘绒毛侵入表浅肌层为胎盘粘连(placenta accreta);胎盘绒毛深入子宫肌壁间为胎盘植入;胎盘绒毛穿过子宫肌层到达或超过子宫浆膜层为穿透性胎盘植入(placenta percreta)。根据胎盘植入面积不同可分为部分性或完全性。部分性胎盘粘连或植入,因胎盘部分剥离,部分未剥离,导致子宫收缩不良,已剥离面血窦持续开放发生严重出血。完全性粘连和植入则因胎盘未剥离而出血不多。胎盘植入可导致严重产后出血甚至子宫破裂等,穿透性胎盘植入可导致膀胱或直肠损伤。

(3)**胎盘、胎膜残留**:多为部分胎盘小叶或副胎盘残留在宫腔,有时部分胎膜残留于宫腔,影响子宫收缩引起产后出血。

3. 软产道裂伤 常见原因有阴道助产手术不当、胎儿过大、急产、软产道组织弹性差等。

4. 凝血功能障碍 较少见,由于产科情况引起的DIC所致的凝血功能障碍,如胎盘早剥、羊水栓塞、妊娠期高血压疾病、死胎、重症肝炎等。少数由于产妇合并有血液系统疾病,如原发性血小板减少、再生障碍性贫血、白血病等。

【临床表现】

主要临床表现是胎儿娩出后阴道流血过多及失血性休克等相应症状。

1. 阴道流血 不同原因引起的产后出血,阴道流血表现不同。胎儿娩出后,立即出现阴道持续流血,色鲜红,应考虑软产道裂伤;胎儿娩出后,胎盘娩出前,阴道流血量多,色暗红,间断性流出,应考虑胎盘因素;胎盘娩出后阴道流血较多,应考虑为子宫收缩乏力或胎盘、胎膜残留;胎儿娩出后阴道持续性阴道流血,血液不凝固,应考虑凝血功能障碍。如果阴道流血不多,但失血表现明显,伴阴道疼痛时,应考虑为隐匿性软产道损伤,如阴道血肿。

2. 休克表现 如果阴道流血量多,产妇可出现头晕、出冷汗、烦躁、脉搏细数、血压下降等休克表现。

【诊断】

诊断的关键在于对出血量的准确测量和估计,低估可能丧失抢救时机。

1. 测量失血量 常用测定方法有以下几种:

（1）**称重法**（ml）：失血量=［分娩后敷料湿重（g）−分娩前敷料干重（g）］/1.05（血液比重 g/ml）。

（2）**容积法**：用弯盘或专用的产后接血容器收集血液后用量杯测定失血量。有条件者可在阴道分娩时使用一次性收集袋。

（3）**休克指数法**：休克指数=脉率/收缩压（mmHg），产妇休克指数正常范围为 0.7~0.9。指数=1.0，估计失血量 1 000ml，占全身血容量 20%；指数=1.5，失血量 1 500ml，占全身血容量 30%；指数=2.0 时，失血量约≥2 500ml，超过全身血容量 50%。

此外血红蛋白水平、生命体征也可以评估出血量。需要强调的是，任何单一方法估计出血量都存在一定的缺陷，容易低估出血量，可以采用多种方法综合评估失血情况。另外，出血速度也是反映病情轻重的重要指标。重症产后出血情况包括：出血速度>150ml/min，3h 内出血量超过总血容量的 50%，24h 内出血量超过总血容量。

2. 出血原因的诊断　根据阴道流血发生时间、量和胎儿、胎盘娩出之间的关系，可初步判断产后出血的原因。

（1）**子宫收缩乏力**：子宫轮廓不清、子宫软，宫底升高。按摩子宫及应用缩宫素后子宫变硬，阴道流血减少，是子宫收缩乏力与其他原因出血的重要鉴别方法。

（2）**胎盘因素**：胎盘娩出前有多量阴道流血，暗红色间断性流出，有血块，应考虑胎盘因素。胎盘娩出后应常规检查胎盘及胎膜是否完整，有无残留。

（3）**软产道裂伤**：胎儿娩出后，立即出现阴道持续流血，色鲜红，应考虑软产道损伤，应仔细检查软产道，注意有无宫颈裂伤、阴道裂伤和会阴裂伤。

1）宫颈裂伤：当初产妇分娩时，宫颈口两侧均有轻度撕裂（<1cm），无明显出血，当宫颈裂口>1cm 时，会引起多量流血。

2）阴道、会阴裂伤：损伤程度常分为 4 度。Ⅰ度裂伤指会阴皮肤及阴道入口黏膜撕裂，伤口较浅，出血不多；Ⅱ度裂伤指裂伤已达骨盆底的肌肉与筋膜，多数呈向上与向两侧的方向，并延及阴道侧沟，严重者可达到侧穹隆，未伤及肛门括约肌，出血较多；Ⅲ度裂伤指裂伤向会阴深部扩展，肛门括约肌已断裂，直肠黏膜未伤及；Ⅳ度裂伤指肛门、直肠和阴道完全贯通，直肠腔外露，组织损伤严重，但出血量可不多（图 12-2）。

（4）**凝血功能障碍**：产妇发生持续性阴道流血，血液不凝固，同时出现全身多部位出血。根据病史、出血特点及血小板计数、凝血酶原时间、纤维蛋白原等凝血功能检查，可做出诊断。

【治疗】

治疗原则：尽早呼救及团队抢救；尽早综合评估及动态监测；尽早针对病因止血；尽早容量复苏及成分输血；预防感染。

1. 尽早呼救及团队抢救　一旦发生产后出血，应该尽早呼救，包括向有经验的助产士、上级产

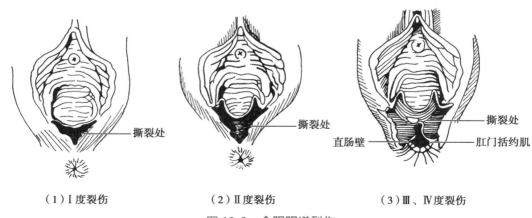

（1）Ⅰ度裂伤　　　　（2）Ⅱ度裂伤　　　　（3）Ⅲ、Ⅳ度裂伤

图 12-2　会阴阴道裂伤

科医师等求助,启动产后出血抢救流程;当发生严重产后出血时,及时组建多学科抢救团队。

2. 尽早综合评估及动态监测 产后出血抢救过程中尽早进行全面的动态监测和评估,除了准确估计出血量之外,强调生命体征的严密监测,注意保暖,重视休克指数的变化,一旦>0.9,要高度警惕。另外,进行基础的实验室检查(血常规、凝血功能、肝肾功能、血气分析等)并动态监测,必要时留置导尿管、记录尿量等。

3. 尽早针对病因止血 快速寻找并确定产后出血的原因,进行针对性的止血治疗,是控制产后出血的关键。

(1)**子宫收缩乏力**:加强宫缩能有效止血,根据情况可采用以下方法:

1)按摩子宫:①腹部按摩子宫法:操作简单,助产者将一手置于子宫底,拇指在前壁,其余四指在后壁,均匀而有节律地按摩子宫(图12-3),若效果不佳,可改用腹部-阴道双手按摩子宫法。②腹部-阴道双手按摩子宫法:助产者一手戴消毒手套握拳置于阴道前穹隆,顶住子宫前壁,另一手自腹部按压子宫后壁,两手相对紧紧压迫子宫并做按摩(图12-4),一般5~10min即可止血。

2)应用宫缩剂:①缩宫素10U,肌内注射或静脉滴注或子宫肌壁内注入或经阴道注入宫颈内。②麦角新碱0.2~0.4mg肌内注射或子宫肌壁内注入,心脏病、妊娠期高血压疾病患者慎用。③前列腺素类药物:包括卡前列素氨丁三醇、米索前列醇、卡前列甲酯等。如缩宫素无效,尽早使用前列腺素制剂,哮喘、青光眼、心脏病、前列腺素类过敏者禁用。

3)宫腔填塞:是治疗宫缩乏力性产后出血有效的非手术方法,在宫缩剂治疗效果不佳时建议首先使用,但需排除宫腔妊娠组织残留和子宫破裂。宫腔填塞有宫腔纱布条填塞(图12-5)和宫腔水囊填塞(图12-6)两种方法。阴道分娩后宜选择水囊填塞,剖宫产术中可选用水囊或纱布条填塞。当宫腔填塞纱布条时,术者用卵圆钳将特制的长1.5~2m,宽6~8cm、4~6层无菌纱布条塞入宫腔,自宫底由内向外填紧,不留死腔。当宫腔填塞操作时注意无菌,术后严密观察血压、脉搏、宫底高度的变化,严防宫内隐性出血发生。填塞24~48h取出,取出前先注射宫缩剂,并给予抗生素预防感染。

4)手术治疗:在上述处理效果不佳时,可根据产妇情况和医师的熟练程度选用一些手术方法。

A. 子宫压缩缝合术:常用B-Lynch缝合法。其适用于子宫收缩乏力性产后出血,在剖宫产时使用更方便。将子宫从腹壁切口托出,用两手托住并挤压子宫体,如果出血明显减少或停止,则缝合成功可能性大。

B. 结扎盆腔血管:严重的子宫弛缓性出血,用以上方法不能止血时或要求保留生育能力者,可结扎子宫动脉或髂内动脉,以达到止血的目的。

C. 髂内动脉或子宫动脉栓塞:在放射科医师协助下,行股动脉穿刺插入导管至髂内动脉或子宫

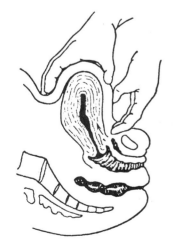 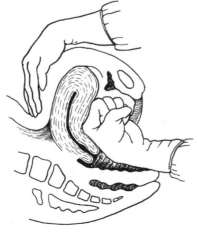 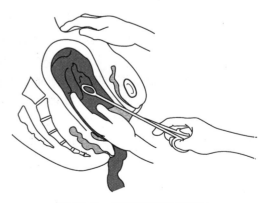

图12-3 腹部按摩子宫法　　图12-4 腹部-阴道双手按摩子宫法　　图12-5 宫腔纱布条填塞法

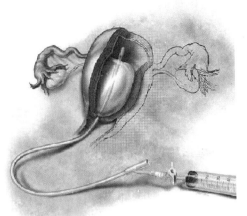
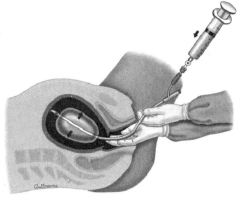

图 12-6　宫腔水囊填塞

动脉,注入吸收性明胶海绵颗粒栓塞动脉。栓塞剂可于 2~3 周后吸收,血管复通。其适用于产妇生命体征稳定时进行。

B-Lynch 缝合法

D. 切除子宫:用上述几种止血法无效时,为挽救产妇生命,应立即行子宫次全切除或子宫全切除术。

（2）**胎盘因素**:根据不同原因,采取相应方法娩出胎盘而止血。处理前应排空膀胱。

1）正确处理第三产程,当出现胎盘剥离征象后,协助胎盘及时完整娩出。

2）胎盘剥离后滞留者,助产者一手轻按宫底并按摩子宫刺激宫缩,嘱产妇屏气向下用力,另一手轻轻牵拉脐带使胎盘娩出。

3）胎盘粘连、剥离不全,应行徒手人工剥离胎盘术（图 12-7）,注意无菌操作,操作轻、稳、准,切忌暴力操作。

4）胎盘嵌顿者,在全身麻醉下,待子宫狭窄环松解后手取胎盘。

5）胎盘植入者,行子宫次全切除术,切忌用手指强行挖除。近年,由于应用抗生素可预防感染,对初产妇,出血少等病例可采取氨甲蝶呤（MTX）、中药等保守治疗。

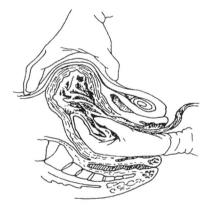

图 12-7　人工剥离胎盘术

6）胎盘、胎膜残留,用手取出,手取困难者,可用大号刮匙刮取。

（3）**软产道裂伤**:应彻底止血,按解剖关系,及时准确地缝合。子宫颈撕裂不超过 1cm 且无活动性出血者,不需要特殊处理。撕裂超过 1cm 伴活动性出血者,应立即缝合,于撕裂顶端 0.5cm 处 "8" 字缝合第 1 针,然后间断内翻缝合撕裂的子宫颈全层,直至子宫颈游离缘上 0.5cm,以防日后宫颈口狭窄。当阴道后壁或会阴缝合时,缝针勿穿过直肠黏膜,缝合结束常规做肛门指检。

（4）**凝血功能障碍**:应积极止血,治疗原发病。输血小板、新鲜冰冻血浆、冷沉淀、纤维蛋白原等。若已发生 DIC,则按 DIC 处理。

氨甲环酸具有抗纤维蛋白溶解的作用,可减少产后出血,具有潜在的降低产后出血导致的孕产妇死亡率的作用,适用于各种病因的产后出血患者。一旦发生产后出血,应尽早使用氨甲环酸,强调在产后 3h 内使用。使用方法:1g 静脉滴注,滴注时间不少于 10min,如果 30min 后出血仍未控制或 24h 后再次出血,可重复使用 1 次。

4. 尽早容量复苏及成分输血　产后出血导致循环血容量减少的同时,也丢失了红细胞及凝血因子等血液成分,因此,及时合理的容量复苏及成分输血(必要时采用加温输注)是维持和恢复循环血容量、携氧能力及凝血功能的重要措施,控制输入过多晶体液,避免进一步发生稀释性凝血障碍、多器官功能障碍。在失血性休克早期,限制输入过多的液体(通常晶体液不超过 2 000ml,胶体液不超过 1 500ml),早期积极进行成分输血,恢复或维持足够的组织氧合和凝血功能,避免发生 DIC。

5. 预防感染　抢救的过程中无菌操作,抢救后要应用大剂量抗生素。积极改善产妇一般状况,加强营养,纠正贫血,注意休息。

如果缺乏严重产后出血的抢救条件,应尽早合理转诊。转诊条件包括:①产妇生命体征平稳,能够耐受转诊。②转诊前与接诊单位充分地沟通、协调。③接诊单位具有相关的抢救条件。但是,对于已经发生严重产后出血且不宜转诊者,应当就地抢救。

【预防】

1. 加强产前保健　产前积极治疗基础疾病,高危孕妇尤其是前置胎盘、胎盘植入性疾病、凝血功能异常(如再生障碍性贫血、严重血小板减少症、白血病等)者应于分娩前转诊到有输血和抢救条件的医院分娩。

2. 积极处理第三产程　预防性使用宫缩剂、延迟钳夹脐带和控制性牵拉脐带、预防性子宫按摩。

3. 产褥期　产后出血 80% 发生在产后 2h 内,所以产后 2h 内产妇应留在分娩室,严密观察产妇一般情况、生命体征、宫缩、阴道流血、膀胱充盈等情况,无异常送回病房,继续观察宫缩及阴道出血,鼓励产妇按时排尿、早期哺乳,有感染可能者,应用抗生素,预防晚期产后出血。

第四节　羊水栓塞

羊水栓塞(amniotic fluid embolism,AFE)是指羊水在分娩过程中进入母体血液循环,引起肺动脉高压、低氧血症、循环衰竭、弥散性血管内凝血(DIC)及多器官衰竭等一系列严重的综合征。以起病急骤、病情凶险、难以预测、病死率高为临床特点,是极其严重的分娩期并发症。发生率和死亡率差异较大,发病率(1.9~7.7)/10 万,死亡率 19%~86%。

知识链接

羊水栓塞的命名

羊水栓塞由斯坦纳(Steiner)和卢施堡(Luschbaugh)首先提出,他们在分娩期死亡产妇的肺血管中发现羊水有形成分,故命名羊水栓塞。但近年的研究认为羊水栓塞的核心问题是过敏,是羊水进入母体循环后,引起一系列过敏反应,越来越多的证据支持羊水栓塞是过敏性综合征的概念,故有研究者建议将"羊水栓塞"命名为"妊娠过敏反应综合征"。

【病因】

羊水进入母体血液循环有三个途径:①经子宫颈内膜静脉。②经胎盘附着部位的血窦。③病理情况下开放的子宫壁血窦。羊水进入母体血液循环必须具备三个条件:①强烈子宫收缩。②子宫壁血窦开放。③胎膜破裂。

因此,高龄初产妇、多产妇、前置胎盘、胎盘早剥、子宫收缩过强、宫颈裂伤、子宫破裂、剖宫产术、引产、钳刮术等均可使羊水在较强的子宫收缩的压力下,从裂伤的子宫内膜静脉或病理开放的子宫血窦进入母体血液循环而造成栓塞。

【病理生理】

1. 肺动脉高压　羊水中有形物质经肺动脉进入肺循环,在肺小血管内形成小栓子,刺激肺组织产生释放血管活性物质,肺血管反射性痉挛致肺动脉高压,肺动脉高压可引起急性右心衰竭;又使左心房回心血量明显减少,进而左心排血量骤降,引起周围血液循环衰竭,血压下降产生一系列休克症状,产妇可因急性呼吸循环功能衰竭突然死亡。

ER 12-4

羊水栓塞可能
的病理生理

2. 过敏样反应　羊水中有形成分是很强的过敏原,进入母体血液循环,引起I型变态反应,发生过敏样反应。

3. 弥散性血管内凝血(DIC)　羊水中含有大量促凝物质,可激活外源性凝血系统,在血管内形成大量微血栓,消耗大量凝血因子和纤维蛋白原;同时,炎性介质和内源性儿茶酚胺大量释放,触发凝血级联反应,导致 DIC。

4. 炎症损伤　羊水栓塞所致的炎性介质系统的突然激活,引起类似于全身炎症反应综合征。

【临床表现】

70% 发生在阴道分娩过程中,11% 发生在阴道分娩后,19% 发生在剖宫产术中及术后。大多发生在胎儿娩出前 2h 内及胎盘娩出后 30min 内。极少发生在中孕引产、羊膜腔穿刺术中和外伤时。

AFE 的典型临床表现为产时、产后突发的低氧血症、低血压和凝血功能障碍,以上为典型的"AFE 三联征"。

1. 前驱症状　30%~40% 的孕产妇会出现非特异性的前驱症状,主要表现为憋气、呛咳、呼吸急促、心慌、胸痛、寒战、头晕、恶心、呕吐、乏力、麻木、针刺样感觉、焦虑、烦躁、精神状态改变及濒死感,临床上需要重视这些前驱症状。

AFE 如在胎儿娩出前发生,可出现胎心减速、胎心基线变异消失等异常。

2. 呼吸循环功能衰竭　孕产妇突发呼吸困难和/或口唇发绀、血氧饱和度下降、肺底部较早出现湿啰音、心动过速、低血压、抽搐、意识丧失或昏迷、心电图可表现为右心负荷增加和等。严重者,产妇于数分钟内猝死。

3. 凝血功能障碍　大部分 AFE 孕产妇存在 DIC,且可为 AFE 的首发表现。以子宫出血为主的全身出血倾向,如切口渗血、全身皮肤黏膜出血、针眼渗血、血尿、消化道大出血等。

4. 急性肾衰竭等多器官功能损害　全身脏器均可受损,除心肺衰竭及凝血功能障碍外,中枢神经系统和肾脏是最常见受损的器官,存活的孕产妇可出肾衰竭和中枢神经系统功能受损等表现。

羊水栓塞以上临床表现有时按顺序出现,有时也可不按顺序出现,由于被累及的器官和系统不同,表现具有多样性和复杂性。

【诊断】

目前尚无国际统一的诊断标准和有效的实验室诊断依据。羊水栓塞的诊断是临床诊断,母血涂片或器官病理检查找到羊水有形成分不是诊断羊水栓塞的必须依据,即使找到羊水有形成分,如果临床表现不支持,也不能诊断羊水栓塞;如果临床表现支持羊水栓塞的诊断,即使没有找到羊水有形成分,也应诊断羊水栓塞。胸部 X 线、血常规、心电图、凝血功能、血气分析、心肌酶谱、超声心动图、血栓弹力图、血流动力学监测等检查有助于 AFE 的诊断及病情监测。

【治疗】

治疗原则:一旦怀疑羊水栓塞,应立即抢救。抗过敏、纠正呼吸循环衰竭、抗休克、防治 DIC 和肾衰竭,正确处理产科问题。建议多学科联合抢救。处理主要采取支持性和对症性方法,各种手段应尽快和同时进行。主要措施包括:

1. 呼吸支持治疗　立即保持气道通畅,充分给氧,尽早实施面罩吸氧、无创面罩或气管插管辅助呼吸,维持氧供以避免呼吸和心搏骤停。

2. **循环支持治疗**　根据血流动力学状态,保证心排血量和血压稳定,避免过度输液。

（1）**维持血流动力学稳定**：羊水栓塞初始阶段表现为肺动脉高压和右心功能不全。多巴酚丁胺、磷酸二酯酶-5抑制剂兼具强心和扩张肺动脉的作用,是治疗的首选药物。

（2）**解除肺动脉高压**：使用前列环素、西地那非、一氧化氮（NO）及内皮素受体拮抗剂等特异性舒张肺血管平滑肌的药物；也可用罂粟碱、阿托品、氨茶碱、酚妥拉明等。

（3）**液体复苏**：以晶体液为基础,常用林格液。需注意限制液体出入量,避免左心衰和肺水肿。

3. **抗过敏**　应用大剂量糖质激素尚存在争议。基于临床实践的经验,尽早使用大剂量糖皮质激素应作为有益的尝试。氢化可的松500~1 000mg/d,静脉滴注；也可用地塞米松20mg加入25%葡萄糖注射液静脉推注后再加20mg于5%~10%葡萄糖注射液中静脉滴注。

4. **纠正凝血功能障碍**　应积极处理产后出血,及时补充凝血因子包括输注大量的新鲜血、血浆、冷沉淀、纤维蛋白原等,必要时可静脉输注氨甲环酸。肝素治疗羊水栓塞DIC的争议很大,由于DIC早期高凝状态难以把握,使用肝素治疗弊大于利,不推荐肝素治疗。

5. **全面监测**　全面的监测应贯穿于抢救全过程,包括血压、心率、呼吸、尿量、血氧饱和度、心电图、中心静脉压、心排血量、动脉血气和凝血功能等。

6. **产科处理**　当AFE发生于分娩前时,抢救孕妇的同时应及时终止妊娠,心搏骤停者应实施心肺复苏,复苏后仍无自主心跳可考虑紧急实施剖宫产。当出现凝血功能障碍时,应果断实施子宫切除术,争取抢救时机。

（李淑文）

思考题

1. 简述胎膜早破的处理原则。
2. 试述先兆子宫破裂的诊断及处理原则。
3. 子宫收缩乏力性产后出血止血措施有哪些？
4. 羊水栓塞典型的临床表现是什么？急救措施有哪些？

ER 12-5

练习题

第十三章 | 妊娠合并症

教学课件　　思维导图

学习目标

1. 掌握妊娠、分娩对心脏病的影响；妊娠合并病毒性肝炎对母儿的影响及预防；妊娠期高血糖的诊断；妊娠合并急性阑尾炎的治疗原则。

2. 熟悉妊娠合并心脏病的诊治；妊娠合并病毒性肝炎的诊断；妊娠期高血糖的治疗；妊娠期阑尾炎的特点、妊娠合并急性阑尾炎的临床表现、诊断与鉴别诊断。

3. 了解妊娠合并重型肝炎的处理；妊娠合并急性阑尾炎对母儿影响。

4. 具有对妊娠合并心脏病、病毒性肝炎、妊娠期高血糖及急性阑尾炎等疾病的基本诊治能力，对妊娠合并症能够进行正确诊断和初步处理。

5. 能够与患者及家属进行有效沟通，开展妊娠合并症相关知识的健康教育；能开展妊娠合并心脏病、病毒性肝炎、妊娠期高血糖、急性阑尾炎等疾病的孕期咨询、预防等基本卫生工作。

孕妇在妊娠期间可并发各种内外科疾病，妊娠前已有的各种内外科疾病也可在妊娠期间加重，若处理不当，对母儿可造成严重危害。本章主要介绍妊娠合并心脏病、妊娠合并病毒性肝炎、妊娠期高血糖与妊娠合并急性阑尾炎。

第一节　妊娠合并心脏病

情境导入

患者王某，女，26 岁，G_1P_0，孕 35 周，因"呼吸困难、不能平卧 2d"入院。既往有关节炎病史。体格检查：T 36.6℃，P 115 次/min，R 25 次/min，BP 130/90mmHg。急性面容，口唇发绀，气促，不能平卧，颈静脉充盈。心率 115 次/min，律齐。心尖区可闻及舒张期隆隆样杂音，两肺底部有少许湿啰音，咳嗽后不消失；全身水肿。产科情况：宫高 28cm，腹围 92cm，LOA，胎心：170 次/min。实验室检查：尿蛋白（++），Hb 115g/L，HCT 0.36。

工作任务：

1. 该患者的最可能诊断及其诊断依据？

2. 该患者进一步的主要检查有哪些？

3. 该患者目前的治疗原则是什么？

【流行病学】

妊娠期、分娩期及产褥期均可能使心脏病患者的心脏负担加重而诱发心力衰竭，是孕产妇死亡的重要原因之一。妊娠合并心脏病（包括妊娠前已有心脏病及妊娠后新发生的心脏病）在我国孕产妇死因中高居第二位,居非产科死亡原因的第一位。妊娠合并心脏病在我国发病率约为1%。妊娠合并心脏病中以先天性心脏病最多见,其次是风湿性心脏病、妊娠期高血压疾病性心脏病、围生期心肌病、贫血性心脏病、心肌炎、甲亢(甲状腺亢进)性心脏病、缩窄性心包炎、肺源性心脏病等。患心脏病的孕妇有流产、早产、死胎及胎儿生长受限的风险。不宜妊娠的妇女应尽早终止妊娠。

【 妊娠、分娩对心脏病的影响 】

（一）妊娠期

孕妇的血容量自妊娠6周后开始逐渐增加,于孕32~34周时达最高峰,比未孕时增加30%~45%,此后维持在较高水平,产后2~6周逐渐恢复正常。故在妊娠32~34周后,心脏病患者易发生心力衰竭。血容量增加引起心排血量增加和心率加快,妊娠早期主要表现为心排血量增加,妊娠中晚期需增加心率以适应血容量增多。妊娠晚期子宫增大、膈肌上升使心脏向左向上移位,心尖冲动向左移位2.5~3cm。由于心脏负担加重可导致心肌轻度肥大。心尖部第一心音和肺动脉瓣第二心音增强,并可有轻度收缩期杂音。这种生理改变增加了妊娠期心脏病诊断的难度。

（二）分娩期

分娩期为心脏负担最重的时期。

1. 第一产程　由于每次子宫收缩有250~500ml血液挤入体循环,回心血量增加,心排血量约增加24%。每次子宫收缩也使右心房压力增高,使平均动脉压增高10%,进一步加重了心脏负担。

2. 第二产程　在子宫收缩强度加大的同时,腹肌和肛提肌收缩,周围循环阻力加大;产妇屏气用力使肺循环压力升高,可使先天性心脏病孕妇由原来左向右分流转为右向左分流而出现发绀;增加腹压使内脏血液涌向心脏。因此在第二产程时心脏的负担更重,更容易发生心力衰竭。

3. 第三产程　胎儿胎盘娩出后,胎盘血液循环停止,子宫收缩,子宫血窦中的大量血液回流进入循环,使循环血量急剧增加,心脏负担陡增;另一方面,由于子宫迅速缩小,腹压骤降,大量血液流向内脏,造成血流动力学急剧变化,极易发生心力衰竭。

（三）产褥期

产后3d内仍是心脏负担较重的时期,除子宫收缩使一部分血液进入体循环外,产妇身体组织中潴留的大量液体于短期内回到体循环,血容量再度增加的同时心脏负担也相应增加。此时易发生心力衰竭。

因此,妊娠32~34周后、分娩期和产后3d内,是心力衰竭的高发时期,应加倍注意。

【 心脏病对妊娠的影响 】

妊娠合并心脏病主要分为结构异常性心脏病、功能异常性心脏病和妊娠期特有心脏病。其中结构异常心脏病以先天性心脏病为主,占35%~50%;风湿性心脏病近年发病率较前下降。妊娠期特有心脏病主要包括妊娠期高血压疾病性心脏病及围产期心肌病。

（一）结构异常性心脏病

1. 先天性心脏病　指出生时即存在的心脏和血管结构异常性心脏病,是妊娠期最常见的心脏病。大部分无发绀型(无分流型和左向右分流型)先天性心脏病患者能安全度过孕产各期,而发绀型(右向左分流型)和无发绀型中的主动脉缩窄患者,对妊娠期血流动力学改变的耐受力很差,一般不宜妊娠。

（1）**房间隔缺损**（ atrial septal defect, ASD):是最常见的先天性心脏病,约占20%。缺损面积较大者,妊娠及分娩导致严重肺动脉高压,极易发生心力衰竭。

知识链接

房间隔缺损

房间隔缺损是指在胚胎发育过程中,房间隔的发生、吸收和融合出现异常,导致左、右心房之间存在血流交通的一种心脏畸形。大多数 ASD 患者儿童期一般无症状,多数患者到了青春期后因心脏杂音或心电图等表现异常而通过超声心动图确诊。显著的左向右分流导致右心室容量负荷过重和肺血流量增加,最终导致肺动脉高压、右心衰竭并出现疲劳和运动不耐受等临床表现。对于成人 ASD 患者,只要超声心动图检查有右心室容量负荷升高的证据,不管有无症状,均应尽早关闭。

(2)**室间隔缺损**:会发生心室水平的左向右分流。缺损面积小,分流量小,既往无心衰史,也无其他并发症者,较少发生肺动脉高压和心力衰竭。缺损面积较大,且未行手术修补者,易出现肺动脉高压和心力衰竭,细菌性心内膜炎的发生率也较高,死亡率极高,应禁止妊娠。

(3)**动脉导管未闭**:妊娠结局与动脉导管未闭部分的管径大小有关。未闭动脉导管口径较小、肺动脉压正常者,妊娠期一般无症状,可继续妊娠至足月。较大分流的动脉导管未闭,妊娠前未行手术矫治者,由于大量动脉血流向肺动脉,肺动脉高压使血流逆转出现发绀和心力衰竭。若妊娠早期已有肺动脉高压或有右向左分流者,建议终止妊娠。

(4)**法洛四联症**:包括肺动脉狭窄、室间隔缺损、主动脉骑跨和右心室肥厚,未行手术矫治者很少存活至生育年龄。此类患者对妊娠期血容量增加和血流动力学改变的耐受力极差,孕妇和胎儿死亡率高。这类心脏病妇女不宜妊娠,若已妊娠也应尽早终止。

先天性心脏病手术后妊娠指征:单纯室间隔缺损、房间隔缺损修补术后、动脉导管术后、法洛四联症矫形后,心功能正常,体力活动时无气急、发绀等症状,一般可以较安全地度过妊娠和分娩期。妊娠前,要全面了解心肺功能,行胸片、心电图和心脏负荷试验、心脏超声等检查,了解有无心脏肥厚现象及心脏功能储备能力。与心脏专科医师共同评估及监护下妊娠。

2. 风湿性心脏病 风湿热可侵犯心肌和各瓣膜,以二尖瓣狭窄最多见,占风湿性心脏病的 2/3~3/4。由于狭窄的二尖瓣阻碍血流从左心房到左心室,妊娠期、分娩期的血液及循环总量的增加和血流动力学的急剧改变使左心房压力骤增,出现肺淤血和肺动脉高压等,造成急性肺水肿、右心衰竭乃至全心衰竭。孕妇和胎儿死亡率高。二尖瓣和主动脉瓣关闭不全患者一般可耐受妊娠。主动脉瓣狭窄患者加重左心室射血阻力,严重者需手术矫正后再考虑妊娠。

3. 心肌炎 为心肌本身局灶性或弥漫性炎性改变。心肌炎可发生于妊娠的任何阶段,主要为病毒感染。临床表现缺乏特异性,常有发热、咽痛、咳嗽、恶心、呕吐、乏力,随后出现心悸、胸痛、呼吸困难和心前区不适。急性心肌炎病情控制良好者,可在严密监护下继续妊娠。

(二)功能异常性心脏病

功能异常性心脏病主要包括各种心律失常,根据心律失常的类型、严重程度及其对心功能的影响,决定是否妊娠和选择终止妊娠时机与方式,需请专科医师协助鉴别诊断及治疗。

(三)妊娠期特有心脏病

1. 妊娠期高血压疾病性心脏病 是妊娠期高血压疾病发展至严重阶段的并发症,由于冠状动脉痉挛、心肌缺血、周围小动脉阻力增加、水钠潴留及血黏度增加等因素加重心脏负荷而诱发急性心力衰竭。患者在发生心力衰竭之前常有干咳,尤以夜间明显,易误认为上呼吸道感染或支气管炎而延误治疗时机。如诊断及时、治疗得当常能度过妊娠及分娩期,产后病因消除,病情会逐渐缓解,多不遗留器质性心脏病变。

2. 围产期心肌病 围产期心肌病是指既往无心血管疾病的孕妇,在妊娠晚期至产后 6 个月内发生的扩张型心肌病。可能与病毒感染、免疫、高血压、肥胖、营养不良及遗传等因素有关。临床表现主要为呼吸困难、心悸、咳嗽、咯血、端坐呼吸、胸痛、肝大、水肿等全心衰竭的症状。部分患者因心力衰竭、肺栓塞或心律失常而死亡。一部分患者经强心、利尿、扩血管治疗得以恢复,再次妊娠复发风险高达 30%~50%,因此不建议再次妊娠。

【心脏病对胎儿的影响】

当孕妇发生心力衰竭时,由于子宫缺氧、易激惹,诱发宫缩导致流产、早产,并因血液含氧量不足致胎儿生长受限、胎儿窘迫,甚至死亡。治疗心脏病的有些药物对胎儿也存在潜在的毒性反应。多数先天性心脏病为多基因遗传,后代先天性心脏病及其他畸形的发生机会增加。

【诊断】

(一)妊娠合并心脏病的诊断

正常妊娠时可有轻度心悸、气短及水肿症状,并出现心尖冲动向左上移位、心浊音界轻度扩大、心动过速、心尖部收缩期杂音等体征,因此增加了妊娠合并心脏病的诊断难度。孕妇有如下病史、症状或体征时高度警惕心脏病:①妊娠前有心悸、气短、心力衰竭史,或曾有风湿热病史,体检、X 线检查、心电图检查曾被诊断有器质性心脏病。②有劳力性呼吸困难,经常性夜间端坐呼吸、咯血,经常出现胸痛、胸闷等临床症状。③有发绀、杵状指、持续性颈静脉怒张,心脏听诊有舒张期 2 级以上或粗糙的全收缩期 3 级以上杂音,有心包摩擦音、舒张期奔马律和交替脉等。④心电图有严重心律失常,如心房颤动、心房扑动、三度房室传导阻滞、ST 段及 T 波异常改变等。⑤X 线检查显示心脏显著扩大,尤其个别心腔扩大。⑥超声心动图检查示心肌肥厚、瓣膜运动异常、心内结构畸形。

(二)纽约心脏病协会(NYHA)心功能分级

按患者主观功能评估可分为四级:

Ⅰ级:一般体力活动不受限。

Ⅱ级:一般体力活动有轻度受限,活动后有心慌、轻度气促,休息时无症状。

Ⅲ级:一般体力活动明显受限,休息时无不适,轻微日常工作即感不适、心悸、呼吸困难,或既往有心力衰竭史者。

Ⅳ级:一般体力活动严重受限,不能进行任何体力活动,休息时有心悸、呼吸困难等心力衰竭表现。

(三)孕前妊娠风险评估

1. 可以妊娠 心脏病变较轻,心功能Ⅰ~Ⅱ级,既往无心力衰竭史,亦无其他并发症者。但应告知妊娠和分娩可能加重心脏病或出现严重心脏病并发症。

2. 不宜妊娠 心脏病变较重,心功能Ⅲ~Ⅳ级、既往有心力衰竭史、有肺动脉高压、右向左分流型先天性心脏病、严重心律失常、风湿热活动期、心脏病并发细菌性心内膜炎、急性心肌炎等。年龄在 35 岁以上,心脏病病程较长者,发生心力衰竭的可能性极大,不宜妊娠。

(四)心力衰竭的诊断

心力衰竭是心脏病孕产妇死亡的主要原因。若出现下述症状与体征,应考虑早期心力衰竭:①轻微活动后即感胸闷、心悸、气短。②休息时心率超过 110 次/min,呼吸超过 20 次/min。③夜间常因胸闷而坐起呼吸,或到窗口呼吸新鲜空气。④肺底部出现少量持续性湿啰音,咳嗽后不消失。

【防治】

(一)心力衰竭的一般处理

心力衰竭的一般处理与未妊娠者基本相同。但应用强心药时不主张预防性地应用洋地黄,早期心力衰竭者,可给予作用和排泄较快的制剂,以防止药物在体内蓄积。妊娠晚期发生心力衰竭,原则是待心力衰竭控制后再行产科处理,应放宽剖宫产手术指征。

(二)妊娠期

1. 能否继续妊娠 取决于孕妇的心脏功能代偿情况、心脏病的类型、具体医疗条件等。一般认为心脏病变较轻,心功能Ⅰ~Ⅱ级,既往无心力衰竭史,亦无其他并发症者可以继续妊娠。心脏病变较重,心功能Ⅲ~Ⅳ级、既往有心力衰竭史、有肺动脉高压、右向左分流型先天性心脏病、严重心律失常、风湿热活动期、心脏病并发细菌性心内膜炎、急性心肌炎等。年龄在 35 岁以上,心脏病病程较长者,发生心力衰竭的可能性极大,不宜继续妊娠。不宜继续妊娠者最好在妊娠 3 个月内行人工流产术。妊娠超过 12 周时,终止妊娠的危险性不亚于继续妊娠和分娩。因此应密切监护,积极防治心力衰竭,使之度过妊娠和分娩期。

2. 继续妊娠的处理

(1) **加强孕期检查**:在妊娠 20 周前,应每 2 周行产前检查 1 次。在妊娠 20 周后,尤其是 32 周后应每周 1 次。发现早期心力衰竭征象,应立即住院。孕期经过顺利者,亦应在 36~38 周提前住院待产。

(2) 保证充分休息和睡眠,每日至少 10h 睡眠。避免劳累及情绪激动。

(3) **饮食**:控制体重,整个妊娠期增重不超过 12kg 为宜。给予高蛋白与高维生素饮食,20 周以后预防性应用铁剂防治贫血。适当限制食盐量,一般每日食盐量不超过 4~5g。

(4) 积极防治引起心衰的诱因,如预防上呼吸道感染、纠正贫血、治疗心律失常等。

(5) **动态观察心脏功能**:定期进行超声心动图检查,判断心功能变化。

(6) **胎儿监测**:先天性心脏病患者的后代发生先天性心脏病的风险为 5%~8%,孕期注意筛查,必要时行胎儿心脏超声检查或胎儿染色体检查。注意监测胎儿生长发育情况,孕 28 周后开始行胎心监护。

(7) **终止妊娠的时机**:①心脏病妊娠风险低且心功能 I 级者可以妊娠至足月;若出现严重心脏病并发症或心功能下降则提前终止妊娠。②妊娠风险较高但心功能 I 级的心脏病患者可以妊娠至 32~36 周终止妊娠,但必须严密监护,必要时可提前终止妊娠。③妊娠禁忌的严重心脏病患者,一旦诊断需尽快终止妊娠。

(三) 分娩期

1. 剖宫产　有产科指征或心功能Ⅲ~Ⅳ级应选择剖宫产,且主张适当放宽剖宫产指征,在有条件的医院内进行手术,以择期手术为宜,应尽量避免急诊手术。术中尽量减少出血,在严密监护下控制输液量和输液速度。不宜再妊娠者,可同时行输卵管结扎术。

2. 经阴道分娩　心功能 I~Ⅱ级,无产科指征,宫颈条件良好者可在严密监护下经阴道试产。

(1) **第一产程**:精神上鼓励和安慰产妇,消除其紧张情绪。适当选用地西泮、哌替啶等镇静止痛剂。严密监测心率、脉搏、呼吸、血压及心功能变化。有心力衰竭者取半卧位,给氧,给予去乙酰毛花苷 0.4mg 加于 25% 的葡萄糖注射液 20ml 内缓慢静脉注射,必要时 4~6h 重复给药 1 次。产程开始后给予抗生素预防感染。

(2) **第二产程**:尽量减少孕妇屏气用力,缩短第二产程。常规做会阴切开术,必要时行产钳术或胎头吸引术助产。

(3) **第三产程**:为防止腹压骤然降低引发心力衰竭,胎儿娩出后,腹部立即用沙袋加压,有产后出血倾向时可用缩宫素,禁用麦角新碱及垂体后叶激素。产后出血过多时及时输液、输血,根据血流动力学情况控制输液速度。

(四) 产褥期

产后 3d 内,尤其是产后 24h 内易发生心力衰竭,产妇须充分休息并密切监护。产后出血、感染和血栓栓塞是严重的并发症,极易诱发心力衰竭,应重点预防。心脏病妊娠风险低且心功能 I 级者建议哺乳,严重心脏病产妇不宜哺乳。不宜再妊娠者,可在产后 1 周行绝育术。

第二节　妊娠合并病毒性肝炎

情境导入

初孕妇王某,30 岁,已婚未育。患乙型病毒性肝炎 12 年。计划妊娠,咨询妊娠时机及肝炎病毒垂直传播预防及阻断注意事项。

工作任务:

1. 乙型病毒性肝炎患者最佳的妊娠时机是何时?

2. 为有效预防与阻断乙型肝炎病毒垂直传播,请为此患者制订最佳预防方案。

【流行病学】

病毒性肝炎(viral hepatitis)是由肝炎病毒引起、以肝细胞变性坏死为主要病变的传染性疾病。妊娠合并病毒性肝炎是妊娠期肝病最常见的原因。致病病毒主要包括甲型(HAV)、乙型(HBV)、丙型(HCV)、丁型(HDV)和戊型(HEV)肝炎病毒,近年还提出己型(HFV)、庚型(HGV)肝炎病毒与输血传播病毒(TTV)。其中以乙型最常见,我国约 8% 的人群是慢性乙型肝炎病毒(hepatitis B virus,HBV)携带者。妊娠不增加对肝炎病毒的易感性,但可诱发重型肝炎的发生。妊娠合并重型肝炎是孕产妇死亡的主要原因之一。垂直传播是我国慢性 HBV 感染的最主要途径,新生儿注射乙型肝炎免疫球蛋白(hepatitis B immunoglobulin,HBIG)和接种乙型肝炎疫苗是有效的阻断方法。

每种病毒性肝炎均具有其独特的流行病学特点和并发症风险。甲型肝炎病毒(HAV)的主要传播途径为消化道传播。乙型肝炎病毒(HBV)的主要传播途径为血液传播,垂直传播是其妊娠期重要传播途径。乙型肝炎慢性携带者若病情得不到有效控制,长期发展可导致肝纤维化、肝硬化、肝癌等恶性疾病。丙型肝炎病毒(HCV)主要通过输血及血制品传播,垂直传播也是其妊娠期主要传播途径,易转为慢性肝炎。丁型病毒性肝炎(HDV)常常伴随 HBV 感染共同存在。戊型病毒性肝炎(HEV)的主要传播途径为消化道传播,在妊娠期感染 HBV 或 HEV 或两者双重感染易进展为重型肝炎。因此,预防垂直传播对于减缓慢性病毒性肝炎具有重大意义。

【妊娠期肝脏的生理变化】

(一)雌孕激素

妊娠期雌孕激素水平升高,增加肝脏负担。雌激素水平升高,部分孕妇可出现肝掌、蜘蛛痣,分娩后 4~6 周消失。

(二)血清蛋白

由于妊娠期血容量增加,血液稀释,血清蛋白浓度降低,球蛋白因网状内皮系统功能亢进略有增加,清蛋白/球蛋白比值下降。

(三)血清酶活性

血清丙氨酸转氨酶(ALT)、门冬氨酸转氨酶(AST)、谷氨酰转肽酶和总胆红素浓度因血液稀释稍有下降。分娩后转氨酶可短暂轻度升高,特别在分娩后 5d 内,这是分娩损伤和产后哺乳所致。

(四)凝血功能

妊娠晚期血浆纤维蛋白原较非孕时增加约 50%,凝血因子Ⅱ、凝血因子Ⅴ、凝血因子Ⅶ、凝血因子Ⅷ、凝血因子Ⅸ、凝血因子Ⅹ均增加,部分孕妇凝血酶原时间、凝血时间降低。孕妇的血液处于高凝状态。

【妊娠对病毒性肝炎的影响】

(一)妊娠期

妊娠本身并不增加对肝炎病毒的易感性。孕妇代谢增加,肝糖原储备降低,孕期雌激素需在肝内代谢和灭活,均使肝脏负担增加,也易使肝炎病情加重。妊娠期内分泌变化,可导致体内 HBV 再激活以及妊娠期细胞免疫功能增强,因而妊娠期重型肝炎发生率较非妊娠期高。尤其在妊娠晚期易发生急性重型肝炎,危及母儿生命。此外,妊娠合并病毒性肝炎由于治疗棘手易转变为慢性肝炎。

（二）分娩期

分娩过程中的疲劳、出血、损伤及麻醉药物等引起组织缺氧和新陈代谢障碍，加重肝功能损害。

（三）产褥期

产褥期免疫系统重建的过程，肝炎发生率升高，且由于产后皮质醇水平突然下降可导致 HBV 再激活。

【病毒性肝炎对妊娠的影响】

（一）对母体的影响

妊娠早期合并病毒性肝炎，可使妊娠反应加重；也可能将肝炎的胃肠道症状当作妊娠反应而耽误病情。妊娠晚期妊娠期高血压疾病发生率增高，可能与肝炎时醛固酮灭活能力下降有关。此外，妊娠期母体 HBV 感染可能与妊娠期肝内胆汁淤积症、妊娠糖尿病等风险增加相关。分娩时由于肝脏凝血因子合成减少，产后出血率增高。若为重型肝炎，常并发 DIC，直接威胁母儿生命。

（二）对胎儿、新生儿的影响

妊娠早期合并急性肝炎易发生流产。妊娠晚期合并肝炎易出现胎儿窘迫、低出生体重儿、小于胎龄儿、早产、死胎、死产或新生儿死亡发生率增高。

（三）垂直传播

HAV 主要经消化道传播，感染后可获得持久免疫力，垂直传播罕见。HBV 主要经血液传播，但垂直传播是其重要途径。HBV 垂直传播包括宫内传播、产时传播和产后传播。我国高达 50% 的慢性 HBV 感染者是经垂直传播造成的，因此阻断垂直传播对慢性乙型病毒性肝炎的控制有重要意义。乙型病毒性肝炎在妊娠期更容易进展为重型肝炎。HCV 主要通过输血、血制品、垂直传播等途径传播，易转为慢性肝炎，进展为肝硬化、肝癌。HDV 需伴随 HBV 而存在。HEV 主要经消化道传播，但在妊娠期感染 HEV，尤其与乙型重叠时易发生重型肝炎。

知识链接

《2022—2030 年全球卫生部门关于艾滋病、病毒性肝炎和性传播疾病行动计划》

2022 年 6 月，第 75 届世界卫生大会通过了《2022—2030 年全球卫生部门关于艾滋病、病毒性肝炎和性传播疾病行动计划》，提出的愿景为消除艾滋病、病毒性肝炎和性传播疾病的流行，推进全民健康覆盖、初级卫生保健和卫生安全。总目标为在注重不同疾病特殊性的同时，在交汇领域采取联合行动，以期到 2030 年消除这些疾病的健康威胁。

【临床表现】

可表现为身体不适、全身酸痛、畏寒、发热等流感样症状；乏力、食欲缺乏、尿色深黄、恶心、呕吐、腹部不适、右上腹疼痛、腹胀、腹泻等消化系统症状。查体可有皮肤和巩膜黄染、肝区叩痛等。肝大，受增大子宫的影响，常难以被触及。

【诊断】

妊娠期诊断病毒性肝炎比非孕期困难，应根据流行病学、病史、临床表现及实验室检查进行综合判断。

（一）病史及临床表现

有病毒性肝炎患者接触史，半年内有输血、注射血液制品等病史。潜伏期分别为甲型病毒性肝炎平均约为 30d，乙型病毒性肝炎为 90d，输血所致的丙型病毒性肝炎为 50d，戊型病毒性肝炎为 40d。患者有病毒性肝炎的临床表现。

（二）辅助检查

1. 肝功能检测　主要包括 ALT、AST 等,其中 ALT 是反映肝细胞损伤程度最常用的敏感指标。当 1% 的肝细胞发生坏死时,血清 ALT 水平即可升高 1 倍。总胆红素升高在预后评估上较 ALT 及 AST 更有价值。胆红素持续上升而转氨酶下降,称为"胆酶分离",提示重型肝炎的肝细胞坏死严重,预后不良。凝血酶原时间百分活度(prothrombin time activity percentage,PTA)的正常值为 80%~100%,<40% 是诊断重型肝炎的重要指标之一。PTA 是判断病情严重程度和预后的主要指标,较转氨酶和胆红素具有更重要的临床意义。

2. 病原学检测

（1）**甲型肝炎**:检测血清 HAV 抗体及血清 HAV RNA。HAVI-gM 阳性代表近期感染,HAVI-gG 在急性期后期和恢复期出现,属保护性抗体。

（2）**乙型肝炎**:HBsAg 阳性是 HBV 感染的特异性标志,HBsAb 阳性提示过去曾感染过或疫苗注射后有保护性抗体。HBcAb 分为 IgM 和 IgG 型,IgM 型阳性见于急性乙型病毒性肝炎及慢性肝炎急性活动期,IgG 型阳性见于乙型病毒性肝炎恢复期和慢性 HBV 感染。HBeAg 阳性提示大量 HBV 存在于血液中,滴度高低反映传染性强弱。在急性乙肝病毒感染中,HBeAg 较 HBsAg 出现更晚,若 HBeAg 持续存在超过 12 周,需考虑转为 HBV 慢性感染的可能。HBV DNA 主要用于观察抗病毒药物疗效和判断传染性大小,妊娠期 HBV DNA 高水平是发生垂直传播和免疫预防失败的主要危险因素。

（3）**丙型肝炎**:HCV 抗体阳性多为既往感染。

（4）**丁型肝炎**:需依赖 HBV 的存在而复制和表达,伴随 HBV 引起肝炎。

（5）**戊型肝炎**:由于 HEV 抗原检测困难,且抗体出现较晚,当抗体阴性时不能排除诊断,需反复检测。

3. 影像学检查　主要是 B 型超声检查,必要时可行磁共振成像(MRI)检查,主要观察肝脾大小,有无肝硬化存在,有无腹腔积液,有无肝脏脂肪变性等。

（三）乙型病毒性肝炎的临床分型

1. 急性肝炎　乙型病毒性肝炎潜伏期为 28~160d,平均为 70~80d,分为急性无黄疸型、急性黄疸型和急性淤胆型,起病急,常表现为消化道症状,随后出现皮肤巩膜黄染、瘙痒等,无黄疸性肝炎临床症状不典型,易被忽视。急性肝炎多呈自限性,半年内多可痊愈。

2. 慢性肝炎　慢性肝炎病程通常超过半年,分为 HBeAg 阳性和 HBeAg 阴性两种类型。如发病日期不明确或无肝炎病史,但肝脏病理学结果符合慢性肝炎,或通过病史、查体及辅助检查等也可做出相应诊断。慢性肝炎根据病情轻重可分为轻度、中度和重度肝炎。

（四）妊娠合并重型肝炎的诊断

妊娠合并病毒性肝炎以乙型、乙型重叠丁型或戊型易发生重型肝炎,出现以下情况时考虑重型肝炎:

1. 消化道症状严重,表现为食欲极度减退,频繁呕吐,腹胀,出现腹腔积液。

2. 黄疸迅速加深,血清总胆红素每日升高>17.1μmol/L。个别极严重病例可能有黄疸很浅或尚未来得及出现黄疸的情况。

3. 出现肝臭气味,肝脏进行性缩小,肝浊音界缩小甚至消失,肝功能明显异常,胆酶分离、白/球蛋白倒置。

4. 凝血功能障碍,全身出血倾向,PTA<40%。

5. 迅速出现肝性脑病。

6. 肝肾综合征,出现急性肾衰竭。

当出现以下三点即可临床诊断为重型肝炎:①出现乏力、食欲减退、恶心呕吐等症状。②PTA<40%。③血清总胆红素>171μmol/L。

【鉴别诊断】

(一)妊娠期肝内胆汁淤积症

妊娠期肝内胆汁淤积症(intrahepatic cholestasis of pregnancy,ICP)围生儿死亡率较高。临床表现主要是全身瘙痒、黄疸。但本病孕妇一般状况较好,无典型肝炎症状;妊娠终止后瘙痒、黄疸迅速消退。再次妊娠易复发。肝功能检查呈阻塞性黄疸表现,ALT 轻度升高,血清结合胆红素升高,空腹血清总胆汁酸升高为其特点。

(二)妊娠急性脂肪肝

妊娠急性脂肪肝(acute fatty liver of pregnancy,AFLP)是以妊娠晚期发生肝细胞脂肪浸润、急性肝衰竭为特征的疾病。临床特点是病情发展快,剧烈呕吐、上腹部疼痛、黄疸迅速加深,可并发 DIC和肝肾衰竭,孕产妇及围生儿死亡率较高。虽有明显黄疸,尿胆红素却多为阴性。肝炎标志物一般为阴性,且临床症状多出现上腹痛。超声检查有助于鉴别。肝脏活检可确诊,表现为肝小叶中心肝细胞急性脂肪变性,与急性重型肝炎时肝细胞广泛性坏死不同。

此外,还应与妊娠期高血压疾病引起的溶血、血小板减少和肝损害(HELLP 综合征)、药物性肝损害、妊娠剧吐相鉴别。

【预防】

(一)重视孕期监护

孕期门诊应检查肝功能和肝炎病毒血清学检测。

(二)阻断 HBV 的垂直传播

HBV 垂直传播,是指母体 HBV 进入子代,并在其体内复制繁殖,造成慢性 HBV 感染。其包括宫内感染、产时传播和产后传播,垂直传播的时机更多发生于产时和产后,宫内感染罕见。垂直传播的主要危险因素是孕妇乙肝病毒高水平。

产后新生儿联合应用乙肝疫苗和 HBIG 是预防和阻断垂直传播的关键。对母亲 HBsAg 阳性的新生儿,在出生后 24h 内尽早(最好在出生后 12h 内)注射乙肝免疫球蛋白,剂量 100~200IU。同时在不同部位接种乙型肝炎疫苗;在 1 个月和 6 个月时分别再次接种第 2 针和第 3 针乙型肝炎疫苗(0、1、6 方案)。采用上述联合免疫可显著提高阻断垂直传播效果。目前认为,新生儿经主、被动免疫后,母乳喂养是安全的。

【治疗】

(一)非重型肝炎处理

治疗原则为护肝、对症、支持疗法。常用护肝药有葡醛内酯、多烯磷脂酰胆碱、腺苷蛋氨酸、还原型谷胱甘肽注射液、复方甘草皂苷、丹参注射液、门冬氨酸钾镁等,有助于肝功能恢复。必要时补充清蛋白、新鲜冷冻血浆、冷沉淀等血制品。

治疗期间需严密检测肝功能、凝血功能等指标,除产科随诊治疗外,需联合感染科或肝病科医师会诊,共同诊治。

(二)重型肝炎处理

1. 护肝治疗 人血清蛋白可促使肝细胞再生,改善低蛋白血症;肝细胞生长因子、胰高血糖素加胰岛素疗法可以促进肝细胞再生;选用葡醛内酯、多烯磷脂酰胆碱、腺苷蛋氨酸为主的两种以上护肝药物。

2. 对症支持疗法 注意维持水和电解质平衡,可采用新鲜冷冻血浆与冷沉淀改善凝血功能。必要时可短期使用肾上腺皮质激素。酸化肠道,减少氨的吸收。肝肾综合征、肝性脑病、高钾血症、肺水肿时可考虑血液透析。

3. 防治并发症 妊娠合并重型肝炎患者常出现多种并发症,主要有凝血功能障碍、肝性脑病、肝肾综合征、感染等。在临床救治中常需多学科协作。

4. 防治感染 重型肝炎患者注意无菌操作、口腔护理、会阴擦洗等护理,预防感染;有计划地逐步升级使用强有力的广谱抗生素,最初可选用头孢类第二、三代抗生素;使用广谱抗生素 2 周以上可经验性使用抗真菌药物;使用丙种球蛋白增强机体抵抗力。

5. 严密监测病情变化 包括肝功能、凝血功能、生化、血常规等指标,尤其注意 PTA、总胆红素、转氨酶、清蛋白、纤维蛋白原、肌酐等指标。监测中心静脉压、每小时尿量、24h 出入液量、水及电解质变化、酸碱平衡、胎儿宫内情况等。

(三)产科处理

1. 孕前咨询 感染 HBV 的孕龄女性在妊娠前应行肝功能、血清 HBV DNA 检测以及肝脏 B 型超声检查,应由感染科或肝病科医师联合产科医师共同评估其肝脏的功能和全身状况,确定受孕时机。最佳的受孕时机是肝功能正常、血清 HBV DNA 低水平、肝脏 B 型超声无特殊改变。当肝炎活动时,即有临床症状或肝功能异常,需暂时避孕,待病情好转,肝功能恢复正常且稳定 3 个月后再妊娠。孕前若有抗病毒指征,首选干扰素。使用干扰素期间需避孕,停药半年后可以考虑妊娠。口服抗病毒药物需要长期治疗,可采用替诺福韦(B 类药)或拉米夫定(C 类药),必要时可在妊娠期使用。

2. 妊娠期 妊娠合并病毒性肝炎经治疗后病情好转,可继续妊娠。治疗效果不好、肝功能及凝血功能指标继续恶化的孕妇,应考虑终止妊娠。

3. 分娩期 非重型肝炎分娩方式以产科指征为主,但对于病情较严重者或血清胆汁酸明显升高的患者可考虑剖宫产。

妊娠合并重型肝炎,在短期内病情多数难以康复,临床上应积极治疗,待病情稳定后选择合适时机采用剖宫产方式终止妊娠,一般凝血功能、清蛋白、胆红素、转氨酶等重要指标改善并稳定 24h 左右。妊娠合并重型肝炎常发生产时产后出血,是患者病情加重、死亡的主要原因之一。必要时可考虑剖宫产时子宫次全切除术。但对部分患者,如病情较轻,并发症少,特别是凝血功能较好、PTA 接近 40%,子宫收缩良好、术中出血不多,探查肝脏无明显缩小者,可保留子宫。术中及术后应预防出血,可行子宫动脉结扎、B-Lynch 缝合、促子宫收缩药物应用等。术后注意腹腔引流管、导尿管、中心静脉插管、补液留置管等管道的护理;防治并发症,同时继续用广谱抗生素抗感染,补充凝血因子、清蛋白,护肝对症支持治疗。

4. 产褥期 产后不哺乳者,退乳不建议用雌激素,以免损害肝功能,可口服生麦芽或用芒硝外敷乳房。

第三节 妊娠期高血糖

情境导入

经产妇王某,35 岁,G_2P_1。因"孕 25 周,发现血糖升高 3d"为主诉就诊。月经规律,孕期规律产检。孕 24 周常规行 75g OGTT,空腹血糖 6.1mmol/L,餐后 1h 血糖 9.5mmol/L,餐后 2h 血糖 8.1mmol/L。既往史:否认高血压、糖尿病等病史,无烟酒等不良嗜好。5 年前自然分娩一健康女婴,体重 4 300g。否认糖尿病家族史。

工作任务:

1. 该患者目前诊断及诊断依据是什么?

2. 请为该患者制订进一步治疗方案。

妊娠期高血糖包括孕前糖尿病合并妊娠(pregestational diabetes mellitus,PGDM)、糖尿病前期和妊娠糖尿病(gestational diabetes mellitus,GDM),PGDM 指孕前已确诊的糖尿病,又称糖尿病合并妊娠。糖尿病前期包括空腹血糖受损（impaired fasting glucose，IFG）和糖耐量受损（impaired glucose tolerance，IGT）。GDM 是指妊娠前糖代谢正常，妊娠期才出现的糖代谢异常，分娩后多数孕妇糖代谢恢复正常，但将来患 2 型糖尿病机会增加。

【妊娠对糖尿病的影响】

妊娠可使既往无糖尿病的孕妇发生 GDM，也可使原有糖尿病患者病情加重。孕早期空腹血糖低，若未及时调整胰岛素用量可出现低血糖。随妊娠进展，拮抗胰岛素物质增加，需增加胰岛素用量。在分娩过程中，孕妇能量消耗多，进食量少，若不减少胰岛素的用量易发生低血糖。产后胎盘排出，胎盘分泌的抗胰岛素物质迅速消失，胰岛素用量应立即减少。因此，孕期若不及时调整胰岛素用量，较易引起酮症酸中毒、低血糖等并发症的发生。

【糖尿病对孕妇、胎儿及新生儿的影响】

糖尿病对母儿的影响取决于血糖控制水平及糖尿病的病情。

（一）对孕妇的影响

1. 自然流产 流产的发生率高达 15%~30%。高血糖可使胚胎发育异常甚至死亡，所以糖尿病患者宜在血糖控制正常后再考虑妊娠，并进行孕前咨询和病情评估。

2. 妊娠期高血压疾病 因糖尿病导致微血管病变，使小血管内皮细胞增厚及管腔变窄，组织供血不足。当糖尿病合并肾血管病变时，妊娠期高血压疾病的发病率高达 50% 以上。

3. 感染 糖尿病患者孕期及产时易发生感染。常见的有外阴阴道假丝酵母菌病、肾盂肾炎、无症状菌尿及产褥感染等。

4. 羊水过多 羊水过多的发病率较非糖尿病孕妇高 10 倍，可能与胎儿高血糖、高渗性利尿致胎尿排出增多有关。

5. 早产与胎膜早破 糖尿病孕妇无论是自发早产还是医源性早产都明显高于非糖尿病孕妇，并发感染及羊水过多使胎膜早破及早产发病率增高。

6. 产后出血 与巨大胎儿致产程延长、产道损伤有关。

7. 糖尿病酮症酸中毒 由于妊娠期复杂的代谢变化，加之高血糖及胰岛素绝对或相对不足，代谢紊乱进一步发展致脂肪分解加速，血清酮体急剧升高，发展为代谢性酸中毒。

8. GDM 孕妇再次妊娠时糖尿病复发率和患病率增加，GDM 患者再次妊娠时复发率高达 33%~69%，远期患糖尿病概率增加，17%~63% 将发展为 2 型糖尿病。

（二）对胎儿的影响

1. 巨大胎儿 胎儿长期处于高血糖状态，刺激胎儿胰岛 β 细胞增生，产生过量胰岛素，促进蛋白、脂肪合成和抑制脂解作用，使胎儿过度发育。

2. 胎儿畸形 发生率高于非糖尿病孕妇，与受孕后最初数周高血糖水平密切相关，是构成围生儿死亡的重要原因。以心血管畸形和神经系统畸形最常见，如尾部退化综合征、神经管缺陷。孕前患糖尿病者应在妊娠期加强对胎儿畸形的筛查。

3. 胎儿生长受限 妊娠早期高血糖有抑制胚胎发育的作用，导致妊娠早期胚胎发育落后。糖尿病合并微血管病变者，影响胎盘血供及胎儿发育。

4. 胎死宫内 与正常孕妇相比，高血糖孕妇发生死胎的风险高。

（三）对新生儿的影响

1. 新生儿低血糖 胎儿脱离母体高血糖环境后，高胰岛素血症仍存在，若不及时补充糖，易发生低血糖，严重时危及新生儿生命。

2. 新生儿呼吸窘迫综合征 高血糖刺激胎儿胰岛素分泌增加，形成高胰岛素血症，后者具有拮抗糖皮质激素促进Ⅱ型肺泡细胞表面活性物质合成及释放的作用，使胎儿肺泡表面活性物质产生及分泌减少，胎儿肺成熟延迟。

3. 其他　新生儿产伤、新生儿高胆红素血症、低钙血症发生率增加,新生儿死亡率增加;子代发生 2 型糖尿病、肥胖及其他代谢紊乱的风险增加。

【临床表现与诊断】

妊娠期有多饮、多食、多尿症状以及反复发作的外阴阴道假丝酵母菌感染症状或体征。孕妇体重>90kg,本次妊娠伴有羊水过多或胎儿大于孕周应警惕糖尿病,但大多数妊娠糖尿病患者无明显的临床表现。

(一)PGDM 的诊断

符合以下 2 项中任意一项者,可确诊为 PGDM:

1. 妊娠前已确诊为糖尿病。

2. 妊娠前未进行过血糖检查的孕妇,妊娠期血糖升高达到以下任何一项标准,应诊断为PGDM。

(1)空腹血浆葡萄糖(fasting plasma glucose,FPG)≥7.0mmol/L(空腹 8h 以上,但不宜过久)。

(2)75g 口服葡萄糖耐量试验(oral glucose tolerance test,OGTT),服糖后 2h 血糖≥11.1mmol/L。

(3)伴有典型的高血糖症状或高血糖危象,同时随机血糖≥11.1mmol/L。

(4)糖化血红蛋白(HbA$_{1c}$)≥6.5%,不推荐妊娠期常规用 HbA$_{1c}$ 进行糖尿病筛查,妊娠早期HbA$_{1c}$ 处于 5.7%~6.4% 时,进展为 GDM 的风险高。

(二)GDM 的诊断

GDM 指妊娠期发生的糖代谢异常,GDM 诊断方法和标准如下:

1. 口服葡萄糖耐量试验(OGTT)　对所有尚未诊断糖尿病的孕妇,在妊娠 24~28 周及以后进行75g OGTT。

(1)**方法**:OGTT 前禁食 8~10h,试验前连续 3d 正常饮食,即每日进食碳水化合物不少于 150g,检查期间静坐、禁烟。检查时,5min 内口服含 75g 葡萄糖(无水葡萄糖)的液体 300ml,分别抽取服糖前及服糖后 1h、2h 的静脉血(从饮用葡萄糖水开始计算时间)。当 OGTT 检查时,应于早 9 点前抽取空腹血。

(2)**诊断标准**:服糖前及服糖后 1h、2h 的血糖值应分别低于 5.1mmol/L、10.0mmol/L、8.5mmol/L。任何一项血糖值达到或超过上述标准即诊断为 GDM。

2. 空腹血浆葡萄糖　孕妇具有 GDM 高危因素或者医疗资源缺乏地区,建议妊娠 24~28 周首先检查 FPG。FPG≥5.1mmol/L,可以直接诊断 GDM,不必行 OGTT;而 4.4mmol/L≤FPG<5.1mmol/L 时,应尽早行 75g OGTT;FPG<4.4mmol/L,可暂时不行 OGTT。

3. 妊娠早期 FPG 水平不作为 GDM 的诊断依据。具有 GDM 高危因素孕妇首次 OGTT 正常者,可在妊娠晚期重复 OGTT。

4. 如果首次检查时间在妊娠 28 周以后,首次就诊时或就诊后尽早行 OGTT 或 FPG 检查。

5. GDM 高危因素　①妊娠分娩史:不明原因的死胎、死产、流产史、巨大胎儿分娩史、胎儿畸形、羊水过多史、GDM 史。②糖尿病家族史。③本次妊娠因素:妊娠期发现胎儿大于孕周、羊水过多、反复外阴阴道假丝酵母菌病患者。④孕妇因素：年龄≥35岁、妊娠前超重或肥胖、糖耐量异常史、多囊卵巢综合征。

【妊娠期高血糖的分期】

根据糖尿病患者发病年龄、病程及是否存在血管并发症等进行分期。

A级：妊娠期诊断的糖尿病。

A1级：经控制饮食，空腹血糖<5.3mmol/L，餐后2h血糖<6.7mmol/L。

A2级：经控制饮食，空腹血糖≥5.3mmol/L，餐后2h血糖≥6.7mmol/L。需要胰岛素或口服降糖药物维持正常血糖水平。

B级：显性糖尿病，20岁以后发病，病程<10年。

C级：发病年龄10~19岁，或病程达10~19年。

D级：10岁前发病，或病程≥20年，或合并单纯性视网膜病。

F级：糖尿病性肾病。

R级：眼底有增生性视网膜病变或玻璃体积血。

H级：冠状动脉粥样硬化性心脏病。

T级：有肾移植史。

【处理】

糖尿病患者妊娠前应检查妊娠前血糖水平、甲状腺功能、肝肾功能、心电图以及超声心动图、眼科检查等相关检查，以确定糖尿病严重程度。未经治疗的D级、F级、R级糖尿病不宜妊娠。器质性病变较轻、血糖控制良好者，可在积极治疗、密切监护下继续妊娠。

（一）孕前咨询

对患孕前糖尿病的育龄期妇女，孕前咨询应纳入到常规糖尿病治疗中，无妊娠计划者避免意外妊娠。对于糖尿病的患者提供个体化的营养指导、生活方式管理及健康知识宣教。计划妊娠者严格控制血糖。计划妊娠或已经妊娠的1型或2型糖尿病的妇女，应该咨询有关糖尿病视网膜病变发生及进展。曾患GDM的妇女再次妊娠前应行OGTT。

1.合并慢性高血压的患者 孕期血压控制在130/80mmHg以下，停用他汀类降脂药及血管紧张素转化酶抑制剂（ACEI）和血管紧张素Ⅱ受体拮抗剂（ARB），使用拉贝洛尔或钙离子拮抗剂治疗高血压。妊娠前尽量改用胰岛素降血糖，推荐每日至少口服400μg叶酸或含叶酸的多种维生素。

2.妊娠前血糖控制标准 空腹和餐前血糖3.9~6.5mmol/L；餐后血糖<8.5mmol/L；因妊娠前及妊娠早期HbA_{1c}升高与多种胎儿畸形相关，推荐糖尿病妇女妊娠前应尽量将HbA_{1c}控制在6.5%以内，以降低胎儿先天性畸形的发生风险。

（二）妊娠期处理

1.妊娠期血糖控制目标 GDM或PGDM患者妊娠期血糖应控制在餐前≤5.3mmol/L，餐后2h≤6.7mmol/L，特殊情况下可测餐后1h血糖≤7.8mmol/L；夜间血糖≥3.3mmol/L；妊娠期无低血糖风险者HbA_{1c}水平控制在6%以内为最佳，若有低血糖倾向，HbA_{1c}的控制目标可适当放宽至7%以内。

2.血糖控制 大多数GDM孕妇通过生活方式的干预即可使血糖达标，不能达标的GDM孕妇应首先推荐应用胰岛素控制血糖。

（1）医学营养治疗：饮食控制很重要，妊娠早期的能量摄入不低于1 600kcal/d，妊娠中晚期1 800~2 200kcal/d为宜，伴孕前肥胖者应适当减少能量摄入，但孕早期不低于1 600kcal/d，孕中晚期适当增加。

（2）运动疗法：可降低妊娠期基础胰岛素抵抗，是GDM的综合治疗措施之一，妊娠期应用胰岛素治疗的患者，运动时要做好低血糖的防范。

（3）**药物治疗**：PGDM 孕妇孕前或早孕期改用胰岛素控制血糖。妊娠期高血糖孕妇经饮食及运动治疗 3~7d 后，测定 24h 的末梢血糖（血糖轮廓试验），包括夜间血糖、三餐前 30min 及三餐后 2h 血糖及尿酮体。如果空腹或餐前血糖>5.3mmol/L，或餐后 2h 血糖>6.7mmol/L，或调整饮食后出现饥饿性酮症，增加热量摄入后血糖又超过妊娠期标准者，应及时加用胰岛素治疗。妊娠中期、晚期对胰岛素需要量有不同程度的增加；妊娠 32~36 周胰岛素需要量达高峰，妊娠 36 周后稍下降，应根据个体血糖监测结果，不断调整胰岛素用量。胰岛素治疗期间注意避免发生低血糖。对于胰岛素用量较大或拒绝应用胰岛素的孕妇，在患者知情同意的基础上可选用降糖药物二甲双胍或格列本脲口服。

3. 妊娠糖尿病酮症酸中毒的处理　在监测血气、血糖、血酮体、尿酮体、电解质及酸碱平衡的同时，治疗原则为给予胰岛素降低血糖、纠正代谢和电解质紊乱、改善循环、去除诱因。主张用小剂量胰岛素 0.1U/（kg·h）静脉滴注。每 1~2h 监测血糖 1 次。血糖>13.9mmol/L，应将胰岛素加入生理盐水静脉滴注，血糖≤13.9mmol/L，开始用胰岛素加入 5% 葡萄糖盐水静脉滴注，酮体转阴后可改为皮下注射。

4. 母儿监护　孕前患糖尿病者每周检查 1 次血糖直至孕 10 周。孕早期注意低血糖的发生。孕中期应每 2 周检查 1 次，一般妊娠 20 周后胰岛素需要量增加。每 1~2 个月测定肾功能及糖化血红蛋白含量，同时进行眼底检查。孕 32 周以后每周产检 1 次，注意血压、水肿、尿蛋白情况。注意对胎儿发育、胎儿成熟度、胎儿状况和胎盘功能等进行监测，必要时提前住院。此外孕期应该注意检测血尿酮体及血脂水平。

（三）分娩期处理

1. 分娩时机

（1）不需要胰岛素治疗的 GDM 孕妇，无母儿并发症，严密监测到预产期终止妊娠。

（2）PGDM 及胰岛素治疗的 GDM 孕妇，如血糖控制良好且无母儿并发症，严密监测到妊娠 39 周后可终止妊娠；如血糖控制不满意及时入院。

（3）有母儿合并症，血糖控制不满意，伴血管病变、合并重度子痫前期、严重感染、胎儿生长受限、胎儿窘迫等情况，终止妊娠时机应个体化处理。

2. 分娩方式

（1）**剖宫产**：糖尿病不是剖宫产指征。糖尿病伴微血管病变及其他产科指征可行择期剖宫产。妊娠期血糖控制不好，胎儿估计体重≥4 000g 或既往有死胎、死产史等也应放宽剖宫产指征。

（2）**阴道分娩**：临产后仍采用糖尿病饮食，产程中一般应停用皮下注射胰岛素，监测血糖，根据血糖情况可静脉输注生理盐水加胰岛素，根据血糖值调整静脉输液速度。产程不宜过长以防发生酮症酸中毒、胎儿缺氧和感染。

（四）产后处理

产前应用胰岛素治疗者产后胰岛素用量减少到分娩前的 1/3~1/2，根据产后血糖值进行调整。大部分 GDM 患者产后不需要继续使用胰岛素，仅少数需继续胰岛素治疗。

（五）新生儿处理

1. 新生儿出生后易发生低血糖，严密监测其血糖变化可及时发现低血糖。

2. 新生儿均按高危儿处理，注意保暖和吸氧等。

3. 提早喂糖水、开奶，必要时以 10% 葡萄糖液缓慢静脉滴注。

4. 常规检查血红蛋白、血钾、血钙及镁、胆红素。

5. 密切注意新生儿呼吸窘迫综合征的发生。

（六）产妇随访

推荐母乳喂养。GDM 孕妇及其子代均是糖尿病患病的高危人群，告知随访及健康生活方式的重要性。患 GDM 的妇女,产后 4~12 周利用非妊娠糖尿病诊断标准行 75g OGTT 筛查糖尿病,结果正常的妇女应每 1~3 年筛查是否发展为糖尿病或糖尿病前期。生活方式干预可降低糖尿病发生风险。

第四节　妊娠合并急性阑尾炎

情境导入

经产妇刘某,30 岁,G_2P_1。因 "孕 26^{+5} 周,右侧腰痛伴发热 2d" 就诊。2d 前进食生冷食物后出现右下腹疼痛,钝痛逐渐加重,伴恶心、呕吐,为胃内容物,发热,最高 39.0℃,无腹泻,无阴道流血、流液,胎动如常。既往体健,5 年前顺产 1 女婴。体格检查:T 38.7℃,P 78 次/min,R 21 次/min,BP 115/75mmHg。腹软,右下腹压痛(−),反跳痛(−),肝脾肋下未及,肝区、肾区无叩击痛,移动性浊音(−),肠鸣音正常。产科检查:胎心率 140 次/min,未扪及宫缩,子宫无压痛。

工作任务:

1. 为明确诊断需要完善哪些辅助检查?

2. 该患者最可能的诊断是什么,需与哪些疾病鉴别?

急性阑尾炎(acute appendicitis)是妊娠期最常见的外科合并症。发病率为 0.05%~0.1%,妊娠各期均可发生,但以妊娠早、中期多见。由于妊娠期阑尾位置发生改变,阑尾炎的临床表现不典型,早期诊断较困难,加之炎症不易被大网膜包裹局限,疾病进展快,易形成阑尾穿孔和弥漫性腹膜炎,严重影响母胎安全。因此早期诊断、及时处理极为重要。

【妊娠期阑尾炎特点】

妊娠合并急性阑尾炎早期诊断比较困难,且炎症容易扩散易发生阑尾穿孔和弥漫性腹膜炎。

(一)妊娠期阑尾位置的变化

阑尾的位置在妊娠初期与非妊娠期相似,其根部在右下腹麦氏点。妊娠期间,随着子宫的增大,盲肠和阑尾向上、向外、向后移位,产后 2 周恢复到非妊娠时的位置。

(二)早期诊断比较困难的原因

1. 阑尾炎恶心、呕吐、畏食等症状与早孕反应容易混淆。

2. 腹痛症状易与其他妊娠期急腹症,如卵巢肿瘤蒂扭转、右侧异位妊娠、早产、胎盘早剥、子宫肌瘤变性、右侧肾盂肾炎、右侧输尿管结石、急性脂肪肝、急性胆囊炎、肠梗阻等混淆。

3. 妊娠期阑尾炎患者多数无典型的转移性右下腹疼痛症状,由于阑尾移位,甚至疼痛不在右下腹部位。

4. 正常妊娠妇女白细胞生理性升高可达 15×10^9/L。

5. 妊娠期阑尾炎体征不典型,如压痛、反跳痛和腹肌紧张常不明显。

(三)炎症容易扩散的原因

1. 妊娠期盆腔器官血供及淋巴循环旺盛,毛细血管通透性增强,导致炎症发展迅速,组织蛋白溶解能力增强,更易发生阑尾穿孔。

2. 妊娠中晚期因增大的子宫将大网膜上推,妨碍大网膜游走,导致其不易把阑尾炎症包裹,导致炎症不易局限。

3. 阑尾与子宫毗邻,炎症累及子宫时,可诱发子宫收缩,宫缩又进一步促使炎症扩散,易导致弥漫性腹膜炎。

4. 早期诊断困难,易延误诊疗时机。

【对母儿影响】

妊娠合并急性阑尾炎可造成不良妊娠结局。增加流产或早产发生率,尤其是阑尾穿孔,导致弥漫性腹膜炎时流产和早产率可高达 33%,母体并发症也显著增高。

【临床表现及诊断】

妊娠本身不增加急性阑尾炎的发生率,但是妊娠的生理变化导致阑尾炎的症状和体征不典型,增加诊断及治疗难度,因此正确认识妊娠不同时期阑尾在腹腔内位置的改变,全面采集病史及体格检查,尽早诊断妊娠合并急性阑尾炎很重要。

（一）妊娠早期

症状及体征与非孕期基本相同。妊娠早期常有转移性右下腹疼痛,伴恶心、呕吐、发热及右下腹压痛、反跳痛和腹肌紧张等。诊断同非孕期,可通过血常规、B 超或 MRI 辅助诊断。

（二）妊娠中晚期

临床表现常不典型。常无明显的转移性右下腹痛。阑尾尾部位于子宫背面时,疼痛可能位于右侧腰部。约 80% 的孕妇其压痛点在右下腹,但压痛点位置常偏高。增大的子宫将壁腹膜向前顶起,故压痛、反跳痛及肌紧张常不明显。妊娠期白细胞计数大于 15×10^9/L 时有助于阑尾炎诊断。B 超为首选的影像学检查,超声无法确诊可行 MRI 检查辅助诊断。

【鉴别诊断】

妊娠腹痛是常见的症状,其原因有产科因素及非产科因素。因妊娠合并急性阑尾炎的症状、体征有时不典型,需注意与其他疾病相鉴别。如与流产、卵巢肿瘤蒂扭转、黄体破裂、右侧异位妊娠、右侧肾盂肾炎、右侧输尿管结石、急性胆囊炎、肠梗阻等相鉴别。还需与妊娠合并子宫肌瘤变性、早产、临产、胎盘早剥、子宫破裂等相鉴别。产褥期急性阑尾炎与产褥感染不易区分。

【治疗】

妊娠合并急性阑尾炎一般不主张保守治疗,一旦确诊,应在积极抗感染治疗的同时,立即手术治疗,尤其在妊娠中晚期。高度怀疑急性阑尾炎,若一时难以确诊,特别是病情继续进展者应放宽剖腹探查指征,及时采取手术治疗。

（一）一般治疗

妊娠合并急性阑尾炎的一般治疗主要为抗感染治疗。选择对胎儿影响小、对肠道菌群敏感的广谱抗生素。厌氧菌感染引起的阑尾炎占 75%~90%,应选择针对厌氧菌的抗生素。建议选用甲硝唑并同时与头孢菌素类抗生素联合使用。术中取阑尾分泌物或脓液行细菌培养加药敏试验,指导术后抗生素使用。同时注意维持水、电解质及酸碱平衡。

（二）手术治疗

1. 麻醉 多选择连续硬膜外阻滞麻醉,术中吸氧和输液,防止孕妇缺氧及低血压。

2. 术式 可选择开腹阑尾切除术或腹腔镜下阑尾切除术。妊娠早期同非妊娠期可取右下腹斜切口（麦氏切口）,诊断不确定时行探查切口。妊娠中晚期宜取高于麦氏点的右侧腹直肌旁切口。手术时孕妇体位稍向左侧倾斜,使妊娠子宫向左移,便于寻找阑尾,术中操作尽量轻柔以避免或减少子宫刺激。妊娠晚期需同时剖宫产时,应选择有利于剖宫产手术的下腹正中纵切口。为减少子宫刺激,腹腔冲洗干净后可不放置腹腔引流。若腹腔炎症严重而局限,阑尾穿孔,盲肠壁水肿,则切除阑尾后需放置腹腔引流。术中取脓液做细菌培养及药敏试验,给予大剂量广谱抗生素。

除非有产科急诊指征,原则上仅处理阑尾炎而不同时行剖宫产手术。下述情况可先行剖宫产术再行阑尾切除术:①术中暴露阑尾困难。②阑尾穿孔并发弥漫性腹膜炎,盆腔感染严重,子宫已有感染征象。③近预产期或胎儿基本成熟,已具备宫外生存能力。

（三）术后处理

需继续妊娠者,依据细菌培养结果或经验选择对胎儿影响小的广谱抗生素继续抗感染治疗,多需要针对抗厌氧菌的抗生素。阑尾手术后 3~4d 内,给予宫缩抑制剂,以减少流产与早产的发生。

（乔　宠）

思考题

1. 心脏病孕妇何时终止妊娠?
2. 心脏病孕妇如何选择分娩方式?
3. 妊娠合并重型肝炎应如何处理?
4. 如何进行 PGDM 与 GDM 的诊断鉴别?
5. 妊娠期阑尾炎的特点有哪些?

ER 13-3

练习题

第十四章 ｜ 妇科病史及检查

教学课件

思维导图

ER 14-1

ER 14-2

学习目标

1. 掌握妇科病史采集方法及书写特点。
2. 熟悉盆腔检查方法、基本要求。
3. 了解妇科病史的内容。
4. 具有收集、记录病史，正确进行盆腔检查的能力。
5. 能保护患者隐私，与患者进行有效沟通。

情境导入

患者吴某，女，45 岁，因阴道流血 2d 来诊。查体：①外阴：已产式；②阴道：通畅，后穹隆部有血性白带；③宫颈：肥大；④宫体：前位，正常大小；⑤附件：未发现异常。

工作任务：

1. 该患者的主诉是什么？
2. 如何采集现病史及月经史？
3. 为确诊进一步应做什么检查？

　　病史采集和体格检查是诊断疾病的主要依据，也是妇科临床实践的基本技能。盆腔检查更是妇科所特有的检查方法。本章介绍妇科病史的采集、书写和盆腔检查方法。

第一节　妇科病史

　　病史是诊断疾病的重要依据之一，病历书写所形成的文字资料为原始的法律文本，故要求客观、真实、准确、及时、完整和规范。

一、病史采集方法

　　当采集病史时，应做到态度和蔼、语言亲切，要细致询问病情和耐心聆听患者陈述；询问病史应有目的性，切勿遗漏关键性的病史内容，以免造成漏诊或误诊，以利于正确判断病情。对危重患者在初步了解病情后，应立即抢救，以免贻误治疗。对不能口述病情的危重患者，可询问最了解其病情的家属或亲友，但应注明可信性。要顾及患者的隐私，遇到不愿说出实情（如性生活史）者，不宜盲目信任及反复追问，可先行体格检查和辅助检查，明确病情后再予补充。

二、病史内容

　　1. 一般项目　包括患者姓名、性别、年龄、籍贯、国籍、职业、民族、婚姻、住址、入院日期、病史记录日期、病史陈述者、可靠程度。若非患者陈述,应注明陈述者及其与患者的关系。

2. 主诉 患者就诊的主要症状(或体征)与持续时间。力求简明扼要,通常不超过 20 个字。妇科临床常见症状有外阴瘙痒、阴道出血、白带异常、闭经、不孕、下腹痛、腹部包块等。若患者有停经、阴道流血及腹痛三种主要症状,则应按其发生时间的顺序将主诉书写为停经 53d,阴道流血 5d,腹痛 1d。若患者无任何自觉症状,仅 2 周前妇科体检时发现子宫肌瘤,主诉应写为体检发现"子宫肌瘤"2 周。

3. 现病史 指患者本次疾病发生、演变和诊疗的详细过程,是病史的主要组成部分,应以主诉症状为核心,按时间顺序书写。其包括起病时间、主要症状特点、伴随症状、诊治经过及结果、睡眠、饮食等一般情况的变化以及与鉴别诊断相关的阳性或阴性资料等。还应包括与本次发病有关的过去发病情况及治疗经过。

4. 月经史 包括初潮年龄、周期、经期持续时间、经量、有无血块、经期伴随症状,如 13 岁初潮,周期为 28~35d,经期持续 4~6d,可简写为 $13\frac{4\sim6}{28\sim35}$。常规记载末次月经时间(last menstrual period,LMP),必要时询问前次月经时间(previous menstrual period,PMP)。若已绝经,应询问绝经年龄、绝经后有无阴道流血等。

5. 婚育史 婚次及每次结婚年龄,是否近亲结婚(直系血亲及三代旁系血亲)。男方健康状况、有无性病史及双方性生活情况等。初孕、初产年龄,生育史包括足月产、早产、流产及现存子女数,如足月产 1 次,无早产,流产 2 次,现存子女 1 人,简写为 1-0-2-1 或孕 3 产 1(G_3P_1)。记录分娩方式,有无难产史,新生儿情况,有无产后出血、产褥感染或其他并发症。人工流产或自然流产情况。末次流产和分娩的时间。采用何种避孕措施及其效果。

6. 既往史 患者过去的健康和疾病情况,内容包括以往健康状况、疾病史、传染病史、预防接种史、手术外伤史、输血史、药物过敏史。为避免遗漏,可按全身各系统依次询问。若患过某种疾病,应记录疾病名称、患病时间及诊疗转归。

7. 个人史 生活和居住情况,出生地和曾居住地区,有无烟、酒嗜好;有无毒品使用史。

8. 家族史 家族成员有无遗传病(血友病、白血病等)、可能与遗传有关的疾病(糖尿病、高血压、肿瘤等)及传染病(结核病等)。

第二节 体格检查

体格检查应在采集病史后进行。检查范围包括全身检查、腹部检查和盆腔检查。除病情危急外,应按下列先后顺序进行。盆腔检查为妇科所特有,是女性生殖器官疾病诊疗的重要手段,又称为妇科检查。

一、全身检查

全身检查包括测量体温、脉搏、呼吸、血压,必要时测身高、体重,还应注意检查患者精神状态、神志、发育及营养、体态、毛发分布、第二性征发育情况、皮肤、浅表淋巴结、头部器官、颈部、乳房、心肺、肝肾、脊柱及四肢。

二、腹部检查

腹部检查是妇科疾病体格检查的重要组成部分,应在盆腔检查前进行,要全面进行。视诊观察腹部形态,有无隆起或呈蛙状腹、瘢痕、妊娠纹、静脉曲张等,触摸腹壁厚度,肝、脾有无增大及压痛,腹部软硬度,有无压痛、反跳痛或肌紧张,有无包块,扪及包块应描述其部位、大小、形状、质地、活动度、表面是否光滑、是否有压痛。叩诊时注意鼓音和浊音分布范围,有无移动性浊音。必要时听诊了解肠鸣音情况。若合并妊娠,应检查腹围、子宫底高度、胎位、胎心及胎儿大小等。

三、盆腔检查

盆腔检查又称妇科检查,包括外阴、阴道、宫颈、宫体及双侧附件检查。

1. 基本要求

(1)医生应关心体贴患者,检查前告知患者可能引起不适,不必紧张并尽可能放松腹肌。检查时态度严肃、语言亲切、检查仔细、动作轻柔。

(2)除尿失禁患者外,检查前嘱患者排空膀胱。直肠充盈者应排空大便。

(3)检查所用器具均应消毒,一人一臀垫,以免感染和交叉感染。

(4)患者取膀胱截石位,臀部置于台缘,头部略抬高,两手平放于身旁,以使腹肌放松。检查者面向患者,站立于患者两腿之间。

(5)避免月经期进行盆腔检查,当阴道异常出血必须检查时,应严格消毒后进行,以防发生感染。

(6)无性生活史者禁做阴道扩张器检查和双合诊检查。如确有检查必要时,应征得患者及家属同意并签字后方可进行。

(7)疑有盆腔内病变的腹壁肥厚、高度紧张不合作患者,当盆腔检查不满意时,可行 B 型超声检查,必要时可在麻醉下进行盆腔检查。

(8)男医生做妇科检查时,应有女性医护人员在场。

2. 检查方法及步骤

(1)**外阴部检查**:观察外阴发育、阴毛多少及分布(女性型或男性型)、有无畸形、炎症、溃疡、赘生物或肿块。分开两侧小阴唇,暴露阴道前庭观察尿道口、处女膜及阴道口,注意有无尿道黏膜外翻及红肿、赘生物、处女膜形态,有无损伤和畸形。嘱患者向下屏气,观察有无阴道壁膨出、子宫脱垂及尿失禁等。

(2)**阴道扩张器检查**:阴道扩张器又称阴道窥器,简称窥器。将窥器两叶合拢,涂以润滑剂以利插入、避免损伤。若拟做宫颈细胞学检查或取阴道分泌物检查时,不应用润滑剂,改用生理盐水润滑,以免影响涂片质量。检查者用一手示指及拇指分开双侧小阴唇,暴露阴道口,另一手持窥器沿阴道侧后壁插入阴道,边推进边旋转缓慢张开两叶,充分暴露阴道壁、宫颈及穹隆部(图 14-1)。观察阴道壁色泽、皱襞,阴道有无畸形,有无溃疡、赘生物、肿物等。观察后穹隆有无裂伤、瘢痕、膨出或肿物。查看阴道分泌物的量及性状、色泽、气味。阴道分泌物异常者需在此取材检查病原体。观

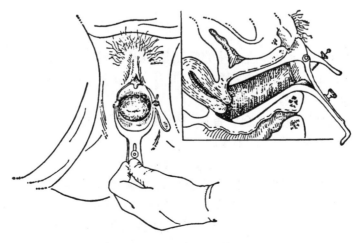

图 14-1　阴道扩张器检查

察宫颈大小、颜色、外口形状,宫颈是否光滑,有无裂伤、糜烂样改变、外翻、肥大、息肉、囊肿、赘生物,子宫颈管分泌物的量及性状,宫颈有无接触性出血等。可采集子宫颈外口鳞柱交界脱落细胞做宫颈细胞学检查和人乳头瘤病毒检测、子宫颈管分泌物涂片及培养应在此取材。取出窥器前,先将前后叶合拢再沿阴道侧后壁缓慢取出。

(3)**双合诊**:是盆腔检查中最重要的项目。检查者一手戴手套,将中指、示指伸入阴道,另一手在腹部配合的检查方法称双合诊。其目的是扪清阴道、宫颈、宫体、输卵管、卵巢、子宫韧带、子宫旁结缔组织、盆腔其他器官和组织的情况。其适用于有性生活史妇女。

检查者一手戴好消毒手套,中指、示指涂以润滑剂后,轻轻通过阴道口沿阴道后壁放入阴道,阴道内手指经阴道前壁压迫尿道,注意尿道口有无脓液排出。先检查阴道有无畸形,阴道的通畅度、深度、弹性、有无瘢痕、肿块及阴道穹隆情况。手指深入阴道后穹隆部,检查后穹隆有无饱满及触痛。再触摸子宫颈,向上或向两侧摇动宫颈,患者感到有疼痛时称为宫颈举痛。随后将阴道内两指放在宫颈后方,另一手掌心朝下四指平放于患者脐部,阴道内手指向上向前抬举宫颈,腹部手指往下往后按压腹部,并逐渐向耻骨联合方向移动,通过双手协调抬举、按压,使子宫位于两手之间。扪清子宫的位置、大小、形态、软硬度、活动度及有无压痛(图14-2)。子宫的位置一般是前倾略前屈。扪清子宫后,阴道内两指由宫颈后方分别移至两侧穹隆部,尽量向上向盆腔深部触及,同时,腹部一手从与穹隆两侧的髂嵴水平开始由上往下按压腹部,与阴道内手指相互对合,了解输卵管、卵巢、宫旁结缔组织(又称子宫附件,简称附件)有无肿块、增厚或压痛(图14-3)。

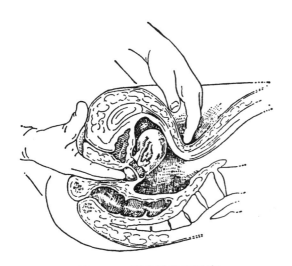

图14-2 双合诊检查子宫

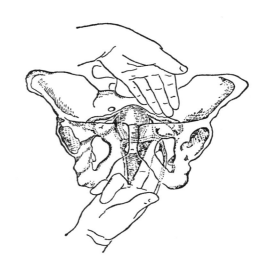

图14-3 双合诊检查附件

正常情况下,内、外两手可相互对合,输卵管不能触及,卵巢偶可触及,有酸胀感。若两手之间距离增大,提示宫旁结缔组织增厚或有肿物。若扪及肿块,应查清其位置、大小、形状、质地、活动度、与子宫的关系以及有无压痛等。

(4)**三合诊**:经直肠、阴道、腹部联合检查称三合诊。一手示指放入阴道,中指放入直肠,另一手置于腹部,其余检查步骤同双合诊(图14-4)。

三合诊检查用于弥补双合诊的不足。通过三合诊能进一步扪清后倾或后屈子宫的大小、子宫后壁、直肠子宫陷凹、子宫骶骨韧带、盆腔后部及直肠的病变。对诊断盆腔肿瘤、宫颈癌分期、子宫内膜异位症、盆腔炎、生殖器结核等盆腔病变,三合诊检查尤显重要。

(5)**直肠-腹部诊**:一手示指伸入直肠,另一手在腹部配合检查的方法称为直肠-腹部诊,又称肛腹诊。一般用于无性生活史、阴道闭锁或其他不宜进行双合诊及三合诊检查的患者。

3. **记录**　盆腔检查结束后,检查结果按生殖器解剖部位顺序记录。

(1)**外阴**:发育情况,婚产式,有异常情况详细描述。

(2)**阴道**:是否通畅,黏膜情况,分泌物量、色、性状、气味。

(3)**宫颈**:大小,硬度,有无撕裂,是否光滑,有无糜烂样改变及其程度,有无息肉、囊肿、接触性出血、宫颈举痛。

(4)**宫体**:位置,大小,硬度,活动度,表面是否平整,压痛,异常发现。

(5)**附件**:有无增厚、压痛及包块。包块位置、大小、硬度、活动度、是否光滑、活动度、与周围组织的关系等。

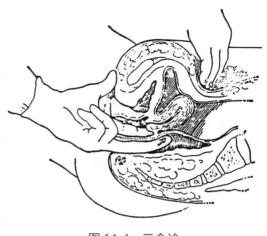

图14-4　三合诊

第三节　妇科疾病常见症状的鉴别要点

妇科疾病的常见症状有阴道流血、白带异常、下腹疼痛、外阴瘙痒及下腹肿块等,相同症状可由不同的妇科疾病所引起,掌握这些症状的鉴别要点对妇科疾病的诊治极为重要。

一、阴道流血

阴道流血为最常见的主诉之一。女性生殖道任何部位,包括阴道、宫颈、宫体及输卵管均可发生出血。

1. **原因**　引起阴道流血的常见原因有:

(1)**与妊娠有关的子宫出血**:常见的有流产、异位妊娠、葡萄胎、产后胎盘部分残留和子宫复旧不全等。

(2)**生殖器炎症**:如阴道炎、急性子宫颈炎、宫颈息肉和子宫内膜炎等。

(3)**生殖器良性病变**:如子宫内膜息肉、子宫腺肌病、子宫内膜异位症等。

(4)**生殖器肿瘤**:子宫肌瘤是引起阴道流血的常见良性肿瘤,分泌雌激素的卵巢肿瘤也可引起阴道流血。

(5)**损伤、异物和外源性性激素**:生殖道创伤如阴道骑跨伤、性交导致处女膜或阴道损伤,放置宫内节育器,幼女阴道内放入异物等均可引起出血。

(6)**与全身疾病有关的阴道流血**:如血小板减少性紫癜、再生障碍性贫血、白血病、肝功能损害等,均可导致子宫出血。

(7)**卵巢内分泌功能失调**:在排除妊娠及所有器质性疾病后,可考虑由卵巢内分泌功能失调引起的异常子宫出血,主要包括无排卵性和排卵性异常子宫出血两类。另外,子宫内膜局部异常、月经间期卵泡破裂造成的雌激素水平短暂下降也可致子宫出血。

2. **临床表现**　阴道流血的形式有:

(1)**经量增多**:月经量增多或经期延长,月经周期基本正常,为子宫肌瘤的典型症状,其他如子宫腺肌病、排卵性异常子宫出血、放置宫内节育器,均可有经量增多。

(2)**周期不规则的阴道流血**:多为无排卵性异常子宫出血,但围绝经期妇女应注意排除早期子宫内膜癌。性激素或避孕药物引起的"突破性出血"也表现为不规则阴道流血。

(3)**无任何周期的长期持续阴道流血**:多为生殖道恶性肿瘤所致,首先应考虑宫颈癌或子宫内膜癌的可能。

（4）**停经后阴道流血**：发生于生育期妇女，应首先考虑与妊娠有关的疾病，如流产、异位妊娠、葡萄胎等；发生于围绝经期妇女，多为无排卵性异常子宫出血，但应首先排除生殖道恶性肿瘤。

（5）**阴道流血伴白带增多**：一般应考虑晚期宫颈癌、子宫内膜癌或子宫黏膜下肌瘤伴感染。

（6）**接触性出血**：于性交后或阴道检查后，立即有鲜血出现，应考虑急性子宫颈炎、宫颈癌、宫颈息肉或子宫黏膜下肌瘤的可能。

（7）**经间出血**：若发生在下次月经来潮前 14~15d，历时 3~4d，且血量少，偶可伴有下腹疼痛和不适，多为排卵期出血。

（8）**经前或经后点滴出血**：月经来潮前数日或来潮后数日，持续极少量阴道褐红色分泌物，可见于排卵性异常子宫出血或为放置宫内节育器的副作用。此外，子宫内膜异位症亦可能出现类似情况。

（9）**绝经多年后阴道流血**：若流血量极少，历时 2~3d 即净，多为绝经后子宫内膜脱落引起的出血或萎缩性阴道炎；若流血量较多、流血持续不净或反复阴道流血，应考虑子宫内膜癌可能。

（10）**间歇性阴道排出血性液体**：应警惕有输卵管癌的可能。

（11）**外伤后阴道流血**：常见于骑跨伤后，流血量可多可少。除上述各种不同形式的阴道流血外，年龄对诊断有重要参考价值。新生女婴出生后数日有少量阴道流血，系因离开母体后雌激素水平骤然下降，子宫内膜脱落所致。幼女出现阴道流血，应考虑有性早熟或生殖道恶性肿瘤的可能。青春期少女出现阴道流血，多为无排卵性异常子宫出血。生育期妇女出现阴道流血，应考虑与妊娠相关的疾病。围绝经期妇女出现阴道流血，以无排卵性异常子宫出血最多见，但应首先排除生殖道恶性肿瘤。

二、白带异常

白带是由阴道黏膜渗出液、子宫颈管及子宫内膜腺体分泌液等混合而成，其形成与雌激素作用有关。正常白带呈白色稀糊状或蛋清样，黏稠、量少，无腥臭味，称为生理性白带。当生殖道炎症如阴道炎和急性子宫颈炎或发生癌变时，白带量显著增多且有性状改变，称为病理性白带。临床常见的有：

1. **透明黏性白带**　外观与正常白带相似，但数量显著增多，应考虑卵巢功能失调、阴道腺病或宫颈高分化腺癌等疾病的可能。

2. **灰黄色或黄白色泡沫状稀薄白带**　为滴虫阴道炎的特征，可伴外阴瘙痒。

3. **凝乳块状或豆渣样白带**　为外阴阴道假丝酵母菌病的特征，常伴严重外阴瘙痒或灼痛。

4. **灰白色匀质鱼腥味白带**　常见于细菌性阴道病，伴外阴轻度瘙痒。

5. **脓性白带**　色黄或黄绿，黏稠，多有臭味，为细菌感染所致。其可见于淋病奈瑟菌阴道炎、急性子宫颈炎及子宫颈管炎。阴道癌或宫颈癌并发感染、宫腔积脓或阴道内异物残留等也可导致脓性白带。

6. **血性白带**　白带中混有血液，血量多少不一，应考虑宫颈癌、子宫内膜癌、宫颈息肉、宫颈炎或子宫黏膜下肌瘤等。放置宫内节育器亦可引起血性白带。

7. **水样白带**　持续流出淘米水样白带且具奇臭者，一般为晚期宫颈癌、阴道癌或黏膜下肌瘤伴感染。间断性排出清澈、黄红色或红色水样白带，应考虑输卵管癌的可能。

三、下腹疼痛

下腹疼痛为妇女常见的症状，多为妇科疾病所引起。应根据下腹痛的性质和特点，考虑各种不同妇科情况。但下腹痛来自内生殖器以外的疾病也不少见，应注意鉴别。

1. **起病缓急**　起病缓慢而逐渐加剧者，多为内生殖器炎症或恶性肿瘤所引起；急骤发病者，应考虑卵巢囊肿蒂扭转或破裂,或子宫浆膜下肌瘤蒂扭转;反复隐痛后突然出现撕裂样剧痛者,应想到输卵管妊娠破裂型或流产型的可能。

2. 疼痛部位 下腹正中出现疼痛,多为子宫病变引起,较少见;一侧下腹痛,应考虑为该侧附件病变,如卵巢囊肿蒂扭转、输卵管卵巢急性炎症、异位妊娠等;右侧下腹痛还应考虑急性阑尾炎;双侧下腹痛常见于盆腔炎性病变;卵巢囊肿破裂、输卵管妊娠破裂或盆腔腹膜炎时,可引起整个下腹痛甚至全腹疼痛。

3. 疼痛性质 持续性钝痛多为炎症或腹腔内积液所致;顽固性疼痛难以忍受,常为晚期生殖器癌肿所致;子宫或输卵管等空腔器官收缩表现为阵发性绞痛;输卵管妊娠或卵巢肿瘤破裂可引起撕裂性锐痛;宫腔内有积血或积脓不能排出常导致下腹坠痛。

4. 疼痛时间 在月经周期中间出现一侧下腹隐痛,应考虑为排卵性疼痛;经期出现腹痛,或为原发性痛经,或有子宫内膜异位症的可能;周期性下腹痛但无月经来潮多为经血排出受阻所致,见于先天性生殖道畸形或术后宫腔、子宫颈管粘连等。与月经周期无关的慢性下腹痛见于下腹部手术后组织粘连、子宫内膜异位症、盆腔炎性疾病后遗症、盆腔静脉淤血综合征及妇科肿瘤等。

5. 放射部位 腹痛放射至肩部,应考虑为腹腔内出血;放射至腰骶部,多为宫颈、子宫病变所致;放射至腹股沟及大腿内侧,多为该侧附件病变所引起。

6. 伴随症状 腹痛同时有停经史,多为妊娠合并症;伴恶心、呕吐,应考虑有卵巢囊肿蒂扭转的可能;伴畏寒、发热,常为盆腔炎性疾病;伴休克症状,应考虑有腹腔内出血;出现肛门坠胀,常为直肠子宫陷凹积液所致;伴恶病质,常为生殖器晚期癌肿的表现。

四、外阴瘙痒

外阴瘙痒是妇科患者常见症状,多由外阴各种不同病变引起,外阴正常者也可发生。当瘙痒严重时,患者坐立不安,甚至影响生活与工作。

1. 原因

(1)**局部原因**:外阴阴道假丝酵母菌病和滴虫阴道炎是引起外阴瘙痒最常见的原因。细菌性阴道病、萎缩性阴道炎、阴虱、疥疮、蛲虫病、寻常疣、疱疹、湿疹、外阴色素减退性疾病,药物过敏或护肤品刺激及不良卫生习惯等,也常是引起外阴瘙痒的原因。

(2)**全身原因**:糖尿病、黄疸、维生素 A 族、维生素 B 族缺乏、重度贫血、白血病、妊娠期肝内胆汁淤积症等。除局部原因和全身原因外,还有不明原因的外阴瘙痒。

2. 临床表现

(1)**外阴瘙痒部位**:外阴瘙痒多位于阴蒂、小阴唇、大阴唇、会阴,甚至肛周等部位。长期搔抓可出现抓痕、血痂或继发毛囊炎。

(2)**外阴瘙痒症状与特点**:外阴瘙痒常为阵发性,也可为持续性,通常夜间加重。瘙痒程度因不同疾病和不同个体而有明显差异。外阴阴道假丝酵母菌病、滴虫阴道炎以外阴瘙痒、白带增多为主要症状。外阴色素减退性疾病以外阴奇痒为主要症状,伴有外阴皮肤色素脱失。蛲虫病引起的外阴瘙痒以夜间为甚。糖尿病患者尿糖对外阴皮肤刺激,特别是并发外阴阴道假丝酵母菌病时,外阴瘙痒特别严重。无原因的外阴瘙痒一般仅发生在生育期或绝经后妇女,外阴瘙痒症状严重,甚至难以忍受,但局部皮肤和黏膜外观正常,或仅有抓痕和血痂。黄疸、维生素 A 族、维生素 B 族缺乏、重度贫血、白血病等慢性疾病患者出现外阴瘙痒时,常为全身瘙痒的一部分。妊娠期肝内胆汁淤积症也可出现包括外阴在内的全身皮肤瘙痒。

五、下腹肿块

下腹肿块是妇科患者就医时的常见主诉。肿块可能是患者本人或家属无意发现,或因其他症状（如下腹痛、阴道流血等）做妇科检查或超声检查时发现。根据肿块质地不同，分为囊性和实性。囊性肿块多为良性病变，如卵巢囊肿、输卵管卵巢囊肿、输卵管积水等或为充盈膀胱。实性肿块除妊娠子宫为生理情况，子宫肌瘤、卵巢纤维瘤、盆腔炎性包块等为良性病变外，其他实性肿块均应首先考虑为恶性肿瘤。

下腹肿块可以是子宫增大、附件肿块、肠道或肠系膜肿块、泌尿系肿块、腹腔肿块、腹壁或腹膜后肿块。

1. 子宫增大　位于下腹正中且与宫颈相连，可能的原因是：

(1)妊娠子宫：生育期妇女有停经史，扪及正中下腹部包块，应首先考虑为妊娠子宫。停经后出现不规则阴道流血，且子宫增大超过停经周数者，可能为葡萄胎。妊娠早期子宫峡部变软，宫体似与宫颈分离，此时应警惕将宫颈误认为宫体，将妊娠子宫误诊为卵巢肿瘤。

(2)子宫肌瘤：子宫均匀增大，或表面有单个或多个球形隆起。子宫肌瘤典型症状为月经过多。带蒂的浆膜下肌瘤仅蒂与宫体相连，一般无症状，妇科检查时有可能将其误诊为卵巢实性肿瘤。

(3)子宫腺肌病：子宫均匀增大，通常不超过妊娠3个月大，质硬。患者多伴有逐年加剧的痛经、经量增多及经期延长。

(4)子宫恶性肿瘤：年老患者子宫增大且伴有不规则阴道流血，应考虑子宫内膜癌。子宫增长迅速伴有腹痛及不规则阴道流血，可能为子宫肉瘤。有生育史或流产史，特别是有葡萄胎史，子宫增大且外形不规则及子宫不规则出血时，应想到妊娠滋养细胞肿瘤的可能。

(5)子宫畸形：双子宫或残角子宫可扪及子宫另一侧有与其对称或不对称的包块，两者相连，硬度也相似。

(6)宫腔阴道积血或宫腔积脓：青春期无月经来潮伴有周期性腹痛，并扪及正中下腹部肿块，应考虑处女膜闭锁或阴道无孔横隔。子宫增大也可见于子宫内膜癌合并宫腔积脓。

2. 附件肿块　附件包括输卵管和卵巢。输卵管和卵巢通常不能扪及，当附件出现肿块时，多属病理现象。临床常见的附件肿块有：

(1)输卵管妊娠：肿块位于子宫旁，大小、形状不一，有明显触痛。患者多有短期停经史，随后出现阴道持续少量流血及腹痛。

(2)附件炎性肿块：肿块多为双侧性，位于子宫两旁，与子宫有粘连，压痛明显。急性附件炎症患者有发热、腹痛。输卵管卵巢积水患者多有不育及下腹隐痛史，甚至出现反复急性盆腔炎症发作。

(3)卵巢子宫内膜异位囊肿：多为与子宫粘连、活动受限、有压痛的囊性肿块，可有继发性痛经、性交痛、不孕等病史。

(4)卵巢非赘生性囊肿：多为单侧、可活动的囊性包块，通常直径不超过8cm。黄体囊肿可出现于早期妊娠。葡萄胎常并发一侧或双侧卵巢黄素囊肿。输卵管卵巢囊肿常有不孕或盆腔感染病史，附件区囊性块物，可有触痛，边界清或不清，活动受限。

(5)卵巢赘生性肿块：不论肿块大小，其表面光滑、囊性且可活动者，多为良性肿瘤。肿块为实性，表面不规则，活动受限，特别是盆腔内扪及其他多个结节或上腹部肿块或伴有胃肠道症状者，多为卵巢恶性肿瘤。

3. 其他部位

(1)肠道及肠系膜肿块见于粪块嵌顿、阑尾脓肿、肠系膜肿块、结肠癌等。

(2)泌尿系肿块见于充盈膀胱、异位肾等。

(3)腹腔肿块见于腹腔积液、盆腔结核包裹性积液、直肠子宫陷凹脓肿等。

(4)腹壁及腹膜后肿块见于血肿、脓肿、肉瘤、畸胎瘤等。

（张爱荣）

1. 简述盆腔检查的基本要求。
2. 简述盆腔检查方法及步骤。

练习题

第十五章 | 外阴色素减退性疾病

教学课件

思维导图

情境导入

患者王某,女,53 岁,因外阴瘙痒、皮肤颜色变白 2 年来诊。近两年来外阴处出现瘙痒,特别是劳累或吃刺激性食物后加重。查体:大阴唇、阴唇间沟、阴蒂包皮皮肤呈白色,皮肤增厚似皮革。

工作任务:

1. 该患者的诊断可能是什么?
2. 治疗原则是什么?

外阴色素减退性疾病是一组以瘙痒为主要症状、外阴皮肤色素减退为主要体征的外阴皮肤疾病。2006 年国际外阴阴道疾病研究学会(International Society for the Study of Vulvovaginal Disease, ISSVD)对外阴皮肤疾病采用基于组织病理学的分类,用于病理诊断。2011 年 ISSVD 又提出了基于临床表现的分类,以补充病理学分类,并方便临床诊断和处理。依据 2011 年 ISSVD 分类,外阴色素减退性疾病临床表现分类属于白色病变,但病理组织学分类包括棘层细胞增生型、苔藓样型、均质化或硬化型等,为外阴部位的非肿瘤性皮肤病变之一。

第一节 外阴慢性单纯性苔藓

外阴慢性单纯性苔藓(lichen simplex chronicus)属于 2006 年 ISSVD 分类中的棘层细胞增生型,先前的疾病名"外阴鳞状上皮增生"和"增生性营养不良"已不再采用。

【病因】

外阴慢性单纯性苔藓的病因不明,可分为原发性和继发性两种。原发性又称特发性;继发性可继发于硬化性苔藓、扁平苔藓或其他外阴疾病,和慢性摩擦或搔抓刺激有关。

【病理】

巨检可见皮损为红色或白色斑块,或苔藓样。组织学形态缺乏特异性,主要表现为鳞状上皮表层细胞的角化过度和角化不全,棘层细胞增生,真皮浅层纤维化并伴有不等量炎症细胞浸润。上皮细胞层次排列整齐,极性保持,细胞的大小和核形态、染色均正常。

【临床表现】

1. 症状 主要为外阴瘙痒,多难耐受而搔抓,搔抓进一步加重皮损,形成所谓的"痒-抓"恶性循环。

2. 体征 病损常位于大阴唇、阴唇间沟、阴蒂包皮及阴唇后联合等处,可为孤立、多发或左右形态对称性病灶。病损早期表现为皮肤暗红或粉红色,加重后则为白色病变。后期则表现为皮肤增厚、色素沉着,皮肤纹理明显,呈苔藓样改变。可有抓痕、皲裂、溃疡等。

【诊断】

根据症状及体征可以做出初步诊断,确诊靠组织学检查。活检应在色素减退区、皲裂、溃疡、硬结、隆起或粗糙处进行,选择不同部位多点取材。活检前先用 1% 甲苯胺蓝涂抹局部皮肤,干燥后用 1% 醋酸液擦洗脱色,在不脱色区活检。

【鉴别诊断】

慢性单纯性苔藓应与白癜风、白化病、特异性外阴炎、外阴上皮内病变及癌等相鉴别。若外阴病变边界分明、表面光滑润泽、质地正常,无自觉症状者为白癜风。身体其他部位发现多个相同白色病变,应考虑白化病。外阴皮肤增厚,发白或发红,伴有瘙痒且阴道分泌物增多应首先排除假丝酵母菌病、滴虫性阴道炎等,分泌物中可查见病原体,炎症治愈后白色区域逐渐消失。外阴皮肤出现对称性发红、增厚,伴有严重瘙痒,但无分泌物增多者,可能为糖尿病所致外阴炎。若伴有长期不愈的溃疡,应尽早活检送病理检查以排除外阴癌。

【治疗】

1. 一般治疗 保持局部皮肤清洁干燥,不食辛辣、过敏食物。不用刺激性药物或肥皂清洗外阴,忌穿不透气的化纤内裤。对瘙痒症状明显以致紧张、失眠者,可加用镇静、安眠和抗过敏药物。

2. 药物治疗 局部应用皮质激素药物控制瘙痒,可选用 0.025% 氟轻松软膏、0.01% 曲安奈德软膏,涂搽病变部位,每日 3~4 次。长期使用类固醇药物可使局部皮肤萎缩,故当瘙痒症状缓解后,停用高效类固醇药物,改用作用轻微的 1%~2% 氢化可的松软膏,每日 1~2 次,维持治疗 6 周。局部用药前可先用温水坐浴,每日 2~3 次,每次 10~15min,可使皮肤软化、促进药物吸收、缓解瘙痒症状。症状控制后,增厚的皮肤仍需较长时间才能有明显改善或恢复正常。

3. 物理治疗 局部物理治疗是通过去除局部异常上皮组织和破坏真皮层神经末梢,从而阻断瘙痒和搔抓所引起的恶性循环,适用于对症状严重或药物治疗无效者。常用方法:①聚焦超声。②CO_2 点阵激光。③其他,如光动力治疗、红光治疗、电刺激治疗等。外阴聚焦超声治疗、点阵激光治疗和光动力治疗是外阴慢性单纯性苔藓的物理治疗方法,创伤小、副反应少,可适用于部分保守治疗无效或药物不耐受的患者。物理治疗前应行外阴组织活检,排除外阴上皮内瘤变及恶性肿瘤。

4. 手术治疗 外阴慢性单纯性苔藓的恶变率很低,手术治疗影响外观及局部功能,且有远期复发可能,故一般不采用手术治疗,仅适用于:①反复药物、物理治疗无效。②出现不典型增生或有恶变可能者。

第二节 外阴硬化性苔藓

外阴硬化性苔藓(vulvar lichen sclerosis)以外阴、肛周皮肤变薄、色素减退呈白色病变为主要特征,属于 2006 年 ISSVD 分类中的苔藓样型或硬化型亚型。

【病因】

病因不明,可能相关的因素有:①自身免疫:约 21% 患者合并自身免疫性相关性疾病。②感染。

③遗传:有报道可有家族史,但尚未发现特异基因。④性激素缺乏:有患者血清二氢睾酮及雄烯二酮低于正常,临床睾酮药物治疗有效。

【病理】
巨检皮损呈白色。镜下可见表皮变薄、过度角化及黑色素细胞减少,上皮脚变钝或消失;真皮浅层早期水肿,后期胶原纤维化形成均质化带,其下伴带状淋巴细胞浸润;基底层细胞水肿,黑色素细胞减少。少数病例伴有炎症和溃疡。2%~5%的病例有恶变可能,主要为非 HPV 相关鳞癌。

【临床表现】
硬化性苔藓可发生于任何年龄,但以 40 岁左右妇女多见,其次为幼女。

1. **症状**　主要为病损区瘙痒、性交痛及外阴烧灼感,程度较慢性单纯性苔藓患者轻,晚期可出现性交困难。幼女患者瘙痒症状多不明显,可在排尿或排便后感外阴或肛周不适。

2. **体征**　病损区常位于大阴唇、小阴唇、阴蒂包皮、阴唇后联合及肛周,多呈对称性。一般不累及阴道黏膜。早期皮肤红肿,出现粉红、象牙白色或有光泽的多角形小丘疹,丘疹融合成片后呈紫癜状;若病变发展,出现外阴萎缩,表现为大阴唇变薄,小阴唇变小甚至消失,阴蒂萎缩而其包皮过长;皮肤变白、发亮、皱缩、弹性差,常伴有皲裂及脱皮,病变通常对称,并可累及会阴及肛周而呈蝴蝶状。晚期病变皮肤菲薄、皱缩似卷烟纸或羊皮纸,阴道口挛缩狭窄。由于幼女病变过度角化不似成人明显,检查见局部皮肤呈珠黄色或与色素沉着点相间形成花斑样,若为外阴及肛周病变,可呈现锁孔状或白色病损坏。多数患者的病变在青春期可自行消失。

【诊断】
根据临床表现可做出初步诊断,确诊靠组织学检查。活检应在皲裂、溃疡、挛缩处进行,应多点活检。

【鉴别诊断】
硬化性苔藓应与白癜风、白化病、老年生理性萎缩相鉴别。

【治疗】
1. **一般治疗**　同外阴慢性单纯性苔藓(见本章第一节)。

2. **药物治疗**　局部药物治疗有效率约为 80%,多数只能改善症状而不能痊愈,且需要长期用药。常用药物有:

(1) **丙酸睾酮**:有促进蛋白合成作用,能促使萎缩皮肤恢复正常。2% 丙酸睾酮油膏或霜初起每日 2~4 次,连用 3~4 周后改为每日 1~2 次,连用 3 周,然后应用维持量,每日 1 次或每 2 日 1 次。根据治疗反应及症状持续情况决定用药次数及时间。治疗期间密切观察其副作用,一旦出现男性化征象或疗效欠佳时应停药,改用其他药物。瘙痒症状较重者,也可与 1% 或 2.5% 氢化可的松软膏混合涂搽,症状缓解后可逐渐减量至停用氢化可的松软膏。

(2) **孕酮**:0.5% 孕酮油膏,每日 3 次。

(3) **糖皮质激素类**:可先用 0.05% 氯倍他索软膏,最初 1 个月内每日 2 次,继而每日 1 次,连用 2 个月,最后每周 2 次,连用 3 个月,共计 6 个月。凡瘙痒顽固、表面用药无效者可用 5mg 曲安奈德混悬液用 2ml 生理盐水稀释后皮下注射。

(4) **免疫治疗**:免疫抑制剂可通过刺激皮肤局部的免疫因子产生而发挥作用。

幼女硬化性苔藓至青春期有可能自愈,一般不采用丙酸睾酮油膏治疗,以免出现男性化。局部涂 1% 氢化可的松软膏或 0.5% 孕酮油膏,症状多能缓解,但应定时长期随访。

3. **全身用药**　阿维 A 为一种类似维 A 酸的芳香族合成物质,有维持上皮和黏膜正常功能和结构的作用,用于严重的外阴硬化性苔藓。用法:口服 20~30mg/d。另可口服多种维生素。精神紧张、瘙痒症状明显伴失眠者,口服镇静、安眠、抗过敏药物。

4. **物理治疗**　同外阴慢性单纯性苔藓(见本章第一节)。

5. 手术治疗 对病情严重或药物治疗无效者,可行表浅外阴切除,但手术切除复发率高,甚至移植皮肤也可复发。

(张爱荣)

思考题

1. 外阴色素减退性疾病的概念是什么? 包括哪些疾病?
2. 简述外阴色素减退性疾病的治疗。

练习题

第十六章 │ 女性生殖系统炎症

教学课件

思维导图

ER 16-1　ER 16-2

学习目标

1. 掌握阴道炎、子宫颈炎、盆腔炎性疾病的病因及病原体;抗生素的合理选择。

2. 熟悉女性生殖系统自然防御机制;阴道自净作用;前庭大腺炎的治疗。

3. 了解非特异性外阴炎的临床表现及治疗。

4. 具有辨析和诊治阴道炎、子宫颈炎、盆腔炎性疾病等女性生殖道炎症的能力,能进行阴道分泌物涂片检查。

5. 能与患者及家属进行良好的沟通,开展健康宣教,帮助患者正确认识该病,指导正确合理用药。

情境导入

患者王某,已婚,女性,28 岁,下腹疼痛 2d,伴阴道分泌物增多 1 周。患者孕 1 产 0,平素月经周期规则,4~5d/28~30d,1 周前于当地医院行人工流产术,术后高热伴阴道分泌物增多。查体:T 39.2℃,P 104 次/min,R 23 次/min,BP 100/70mmHg,一般情况良好,心肺正常,肝脾未及。妇科检查:外阴无红肿,阴道通畅,宫颈充血,见少量脓性分泌物自宫颈口流出,子宫前位,大小正常,后穹隆触及囊性包块 5cm × 5cm × 4cm,触痛明显,边界清楚。

工作任务:

1. 该患者最有可能的诊断是什么?

2. 该患者需要做哪些辅助检查?

3. 该患者的最佳治疗方案是什么?

女性生殖系统炎症是妇科常见病、多发病,包括下生殖道炎症(如外阴炎、阴道炎及宫颈炎)、上生殖道炎症(如子宫内膜炎、输卵管炎、输卵管卵巢炎、盆腔腹膜炎等)。炎症可局限于一个部位,也可同时累及几个部位。病情可轻可重,严重者可引起败血症甚至感染性休克而致死亡。若在急性期未得到治愈,可转成慢性。女性生殖系统炎症不仅危害女性生殖健康,还可危害胎儿、新生儿,因此对其有效防治尤显重要。

【女性生殖道的自然防御功能】

健康女性下生殖道有病原体存在,由于女性生殖道在解剖和生理上具有比较完善的自然防御功能,增强了对感染的防御能力,故并不致病。

1. 外阴 两侧大阴唇自然合拢,遮盖阴道口、尿道口;阴道口闭合,阴道前壁、后壁紧贴,可以防止外界的污染。

2. 阴道 在维持阴道生态平衡中,乳杆菌、雌激素及阴道 pH 起重要作用。生理情况下,雌激素使阴道上皮增生变厚,增强对病原体侵入的抵抗力,同时上皮细胞中含有丰富的糖原,在阴道乳杆菌作用下分解为乳酸,维持阴道正常的酸性环境(pH≤4.5,多在3.8~4.4),使适应于弱碱性环境中繁殖的病原体受到抑制,称为阴道自净作用。另一方面乳杆菌产生的过氧化氢(H₂O₂)具有强氧化作用,可抑制或杀灭多种细菌(包括厌氧菌),在维持阴道正常菌群中也起到关键作用。

阴道正常微生物群:正常情况下,阴道内有微生物寄居形成阴道正常微生物群。其包括:①革兰氏阳性需氧菌及兼性厌氧菌:乳杆菌、棒状杆菌、非溶血性链球菌、肠球菌及表皮葡萄球菌。②革兰氏阴性需氧菌及兼性厌氧菌:加德纳菌(革兰氏染色有时呈阳性)、大肠埃希菌及摩根菌。③专性厌氧菌:消化球菌、消化链球菌、类杆菌、梭杆菌及动弯杆菌等。④支原体及假丝酵母菌。

阴道生态系统及影响生态平衡因素:正常阴道内虽有多种微生物存在,但由于阴道与这些微生物之间形成生态平衡,所以并不致病。除了阴道自净作用,正常阴道微生物群中,以产生过氧化氢(H₂O₂)的乳杆菌为优势菌,乳杆菌除维持阴道的酸性环境外,其产生的 H₂O₂、细菌素等抗微生物因子可抑制致病微生物生长,同时通过竞争排斥机制阻止致病微生物黏附于阴道上皮细胞,维持阴道生态平衡。阴道生态平衡一旦被打破或外源病原体侵入,即可导致炎症发生。若体内雌激素降低或阴道 pH 升高,不利于乳杆菌生长。长期应用抗生素可抑制乳杆菌生长,或机体免疫力低下,均可使其机会致病菌成为优势菌,引起炎症。

阴道分泌物:正常女性也有一定量的阴道分泌物,分泌物清亮、透明、无味。外阴阴道炎症的共同特点是阴道分泌物增多及引起外阴刺激症状,根据病原体的不同,分泌物特点、性质及瘙痒程度不同。当妇科检查时,取阴道分泌物做 pH 测定及病原体检查。

3. 宫颈 内口紧闭,子宫颈管腺体细胞分泌大量黏液,形成颈管内黏液栓,将子宫颈管与外界隔开,且黏液栓呈碱性,含溶菌酶等蛋白质,可阻止嗜酸性细菌的上行。

4. 子宫 育龄妇女子宫内膜周期性剥脱,也是清除宫腔内病原体的有利条件。

5. 输卵管 输卵管蠕动及输卵管黏膜上皮细胞纤毛向宫腔方向摆动,均有利于防止病原体的侵入。

6. 生殖道免疫系统 生殖道黏膜如宫颈和子宫聚集有不同数量淋巴组织及散在淋巴细胞。此外,中性粒细胞、巨噬细胞、补体以及一些细胞因子,均在局部有重要的免疫功能,发挥抗感染作用。

第一节 外阴及阴道炎症

外阴及阴道炎症是妇科最常见疾病,各年龄组均可发病。外阴、阴道与尿道、肛门邻近,局部潮湿,易受污染;生育年龄女性性活动较频繁,且外阴及阴道是分娩、宫腔操作的必经之道,容易被损伤导致外界病原体的感染;绝经后女性及婴幼儿雌激素水平低局部抵抗力下降,易发生感染。外阴及阴道炎症可单独存在,也可两者同时存在。

一、非特异性外阴炎

【病因】

外阴与尿道、肛门邻近,常受到经血、阴道分泌物、尿液及粪便的刺激,若不注意皮肤清洁易引起外阴炎;其次糖尿病患者糖尿的刺激、粪瘘患者粪便的刺激、尿瘘患者尿液的长期浸渍等,以及穿紧身化纤内裤致局部通透性差,局部潮湿和经期卫生巾的刺激,均可引起非特异性外阴炎(non-specific vulvitis)。

【临床表现】

非特异性外阴炎的临床表现包括外阴皮肤瘙痒、疼痛、烧灼感,活动、性交、排尿及排便时加重。检查见局部充血、肿胀、糜烂,常有抓痕,严重者形成溃疡或湿疹。慢性炎症可使皮肤增厚、粗糙、皲裂,甚至苔藓样变。

【治疗】

去除病因、局部治疗。局部可用 1:5 000 高锰酸钾液或 0.1% 聚维酮碘坐浴,坐浴后涂抗生素软膏或紫草油;也可选用中药局部熏洗。急性期禁性生活,可选择局部物理治疗。

【预防】

注意个人卫生,勤换通透性好的内裤,保持外阴清洁、干燥。

二、前庭大腺炎

前庭大腺又称巴氏腺,病原体侵入前庭大腺引起的炎症称前庭大腺炎(bartholinitis)。前庭大腺位于两侧大阴唇后 1/3 深部,腺管开口于处女膜与小阴唇之间,在性交、分娩或其他外阴部感染时,病原体侵入而发生前庭大腺炎。当急性炎症发作时,病原体侵犯腺管,引起前庭大腺导管炎,腺管开口因肿胀或渗出物凝聚而阻塞,脓液不能外流,积存而形成脓肿,称前庭大腺脓肿(abscess of Bartholin gland)。育龄期女性多见,幼女和绝经后期妇女少见。

【病原体】

常见病原体为葡萄球菌、大肠埃希菌、链球菌、肠球菌,随着性传播疾病发病率的增加,淋病奈瑟菌、沙眼衣原体已成为常见病原体。本病常为混合感染。

【临床表现】

炎症多发生于一侧。初起有外阴局部肿胀、疼痛、灼热感;检查见局部皮肤红肿、发热,可触及肿块;当脓肿形成时,自觉疼痛难耐、行走不便,可触及波动感。脓肿增大可自行破溃。若破口大,脓性分泌物自行流出,炎症较快消退而痊愈;若破口小,引流不畅,则炎症持续不消退,并可反复急性发作。

【治疗】

急性炎症发作时需卧床休息,局部保持清洁,以 1∶5 000 高锰酸钾液坐浴,并给予抗生素治疗。若脓肿形成可切开引流及行造口术,并放置引流条。

三、前庭大腺囊肿

【病因】

前庭大腺囊肿(Bartholin cyst)系因腺管开口部阻塞,分泌物积聚于腺腔而形成。前庭大腺囊肿腺管阻塞的原因:急性炎症消退后,腺管阻塞,脓液被吸收变为黏液不能排出;前庭大腺管损伤,如分娩、会阴侧切时损伤腺管;先天性腺管狭窄,分泌物排出不畅。前庭大腺囊肿可继发感染形成脓肿并反复发作。

【临床表现】

前庭大腺囊肿小且无继发感染,患者可无自觉症状;若囊肿大,患者可感外阴部坠胀或性交不适。检查见大阴唇下 1/3 处有一囊肿,多呈椭圆形,大小不一,囊肿多为单侧,也可为双侧。

【治疗】

行前庭大腺囊肿造口术取代以前的囊肿剥除术,造口术方法简单,术后还能保留腺体功能。

知识链接

前庭大腺囊肿造口术

当常规外阴、阴道消毒后,在小阴唇内侧中下方与处女膜黏膜之间的皮肤黏膜交界处做一纵向切口,依次切开皮肤及囊肿壁,切口大小依囊肿大小而定,一般切到囊肿最下极,确保引流通畅,排出囊液,切口边缘用 4 号丝线或 4-0 可吸收线外翻缝合确保切口不粘连形成一个口。前庭大腺造口术方法简单、出血少、恢复快,并保持了腺体的功能。

四、滴虫阴道炎

滴虫阴道炎（trichomonal vaginitis）由阴道毛滴虫引起的女性阴道感染性疾病。

【病原体】

阴道毛滴虫呈梨形，为白细胞的 2~3 倍大小，体部有波动膜，顶端有 4 根鞭毛，属厌氧性寄生虫。滴虫适宜生长温度为 25~40℃，在 3~5℃低温下能存活 21d，在 46℃存活 20~60min，脱离人体后仍能生存数小时，因此极易传播。滴虫最适宜 pH 为 5.2~6.6，pH 在 5 以下或 7.5 以上可抑制其生长。月经前后阴道 pH 发生变化，月经后接近中性，隐藏在腺体及阴道皱襞中的滴虫常得以繁殖，故月经后易发病。滴虫不仅感染阴道，还可感染尿道、尿道旁腺、膀胱甚至肾盂，也可感染男性的包皮皱褶、尿道或前列腺。约 60% 患者合并细菌性阴道病。

【传播途径】

1. 经性生活直接传播　男女双方一方泌尿生殖道带有滴虫均可传染给对方。

2. 间接传播　经由公共浴池、游泳池、坐便器、污染的器械及敷料等间接传播。

【临床表现】

潜伏期为 4~28d。感染初期可无任何症状。主要症状是阴道分泌物增多及外阴瘙痒，间或有外阴灼热、疼痛、性交痛或排尿困难。分泌物典型特点为稀薄脓性、泡沫状、有臭味。若合并其他感染，则呈脓性、黄绿色；若合并尿道感染，可有尿频、尿急、尿痛甚至血尿。阴道内有滴虫存在而无炎症反应者称为带虫者。阴道毛滴虫能吞噬精子，阻碍乳酸生成，影响精子在阴道内存活，可引起不孕。

检查见阴道黏膜充血，严重者常有散在出血点，甚至宫颈有出血斑点，形成"草莓样"宫颈，后穹隆白带增多，呈灰黄色、黄白色泡沫状稀薄液体或黄绿色脓性分泌物，严重者白带中混有血丝。带虫者阴道黏膜常无异常改变。

【诊断】

实验室检查是诊断的关键。主要检测方法有悬滴法及培养法两种。

典型病例容易诊断，在阴道分泌物中找到滴虫即可确诊。最简便的检查方法是 0.9% 氯化钠溶液湿片法：于玻片上滴 1 滴生理盐水，自阴道后穹隆取少许分泌物混于玻片盐水中，立即在低倍显微镜下检查。显微镜下可见呈波状运动的滴虫及增多的白细胞被推移。对可疑患者，多次悬滴法未能发现滴虫时，可送培养，阳性率达 98% 左右。取分泌物前 24~48h 应避免性交、阴道盥洗或阴道用药，分泌物取出后应立即送检并注意保暖，否则滴虫活动力减弱难以辨认。

【治疗】

药物治疗不仅可缓解滴虫阴道炎的症状，而且可减少传播。由于滴虫阴道炎常合并其他部位的滴虫感染，因此治疗首选口服药，不推荐局部用药。

1. 全身用药　常用口服甲硝唑：甲硝唑 2g，单次口服；或甲硝唑 400mg，口服，每日 2 次，7d 为一疗程。替硝唑，较甲硝唑不良反应轻，临床上常用替硝唑 2g，单次口服；或替硝唑 0.5g，每日 2 次，连服 7d。甲硝唑方案的治愈率为 84%~98%，替硝唑方案的治愈率为 92%~100%。服用甲硝唑后个别患者可出现胃肠道反应，如食欲缺乏、恶心、呕吐，偶见头痛、皮疹、白细胞减少等，一旦发现应停药。

2. 性伴侣治疗　常规直接同时进行治疗，治愈前应避免无保护性交。

3. 随访及治疗失败的处理　由于滴虫阴道炎再感染率很高，可考虑对患有滴虫阴道炎的性活跃女性在最初感染 3 个月重新进行筛查。对甲硝唑 2g 单次口服，治疗失败且排除再次感染者，增加甲硝唑疗程及剂量仍有效。若为初次治疗失败，可重复应用甲硝唑 400mg，每日 2 次，连服 7d；或替硝唑 2g，单次口服。若治疗仍失败，给予甲硝唑 2g，每日 1 次，连用 7d 或替硝唑 2g，每日 1 次，连服 7d。

4. 妊娠期滴虫阴道炎的治疗　权衡利弊，知情选择。用药选择甲硝唑 400mg，口服，每日 2 次，7d 为一疗程。

5. 哺乳期滴虫阴道炎的治疗　服用甲硝唑者，服药后 12~24h 内避免哺乳；服用替硝唑者，服药后 3d 内避免哺乳。

6. 治疗中注意事项　为避免重复感染，内裤及洗涤用的毛巾应煮沸 5~10min 以杀灭病原体，夫妻双方或性伴侣同治。注意有无其他性传播疾病。

7. 治愈标准　当治疗后检查滴虫阴性时，应于每次月经后复查分泌物，连续三次检查滴虫均为阴性方为治愈。再继续巩固治疗一个疗程，方法同前。

五、外阴阴道假丝酵母菌病

外阴阴道假丝酵母菌病（vulvovaginal candidiasis，VVC）（曾称为真菌性阴道炎）为病原菌以假丝酵母菌为主的酵母菌引起的常见外阴阴道炎症。

> **情境导入**
>
> 患者苏某，女，45 岁。主诉反复外阴瘙痒 1 个月就诊。1 个月前出现外阴瘙痒，伴白带增多，无异味。妇科检查：外阴潮红，见抓痕，阴道黏膜充血见大量白色豆渣样及均质稀薄分泌物，子宫颈光滑无举痛；子宫前位，正常大小，可活动。
>
> **工作任务：**
> 1. 该患者最可能的诊断是什么？诊断依据是什么？
> 2. 对该患者应如何治疗？

【病原体及诱因】

该病的病原体为假丝酵母菌，属机会致病菌，主要为内源性感染，80%~90% 病原体为假丝酵母菌，10%~20% 为光滑假丝酵母菌、近平滑假丝酵母菌、热带假丝酵母菌等。酸性环境适宜假丝酵母菌生长，有假丝酵母菌感染的阴道 pH 多在 4.0~4.7，通常 <4.5。假丝酵母菌为双相菌，酵母相和菌丝相，酵母相为芽生孢子，在无症状寄居及传播中起作用；菌丝相为芽生孢子伸长成假菌丝，侵袭组织能力加强。假丝酵母菌对热的抵抗力不强，加热至 60℃ 1h 即死亡，但对干燥、日光、紫外线及化学制剂等抵抗力较强。假丝酵母菌为机会致病菌，10%~20% 非孕妇女及 30% 孕妇阴道中有此菌寄生，但菌量极少，呈酵母相，并不引起症状。只有在全身及阴道局部细胞免疫能力下降，假丝酵母菌大量繁殖时才出现症状。故本病多见于孕妇、糖尿病患者。此外，长期接受抗生素治疗的患者，抑制乳杆菌生长，阴道内微生物之间失去相互制约，长期应用糖皮质激素治疗的患者免疫功能降低，有利于假丝酵母菌繁殖，均可导致假丝酵母菌生长。其他如胃肠道假丝酵母菌、穿紧身化纤内裤及肥胖可使会阴局部温度和湿度增加，以利于假丝酵母菌繁殖而引起感染。

【传染途径】

1. 该病主要为内源性传染。假丝酵母菌可寄生于阴道、口腔、肠道，这三个部位的假丝酵母菌可互相传染。

2. 少部分患者可经性交直接传染。

3. 极少经污染衣物间接传染。

【临床表现】

1. 症状　外阴瘙痒、灼痛，还可伴有尿痛以及性交痛等症状；分泌物增多。

2. 体征　外阴潮红、水肿，可见抓痕或皲裂，小阴唇内侧及阴道黏膜附着白色膜状物，阴道内可见较多的白色豆渣样分泌物,可呈凝乳状。严重时坐立不安,还可伴有尿频、尿痛及性交痛。

根据其流行情况、临床表现、微生物学、宿主情况分为单纯性外阴阴道假丝酵母菌病(uncomplicated VVC)和复杂性外阴阴道假丝酵母菌病(complicated VVC),见表 16-1。

表 16-1 外阴阴道假丝酵母菌病临床分类

	单纯性 VVC	复杂性 VVC
发生频率	散发或非经常发作	复发性
临床表现	轻到中度	重度
真菌种类	假丝酵母菌	非假丝酵母菌
宿主情况	正常健康宿主	特殊宿主,如妊娠期、未控制的糖尿病、免疫抑制等

【诊断】

根据典型的临床表现、若在分泌物中找到假丝酵母菌的芽生孢子或假菌丝,即可确诊。

1. 悬滴法 10% 氢氧化钾镜检,菌丝阳性率为 70%~80%。10% 氢氧化钾可溶解其他细胞成分,提高检出率。生理盐水法阳性率低,不推荐。

2. 涂片法 革兰氏染色法镜检,菌丝阳性率为 70%~80%。

3. 培养法 RVVC 或有症状但多次显微镜检查阴性者,应采用培养法诊断,同时进行药物敏感试验。pH 测定具有重要鉴别意义,若<4.5,可能为单纯假丝酵母菌感染,若>4.5 可能存在混合感染,尤其是细菌性阴道病的混合感染。

【治疗】

1. 治疗原则 ①积极去除 VVC 的诱因。②规范化应用抗真菌药物,首次发作或首次就诊是规范化治疗的关键时期。③性伴侣无需常规治疗,RVVC 患者的性伴侣应同时检查,必要时给予治疗。④VVC 急性期间避免性生活或性交时使用安全套。⑤同时治疗其他性传播疾病。⑥强调治疗的个体化。⑦长期口服抗真菌药物要注意监测肝肾功能及其他有关不良反应。根据患者情况选择局部或全身应用抗真菌药物。

2. 消除诱因 若有糖尿病应给予积极治疗,及时停用广谱抗生素、雌激素和糖皮质激素。勤换内裤,用过的内裤、盆和毛巾均应用开水烫洗。

3. 单纯性 VVC 的治疗 可局部用药,也可全身用药,以局部短疗程抗真菌药物为主。全身用药与局部用药的疗效相似,治愈率为 80%~90%;咪唑类抗真菌药物的疗效高于制霉菌素。

(1)**局部用药**:可选用下列药物放于阴道内:①咪康唑软胶囊 1 200mg,单次用药。②咪康唑栓或咪康唑软胶囊 400mg,每晚 1 粒,连用 3d。③咪康唑栓 200mg,每晚 1 粒,连用 7d。④克霉唑栓或克霉唑片 500mg,单次用药。⑤克霉唑栓 100mg,每晚 1 次,共用 7d。⑥制霉菌素泡腾片 50 万,每晚 1 次,共用 14d。⑦制霉菌素片 50 万单位,每晚 1 次,共用 14d。

(2)**全身用药**:对不能耐受局部用药者、未婚妇女及不愿采用局部用药者,可选用口服药物。常用药物:氟康唑 150mg,顿服。

4. 重度 VVC 的治疗 应在治疗单纯性 VVC 的方案基础上,延长疗程。症状严重者,局部应用低浓度糖皮质激素软膏或唑类霜剂。氟康唑 150mg 顿服,72h 后再服一次。其他可选择的药物有伊曲康唑等,但在治疗重度 VVC 时,建议 5~7d 的疗程。

5. 妊娠期 VVC 早孕期权衡利弊慎用药物。选择对胎儿无害的唑类阴道用药,而不选口服抗真菌药物治疗。具体方案同单纯性 VVC,但长疗程方案疗效优于短疗程方案。

6. 复发性外阴阴道假丝酵母菌病(recurrent vulvovaginal candidiasis,RVVC) 1 年内有症状并

经真菌学证实的外阴阴道假丝酵母菌病发作 4 次或以上,称为 RVVC,发病率约 5%。治疗原则包括强化治疗和巩固治疗。根据培养和药物敏感试验选择药物。在强化治疗达到真菌学治愈后,给予巩固治疗至半年。具体方案如下:

(1)口服用药:氟康唑 150mg,顿服,第 1、4、7 天应用。

(2)阴道用药:①咪康唑栓或软胶囊 400mg,每晚 1 粒,连用 6d。②咪康唑栓 1 200mg,第 1、4、7 天应用。③克霉唑栓或片 500mg,每晚 1 次,第 1、4、7 天应用。④克霉唑栓 100mg,每晚 1 次,共用 7~14d。

(3)巩固治疗:目前国内外没有较为成熟的方案,建议对每月规律性发作 1 次者,可在每次发作前预防用药 1 次,连续 6 个月。无规律发作者,可采用每周用药 1 次,预防发作,连续 6 个月。

7. 性伴侣治疗　无需对性伴侣进行常规治疗。对有症状男性应进行假丝酵母菌检查及治疗,以预防女性重复感染。

8. 随访　症状持续存在或 2 个月内再发作应进行随访。对 RVVC 在治疗结束后 7~14d、1 个月、3 个月和 6 个月各随访 1 次,3 个月及 6 个月建议同时进行真菌培养。

六、细菌性阴道病

细菌性阴道病(bacterial vaginosis,BV)是以阴道乳酸杆菌减少或消失,相关微生物增多为特征的临床综合征,为阴道内正常菌群失调所致的一种混合感染,但临床及病理特征无炎症改变。

【病因】

正常阴道菌群包括厌氧菌和需氧菌,其中以乳酸杆菌最为常见及重要,约占 95%。乳酸杆菌通过产生过氧化氢及维持阴道酸性环境来帮助阴道预防感染。细菌性阴道病是乳酸杆菌减少而其他病原菌增加所导致微生态紊乱综合征。其主要有加德纳菌、厌氧菌(动弯杆菌、类杆菌、消化链球菌等)和人型支原体,其中以厌氧菌居多,厌氧菌的浓度是正常妇女的 100~1 000 倍。分泌物呈鱼腥臭味是由于厌氧菌繁殖的同时可产生胺类物质(尸胺、腐胺、三甲胺)所致。阴道微生态改变而导致 BV 的原因,目前尚不完全清楚。可能与频繁性交、多个性伴侣或阴道灌洗等有关。细菌性阴道病逆行感染可致子宫内膜炎、盆腔炎等;合并妊娠亦可导致妊娠不良结局,如绒毛膜羊膜炎、胎膜早破、早产等。

【临床表现】

大部分(50%)的 BV 患者无明显的临床表现;有症状者主要表现为阴道分泌物增多,伴有鱼腥样臭味,偶有外阴瘙痒和阴道灼热感;检查见:分泌物多呈灰白色,薄而均质,黏度很低。擦去阴道分泌物,阴道黏膜无充血的炎症表现。

【诊断】

BV 的诊断可采用临床诊断标准或微生物病原学诊断标准。目前 BV 的临床诊断标准仍广泛采用阿姆泽尔(Amsel)等提出的方法,即以下 4 项临床特征中有 3 项及以上阳性者可诊断为 BV:

1. 检出线索细胞(clue cell)　在湿的分泌物生理盐水涂片上,高倍显微镜下可检出>20% 的线索细胞。线索细胞即脱落的阴道表层细胞,边缘黏附大量的颗粒状物,细胞边缘不清或呈锯齿形,这些颗粒状物即各种厌氧菌,主要是加德纳菌。

2. 胺臭味试验(whiff test)阳性　分泌物滴入 10% 氢氧化钾 1~2 滴,产生烂鱼肉样腥样臭味。

3. 阴道 pH>4.5。

4. 均质、稀薄、灰白色的阴道分泌物。

微生物病原学诊断标准中最常用的是革兰氏染色诊断标准,并被认为是实验室诊断 BV 的"金标准"。由于 BV 是正常微生态失调,因此细菌培养的意义不大,不推荐将其作为 BV 的诊断方法。

【鉴别诊断】

细菌性阴道病应与假丝酵母菌阴道炎、滴虫阴道炎等相鉴别(表 16-2)。

表 16-2 细菌性阴道病与其他阴道炎的鉴别诊断

	细菌性阴道病	外阴阴道假丝酵母菌病	滴虫性阴道炎
症状	分泌物增多、无或轻度瘙痒	重度瘙痒、烧灼感	分泌物多、轻度瘙痒
分泌物特点	白色、均质、腥臭味	白色、豆腐渣样	稀薄、脓性、泡沫状
阴道黏膜	正常	水肿、红斑	散在出血点
阴道 pH	>4.5	<4.5	>4.5
胺试验	阳性	阴性	可为阳性
显微镜检查	线索细胞、极少白细胞	芽生孢子及假菌丝，少量白细胞	阴道毛滴虫，多量白细胞

【治疗】

治疗用于有症状的 BV 患者；妇科及产科手术前患者也是 BV 治疗的指征。甲硝唑口服为 BV 治疗的一线方案。甲硝唑方案无论口服还是阴道上药，治愈率均为 75%~85%。

1. **全身用药**　首选方案甲硝唑治疗 400mg 口服，2 次/d，共 7d。替代方案：①克林霉素 300mg 口服，2 次/d，共用 5d。②替硝唑 2g，口服，1 次/d，共用 5d。

2. **局部用药**　甲硝唑阴道栓 200mg，每晚 1 次，连用 5~7d，0.75 甲硝唑凝胶 5g，每晚 1 次，共用 5d，或 2% 克林霉素膏 5g，每晚 1 次，共用 7d。

3. **妊娠期 BV 的治疗**　由于本病与不良妊娠结局（如绒毛膜羊膜炎、胎膜早破、早产）有关，目前被确定的治疗益处仅限于缓解阴道感染的症状及体征。首选方案为全身用药，治疗方法同上，需知情选择。哺乳期 BV 的治疗应选择局部用药，尽量避免全身用药。

4. **性伴侣治疗**　无需常规治疗。

5. **随访**　治疗后无症状者不需随访。妊娠合并 BV 需要随访治疗效果。复发较常见，需再次就诊。

七、萎缩性阴道炎

萎缩性阴道炎（atrophic vaginitis）常见于自然绝经或人工绝经后妇女，也可见于产后闭经或药物假绝经治疗的妇女。

【病因】

绝经后妇女因卵巢功能减退，体内雌激素水平降低，阴道黏膜变薄、萎缩，阴道黏膜抵抗力降低，上皮细胞内糖原减少，阴道 pH 升高，多为 5.0~7.0，嗜酸性乳杆菌不再为优势菌，局部抵抗力降低，其他致病菌容易侵入生长繁殖而引起阴道炎。

【临床表现】

萎缩性阴道炎的主要症状为阴道分泌物增多及外阴瘙痒、灼热感。阴道分泌物呈黄水样，严重时呈脓性，可带有淡血性，甚至发生少量阴道流血。检查见阴道呈萎缩性改变，黏膜萎缩，有充血，红肿面常有散在点状出血，有时见浅表溃疡。长期慢性炎症使阴道狭窄或粘连甚至闭锁，炎性分泌物引流不畅可导致阴道积脓或宫腔积脓。

【诊断】

根据患者年龄、病史和临床表现，诊断不困难，应排除其他特异性炎症。取阴道分泌物检查，显微镜下见大量基底层细胞及白细胞而无滴虫及假丝酵母菌。对有血性白带的妇女，常规进行子宫颈刮片细胞学检查，必要时行宫颈、子宫内膜分段诊刮，以排除子宫恶性肿瘤。对阴道壁肉芽组织及溃疡者，可行局部活组织检查，以排除阴道癌。

【治疗】

治疗原则为补充雌激素增加阴道抵抗力;抗生素抑制细菌生长。

1. 针对病因治疗 补充雌激素是萎缩性阴道炎的主要治疗方法。雌激素制剂可局部给药,也可全身给药。可用雌三醇软膏局部涂抹,每日 1~2 次,连用 14d。为防止阴道炎复发,亦可全身用药,对同时需要性激素替代治疗的患者可给予替勃龙 2.5mg,每日 1 次,也可选用其他激素制剂连续联合使用。

2. 抗生素治疗 甲硝唑 200mg 或诺氟沙星 100mg,放于阴道深部,每日 1 次,共用 7~10d;也可选择中药保妇康栓等。对局部明显干涩者,可应用润滑剂。

第二节 子宫颈炎症

子宫颈炎症是妇科常见疾病之一,包括子宫颈阴道部炎症及子宫颈管黏膜炎症。正常情况下,宫颈具有多种防御功能,包括黏膜免疫、体液免疫及细胞免疫,是阻止病原菌进入上生殖道的重要防线,但是宫颈易受分娩、性交及宫腔操作的损伤而发生感染。因子宫颈阴道部鳞状上皮与阴道鳞状上皮相延续,阴道炎症均可引起子宫颈阴道部炎症。临床多见的子宫颈炎是急性子宫颈管黏膜炎,若急性子宫颈炎未经及时诊治或病原体持续存在,可导致慢性子宫颈炎症。亦可逆行引起上生殖道炎症。

一、急性子宫颈炎

急性子宫颈炎(acute cervicitis)又称急性宫颈炎,是妇科常见的疾病,指子宫颈发生急性炎症。其多发生于生育年龄妇女,临床多见的急性子宫颈炎是子宫颈管黏膜炎。急性子宫颈炎可由多种病原体引起,也可由物理因素、化学因素刺激或机械性子宫颈损伤、子宫颈异物伴发感染所致。

> **情境导入**
>
> 患者林某,女,22 岁,因"白带增多,尿痛、尿频 2d"就诊,有多个性伴侣。妇科检查:外阴充血,阴道内大量脓性分泌物,挤压阴道前壁,尿道口有脓溢出,宫颈充血、水肿,有脓性分泌物流出,子宫、双侧附件无异常。
>
> **工作任务:**
>
> 1. 该患者的临床诊断是什么?
>
> 2. 哪项检查有助于确诊?
>
> 3. 应如何治疗?

【病原体】

急性宫颈炎的病原体包括:①性传播疾病病原体:淋病奈瑟菌及沙眼衣原体,主要见于性传播疾病的高危人群。②内源性病原体:部分宫颈炎的病原体与细菌性阴道病、生殖支原体感染有关,但部分患者的病原体不清楚。除子宫颈管柱状上皮外,淋病奈瑟菌还常侵袭尿道移行上皮、尿道旁腺及前庭大腺。

【临床表现】

患者多无临床症状。有症状者主要表现为阴道分泌物增多,呈黏液脓性,阴道分泌物刺激可引起外阴瘙痒及灼热感。也可出现妇科检查或性交后出血等症状。若合并尿路感染,可出现尿急、尿频、尿痛。妇科检查见宫颈充血、水肿、黏膜外翻,有黏液脓性分泌物附着甚至从子宫颈管流出,子宫颈管黏膜质脆,容易诱发出血。若为淋病奈瑟菌感染,因尿道旁腺及前庭大腺受累,可见尿道口、阴道口黏膜充血、水肿以及多量脓性分泌物。

【诊断】

出现两个特征性体征,且显微镜检查子宫颈或阴道分泌物白细胞增多,即可做出急性宫颈炎症的初步诊断。宫颈炎症诊断后,需进一步做衣原体及淋病奈瑟菌的检测。

1. **两个特征性体征** 具备一个或两个同时具备:

(1)子宫颈管或子宫颈管棉拭子标本上,肉眼见到脓性或黏液脓性分泌物。

(2)用棉拭子擦拭子宫颈管时,容易诱发子宫颈管内出血。

2. **白细胞检测** 可检测子宫颈管分泌物或阴道分泌物中的白细胞,后者需排除引起白细胞增高的阴道炎症。

(1)子宫颈管脓性分泌物涂片做革兰氏染色,中性粒细胞>30个/高倍视野。

(2)阴道分泌物涂片检查白细胞>10个/高倍视野。

3. **病原体检测** 应做衣原体及淋病奈瑟菌的检测,检测有无细菌性阴道病及滴虫阴道炎。检测淋病奈瑟菌常用的方法有:①分泌物涂片革兰氏染色,查找中性粒细胞内有无革兰氏阴性双球菌,但敏感性、特异性差。②淋病奈瑟菌培养,为诊断淋病的"金标准"方法。③核酸检测,包括核酸杂交及核酸扩增,尤其是核酸扩增方法诊断淋病奈瑟菌感染的敏感性及特异性高。

检测沙眼衣原体常用的方法有:①衣原体培养,因方法复杂,临床少用。②酶联免疫吸附试验,检测沙眼衣原体抗原,为临床常用的方法。③核酸检测,包括核酸杂交及核酸扩增,尤以后者为检测衣原体感染敏感、特异的方法,但应做好质量控制,避免污染。

【治疗】

急性宫颈炎主要为抗菌药物治疗。

1. 有性传播疾病高危因素的患者,未获得病原体检测结果即可给予治疗。阿奇霉素1g单次顿服,或多西环素100mg每日2次,连服7d。

2. 对于获得病原体者,应针对病原体选择抗生素。

(1)**单纯急性淋病奈瑟菌性宫颈炎**:主张大剂量、单次给药,常用药物有第三代头孢菌素,如头孢曲松钠250mg,单次肌内注射;阿奇霉素1g单次顿服;大观霉素4g,单次肌内注射。

(2)**沙眼衣原体感染所致宫颈炎**:治疗药物主要有:①四环素类,如多西环素100mg,每日2次,连服7d。②红霉素类,主要有阿奇霉素1g,单次顿服,或红霉素500mg,每日4次,连服7d。③喹诺酮类,主要有氧氟沙星300mg,每日2次,连服7d,或左氧氟沙星500mg,每日1次,连服7d。淋病奈瑟菌感染常伴有衣原体感染,因此,治疗时往往需同时选用抗淋病奈瑟菌和抗衣原体感染药物。

(3)**合并细菌性阴道病者治疗**:应同治,否则将导致宫颈炎持续存在。

3. **性伴侣的治疗** 若患者为沙眼衣原体或淋病奈瑟球菌感染者,应对其性伴侣进行相关的检查和治疗。

4. **随访** 治疗后症状持续存在者,应告知患者密切随诊。对持续性宫颈炎症,需了解有无再次感染性传播疾病,性伙伴是否已进行治疗,阴道菌群失调是否持续存在。

二、慢性子宫颈炎

慢性子宫颈炎(chronic cervicitis)又称慢性宫颈炎,指子宫颈间质内有大量淋巴细胞、浆细胞等慢性炎细胞浸润,可伴有子宫颈腺上皮及间质的增生和鳞状上皮化生。慢性子宫颈炎症常由急性子宫颈炎症迁延而来,也可为病原体持续感染所致,病原体与急性子宫颈炎相似。

【病理】

1. **慢性子宫颈管黏膜炎** 由于子宫颈管黏膜皱襞较多,感染后容易形成持续子宫颈黏膜炎,表现为子宫颈管黏液及脓性分泌物,反复发作。

2. 子宫颈息肉 是指子宫颈管腺体和间质的局限性增生,并向子宫颈外口突出形成息肉。子宫颈息肉通常为单个或多个,红色、质软而脆、舌型,可有蒂,根部常附在子宫颈外口也可附在子宫颈管内。光镜下见息肉表面被覆高柱状上皮,间质水肿、血管丰富以及慢性炎性细胞浸润。子宫颈息肉极少恶变,但应与子宫的恶性肿瘤相鉴别。

3. 子宫颈肥大 宫颈较正常增大。慢性炎症的长期刺激导致腺体及间质增生。此外,子宫颈深部的腺囊肿均可使子宫颈呈不同程度肥大,硬度增加。

4. 子宫颈糜烂样改变 子宫颈外口处的宫颈阴道部外观呈颗粒状的红色区,称为子宫颈糜烂样改变。子宫颈糜烂样改变可能是生理性的柱状上皮异位,即宫颈阴道部的鳞状上皮被颈管的柱状上皮所取代;也可能是病理性的,如炎症时的宫颈柱状上皮充血、水肿;或宫颈上皮内瘤变以及宫颈癌的早期表现。因此,子宫颈糜烂样改变只是妇科检查时常见的一个体征,是否需要治疗根据具体情况而定。生理性柱状上皮异位不需治疗。特别需要注意的是需定期做宫颈癌筛查,以排除宫颈上皮内瘤变以及宫颈癌。

【临床表现】

慢性子宫颈炎多无症状,少数患者可有持续或者反复发作的阴道分泌物增多,淡黄色或脓性,性交后出血,月经间期出血,偶有分泌物刺激引起外阴瘙痒或不适。妇科检查可见子宫颈呈糜烂样改变,有黄色分泌物覆盖子宫颈口或从子宫颈口流出,也可表现为子宫颈息肉或子宫颈肥大。

【诊断及鉴别诊断】

根据临床表现可初步做出诊断,但应与以下疾病相鉴别:

1. 宫颈柱状上皮异位和宫颈上皮内瘤变 除慢性子宫颈炎外,宫颈柱状上皮异位和宫颈上皮内瘤变甚至早期宫颈癌也可呈现子宫颈糜烂样改变,鉴别要点为对子宫颈糜烂样改变者行宫颈脱落细胞学检查及 HPV 检查,必要时行阴道镜及宫颈活组织检查(宫颈活检)以除外宫颈上皮内瘤变或宫颈癌。

2. 子宫颈腺囊肿 子宫颈腺囊肿是由于子宫颈腺管口阻塞或狭窄,导致腺体分泌物引流受阻,潴留形成囊肿。子宫颈腺管狭窄可以是转化区新生的鳞状上皮覆盖子宫颈腺管口,也可以是子宫颈局部损伤或子宫颈慢性炎症使子宫颈腺管口狭窄。检查为宫颈表面突出单个或多个青白色小囊泡,镜下见囊壁被覆单层扁平、立方或柱状上皮。深部的子宫颈腺囊肿,子宫颈表面无异常,表现为子宫颈肥大,应与宫颈癌相鉴别。

3. 子宫恶性肿瘤 子宫颈息肉应与子宫颈的恶性肿瘤以及子宫体的恶性肿瘤相鉴别,鉴别方法是将子宫颈息肉切除,病理组织学检查确诊。

【治疗】

不同病变采用不同的治疗方法。对表现为糜烂样改变者,若为无症状的生理性柱状上皮异位则无需处理。对糜烂样改变伴有分泌物增多、乳头状增生或接触性出血,可给予局部物理治疗,包括激光、冷冻、微波等方法,也可给予中药治疗。

物理治疗注意事项:①治疗前,应常规行宫颈癌筛查。②有急性生殖道炎症列为禁忌。③治疗时间选在月经干净后 3~7d 内进行。④物理治疗后有阴道分泌物增多,甚至有大量水样排液,术后 1~2 周脱痂时可有少许出血。⑤在创面尚未完全愈合期间(4~8 周)禁盆浴、性交和阴道冲洗。⑥物理治疗有引起术后出血、子宫颈狭窄、不孕、感染的可能,治疗后应定期复查。观察创面愈合情况直到痊愈,同时注意有无子宫颈管狭窄。

1. 慢性子宫颈管黏膜炎 对持续性子宫颈管黏膜炎症,需了解有无沙眼衣原体及淋病奈瑟菌的再次感染、性伴侣是否已经进行治疗、阴道微生物群失调是否持续存在。针对病因给予治疗。对病原体不清者,尚无有效治疗方法,可试用物理治疗。

2. **子宫颈息肉** 行息肉切除术,术后将切除息肉送病理组织学检查。

3. **子宫颈肥大** 一般无需治疗。对于颈管肥大者,需除外子宫颈管病变,尤其是宫颈腺癌。

第三节 盆腔炎性疾病

盆腔炎性疾病(pelvic inflammatory disease,PID)是女性内生殖器及其周围结缔组织和盆腔腹膜发生炎症,主要包括子宫内膜炎(endometritis)、输卵管炎(salpingitis)、输卵管卵巢脓肿(tube-ovarian abscess,TOA)、盆腔结缔组织炎及盆腔腹膜炎(pelvic peritonitis)。炎症可局限于一个部位,也可同时累及多个部位,以输卵管炎、输卵管卵巢炎最常见。盆腔炎性疾病多发生在性活跃期、有月经的妇女。严重的PID发展可引起弥漫性腹膜炎、败血症、感染性休克,严重者可危及生命。盆腔炎性疾病若未能得到及时彻底治疗,可导致不孕、输卵管妊娠、慢性盆腔痛及炎症反复发作,严重影响妇女的生殖健康。

【女性生殖道的自然防御功能】

如前所述,女性生殖道的解剖、生理、生化、免疫学特点具有比较完善的自然防御功能,具有对感染的防御能力,在健康妇女阴道内虽有某些病原体存在,但并不引起炎症。但是,当自然防御功能遭到破坏,或机体免疫功能降低、内分泌发生变化,或外源性致病菌侵入时,则可导致炎症发生。

【病原体】

盆腔炎性疾病病原体有外源性及内源性两个来源,可单独存在,通常为厌氧菌和需氧菌混合感染。

1. **外源性病原体** 主要为性传播疾病的病原体,最重要的为沙眼衣原体(CT)和/或淋病奈瑟菌(NG)以及支原体感染。

2. **内源性病原体** 来自原寄居于阴道内的菌群,可以仅为需氧菌或仅为厌氧菌感染,但以需氧菌及厌氧菌混合感染多见。主要的需氧菌及兼性厌氧菌有金黄色葡萄球菌、溶血性链球菌、大肠埃希菌,厌氧菌有脆弱类杆菌、消化球菌、消化链球菌。厌氧菌感染的特点是容易形成盆腔脓肿、感染性血栓性静脉炎,脓液有粪臭味并有气泡。

【感染途径】

1. **沿生殖道黏膜上行蔓延** 病原体侵入外阴、阴道后,或阴道内的菌群沿宫颈黏膜、子宫内膜、输卵管黏膜,蔓延至卵巢及腹腔,是非妊娠期、非产褥期盆腔炎性疾病的主要感染途径。淋病奈瑟菌、沙眼衣原体及葡萄球菌等,常沿此途径扩散(图16-1)。

2. **经淋巴系统蔓延** 病原体经外阴、阴道、宫颈及宫体创伤处的淋巴管侵入盆腔结缔组织及内生殖器其他部分,是产褥感染、流产后感染及放置宫内节育器后感染的主要感染途径。链球菌、大肠埃希菌、厌氧菌多沿此途径蔓延(图16-2)。

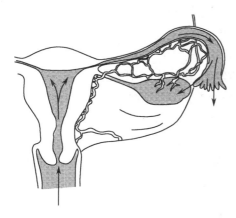

图 16-1 炎症经黏膜上行蔓延

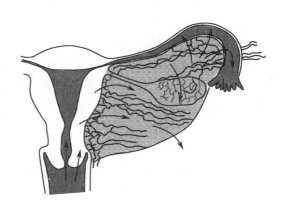

图 16-2 炎症经淋巴系统蔓延

3. 经血液循环传播　病原体先侵入人体的其他系统，再经血液循环感染生殖器，为结核分枝杆菌感染的主要途径（图16-3）。

4. 直接蔓延　腹腔其他脏器感染后直接蔓延到内生殖器，如阑尾炎可引起右侧输卵管炎。

【高危因素】

1. 年龄　性活跃的年轻妇女发病率高，与性生活频繁、宫颈柱状上皮异位、宫颈黏液机械防御功能较差有关。

2. 性活动　尤其是初次性交年龄小、有多个性伴侣、性交过频以及性伴侣有性传播疾病者易发生盆腔炎性疾病。

3. 下生殖道感染　与淋病奈瑟菌性子宫颈炎、衣原体性子宫颈炎以及细菌性阴道病密切相关。

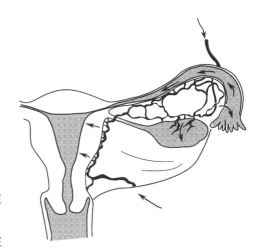

图16-3　炎症经血行传播

4. 子宫腔内手术操作　手术可致生殖道黏膜损伤、出血、坏死，导致下生殖道内源性病原体上行感染。

5. 性卫生不良　经期性交、不洁卫生用品、阴道冲洗者。

6. 邻近器官炎症直接蔓延　如阑尾炎、腹膜炎等蔓延至盆腔，病原体以大肠埃希菌为主。

7. 盆腔炎性疾病急性发作　盆腔炎性疾病迁延不愈，容易再次感染，导致急性发作。

【病理生理】

1. 急性子宫内膜炎及子宫肌炎　子宫内膜充血、水肿，有炎性渗出物，严重者内膜坏死、脱落形成溃疡。镜下见大量白细胞浸润，炎症向深部侵入形成子宫肌炎。

2. 急性输卵管炎、输卵管积脓、输卵管卵巢脓肿　急性输卵管炎症因病原体传播途径不同而有不同的病变特点。

（1）炎症经子宫内膜向上蔓延：首先引起输卵管黏膜炎，输卵管黏膜出现肿胀、间质水肿及充血，严重者输卵管上皮发生退行性变或成片脱落，引起输卵管黏膜粘连，导致输卵管管腔及伞端闭锁，若有脓液积聚于管腔内则形成输卵管积脓。

（2）病原菌通过宫颈的淋巴播散：通过宫旁结缔组织，首先侵及浆膜层，发生输卵管周围炎，然后累及肌层，而输卵管黏膜层可不受累或受累极轻。病变以输卵管间质炎为主，其管腔常可因肌壁增厚受压变窄，但仍能保持通畅。轻者输卵管仅有轻度充血、肿胀、略增粗，严重者输卵管明显增粗、弯曲，纤维素性脓性渗出物增多，造成与周围组织粘连。炎症波及卵巢并与输卵管伞端粘连，称为输卵管卵巢炎，习称附件炎。炎症可通过卵巢排卵的破孔侵入卵巢实质形成卵巢脓肿，脓肿壁与输卵管积脓粘连并穿通，形成输卵管卵巢脓肿。

3. 急性盆腔腹膜炎　盆腔内器官发生严重感染时，往往蔓延到盆腔腹膜，发炎的腹膜充血、水肿，并有少量纤维素渗出，形成盆腔脏器粘连。当大量脓性渗出液积聚于粘连的间隙内时，形成散在小脓肿，积聚于直肠子宫陷凹处形成盆腔脓肿。

4. 急性盆腔结缔组织炎　病原体经淋巴管进入盆腔结缔组织从而引起结缔组织充血、水肿，尤其以宫旁结缔组织局部增厚、质地较软、边界不清多见，严重者可形成盆腔腹膜外脓肿。

5. 败血症及脓毒血症　当患者抵抗力差，病原体毒性强、数量多时，同时其他部位发现炎症病灶甚至脓肿时，需经血培养证实。

6. 盆腔炎后遗症合并肝周围炎（Fitz-Hugh-Curtis syndrome）　是指肝包膜炎症而无肝实质损害的肝周围炎。下腹部疼痛可伴随右上腹疼痛。

【临床表现】

该病的临床表现根据炎症轻重及范围大小而不同。轻者可无症状或症状轻微。常见症状为下腹痛、阴道分泌物增多。腹痛常为持续性,活动或性交后加重。若病情严重可有寒战、高热、头痛、食欲缺乏。若有腹膜炎,可出现消化系统症状,如恶心、呕吐、腹胀、腹泻等。若有脓肿形成,可有下腹包块及局部压迫刺激症状;若包块位于子宫后方,可有直肠刺激症状;若在腹膜外,可致腹泻、里急后重感和排便困难。

患者体征差异较大,轻者无明显异常,或妇科检查宫颈举痛或宫体压痛或附件压痛。严重者呈急性病容,体温升高,下腹部压痛、反跳痛及肌紧张,甚至腹胀、肠鸣音减弱。盆腔检查:阴道可见脓性分泌物,有异味;宫颈充血、水肿,宫颈口有脓性分泌物流出,宫颈举痛,穹隆部触痛明显;宫体压痛,活动受限;子宫两侧附件区压痛明显,可触及输卵管呈条索状增粗改变,或呈片状增厚,压痛明显;若有盆腔脓肿形成时,可触及界限欠清包块、活动差、有波动感,三合诊检查可进一步了解盆腔情况。

【诊断】

根据病史、症状、体征及实验室检查可做出初步诊断。没有任一病例根据单一病史、体检或实验室检查可同时灵敏和特异地诊断盆腔炎性疾病。由于盆腔炎性疾病的临床表现差异较大,临床诊断准确性不高,目前尚无理想的盆腔炎性疾病诊断标准,多以2021年美国疾病控制中心(CDC)推荐的盆腔炎性疾病的诊断标准为参考,见表16-3。

表16-3 盆腔炎性疾病的诊断标准(美国CDC诊断标准,2021年)

最低标准 (minimum criteria)	附加标准(additional criteria)	特异标准(specific criteria)
宫颈举痛 或子宫压痛 或附件区压痛	体温超过38.3℃(口表) 宫颈或阴道异常黏液脓性分泌物 阴道分泌物涂片出现大量白细胞 红细胞沉降率升高 血C反应蛋白水平升高 实验室证实的宫颈淋病奈瑟菌或衣原体阳性	子宫内膜活检组织学证实子宫内膜炎 阴道超声或磁共振检查显示输卵管增粗,输卵管积液,伴或不伴有盆腔积液、输卵管卵巢肿块,或腹腔镜检查发现盆腔炎性疾病征象

1. 最低诊断标准 提示性活跃的年轻女性或者具有性传播疾病的高危人群,若出现下腹痛,并可排除其他引起下腹痛的原因,妇科检查符合最低诊断标准,即可给予经验性抗生素治疗。

2. 附加标准 以下附加诊断标准可提高上述最低诊断标准的特异度:体温>38.3℃;多数盆腔炎性疾病患者有宫颈黏液脓性分泌物;阴道分泌物0.9%氯化钠溶液涂片中见到白细胞;红细胞沉降率增快;C反应蛋白水平升高;特异性病原体,如淋病奈瑟菌或沙眼衣原体阳性。若宫颈分泌物正常并且镜下见不到白细胞,盆腔炎性疾病的诊断需慎重,需要与其他引起腹痛的疾病鉴别。

3. 特异标准 基本上可诊断盆腔炎性疾病,但由于除了B型超声检查外,均为有创检查或费用较高,特异标准仅适用于一些有选择的病例。子宫内膜活检发现子宫内膜炎的组织学证据;经阴道超声检查或磁共振成像显示输卵管壁增厚、管腔积液、合并或不合并盆腔积液或输卵管卵巢脓肿;腹腔镜检查有符合PID的异常发现。

腹腔镜诊断盆腔炎性疾病标准包括:①输卵管表面明显充血。②输卵管壁水肿。③输卵管伞端或浆膜面有脓性渗出物。腹腔镜诊断输卵管炎准确率高,并能直接采取感染部位的分泌物做细菌培养,因为手术创伤、经济因素等诸多原因临床应用有一定的局限性。

子宫内膜活组织检查明确诊断后,需进一步明确病原体。病原体培养阳性率高,并可做药敏试验,指导抗生素的合理应用。

【鉴别诊断】

盆腔炎性疾病应与急性阑尾炎、输卵管妊娠流产或破裂、卵巢囊肿蒂扭转或破裂等急症相鉴别。

【治疗】

盆腔炎性疾病的治疗以抗生素治疗为主,必要时手术治疗。抗生素的治疗可清除病原体,改善症状及体征,减少后遗症。必须根据经验选择广谱抗生素。抗生素的治疗原则:经验性、广谱、及时及个体化,根据药敏试验选用抗生素。由于盆腔炎性疾病的病原体多为淋病奈瑟菌、衣原体以及需氧菌、厌氧菌的混合感染,故初始根据经验选择抗生素,应涵盖以上病原体,选择广谱抗生素以及联合用药。临床具体方案的选择应根据医院的条件、患者的依从性、药物的可选择性、有效性及性价比等综合考虑。

1. 门诊治疗 若患者一般状况好,症状轻,能耐受口服抗生素,并有随访条件,可在门诊给予口服或肌内注射抗生素治疗。常用方案:①氧氟沙星 400mg 口服,每日 2 次,或左氧氟沙星 500mg 口服,每日 1 次,同时加服甲硝唑 400mg,每日 2~3 次,连用 14d。②头孢曲松钠 250mg,单次肌内注射,或头孢西丁钠 2g,单次肌内注射,同时口服丙磺舒 1g,然后改为多西环素 100mg,每日 2 次,连用 14d,可同时口服甲硝唑 400mg,每日 2 次,连用 14d,或选用其他第三代头孢菌素与多西环素、甲硝唑合用。

2. 住院治疗 住院治疗指征包括:外科急症表现;患者为孕妇;口服抗生素治疗无效的患者;不能遵循或不能耐受门诊口服抗生素类的患者;患者一般情况差,病情严重,伴有发热、恶心、呕吐;输卵管卵巢脓肿;门诊治疗无效、不能耐受口服抗生素及诊断不清者,均应住院给予以抗生素治疗为主的综合治疗。

(1) **支持疗法**:卧床休息,半卧位有利于脓液积聚于直肠子宫陷凹而使炎症局限。给予高热量、高蛋白、高维生素流食或半流食,补充液体,注意纠正电解质紊乱及酸碱失衡。

(2) **抗菌药物治疗**:给药途径以静脉滴注收效快。常用的配伍方案如下:

1) 头霉素类或头孢菌素类药物:头霉素类如头孢西丁钠 2g,静脉注射,1 次/6h;加多西环素 100mg,1 次/12h,静脉注射或口服。头孢菌素类不推荐选用头孢克肟、头孢噻肟、头孢曲松钠,这些头孢类较头孢西丁、头孢替坦抗厌氧菌效果差。临床症状改善至少 24h 后转为口服药物治疗,多西环素 100mg,1 次/12h,连用 14d。对不能耐受多西环素者,可用阿奇霉素替代,每次 500mg,每日 1 次,连用 3d。对输卵管卵巢脓肿的患者,可加用克林霉素或甲硝唑,从而更有效地对抗厌氧菌。

2) 克林霉素与氨基糖苷类药物联合方案:克林霉素 900mg,1 次/8h,静脉滴注;庆大霉素先给予负荷量(2mg/kg),然后给予维持量(1.5mg/kg),1 次/8h,静脉滴注。临床症状、体征改善后继续静脉应用 24~48h,克林霉素改为口服,每次 450mg,每日 4 次,连用 14d,或多西环素 100mg,口服,1 次/12h,连服 14d。选用此方案时,应密切关注药物的耳、肾毒性。

3) 喹诺酮类药物与甲硝唑联合方案:氧氟沙星 400mg 静脉滴注,1 次/12h,或左氧氟沙星 500mg 静脉滴注,每日 1 次。甲硝唑 500mg 静脉滴注,1 次/8h。可选方案莫西沙星 400mg,静脉滴注,1 次/24h。目前由于耐喹诺酮类药物淋病奈瑟菌株的出现,喹诺酮类药物不作为首选药物。

4) 青霉素类与四环素类药物联合方案:氨苄西林(舒巴坦)3g,静脉滴注,1 次/6h,加多西环素 100mg,每日 2 次,连服 14d。

(3) **手术治疗**:主要用于治疗抗生素治疗控制不满意的输卵管卵巢脓肿或盆腔脓肿。手术指征有:①药物治疗无效。②脓肿持续存在(2~3 周)。③脓肿破裂。手术可根据情况选择经腹手术或腹腔镜手术。手术范围应根据病变范围、患者年龄、一般状况等全面考虑。原则以切除病灶为主。年轻妇女应尽量保留卵巢功能,以保守性手术为主。年龄大、双侧附件受累或附件脓肿屡次发作者,行全子宫及双附件切除术。若盆腔脓肿位置低,凸向阴道后穹隆时,可经阴道切开引流,同时抗生素治疗。

3. 中药治疗 主要为活血化瘀、清热解毒药物,尤其针对抗生素治疗后、慢性盆腔痛、盆腔炎性包块等患者,如银翘解毒汤等。

4. 性伴侣的治疗　在女性盆腔炎性疾病治疗期间应避免无保护性性行为。应对其性伴侣进行检查和治疗。

5. 随访　对于抗生素治疗的患者,应在72h内随诊,明确有无临床症状的改善;如无症状好转,建议住院治疗,并进一步评估治疗方案。淋病奈瑟球菌和沙眼衣原体感染者,治疗后4~6周复查病原体。

【盆腔炎性疾病后遗症】

若盆腔炎性疾病未得到及时、正确的治疗,可能会发生盆腔炎性疾病后遗症(sequelae of PID)。其主要病理改变为组织破坏、广泛粘连、增生及瘢痕形成。导致:①输卵管阻塞,输卵管增粗。②输卵管卵巢粘连,形成输卵管卵巢肿块。③若输卵管伞端闭锁、浆液性渗出物聚集形成输卵管积水或输卵管积脓,输卵管卵巢脓肿的脓液吸收,被浆液性渗出物代替形成输卵管积水或输卵管卵巢囊肿。④盆腔结缔组织表现为主、骶韧带增生、变厚,若病变广泛,可使子宫固定。临床表现有不孕、异位妊娠、慢性盆腔痛、盆腔炎性疾病反复发作。

盆腔炎性疾病后遗症需根据不同情况选择治疗方案。不孕患者,多需要辅助生育技术协助受孕。对慢性盆腔痛,尚无有效的治疗方法,对症处理或给予中药、理疗等综合治疗,治疗前需排除子宫内膜异位症等其他引起盆腔痛的疾病。盆腔炎性疾病反复发作者,抗生素药物治疗的基础上可根据具体情况,选择手术治疗。输卵管积水者需行手术治疗。

【预防】

加强公共卫生教育,提高公众对生殖道感染的认识及预防感染的重要性;注意青少年性生活卫生教育,减少性传播疾病;及时彻底治疗下生殖道感染及盆腔炎性疾病,防止后遗症发生;严格掌握妇科手术指征,做好术前准备,术时注意无菌操作,预防感染。

(王雪莉)

思考题

1. 简述女性生殖系统的自然防御功能。
2. 简述阴道的自净作用。
3. 简述急性子宫颈炎的诊断标准。
4. 引起盆腔生殖器炎症的致病菌主要有哪几种?

ER 16-3

练习题

第十七章 | 女性生殖系统肿瘤

教学课件

思维导图

学习目标

1. 掌握子宫颈和子宫体肿瘤的临床表现、诊断方法、治疗原则；卵巢良性、恶性肿瘤的鉴别及常见并发症。

2. 熟悉子宫颈鳞状上皮内病变的分级；宫颈癌、子宫内膜癌的病理类型；子宫肌瘤的分类及变性。

3. 了解外阴癌临床表现及诊断；子宫肌瘤病因；子宫内膜癌手术病理分期及转移途径；卵巢肿瘤的组织学分类、手术病理分期及转移途径。

4. 具备子宫颈癌筛查的能力，能进行分段诊断性刮宫。

5. 具有良好的沟通能力和健康教育能力；关心、体贴肿瘤患者，帮助患者树立战胜肿瘤的信心；能够帮助患者正确认识疾病并积极配合治疗。

第一节 外阴恶性肿瘤

外阴恶性肿瘤占女性生殖道恶性肿瘤的 3%~5%，常见于 60 岁以上妇女。大阴唇是外阴癌最常见的好发部位，大约占 50% 以上，15%~20% 的外阴癌发生于小阴唇，罕见发生于阴蒂和巴氏腺。外阴癌病理类型以鳞状细胞癌最常见，其他有恶性黑色素瘤、疣状癌、外阴佩吉特病（vulvar Pagets disease）、非特异性腺癌和基底细胞癌等。

一、外阴鳞状细胞癌

外阴鳞状细胞癌（vulvar squamous cell carcinoma）是最常见的外阴癌，占外阴恶性肿瘤的 85%~90%，占妇科恶性肿瘤的 3%~5%。

【病因】

病因尚不清楚，可能与以下因素有关：①与 HPV16 型、HPV18 型、HPV31 型等感染有关，此外与单纯疱疹病毒Ⅱ型、巨细胞病毒、免疫缺陷病毒的感染可能有关。②硬化性苔藓和/或鳞状上皮过度增生两者间存在一定的相关性。③与吸烟、酗酒、肥胖、高血压、糖尿病等因素有关。外阴癌的发生发展是一个多因素、多基因、多步骤的复杂过程，其中癌基因的过度表达或抑癌基因的失活与突变可能是发生癌变的分子基础。

【病理】

外阴癌的大体病理为外阴局部出现单发或多发的圆形、乳头状或菜花状的溃疡或硬结节肿块。镜下多数外阴癌分化较好，有角化珠和细胞间桥。

【转移途径】

1. 直接蔓延 肿瘤直接蔓延到尿道、会阴体、阴道、肛门，晚期可侵犯直肠和膀胱。

2. 淋巴转移 初期转移到腹股沟浅淋巴结，再到腹股沟深淋巴结，由此进入盆腔淋巴结，如髂内、髂外、闭孔淋巴结,最后可达腹主动脉旁淋巴结和左锁骨下淋巴结。

3. 血行播散 罕见,仅发生于晚期,多见于肺和骨等。

【临床表现】

1. 症状 主要为不易治愈的外阴瘙痒或形态各异的外阴肿物,如结节状、菜花状、溃疡状。肿瘤破溃合并感染或有浸润时可出现疼痛、渗液和出血。阴道流血或阴道排液偶见。晚期患者可因腹股沟淋巴结受累出现腹股沟区肿块。

2. 体征 检查见癌灶可生长在外阴的任何部位,大多生长在大阴唇,其次生长在小阴唇、阴蒂、会阴、尿道口、肛门周围等。早期外阴局部可见丘疹、结节或小溃疡;晚期外阴有溃疡,边缘较硬,或有不规则肿物。癌灶转移至淋巴结者可扪及腹股沟淋巴结肿大,质硬,固定。

【诊断】

根据病史和体征,对可疑病灶做多点活体组织检查,多发病灶须从病灶多处取材。活组织病理检查是确诊的必需手段。还应行外阴和宫颈细胞学检查,血清肿瘤标志物检查,必要时阴道镜检查。超声检查、CT 检查、MRI、膀胱镜检查、直肠镜检查有助于判断局部或远处转移。

【临床分期】

外阴癌的分期采用国际妇产科联盟(FIGO,2021 年)的分期标准(表 17-1)。

表 17-1　外阴癌分期(FIGO,2021 年)

期别	肿瘤累及范围
Ⅰ期	肿瘤局限于外阴
ⅠA 期	肿瘤局限于外阴或会阴,无淋巴结转移,病灶径线≤2cm,间质浸润≤1.0mm[a]
ⅠB 期	肿瘤局限于外阴或会阴,无淋巴结转移,病灶径线>2cm,间质浸润>1.0mm[a]
Ⅱ期	无论肿瘤大小,但是肿瘤局部扩散至会阴邻近部位(尿道下 1/3、阴道下 1/3、肛门),但无淋巴结转移
Ⅲ期	任何大小的肿瘤蔓延到邻近的会阴结构的上部,或存在任何数目的不固定、无溃疡形成的淋巴结转移
ⅢA 期	任何大小的肿瘤蔓延到上 2/3 尿道、上 2/3 阴道、膀胱黏膜、直肠黏膜或区域淋巴结转移≤5mm
ⅢB 期	区域淋巴结[b] 转移>5mm
ⅢC 期	区域淋巴结[b] 转移且扩散到淋巴结包膜外
Ⅳ期	任何大小的肿瘤固定于骨质,或固定的、溃疡形成的淋巴结转移,或远处转移
ⅣA 期	病灶固定于骨盆,或固定或溃疡形成的区域淋巴结转移
ⅣB 期	远处转移

注:a. 浸润深度指肿瘤邻近的最表浅真皮乳头的表皮-间质连接处至浸润最深点之间的距离。b. 区域淋巴结指腹股沟和股淋巴结。

【治疗】

该病以手术治疗为主,辅以放射治疗和化学药物治疗。

1. 手术治疗

(1)**外阴鳞状上皮内病变**:首先要明确诊断,特别要确定损害完全在皮内及其组织学类型。最好把组织切除并做活检。治疗方法可根据病情和患者年龄选用冷冻、激光、局部手术切除或外阴切除术等方法。切除边缘应距离病灶 1cm 以上。病变累及小阴唇也需做局部切除,或用激光气化或部分切除。

(2)**ⅠA 期**:外阴局部广泛切除(切除边缘应距离病灶 1cm 以上)。如果有神经或血管浸润,应行外阴广泛切除术。通常不需切除腹股沟淋巴结。

(3)**ⅠB 期**:癌灶位于外阴一侧,行外阴局部广泛切除术和同侧腹股沟淋巴结清扫术。癌灶位于外阴中部,行外阴广泛切除术和双侧腹股沟淋巴结清扫术。

（4）**Ⅱ期**：局限于一侧的病变，行外阴广泛切除和同侧腹股沟淋巴结清扫。中线部位病灶，应行外阴广泛切除术及双侧腹股沟淋巴结清扫术。

（5）**Ⅲ期**：外阴广泛切除术和双侧腹股沟淋巴结清扫术。若有腹股沟淋巴结转移，术后加腹股沟区和盆腔淋巴结放疗或加盆腔淋巴结清扫，再加或不加化疗。若病灶累及远端阴道、尿道或肛门，需再切除相应病灶，术后常规放疗。

（6）**Ⅳ期**：Ⅳa 期可行广泛外阴切除加盆腔廓清术，术后加放疗。术前放疗（加或不加化疗）可使肿物缩小，以利于肿瘤减灭术的顺利施行。Ⅳb 期则行姑息治疗。

2. 放射治疗 放疗适用于：①不能手术或手术危险性大患者的姑息治疗。②晚期患者的术前放疗。③复发可能性较大患者的术后补充放疗。④手术切缘<5mm 或阳性。⑤有腹股沟淋巴结转移。

3. 化学药物治疗 作为晚期癌或复发癌的综合治疗手段之一。出现远处转移的征象或高危因素时，可加用全身化疗。其也可以采用 PEB（PDD+VP-16+BLM）方案。局部动脉灌注化疗可提高局部药物浓度。

【预后与随访】

外阴癌的预后与癌灶的大小、部位、分期、肿瘤分化、有无淋巴结转移及治疗措施等有关。无淋巴结转移 5 年生存率达 90% 以上；有淋巴结转移者，5 年生存率约 50%，预后差。治疗后应终身随访，随访时间：术后第 1~2 年每 3~6 月复查 1 次，第 3~5 年每 6~12 个月复查 1 次，5 年以后每年复查一次。

二、外阴恶性黑色素瘤

外阴恶性黑色素瘤（vulvar malignant melanoma）居外阴恶性肿瘤的第 2 位，常来自结合痣或复合痣，多见于小阴唇、阴蒂。临床表现是病灶稍隆起，有色素沉着，结节状或表面有溃疡，可有瘙痒、出血。诊断依靠活组织病理检查。同时做好手术前准备。治疗一般是行外阴广泛切除和腹股沟淋巴结清扫术。预后主要与有无淋巴结转移有关。外阴部黑痣有潜在恶变可能，任何外阴部黑痣应及早切除，以防恶变。

（杨 萍）

第二节　子宫颈鳞状上皮内病变

子宫颈鳞状上皮内病变（cervical squamous intraepithelial lesion，SIL）是与子宫颈浸润癌密切相关的一组癌前病变，属于鳞状上皮病变，它本身反映了宫颈癌发生发展的连续过程，常发生于 25~35 岁妇女。

【病因】

流行病调查显示 SIL 与 HPV 感染、性活跃、性生活过早（小于 16 岁）、性传播疾病、吸烟、经济状况低下、口服避孕药及服用免疫抑制剂有关。

几乎所有 SIL 患者都有 HPV 感染，而且随着病变级别的上升而呈现感染率的递增，显示 HPV 是独立的危险因素，也认为 HPV 感染是宫颈癌的独立致病因素。大多数妇女在一生中会感染HPV，但是 HPV 感染多呈一过性表现，常自然消退而未形成病变，仅有一部分患者 HPV 持续性感染，或者在其他致病因素（如性传播疾病、使用避孕药、吸烟、免疫抑制剂及毒品使用时）联合刺激下，才诱发 SIL。

SIL 患者进展成癌症的风险与年龄和病变分级有关。通常在年轻患者群体中（≤25 岁），SIL 恶性进展风险较低。此外。低级别鳞状上皮内病变的恶性进展潜力很低，而高级别鳞状上皮内病变的进展潜力很高。

【子宫颈解剖及组织学特点】

子宫颈上皮由子宫颈阴道部鳞状上皮和子宫颈管柱状上皮组成。

1. 子宫颈阴道部鳞状上皮 上皮由深至浅可分为基底带、中间带及浅表带。基底带由基底细胞和旁基底细胞组成。基底细胞为储备细胞,无细胞增殖表现,在某些因素刺激下可以再生,也可以增生成为不典型鳞状细胞或分化成为成熟鳞状细胞,但不向柱状细胞分化。旁基底细胞为增生活跃的细胞,偶见核分裂象。中间带与表浅带为完全不增生的分化细胞,细胞趋向死亡。

2. 子宫颈管柱状上皮 柱状上皮分化较好,其下有多少不一的储备细胞,具有分化或增殖能力,可以成长为柱状上皮细胞,也可以成长为鳞状上皮细胞。

3. 转化区(transformation zone) 又称为移行带,是宫颈鳞状上皮与柱状上皮连接处,又称为鳞柱交界(图 17-1)。原始鳞柱交界在胎儿时期形成。在青春期后,由于雌激素的作用使宫颈发育增大,子宫颈管黏膜组织外移,子宫颈管柱状上皮到达宫颈阴道部,鳞柱交界外移。子宫颈管柱状上皮为单层,较为菲薄,外观呈细颗粒状的红色区,由于肉眼观似糜烂,称为柱状上皮异位,一般认为并无治疗的必要;此后,在阴道酸性环境或致病菌作用下,外移的柱状上皮由原始鳞柱交界的内侧向宫颈口方向逐渐被鳞状上皮替代,形成新的鳞柱交界,即生理性鳞柱交界。原始鳞柱交界和生理性鳞柱交界之间的区域,称为转化区。在转化区形成过程中,新生的鳞状上皮覆盖宫颈腺管口或伸入腺管将腺管堵塞,腺管周围的结缔组织增生或形成瘢痕压迫腺管,使腺管变窄或堵塞,腺体分泌物潴留于腺管内形成囊肿,称为宫颈腺囊肿。绝经后雌激素水平下降,宫颈萎缩,原始鳞柱交界退回至子宫颈管内。转化区成熟的化生鳞状上皮对致癌物的刺激相对不敏感,但未成熟的化生鳞状上皮却代谢活跃,在一些物质(如细菌、病毒、精液及人乳头瘤病毒等)的刺激下,发生异常增生、分化不良、排列紊乱、细胞核异常、有丝分裂增加,最后形成 SIL。

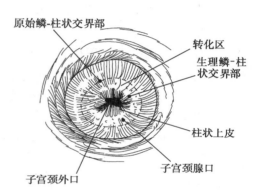

图 17-1　宫颈转化区

【病理学诊断和分级】

SIL 也被称为宫颈上皮内瘤变(cervical intraepithelial neoplasia,CIN)。目前两者都在广泛使用。既往 CIN 根据细胞异型性的逐级演化分为三级,即 CIN I 级(轻度不典型增生)、CIN II 级(中度不典型增生)、CIN III 级(重度不典型增生和鳞状细胞原位癌)。2014 版 WHO 女性生殖器肿瘤分类改为低级别鳞状上皮内病变(low-grade squamous intraepithelial lesion,LSIL)和高级别鳞状上皮内病变(high-grade squamous intraepithelial lesion,HSIL),以便于细胞学分类,p16 和 Ki-67 免疫组化有助于鉴别两者。

1. 低级别鳞状上皮内病变 包括 CIN I 级和非典型挖空细胞。镜下见增生的基底样细胞和有丝分裂活动局限于上皮的下 1/3,伴有累及上皮表层及中部的挖空细胞异型性。

2. 高级别鳞状上皮内病变 包括 CIN II 级、CIN III 级。CIN II 级在镜下见基底样细胞增殖和有丝分裂活动延伸到上皮的下 2/3,但是保留了表层的挖空细胞。CIN III 级在镜下见基底样细胞增殖和有丝分裂活动累及上皮全层,基底的病变和表层难以区分,表现出明显高的胞核/胞浆比率。

【临床表现】

SIL 常无特殊症状,多在查体时发现。偶有阴道排液增多,伴或不伴臭味。在性生活或妇科检查后可发生接触性出血。检查宫颈可为光滑,或仅见局部红斑、白色上皮及宫颈柱状上皮异位表现,未见明显病灶。

【诊断】

目前细胞学、阴道镜检查及组织学活检是诊断 SIL 的主要手段。

1. 子宫颈细胞学检查 是 SIL 及早期宫颈癌筛查的基本方法，也是诊断的必需步骤，相对于高危 HPV 检测，细胞学检查特异性高，但敏感性较低。可选用巴氏涂片法或液基细胞涂片法。筛查应该在性生活开始 3 年后进行，或 21 岁以后开始。并定期复查。子宫颈细胞学检查的报告形式主要有巴氏 5 级分类法和贝塞斯达系统（the Bethesda system，TBS 系统）法，推荐使用 TBS 系统法，该系统较好地结合了细胞学、组织病理与临床处理方案。

2. 高危型 HPV DNA 检测 相对于细胞学检查其敏感性较高，特异性较低。可与细胞学检查联合应用于宫颈癌筛查。其也可以作为细胞学检查异常的分流，及宫颈病变治疗后病灶的残留、复发的判定、疗效评估与随诊。

3. 阴道镜检查 若细胞学检查为意义不明的不典型鳞状细胞（ASC-US）并高危 HPV DNA 检测阳性或低度上皮内病变（LSIL）及以上或 HPV16/18 型阳性者，应做阴道镜检查。

4. 宫颈活组织检查 为确诊 SIL 的最可靠方法。任何肉眼可见病灶均应做单点或多点活检。若无明显病变，可常规选择在宫颈转化区 3、6、9、12 点处活检，或在碘试验不染色区取材。若想了解子宫颈管的病变情况，应行宫颈管搔刮术（endocervical curettage，ECC）。

【治疗】

1. 低级别鳞状上皮内病变 60%~85% 的病变会自然消退，仅 15% 患者持续进展，故对阴道镜检查满意者主要是随访，随访的内容包括细胞学检查、HPV 的检测、阴道镜的检查。若在随访过程中病变发展或持续存在 2 年以上，应进行治疗。治疗方法以物理治疗为主，有射频、冷冻、微波和激光治疗等，治疗效果均可。

2. 高级别鳞状上皮内病变 与宫颈癌有高度相关性，需要治疗。治疗方法包括宫颈环形电切除术（loop electrosurgical excision procedure，LEEP）、冷刀锥切术、激光锥形切除术。子宫切除术不作为首选治疗方法，但是对于年龄大的、无生育要求、合并有其他手术指征的妇科良性疾病的患者也可行全子宫切除术。

（张 媛）

第三节　子宫颈癌

子宫颈癌（cervical cancer），简称宫颈癌，是仅次于乳腺癌的最常见的女性生殖器肿瘤，45~59 岁为发病年龄高峰。我国宫颈癌高发区主要分布在中部地区，山区高于平原。由于宫颈癌癌前病变阶段较长，且宫颈易于暴露，可直接进行宫颈细胞学及组织学检查，使宫颈癌能够得到早期诊断与早期治疗。近年来，宫颈癌的发病率和病死率逐渐下降。

【病因】

宫颈癌病因至今尚未完全阐明。人乳头瘤病毒（HPV）是导致宫颈癌的主要危险因素，以 HPV16 型和 18 型与宫颈癌的发病关系最密切。其他病毒感染（如单纯疱疹病毒 2 型等）也与宫颈癌的发生有一定的关系。其他的危险因素包括吸烟，性生活过早（初次性交年龄小于 16 岁），患者本人及其性伴侣有多个性伙伴，患者或其性伴侣有性病病史，以前有宫颈、阴道、外阴的鳞状上皮不典型增生，以及诸如器官移植之后的免疫抑制或获得性免疫缺陷综合征（又称艾滋病）。

【病理】

宫颈癌好发于子宫颈外口的鳞柱交界。

1. SIL 形成后继续发展，突破上皮下基底膜，浸润间质，形成宫颈浸润癌。

2. 宫颈浸润癌（invasive carcinoma of cervix uteri） 以鳞状细胞癌最常见，约占 90%，腺癌

约占 10%,腺鳞癌和小细胞癌则较罕见。鳞癌预后较好,低分化腺癌和腺鳞癌恶性程度高,预后差。

宫颈浸润癌的大体病理可分为 4 种类型(图 17-2)。①外生型或菜花型:肿瘤向外生长状如菜花。②内生型:肿瘤向宫颈深部组织浸润,宫颈表面光滑或仅有轻度糜烂,宫颈膨大。③溃疡型:癌组织坏死脱落形成溃疡或空洞。④颈管型:肿瘤生长在子宫颈管内。

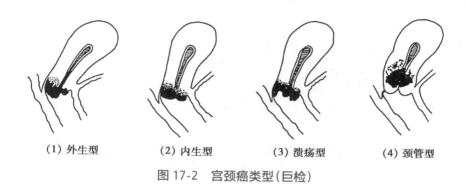

(1) 外生型　　　(2) 内生型　　　(3) 溃疡型　　　(4) 颈管型

图 17-2　宫颈癌类型(巨检)

【转移途径】

1. 直接蔓延　最常见。癌灶向下蔓延至阴道,向上可累及宫体,向两侧蔓延至宫旁组织、主韧带、阴道旁组织甚至达骨盆壁,癌灶向前、后蔓延侵犯膀胱或直肠。

2. 淋巴转移　癌瘤可经淋巴管转移到闭孔、髂内、髂外淋巴结,称一级组淋巴结转移;进而达髂总,腹股沟深淋巴结、腹股沟浅淋巴结及腹主动脉旁淋巴结,称二级组淋巴结转移。

3. 血行转移　很少见。晚期可经血行转移至肺、肝、肾和骨骼。

【临床表现】

1. 症状　早期宫颈癌常无症状,或仅有少量接触性出血,与慢性宫颈炎无明显区别。

(1)**阴道流血**:表现为性交后或妇科检查后的接触性出血以及阴道不规则流血。病灶较大侵蚀较大血管时,可出现致命性大出血。年老患者常表现为绝经后阴道流血。一般外生型癌出血较早,血量也多;内生型癌出血较晚。

(2)**阴道排液**:阴道排液增多,白色或血性,稀薄如水样或米泔样,有腥臭味,晚期可因癌组织坏死伴感染,可有大量泔水样或脓性恶臭白带。

(3)**晚期癌的症状**:根据病灶侵犯的范围而出现继发性症状。病灶波及盆腔结缔组织、骨盆壁,压迫输尿管或直肠、坐骨神经等时,患者诉尿频、尿急、肛门坠胀、大便秘结、里急后重、下肢肿痛等。到了疾病末期,患者表现为贫血、发热、恶病质等全身衰竭症状。

2. 体征　宫颈上皮内瘤变和镜下早期浸润癌宫颈光滑或仅有子宫颈糜烂样的表现,外生型宫颈癌见宫颈有息肉状、乳头状、菜花状赘生物,质脆,触之易出血,可合并感染;内生型见宫颈肥大、质硬,宫颈膨大如桶状。晚期癌组织坏死脱落形成溃疡或空洞。癌灶浸润阴道壁时可见阴道壁有赘生物。如向宫旁浸润,双合诊和三合诊可扪及子宫两侧增厚、结节状,有时浸润达盆壁,形成"冰冻骨盆"。

【诊断】

根据病史、临床表现、全身检查和妇科检查,通过筛查和活体组织检查可以明确诊断。

1. 宫颈细胞学检查　是发现早期宫颈癌简便、有效的检查方法,普遍应用于防癌普查。应在宫颈移行带区取材。目前的细胞分类法有巴氏分类法和 TBS 系统法。如发现癌细胞或核异质细胞,应做宫颈活组织检查。推荐使用 TBS 系统法,该系统较好地结合了细胞学、组织病理与临床处理方案。

2. 高危型 HPV DNA 检测 相对于细胞学检查其敏感性较高,特异性较低。可与细胞学检查联合应用于宫颈癌筛查。也可以作为细胞学检查异常的分流,HPV 检测配合宫颈细胞学检查可提高诊断的准确性。

3. 阴道镜检查 细胞学结果异常的需要进行阴道镜检查,可观察宫颈表面有无异型细胞及血管走向等改变,在可疑部位或多点取材活检。行阴道镜检查时可以进行碘试验。将碘溶液涂在宫颈和阴道上,正常宫颈和阴道鳞状上皮被染为棕色或深赤褐色,不染色区为危险区,应在该区取材活检,可提高诊断率。

4. 宫颈和子宫颈管活组织检查 是确诊宫颈癌和癌前病变最可靠和必不可少的方法。应在宫颈移行带的 3、6、9、12 点等处多点取材。若宫颈有明显病灶,可直接在病灶区取材。宫颈刮片阳性、子宫颈管光滑或活检阴性,应用小刮匙搔刮子宫颈管,刮出物送病理。

5. 宫颈锥切术 多次细胞学检查结果为阳性而活检结果阴性,或者阴道镜不满意怀疑高级别病变的可以行宫颈锥切术,切除标本做连续病理切片检查。

6. 影像学和内镜检查 B 型超声、CT、MRI、PET-CT、淋巴管造影、膀胱镜、结肠镜、静脉肾盂造影等可了解病变侵犯的程度,协助进行临床分期。

【鉴别诊断】

宫颈癌应与宫颈柱状上皮异位、宫颈息肉、宫颈乳头状瘤、子宫黏膜下肌瘤、宫颈结核、宫颈尖锐湿疣、宫颈子宫内膜异位症、子宫内膜癌宫颈转移等相鉴别,宫颈活检是最可靠的鉴别方法。

【临床分期】

宫颈癌的临床分期采用国际妇产科联盟(FIGO,2018 年)的分期标准(2019 年更正修订)(表17-2)。

表 17-2　宫颈癌临床分期(FIGO,2018 年)

期别	肿瘤范围
Ⅰ期	肿瘤局限在子宫颈(扩展至宫体将被忽略)
ⅠA 期	镜下浸润癌(所有肉眼可见的病灶,包括浅表浸润,均为ⅠB 期)间质浸润深度≤5mm[a]
ⅠA1 期	间质浸润深度≤3mm
ⅠA2 期	间质浸润深度>3mm 且≤5mm
ⅠB 期	病灶浸润深度>5mm,(病灶>ⅠA),病变局限于宫颈,病变大小为肿瘤最大直径[b]
ⅠB1 期	间质浸润深度>5mm 而最大径线≤2cm 的浸润癌
ⅠB2 期	最大径线>2cm 而≤4cm 的浸润癌
ⅠB3 期	最大径线>4cm 的浸润癌
Ⅱ期	肿瘤超越子宫,但未达骨盆壁或未达阴道下 1/3
ⅡA 期	肿瘤侵犯阴道上 2/3,但无明显宫旁浸润
ⅡA1 期	浸润癌最大径线≤4cm
ⅡA2 期	浸润癌最大径线>4cm
ⅡB 期	有明显宫旁浸润,但未达到盆壁
Ⅲ期	肿瘤累及阴道下 1/3 和/或扩展到骨盆壁和/或引起肾盂积水或肾无功能和/或累及盆腔/腹主动脉旁淋巴结
ⅢA 期	肿瘤累及阴道下 1/3,没有扩展到骨盆壁
ⅢB 期	肿瘤侵犯到骨盆壁和/或引起肾盂积水或肾无功能
Ⅲc 期	盆腔/腹主动脉旁淋巴结受累(包括微小转移)[c],无论肿瘤的大小和范围[d](r 表示影像学提示淋巴结受累,p 表示病理确诊淋巴结受累)
Ⅲc1 期	只有盆腔淋巴结转移
Ⅲc2 期	腹主动脉旁淋巴结转移

期别	肿瘤范围
Ⅳ期	肿瘤超出真骨盆范围,或侵犯膀胱黏膜和/或直肠黏膜
ⅣA 期	肿瘤侵犯邻近的盆腔器官
ⅣB 期	远处转移

注:a:所有分期都可以利用影像学和病理学检查结果来辅助临床所见判定肿瘤的大小与浸润深度。病理学检查结果优于影像学与临床判别。b:脉管受累不改变分期。不再考虑病灶的横向范围。c:孤立的肿瘤细胞不改变分期,但需要记录下来。d:r 与 p 的加入是为了标注诊断ⅢC 期的依据来源,例如影像提示盆腔淋巴结转移,则分期为ⅢC1r 期,当病理学检查确诊后就成为ⅢC1p 期。影像学的检查手段和病理学诊断技术都应该记录下来。

【治疗】

根据临床分期、患者年龄、生育和全身情况选择手术、放疗及化疗等治疗方法。

1. ⅠA1 期　根据是否需要保留生育功能选择不同的治疗方式。

(1)保留生育功能:无淋巴脉管间隙浸润者可做宫颈锥切术,有淋巴脉管间隙浸润者可行宫颈锥切术 + 盆腔淋巴结清扫术(可考虑行前哨淋巴结显影)或者广泛性子宫颈切除术 + 盆腔淋巴结清扫术(可考虑行前哨淋巴结显影)。

(2)不保留生育功能:无淋巴脉管间隙浸润者可行宫颈锥切术或筋膜外全子宫切除术,有淋巴脉管间隙浸润者可行改良广泛子宫切除术盆腔淋巴结清扫术(可考虑行前哨淋巴结显影);也可以行盆腔外照射 + 阴道近距离放疗。

2. ⅠA2 期　根据是否需要保留生育功能选择不同治疗方式。

(1)保留生育功能:宫颈锥切术 + 盆腔淋巴结清扫术,必要时腹主动脉旁淋巴结切除(可考虑行前哨淋巴结显影)或者广泛性子宫颈切除术 + 盆腔淋巴结清扫术,必要时腹主动脉旁淋巴结切除(可考虑行前哨淋巴结显影)。

(2)不保留生育功能:改良的广泛性子宫切除术 + 盆腔淋巴结清扫术,必要时腹主动脉旁淋巴结切除(可考虑行前哨淋巴结显影);也可以行盆腔外照射 + 阴道近距离放疗。

3. ⅠB1 期　根据是否需要保留生育功能选择不同治疗方式。

(1)保留生育功能:广泛性子宫颈切除术 + 盆腔淋巴结清扫术,必要时腹主动脉旁淋巴结切除(可考虑行前哨淋巴结显影)。

(2)不保留生育功能:广泛性子宫切除术 + 盆腔淋巴结清扫术,必要时腹主动脉旁淋巴结切除(可考虑行前哨淋巴结显影);也可以行盆腔外照射 + 阴道近距离放疗,必要时同步化疗。

4. ⅠB2 期　一般行广泛性子宫切除术 + 盆腔淋巴结清扫术,必要时腹主动脉旁淋巴结切除(可考虑行前哨淋巴结显影);也可以行盆腔外照射 + 阴道近距离放疗,必要时同步化疗。如果强烈希望保留生育功能者可扩展指征行广泛性子宫颈切除术 + 盆腔淋巴结清扫术,必要时腹主动脉旁淋巴结切除(可考虑行前哨淋巴结显影)。

5. ⅡA1 期　行广泛性子宫切除术 + 盆腔淋巴结切除术,必要时腹主动脉旁淋巴结切除(可考虑行前哨淋巴结显影);也可以行盆腔外照射 + 阴道近距离放疗,必要时同步化疗。

6. ⅠB3 和ⅡA2 期

(1)盆腔外照射 + 同步化疗 + 阴道近距离放疗。

(2)广泛性子宫切除术 + 盆腔淋巴结切除术,必要时腹主动脉旁淋巴结切除。

(3)也可以行盆腔外照射 + 同步化疗 + 阴道近距离放疗 + 选择性子宫切除术。

7. ⅡB-ⅣA 期　如果淋巴结为阴性,行盆腔外照射 + 阴道近距离放疗 + 同步化疗。如果淋巴结阳性,还要加上腹主动脉区的放疗。近年来靶向、免疫治疗也有一定效果。

8. ⅣB 期　行放疗、同步放化疗、支持、靶向、免疫治疗等综合治疗。

普及防癌知识,提倡晚婚少育,开展性卫生教育,开展宫颈癌普查普治和 HPV 疫苗预防注射,30 岁以上初诊有性生活史或已婚妇女均应行宫颈细胞学检查和 HPV 检查。

【预后】

影响预后的因素包括全身情况、临床分期、组织类型、肿瘤体积、淋巴结转移、治疗方法等。

【随访】

一般术后 2 年内每 3 个月复查随访 1 次,第 3~5 年内每 6 个月随访 1 次,5 年以后每年 1 次,随访内容包括病史、盆腔检查(强调三合诊)、阴道脱落细胞学检查、血清肿瘤标志物检查、影像学检查等。

(王泽华、张 媛)

第四节　子宫肌瘤

子宫肌瘤(myoma of uterus)是女性生殖器官最常见的良性肿瘤,由子宫平滑肌组织和纤维结缔组织构成,好发于 30~50 岁妇女,20 岁以下及 60 岁以上少见。据统计,至少有 20% 育龄妇女患子宫肌瘤。随着 B 超等影像技术的发展及广泛应用,很多无症状的子宫肌瘤患者得以诊断,临床报道的发病率远低于真实发病率。

情境导入

患者顾某,女,39 岁,因"月经周期缩短,经期延长,经量增多 7 个月"入院。患者重度贫血外观,妇科检查:外阴阴道未见异常,宫颈光滑,子宫增大如孕 10 周大小,质硬,活动好,轻压痛,双附件未触及包块。

工作任务:

1. 目前该患者最需要做的辅助检查是什么?
2. 该患者的诊断是什么?
3. 需要与哪些疾病鉴别?
4. 如何处理该疾病?

【病因】

确切病因尚未明了,高危因素为年龄>40 岁、初潮年龄小、未生育、晚育、肥胖、多囊卵巢综合征、激素补充治疗、黑色人种及子宫肌瘤家族史。子宫肌瘤的发病可能与遗传易感性、性激素水平和干细胞功能失调有关。

1. 遗传易感性学说　子宫肌瘤患者的女性一级亲属患病风险增高,单卵双胎女性都发生子宫肌瘤的概率高于双卵双胎女性,子宫肌瘤进展的临床严重程度与种族密切相关,40%~50% 的子宫肌瘤患者存在染色体结构异常。

2. 性激素学说　子宫肌瘤好发于性激素分泌旺盛的育龄期妇女,青春期前少见,而绝经后发展停止或肌瘤缩小;妊娠期有增大的倾向;外源性性激素摄入会引起肌瘤的增大;抑制性激素分泌的药物能使肌瘤缩小。

3. 干细胞突变学说　分子生物学研究表明子宫肌瘤是由单克隆平滑肌细胞增生形成,而单个肌瘤中的不同细胞均起源于单个母细胞,提示单个母细胞应具备全能干细胞的特征,子宫肌瘤可能是由单一干细胞的突变所致。

【分类】

按子宫肌瘤发生部位不同分为子宫体肌瘤（90%）和子宫颈肌瘤（10%）。按子宫肌瘤与子宫肌壁关系可分三类（图 17-3）：

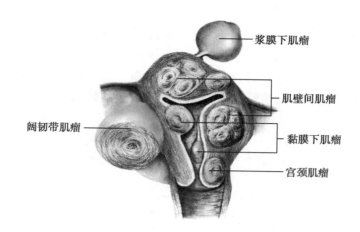

图 17-3　各类子宫肌瘤示意图

1. 肌壁间肌瘤（intramural myoma）　占 60%~70%。肌瘤位于子宫肌壁间,周围均被正常肌层组织包围。肌瘤与正常肌壁间界限清楚,被挤压的周围肌壁结缔组织形成"假包膜"。

2. 浆膜下肌瘤（subserous myoma）　占 20%。肌瘤向子宫浆膜面生长,表面覆盖浆膜层,突出于子宫表面,也有仅一蒂与子宫相连,成为带蒂的浆膜下肌瘤。如果带蒂浆膜下肌瘤发生瘤蒂扭转、断裂,肌瘤可脱落形成游离性肌瘤,肌瘤生长在子宫侧壁并向宫旁阔韧带内生长时,称阔韧带肌瘤。

3. 黏膜下肌瘤（submucous myoma）　占总数的 10%~15%。肌瘤向黏膜下宫腔方向生长,甚至突出于黏膜表面坠入宫腔或突出于阴道内,上有黏膜层覆盖,称黏膜下肌瘤。

子宫肌瘤常为多个,多种类型肌瘤可发生在同一子宫,称为多发性子宫肌瘤。

【病理】

1. 巨检　典型子宫肌瘤为实性球形包块,表面光滑,质地较子宫肌层硬。当肌瘤长大或几个肌瘤相互融合时,其表面凹凸不平,子宫形状不规则。肌瘤压迫周围肌纤维可形成假包膜,肌瘤与假包膜之间有一层疏松网状结构故易剥出。典型的肌瘤剖面平滑肌与纤维结缔组织交错排列,呈白色漩涡状或编织状结构。肌瘤颜色和硬度与纤维组织多少有关。

2. 镜检　主要由梭形平滑肌细胞和不等量的纤维结缔组织组成。肌细胞呈梭形、纺锤形、细胞界限不清楚,细胞核呈温和一致的长杆状,排列成漩涡状或栅状。

【肌瘤变性】

子宫肌瘤生长过快、过大或形成瘤蒂后,因血液循环障碍,瘤细胞营养不良,会发生多种变性,常见的变性有：

1. 玻璃样变（hyaline degeneration）　也称透明变性,最常见。变性区域内肌瘤漩涡状及条状结构消失,而成为光滑、均匀的半透明区域。镜下变性区肌细胞结构消失,为均匀透明无结构区。

2. 囊性变（cystic degeneration）　继发于玻璃样变,肌细胞坏死液化即可发生囊性变。组织坏死液化后可形成多个囊腔,其间有结缔组织相隔或融合成一个大囊腔,囊内含清澈无色液体或胶冻状、黏液样物质,肌瘤变软。镜下见囊壁由玻璃样变的肌瘤组织构成,囊变区染色呈淡蓝色,内壁无上皮衬托。

3. 红色变性（red degeneration）　多见于妊娠期和产褥期,是一种特殊类型的坏死,发生原因可能与肌瘤内小血管退行性变引起的血栓和溶血、血红蛋白渗入肌瘤有关。肌瘤剖面呈紫红色,如半熟的牛肉,质软,典型的漩涡状结构消失。镜下,假包膜及瘤体内可见静脉栓塞及广泛出血伴溶血,肌细胞减少并可见较多小脂肪球沉积,细胞核溶解消失。红色变性时,患者可出现高热、剧烈腹痛,并伴有恶心、呕吐、白细胞计数升高,肌瘤迅速增大,肌瘤局部压痛。

4. 肉瘤变(sarcomatous change) 为子宫肌瘤的恶性变,少见,仅为0.4%~0.8%,多见于年龄较大妇女,表现为肌瘤在短期内迅速增大并伴有不规则出血,尤其是当绝经期后肌瘤不缩小,反而继续增大时,应引起警惕。恶变后肌瘤剖面质地软而脆,失去漩涡状结构,切面灰黄呈生鱼肉状,与周围组织界限不清。镜下见平滑肌细胞增生,排列紊乱,漩涡状结构消失,细胞有异型性。

5. 钙化(calcification) 子宫肌瘤的变性、坏死、出血区域常由于血液循环障碍,有碳酸钙或磷酸钙沉积,使肿瘤坚硬如石。其多见于蒂部细小供血不足的浆膜下肌瘤和绝经后妇女的肌瘤。剖面可见白色的钙化灶,镜下可见深蓝色层状结构,深蓝色微细颗粒浸润;X线摄片可清楚看到钙化影。

【临床表现】

1. 症状 多无明显症状,常于体检时发现。症状与肌瘤所在部位、大小、生长速度、有无变性等有关。

(1)**月经改变**:为最常见症状。大的壁间肌瘤和黏膜下肌瘤使宫腔面积增大,子宫收缩不良或子宫内膜增生过长等导致月经周期缩短、经期延长、经量增多、不规则阴道出血等。黏膜下肌瘤如发生溃疡、坏死,可发生持续性阴道流血或脓血样排液。浆膜下肌瘤多无明显月经改变。

(2)**下腹包块**:早期不易触及,当肌瘤增大如妊娠3个月大小时患者常自诉小腹正中扪及肿块,质硬,形态不规则,巨大的黏膜下肌瘤可脱出于阴道外,患者可因外阴肿物就诊。

(3)**阴道分泌物增多**:黏膜下肌瘤伴感染时可有血性、脓血性伴臭味的分泌物。大的壁间肌瘤可使宫腔面积增大,内膜腺体分泌增加而白带过多。

(4)**疼痛**:子宫肌瘤增大压迫盆腔组织和神经可致下腹坠痛及腰背部酸痛,月经期加重。当浆膜下肌瘤蒂扭转时,表现为急性腹痛。黏膜下肌瘤脱出于宫腔时也可引起疼痛。当红色变性时,剧烈腹痛可伴发热及恶心、呕吐及肿瘤局部压痛。

(5)**压迫症状**:子宫前壁肌瘤较大压迫膀胱时可出现尿频、尿急,阔韧带和宫颈肌瘤可引起排尿障碍和尿潴留甚至输尿管扩张肾盂积水。子宫后壁肌瘤(峡部或后壁)压迫直肠受压时可出现便秘、下腹坠胀不适等表现。

(6)**不孕或流产**:少数子宫肌瘤压迫输卵管,使之扭曲变形或子宫腔形态发生改变,不利于受精卵着床而导致不孕或流产。

(7)**贫血**:由于长时间出血致继发性贫血,严重时可出现全身乏力、面色苍白、气促等症状。

2. 体征 与肌瘤大小、数目、位置、有无变性有关。当肌瘤较大时,可在耻骨联合上扪及质硬、无压痛、不规则肿块。妇科检查时,发现子宫增大、质硬、形态不规则,或有明显结节突出于表面;浆膜下肌瘤可扪及单个实质性球状肿物有蒂与子宫相连,带蒂黏膜下肌瘤可脱出子宫颈外口至阴道内,呈粉红色,表面光滑,如伴感染,可有渗出液覆盖或有溃疡形成,并伴恶臭排液。

【诊断】

根据病史、症状与体征,诊断并不困难。盆腔B型超声检查是诊断子宫肌瘤的常用而准确的辅助手段。宫腔镜、腹腔镜、子宫输卵管造影、MRI等检查可协助诊断。

【鉴别诊断】

1. 妊娠子宫 肌瘤囊性变时质地较软应与妊娠子宫相鉴别,妊娠者有停经史、早孕反应,子宫随停经月份增大质地变软。血hCG、尿hCG试验和超声检查可鉴别。

2. 卵巢肿瘤 一般无月经变化,肿块多呈囊性,偏于子宫一侧或两侧。卵巢实质性肿瘤可误认为带蒂浆膜下肌瘤,详细询问病史,仔细三合诊检查,盆腔 B 型超声、腹腔镜检查可协助诊断。

3. **盆腔炎性包块** 多有发热、腹痛、盆腔感染病史。当盆腔检查时,包块边界不清,有触痛。抗感染治疗有效,B 型超声检查可协助诊断。

4. **子宫畸形** 双角子宫或残角子宫易被误诊为子宫肌瘤,但子宫畸形自幼即存在,无月经改变,B 型超声、腹腔镜、宫腔镜、子宫输卵管造影等可鉴别。

5. **子宫腺肌病及腺肌瘤** 子宫增大,经量增多。但子宫腺肌病患者,子宫多呈均匀性增大,很少有超过 3 个月妊娠大小者,大多数伴有进行性加重的继发性痛经,而子宫肌瘤则表现为不规则结节状突起,B 型超声有助于鉴别,二者可同时存在。

【治疗】

治疗应根据患者年龄、症状、肌瘤大小、部位和数量、对生育要求等进行个体化治疗。

1. **随访观察** 无症状子宫肌瘤一般不需治疗,每 3~6 个月随访 1 次。若发现肌瘤增大或症状加重,应考虑进一步治疗。

2. **药物治疗** 适应证:①子宫肌瘤导致月经过多、贫血和压迫症状、不愿手术者。②子宫肌瘤剔除术或子宫肌瘤切除术前预处理纠正贫血、缩小肌瘤和子宫体积为手术治疗做准备。③肌瘤患者孕前可使用药物缩小肌瘤体积和子宫体积,为妊娠准备。④多发性子宫肌瘤剔除术后,预防肌瘤近期复发。⑤有手术治疗禁忌证者。

(1) **促性腺激素释放激素类似物(GnRH-a)**:主要通过间接地减少垂体分泌促性腺激素来抑制卵巢功能,降低雌激素水平,缩小肌瘤体积,缓解贫血、压迫症状。

(2) **其他药物**:米非司酮可以作为术前用药或提前绝经使用,但不宜长期使用。雄激素可用于年龄较大、出血较多患者,如患者已近绝经期,可提前绝经。常用药丙酸睾酮 25mg 肌内注射,每 5d 1 次,经期 25mg/d,共 3 次。每月剂量不超过 300mg,以免出现男性化征象。

(3) **中医中药**:以化瘀消癥为主,辨证论治。

3. **手术治疗** 手术适应证:①子宫肌瘤合并月经过多或异常子宫出血甚至导致贫血,泌尿、消化、神经等系统出现相关症状,药物治疗无效。②能确定子宫肌瘤是不孕或反复流产的原因。③带蒂的浆膜下肌瘤发生扭转。④绝经后未行激素补充治疗但肌瘤仍生长。⑤短期内肌瘤增大速度较快疑有恶变者。手术途径可采用经腹、经阴道、腹腔镜、宫腔镜下手术。

(1) **子宫切除术**:适用于肌瘤大、症状明显、不要求保留生育功能或疑有恶变者。年纪较轻者可考虑行次全子宫切除术,但术前要除外宫颈恶变,并充分告知患者保留宫颈可能会发生残存宫颈癌的可能。

(2) **子宫肌瘤剔除术**:适用于希望保留生育功能的患者。

4. **介入治疗** 包括经导管子宫动脉栓塞术、高强度超声聚焦消融术等,主要适用于不能耐受手术或不愿手术者。优点是可以保留患者子宫,创伤小,但子宫动脉栓塞术可能引起卵巢功能减退并增加潜在的妊娠并发症的风险,对有生育要求的患者慎用。这些介入治疗方法的缺点是难以除外子宫肌瘤的恶变,且存在肌瘤残留、复发可能。

【妊娠合并子宫肌瘤】

妊娠合并子宫肌瘤患者占子宫肌瘤患者的 0.5%~1.0%,占妊娠总数的 0.3%~0.5%。但实际发病率较上述数字高,常因肌瘤小又无症状被忽略。

子宫肌瘤对妊娠可产生多种影响:取决于肌瘤的大小及生长部位。黏膜下肌瘤阻碍受精卵着床可导致不孕或早期流产,宫角部的子宫肌瘤可压迫输卵管导致不孕;较大的壁间肌瘤合并妊娠时可因机械性阻碍或因宫腔畸形也易发生流产、胎儿宫内发育迟缓或畸形,妊娠后期可导致胎位异常、胎儿宫内发育迟缓、前置胎盘等;浆膜下肌瘤可发生蒂扭转导致肌瘤坏死、感染等。在分娩过程中肌瘤阻塞产道可引起难产,也可引起宫缩乏力导致产程延长、胎儿娩出后因胎盘粘连、排出困难及子宫收缩不良导致产后出血。妊娠期及产褥期肌瘤易发生红色变性,肌瘤短期内迅速增大,出现剧烈腹痛伴恶心、呕吐、发热、白细胞升高,宜行保守治疗,对症处理后多能缓解。

妊娠合并子宫肌瘤一般不需处理,密切随访即可,多能自然分娩,但要警惕产后出血。如发生难产,可行剖宫产,剖宫产时根据肌瘤大小、部位、母婴情况决定是否同时切除肌瘤。如果带蒂浆膜下肌瘤扭转则需急诊手术。

第五节　子宫内膜癌

子宫内膜癌(carcinoma of endometrium)是发生于子宫内膜的上皮性恶性肿瘤,以来源于子宫内膜腺体的腺癌最常见,是女性生殖道最常见的恶性肿瘤之一,多见于老年妇女,高发年龄50~60岁,近年其发病率呈上升趋势,且年轻患者有增加趋势。

【病因】

病因不十分明确。目前认为子宫内膜癌有两种发病类型。

Ⅰ型是雌激素依赖型,其发生可能是在无孕激素拮抗的雌激素长期作用下,发生单纯性增生或复杂性增生,两种增生伴或不伴不典型增生,继而癌变。临床常见无排卵性疾病(如排卵障碍异常子宫出血、多囊卵巢综合征)、分泌雌激素的肿瘤(颗粒细胞瘤、卵泡膜细胞瘤)、长期服用雌激素的绝经期妇女以及长期服用他莫昔芬的妇女。这种类型占子宫内膜癌的大多数,为子宫内膜样腺癌,肿瘤细胞分化较好,雌激素受体阳性率高,预后好。患者较年轻,常伴有肥胖、高血压、糖尿病、未育、不孕、月经初潮过早以及绝经延迟。

Ⅱ型是非雌激素依赖性,其发生与雌激素无明确关系,与P53基因突变和HER2基因过度表达有关。这类子宫内膜癌的病理类型属少见类型,如子宫内膜浆液性癌、透明细胞癌和癌肉瘤等多见于老年女性,发现时大多为晚期,预后较差。还有一些子宫内膜癌与遗传有关,其中较为常见的是林奇综合征(Lynch syndrome)也称遗传性非息肉结直肠癌综合征,是一种常染色体遗传病,由错配修复基因突变引起的,与年轻女性的子宫内膜癌发病有关。

【病理】

1. 巨检　依据病变形态和范围分为两种类型:

(1)**局限型**:病灶常发生在宫底部近宫角处,病灶小,呈息肉状或小菜花状,易侵犯深肌层。

(2)**弥漫型**:子宫内膜大部分或全部被癌组织侵犯,癌灶可充满宫腔甚或脱至子宫颈管。癌组织呈灰白色或浅黄色,表面可出现溃疡、出血、坏死。较少侵犯肌层,但晚期可侵犯肌壁全层并扩展至子宫颈管,若阻塞子宫颈管可引起宫腔积脓。

2. 镜检及病理类型

(1)**子宫内膜样腺癌**:占80%~90%。内膜腺体高度异常增生,上皮复层,并形成筛孔状结构。癌细胞高度增生,异型性明显,核大、不规则、深染,核分裂活跃,分化差的腺癌腺体少,腺体结构消失。按腺癌分化程度分为Ⅰ级(高分化,G1)、Ⅱ级(中分化,G2)、Ⅲ级(低分化,G3)。分级愈高恶性程度愈高。

(2)**黏液性腺癌**:占1%~9%。肿瘤半数以上由胞质内充满黏液的细胞组成,大多腺体结构分化良好,预后较好。

(3)**透明细胞癌**:占比不足5%。肿瘤呈实性片状、腺管状或乳头状排列,癌细胞内胞质丰富、透亮,或由鞋钉样细胞组成,恶性程度高,易早期转移。

(4)**浆液性腺癌**:又称子宫乳头状浆液性腺癌,占1%~9%。镜下见复杂的乳头状结构,明显细胞复层,异型性明显,约1/3有砂粒体,恶性程度很高,易广泛累及肌层、脉管;无明显肌层浸润时,也可能发生腹膜或远处播散。

另外还有癌肉瘤、混合细胞腺癌、鳞状细胞癌、小细胞癌、未分化癌等其他类型。

【转移途径】

多数子宫内膜癌生长缓慢,病灶局限在内膜或在宫腔内的时间较长,部分特殊病理类型(浆液性腺癌、透明细胞癌、低分化腺癌)可发展很快,短期内即可出现转移。其主要转移途径为直接蔓延、淋巴转移,晚期可有血行转移。

1. **直接蔓延** 癌灶初期沿子宫内膜蔓延生长,向上经子宫角至输卵管,向下至子宫颈管或阴道。也可浸润肌层达浆膜面,并广泛种植在盆腹膜、直肠子宫陷凹及大网膜。

2. **淋巴转移** 是子宫内膜癌的主要转移途径。癌组织有深肌层浸润、颈管内扩散、特殊病理类型的子宫内膜癌都易发生淋巴转移,转移途径与癌灶原发部位有关:子宫底部病灶多沿阔韧带淋巴管网转移,途经骨盆漏斗韧带累及卵巢;向上至腹主动脉旁淋巴结;子宫角部或前壁上部病灶多沿圆韧带到腹股沟淋巴结;子宫下段与子宫颈管病灶同宫颈癌淋巴转移途径;子宫后壁病灶可通过子宫骶骨韧带扩散到直肠淋巴结。约 10% 经淋巴管转移到阴道前壁。

3. **血行转移** 晚期患者可经血行转移到全身各器官,常见部位为肺、肝、骨等。

【临床表现】

1. **症状** 早期无明显症状,后期出现阴道流血、阴道排液、疼痛等。

(1)**阴道流血**:为最常见症状,常在绝经后发生,表现为绝经后不规则少量阴道流血。未绝经者表现为经量增多、经期延长或经间期出血或月经紊乱等。

(2)**阴道排液**:约占 25%,多为血性或浆液性分泌物,如合并感染为脓血性伴恶臭味。

(3)**疼痛**:一般不引起疼痛,晚期肿瘤浸润周围组织或压迫神经组织时可引起腰骶部疼痛,并向下肢放射。当癌灶堵塞子宫颈管口时,可导致宫腔积脓,出现下腹胀痛及痉挛样疼痛。

(4)**全身症状**:晚期患者可出现贫血、消瘦、恶病质、发热等全身衰竭症状。

2. **体征** 早期多无明显异常。随病情发展,出现子宫略增大、质软;子宫颈管内偶有癌组织脱出,质脆,触之易出血。继发感染时,可出现宫腔积脓,子宫明显增大,极软,压痛明显。当癌灶向周围浸润时,子宫固定,盆腔内可扪及不规则结节状肿块。

【诊断】

根据病史、症状、体征、高危因素及辅助检查结果,可做出初步诊断,确诊依靠病理检查结果。常用的辅助诊断方法有:

1. **诊断性刮宫** 分段刮宫是最常用的诊断方法。刮出子宫内膜组织进行组织病理学检查是子宫内膜癌确诊方法,要分段、全面地刮取子宫内膜组织,即对四壁进行全面的搔刮。

2. **B 型超声检查** 子宫增大,宫腔线紊乱、中断或消失。宫腔内可见实质不均匀回声区,有时肌层可见不规则回声紊乱区,边界不清,绝经后子宫内膜厚度<4mm,其阴性预测值达到 96%;如果≥5mm,要考虑子宫内膜增生、子宫内膜癌的可能性,需要行诊断性刮宫明确诊断。

3. **宫腔镜检查** 直视下观察宫腔和子宫颈管内病灶形态、大小、部位并直接取活体组织送病理检查,诊断更为准确。

4. **其他** 盆腔 MRI 有助于术前评估病灶肌层浸润的深度和宫颈累及情况,腹部 CT 有助于评估是否有淋巴结转移,有条件的患者可行 PET-CT。血清 CA125 和人附睾蛋白 4(human epididymis protein,HE4)对于晚期患者随诊有一定的帮助。

【鉴别诊断】

1. **排卵障碍性异常子宫出血** 表现为围绝经期月经量增多、经期延长、不规则阴道流血等。妇科检查多无异常发现,临床鉴别困难,诊断性刮宫活组织检查可确诊。

2. **老年性阴道炎** 可出现血性分泌物伴阴道壁黏膜变薄、充血、出血点、分泌物增多等表现,超声检查宫腔无异常,抗生素治疗好转,必要时行诊断性刮宫活组织检查可确诊。

3. 子宫黏膜下肌瘤或子宫内膜息肉　主要表现为月经过多和经期延长,B型超声、宫腔镜检查、诊断性刮宫送病理检查等有助鉴别。

4. 老年性子宫内膜炎　常表现为阴道分泌物增多或为血性白带,子宫压痛,抗感染治疗后可行诊断性刮宫有助诊断。

5. 内生型子宫颈管癌、输卵管癌、子宫肉瘤　均表现为阴道流血或排液增多。子宫颈管癌因子宫颈管增粗、变硬呈桶状宫颈;子宫肉瘤表现为子宫增大,质软;而输卵管癌主要表现为间歇性阴道排液、下腹痛、宫旁腊肠样肿物,诊断性刮宫及 B 型超声等影像学检查有助于鉴别。

【分期】

子宫内膜癌的分期,采用国际妇产科联盟(FIGO,2023 年)制订的手术病理分期(表 17-3)。

表 17-3　子宫内膜癌手术-病理分期[a](FIGO,2023 年)

期别	肿瘤范围
Ⅰ 期	**局限于子宫体和卵巢**
Ⅰ A 期	病变局限于内膜或非侵袭性组织学类型(如低级别内膜样癌),浸润肌层<50% 且无或局灶 LVSI 或预后良好
Ⅰ A1 期	非侵袭性组织学类型局限于内膜成息肉状或仅限于内膜层
Ⅰ A2 期	非侵袭性组织学类型浸润肌层<50%,无或有局灶 LVSI
Ⅰ A3 期	低级别内膜样癌局限于子宫和卵巢
Ⅰ B 期	非侵袭性组织学类型浸润肌层≥50%,无或有局灶 LVSI[b]
Ⅰ C 期	侵袭性组织学类型[c] 局限于内膜成息肉状或仅限于内膜层
Ⅱ期	**累及宫颈间质无宫外转移或广泛 LVSI 或侵袭性组织学类型伴肌层浸润**
Ⅱ A 期	**非侵袭性组织学类型累及宫颈间质**
Ⅱ B 期	**非侵袭性组织学类型伴广泛 LVSI[b]**
Ⅱ C 期	**侵袭性组织学类型伴肌层浸润**
Ⅲ期	**任意组织学类型伴局部和/或区域病变**
Ⅲ A 期	子宫浆膜层、附件或两者均有直接延伸或转移
Ⅲ A1 期	累及卵巢或输卵管(除外符合 IA3 标准)
Ⅲ A2 期	子宫浆膜层浸润或通过子宫浆膜层扩散
Ⅲ B 期	直接浸润或转移累及阴道和/或宫旁组织,或盆腔腹膜
Ⅲ B1 期	直接浸润或转移累及阴道和/或宫旁组织
Ⅲ B2 期	转移到盆腔腹膜
Ⅲ C 期	转移到盆腔和/或腹主动脉旁淋巴结[d]
Ⅲ C1 期	转移至盆腔淋巴结
Ⅲ C1i 期	微转移
Ⅲ C1ii 期	宏转移
Ⅲ C2 期	转移至腹主动脉旁淋巴结(肾血管水平之下),伴或不伴盆腔淋巴结转移
Ⅲ C2i 期	微转移
Ⅲ C2ii 期	宏转移
Ⅳ期	**肿瘤累及膀胱和/或肠道黏膜和/或远处转移**
Ⅳ A 期	**膀胱黏膜和/或小肠/直肠黏膜的侵犯**
Ⅳ B 期	**盆腔外的腹腔腹膜转移**
Ⅳ C 期	**远处转移,包括转移到肾血管、肺、肝、脑或骨以上的任何腹外或腹内淋巴结**

注:a:任何分期都应记录分化程度、组织学类型和 LVSI。所有子宫内膜癌患者推荐分子分型检测用于风险预后分层。b:LVSI 按照 WHO 2020:广泛 LVSI 为≥5 个脉管癌栓。c:侵袭性组织学类型为浆液性癌、透明细胞癌、中肾管腺癌、胃肠型黏液腺癌、未分化癌、癌肉瘤。d:基于 TNM,宏转移>2mm,微转移为 0.2~2mm 和/或>200 个细胞,孤立肿瘤细胞为≥0.2mm 和≤200 个细胞。

子宫内膜癌分子分型

有条件的情况下,应对所有子宫内膜癌标本进行分子分型及相关基因检测,分子分型有助于合理制订治疗方案、选择辅助治疗方法及预后判断。

子宫内膜癌的分子检测分为四型:POLE 突变(POLEultra-mutated,POLEmut)型、低拷贝数(copy number low)型/无特异性分子改变(no specific molecular profile/no surrogate marker profile,NSMP)型、高度微卫星不稳定(microsatellite instability-high)/错配修复缺陷 MSI-H/dMMR(mismatch repair deficiency)型和高拷贝数(copy number high)型/p53 异常(p53 abnormity,p53abn)型。子宫内膜癌 POLEmut 型患者预后良好;MMRd/MSI 和 NSMP 型预后中等;p53abn 型患者预后最差。

【治疗】

子宫内膜癌的治疗以手术为主,辅以放疗、化疗、激素、免疫治疗等综合治疗。根据患者的年龄、全身状况和有无内科合并症及临床分期综合评价制订治疗方案。

1. 手术治疗 Ⅰ期应行筋膜外全子宫及双附件切除术,是否常规行淋巴结切除术存在争议,但是淋巴结切除术也是分期手术的重要部分。淋巴结切除可以判断预后,为后续治疗提供依据。有下列情况之一者建议行盆腔淋巴结及腹主动脉旁淋巴结清扫:①肌层浸润≥1/2。②组织病理类型为低分化。③特殊的病理类型(需切除大网膜),如浆液性腺癌、透明细胞癌、癌肉瘤。④影像学检查淋巴结阳性。Ⅱ期推荐广泛子宫切除术加盆腔淋巴结切除术和选择性腹主动脉旁淋巴结切除术。Ⅲ期完整切除所有转移病灶。Ⅳ期能达到无病灶残留的减灭术才有意义。

2. 放疗 分为单纯放疗、术前放疗、术后放疗。单纯放疗主要用于无法手术的患者,分为腔内照射和体外照射:①腔内照射(后装)高剂量率:A 点及 F 点总剂量为 45~50Gy。②体外照射:40~45Gy。术前放疗,主要为控制、缩小癌灶,创造手术机会或缩小手术范围。术后放疗是对手术病理分期提示具有复发高危因素患者重要的辅助治疗,或作为手术范围不足的补充治疗。

3. 化疗 用于晚期或复发癌的综合治疗,也可用于术后有高危因素的辅助治疗。术后辅助治疗均应根据病理、分子分型及高危因素进行选择。高危因素包括年龄>60 岁、淋巴脉管间隙浸润、淋巴结转移、子宫肌层浸润≥1/2、宫颈间质受侵等。化疗根据患者的耐受情况尽可能选择联合用药,无论何种组织类型均可以选择 TC(紫杉醇/卡铂)方案、多柔比星/顺铂。不能耐受紫杉醇的患者可选用多西他赛,使用细胞毒性仍然不能控制病情的患者可考虑加用贝伐珠单抗和/或免疫检查点抑制剂等靶向治疗。

4. 孕激素治疗 对渴望保留生育功能的年轻患者以及晚期或复发的子宫内膜样腺癌患者,激素治疗是主要的保守治疗方法,肿瘤分化良好、孕激素受体(PR)阳性者疗效好。常用的药物是醋酸甲羟孕酮和醋酸甲地孕酮。在孕激素治疗过程中,需要每 3 个月进行重复的子宫内膜取样,当完成生育功能或者保守治疗失败,需要进行全面的外科手术分期。

【预后与随访】

影响预后的因素与肌层浸润深度、组织分化程度、临床期别和是否有淋巴结转移、患者的全身状况、治疗方案的选择有关。65%~85% 复发在术后 3 年内,有 40% 的复发是局部复发。75% 的复发有症状,25% 复发没有症状。一般术后 2 年内每 3 个月复查随访 1 次,第 3~5 年内每 6 个月随访 1 次,5 年以后每年 1 次,随访内容包括病史、盆腔检查(强调三合诊)、阴道细胞学涂片检查(无症状者,阴道视诊检查即可)、胸部 X 线检查,血清 CA125 和 HE4 等肿瘤标志物检查,必要时可做 CT 及 MRI 检查。

【预防】

预防及早期发现的措施:①定期体检、控制饮食、健康的性生活。②正确应用雌激素替代治疗。③围绝经期妇女月经紊乱者应先排除恶性病变。④绝经后阴道不规则流血,应警惕子宫内膜癌可能。⑤注意高危因素,重视高危患者。

第六节　卵巢肿瘤

情境导入

患者王某,女,35 岁,因发现下腹部包块 3 年,剧烈腹痛 1d 入院。末次月经 10d 前,与平素月经相同。查体:T 36.7℃,P 72 次/min,R 17 次/min,BP 110/80mmHg。表情痛苦,步入病房,心肺听诊无异常,腹肌紧张,压痛、反跳痛明显。妇科检查:外阴阴道正常,宫颈正常,子宫大小正常,活动好,无压痛,右侧附件区可触及鹅卵大小张力大肿物,表面光滑,压痛明显。

工作任务:

1. 根据上述资料,请问该患者最可能的临床诊断是什么?

2. 对该患者应如何处理?

卵巢肿瘤(ovarian tumor)是女性生殖器官最常见肿瘤之一,各年龄段均可发病,上皮性肿瘤好发于 50~60 岁妇女,生殖细胞肿瘤多见于 30 岁以下年轻妇女。卵巢肿瘤组织学类型繁多,是全身各脏器肿瘤病理类型最多的器官。卵巢恶性肿瘤是女性生殖器官常见的三大恶性肿瘤之一,由于卵巢位于盆腔深部,早期病变不易发现,患者就医时往往已属晚期,而晚期病例至今仍无有效治疗手段,因此卵巢恶性肿瘤致死率位居妇科恶性肿瘤之首。近 20 年来,由于有效化疗方案应用,使卵巢恶性生殖细胞肿瘤的治疗效果有了明显提高,死亡率从 90% 降至 10%;但卵巢恶性上皮性肿瘤的治疗效果却一直未能明显改善,5 年生存率徘徊在 30%~40%,已成为严重威胁妇女生命和健康的主要肿瘤。

【组织学分类】

目前采用世界卫生组织(2020 年)制订的卵巢肿瘤组织学分类法:

浆液性肿瘤(良性、交界性和恶性)。

黏液性肿瘤(良性、交界性和恶性)。

子宫内膜样肿瘤(良性、交界性和恶性)。

透明细胞肿瘤(良性、交界性和恶性)。

浆黏液性肿瘤(良性和交界性)。

卵巢布伦纳(Brenner)瘤(良性、交界性和恶性)。

其他类型癌(中肾管腺癌,未分化癌,去分化癌,癌肉瘤,混合细胞腺癌)。

间叶性肿瘤(低级别/高级别子宫内膜间质肉瘤,平滑肌瘤,平滑肌肉瘤,恶性潜能未定平滑肌肉瘤,黏液瘤)。

混合性上皮性和间叶性肿瘤(腺肉瘤)。

性索间质肿瘤。

纯间质肿瘤(纤维瘤,卵泡膜细胞瘤等)。

纯间质肿瘤(纤维瘤,卵泡膜细胞瘤等)。

纯性索肿瘤(成年型或幼年型颗粒细胞瘤,支持细胞瘤等)。

混合性性索间质肿瘤(支持细胞-间质细胞瘤,性索肿瘤,两性母细胞瘤)。

生殖细胞肿瘤（成熟性畸胎瘤，未成熟性畸胎瘤，无性细胞瘤，卵黄囊瘤，胚胎性癌，绒癌，混合性生殖细胞瘤）。

单胚层畸胎瘤和起源于皮样囊肿的体细胞型肿瘤（甲状腺肿，恶性甲状腺肿等）。

生殖细胞-性索间质肿瘤（性腺母细胞瘤，混合性生殖细胞-性索间质肿瘤等）。

杂类肿瘤（卵巢网腺瘤，卵巢网腺癌等）。

瘤样病变（滤泡囊肿，黄体囊肿等）。

卵巢转移性肿瘤。

【发病高危因素】

1. 遗传与家族因素　有研究表明，5%~10% 的卵巢上皮性癌与家族遗传有关，有 3 种明确的遗传性卵巢癌综合征：遗传性非息肉性结肠直肠癌综合征，即林奇（Lynch）Ⅱ型、遗传位点特异性卵巢癌综合征和遗传性乳腺癌-卵巢癌综合征。其中最常见的是遗传性乳腺癌-卵巢癌综合征（hereditary breast and ovarian cancer syndrome，HBOC），与 BRCA1 和 BRCA2 基因突变密切相关。

2. 内分泌因素　流行病学调查卵巢癌的高危因素有未产和不孕，而多次妊娠、哺乳和口服避孕药有保护作用，可能因排卵减少了卵巢上皮的损伤有关。应用促排卵药又增加卵巢癌的风险。乳腺癌或子宫内膜癌合并功能性卵巢癌的机会较一般妇女高 2 倍，说明三者均为激素依赖性肿瘤。

3. 环境因素　工业发达国家卵巢癌发病率高，可能与环境及高胆固醇饮食有关。

【病理】

1. 卵巢上皮性肿瘤（ovarian epithelial tumor）　是最常见的卵巢肿瘤，占原发性卵巢肿瘤的 50%~60%，占卵巢恶性肿瘤的 85%~90%，多见于中老年妇女。肿瘤来源于卵巢表面上皮，有良性、交界性、恶性之分。交界性肿瘤是一种低度恶性潜能肿瘤，表现为上皮细胞增生活跃及核异型性改变，无间质浸润。临床表现为生长缓慢、转移率低、复发迟。

（1）浆液性肿瘤

1）浆液性囊腺瘤（serous cystadenoma）：较常见，占卵巢良性肿瘤的 25%。单侧性居多。肿瘤表面光滑，呈灰白色，多为单房，有时也为多房、球形，内含淡黄色清亮液体。镜下囊壁为纤维结缔组织，内衬以单层柱状上皮。

2）交界性浆液性囊腺瘤（borderline serous cystadenoma）：中等大小，双侧多见，多向囊外乳头状生长，镜下可见纤细、稠密的乳头状分支，乳头间可见脱落、游离的细胞团。上皮复层不超过 3 层，轻度、中度核异型，核分裂象<1/HP，无间质浸润，5 年生存率 90% 以上。

3）浆液性囊腺癌（serous cystadenocarcinoma）：最常见的卵巢上皮来源恶性肿瘤，占卵巢上皮性癌的 75%。多为双侧，体积较大，囊实性，结节状或分叶状，灰白色，表面可有乳头状增生。切面为多房，腔内充满乳头，质脆，伴有出血、坏死。镜下囊壁上皮细胞增生显著，复层排列，一般在 4~5 层以上。细胞为立方或柱状，核异型性明显并向间质浸润，5 年生存率仅为 20%~30%。

（2）黏液性肿瘤

1）黏液性囊腺瘤（mucinous cystadenoma）：较常见，约占卵巢良性肿瘤的 20%，多为单侧，圆形或卵圆形，表面光滑，灰白色，体积较大，包膜完整。切面常为多房，囊内充满胶冻样液体。镜下囊壁为纤维结缔组织，内衬单层高柱状上皮，恶变率 5%~10%，偶可自行破裂，瘤细胞广泛种植在腹膜上，形成肿瘤结节，称腹膜黏液瘤，占黏液性囊腺瘤的 2%~5%，瘤细胞呈良性，分泌旺盛，但很少见细胞异型和核分裂，多限于腹膜表面生长，一般不浸润脏器实质。

2）交界性黏液性囊腺瘤（borderline mucinous cystadenoma）：一般较大，表面光滑，常多房，囊壁较厚，实质区有乳头形成。镜下细胞轻度异型，核大且深染，少量核分裂。增生上皮向腔内突出生长,形成乳头,上皮细胞不超过3层,无间质浸润。

3)黏液性囊腺癌(mucinous cystadenocarcinoma):占卵巢上皮癌的10%。多单侧,体积较大,切面囊实性,混浊或血性囊液。镜下腺体多,间质少,细胞异型明显,上皮细胞超过3层,有间质浸润。

(3)**卵巢子宫内膜样肿瘤**(ovarian endometrioid tumor):良性与交界性均少见,多为单房,表面光滑,囊壁衬以单层柱状上皮,酷似子宫内膜上皮。间质内可见含铁血黄素的吞噬细胞。恶性者为卵巢子宫内膜样癌(ovarian endometrioid carcinoma),占卵巢上皮性癌的2%,多单侧,中等大,囊实性,有乳头生长,囊液多呈血性。镜下与子宫内膜癌极相似,常合并子宫内膜癌。

2. 卵巢生殖细胞肿瘤(ovarian germ cell tumor) 是来源于原始生殖细胞的一组卵巢肿瘤,占卵巢肿瘤的20%~40%。其好发于年轻妇女及幼女,青春期前患者占60%~90%,绝经后仅占4%。

(1)**畸胎瘤**(teratoma):由多胚层组织构成,偶见只含一个胚层成分。肿瘤组织多数成熟,少数未成熟;肿瘤多为囊性,少数为实性,其良性、恶性及恶性程度取决于细胞分化程度。

1)成熟性畸胎瘤(mature teratoma):又称囊性畸胎瘤或皮样囊肿,属良性肿瘤,占卵巢肿瘤的10%~20%,生殖细胞肿瘤的85%~97%,畸胎瘤的95%以上。其可发生于任何年龄,以20~40岁居多;多单侧,中等大小。包膜完整,表面光滑,黄白或灰白色,壁薄质韧,切面大多单房,内含油脂与毛发,有时可见牙齿或骨质,也可见神经组织等。成熟性畸胎瘤恶变多发生在绝经后妇女,恶变率为2%~4%。"头节"的上皮易恶变,形成鳞状细胞癌,预后差。

2)未成熟性畸胎瘤(immature teratoma):是恶性肿瘤,占卵巢畸胎瘤的1%~3%,青少年多发。肿瘤以原始神经组织最多见。其多为单侧、巨大、实性肿物。恶性程度取决于未成熟组织比例、分化程度及神经上皮成分。该肿瘤的复发率和转移率均高,但复发后再次手术可见到未成熟肿瘤组织向成熟转化,即恶性程度逆转现象。

(2)**无性细胞瘤**(dysgerminoma):约占卵巢恶性肿瘤的5%,青春期及生育年龄妇女多见。中度恶性,单侧居多,右侧多见。肿瘤为圆形或椭圆形,中等大小,实性,触之如橡皮样。切面呈粉红色至棕褐色。对放疗敏感。

(3)**内胚窦瘤**(endodermal sinus tumor):又称卵黄囊瘤(yolk sac tumor),是一种由胚外结构卵黄囊发生的高度恶性的生殖细胞肿瘤,较少见,占卵巢恶性肿瘤的1%,多见于儿童及年轻女性。内胚窦瘤多为单侧,瘤体较大,包膜光滑,圆形或卵圆形,切面呈粉白色或灰白色,质脆且软,如豆腐脑状,伴出血与坏死。镜下瘤细胞为未分化细胞,形态各异,内含希勒-杜瓦尔小体(Schiller Duval bodies),并含甲胎蛋白(AFP)及其他蛋白质,AFP是诊断及指导治疗的重要标志物。内胚窦瘤恶性程度高,生长快,易早期转移,预后差。对化疗敏感,现经手术及联合化疗,生存期明显延长。

3. 卵巢性索间质肿瘤(ovarian sex cord stromal tumor) 是来源于原始性腺中的性索及间质组织,占卵巢肿瘤的4.3%~6%。本组肿瘤常有内分泌功能,故又将此类肿瘤称为卵巢功能性肿瘤。

(1)**颗粒细胞瘤**:占性索间质肿瘤的80%左右,占卵巢肿瘤的3%~6%。病理分为成年型和幼年型。成人型颗粒细胞瘤占95%,低度恶性,好发年龄45~55岁,肿瘤能分泌雌激素,青春期前患者可出现性早熟,生育期年龄可出现月经紊乱,绝经后患者可有不规则阴道流血。肿瘤大小不一,多为单侧,圆形或椭圆形,实性或部分囊性,表面光滑,切面质脆而软,伴有出血坏死灶。镜下可见颗粒细胞围绕囊腔呈菊花样排列,称考-埃小体(Call-Exner body)。预后良好,5年生存率80%,少数可在治疗后多年复发。

幼年型颗粒细胞瘤罕见,仅占5%,恶性度极高。其主要发生在青少年,95%为单侧。镜下呈卵泡样,缺乏核纵沟,胞质丰富,核分裂更活跃,极少见考-埃小体。

(2)**卵泡膜细胞瘤**(theca cell tumor):多为良性,单侧多见,圆形或椭圆形,大小不一,被覆薄而光泽的包膜,切面呈灰白实性。镜下见漩涡状交错排列的梭形细胞,胞质富含脂质,常合并有颗粒细胞成分,也分泌女性激素,恶性较低,预后良好。

（3）**纤维瘤**(fibroma)：属良性肿瘤,占卵巢肿瘤的 2%~5%,好发于中年妇女,单侧居多,中等大小,表面光滑,圆或椭圆的实性肿瘤,切面灰白,质地坚硬。镜下见胶原纤维的梭形细胞,呈编织状排列,偶见患者伴胸、腹腔积液,称梅格斯综合征(Meigs syndrome),腹腔积液经淋巴或横膈达胸腔,右侧横膈淋巴丰富,故右侧胸腔积液多见。肿瘤切除后,胸腔积液、腹腔积液可自行消失。

（4）**支持细胞-间质细胞瘤**(Leydig cell tumor of testis)：又称睾丸母细胞瘤(orchioblastoma),罕见,是一种分泌男性激素的肿瘤,多为良性,10%~30% 呈恶性行为。其多发生在 40 岁以下年轻妇女。镜下可见分化程度不同的支持细胞及间质细胞。5 年存活率为 70%~90%。

4. 卵巢转移性肿瘤(ovarian metastatic tumor)　任何部位原发恶性肿瘤均可转移到卵巢,因而所有其他器官转移到卵巢的肿瘤都称为卵巢转移性肿瘤。常见的原发部位有乳腺、胃肠道、生殖泌尿道等,占卵巢肿瘤的 5%~10%。库肯伯格瘤(Krukenberg tumor)即印戒细胞癌(signet ring cell carcinoma),是一种特殊卵巢转移性腺癌,原发部位是胃肠道,肿瘤为双侧性,中等大小,肾形,实质性,多伴腹腔积液,预后极差。

【 **恶性肿瘤分期** 】

恶性肿瘤的分期采用国际妇产科联盟(FIGO,2014 年)的手术-病理分期(表 17-4)。

表 17-4　卵巢恶性肿瘤的手术病理分期(FIGO,2014 年)

期别	肿瘤范围
I 期	肿瘤局限于卵巢或输卵管
I A 期	肿瘤局限于一侧卵巢(未累及包膜),或一侧卵巢,卵巢或者输卵管表面没有肿瘤,腹腔积液或腹腔冲洗液中没有恶性细胞
I B 期	肿瘤局限于双侧卵巢(未累及包膜)或双侧输卵管,卵巢或者输卵管表面没有肿瘤,腹腔积液或腹腔冲洗液中没有恶性细胞
I C 期	肿瘤局限于一侧或双侧卵巢或输卵管,有如下情况之一:
I C1 期	术中手术导致肿瘤破裂
I C2 期	术前肿瘤包膜破裂,或者卵巢或输卵管表面出现肿瘤
I C3 期	腹腔积液或腹腔冲洗液中出现恶性细胞
II 期	肿瘤累及一侧或者双侧卵巢或输卵管,伴有盆腔蔓延(在骨盆以下)或腹膜癌
II A 期	肿瘤蔓延至(或)种植于子宫和/或输卵管和/或卵巢
II B 期	肿瘤蔓延至盆腔的其他腹膜内组织
III 期	肿瘤累及一侧或者双侧卵巢或输卵管,或原发性腹膜癌,伴有细胞学或组织学确认的盆腔外腹膜播散,和/或转移至腹膜后淋巴结
III A 期	转移至腹膜后淋巴结,伴或不伴有骨盆外腹膜的微小转移
III A1 期	仅有腹膜后淋巴结阳性
III A1(i)期	转移灶最大直径≤10mm(注意是肿瘤直径而不是淋巴结直径)
III A1(ii)期	转移灶最大直径≥10mm
III A2 期	骨盆外(骨盆缘之上)累及腹膜的微小转移,伴或不伴有腹膜后淋巴结阳性
III B 期	骨盆缘外累及腹膜的大块转移,最大直径≤2cm,伴或不伴有腹膜后淋巴结阳性
III C 期	骨盆缘外累及腹膜的大块转移,最大直径≥2cm,伴或不伴有腹膜后淋巴结阳性 [a]
IV 期	腹膜之外的远处转移
IVA 期	胸腔积液细胞学阳性
IVB 期	转移至腹腔外器官(包括腹股沟淋巴结和腹腔外淋巴结) [b]

注:a. 包括肿瘤蔓延至肝脏和脾脏包膜,但不包括脏器实质的受累。b. 脏器实质转移属于IVB。

【转移途径】

转移途径以直接蔓延和腹腔种植为主,瘤细胞可直接侵犯包膜,累及邻近器官,广泛种植于腹膜及大网膜表面;淋巴道也是重要的转移方式,有3种途径:①沿卵巢血管、淋巴管向上达腹主动脉旁淋巴结。②从卵巢门淋巴管至髂内、外淋巴结,再经髂总到腹主动脉旁淋巴结。③沿圆韧带入腹股沟淋巴结。横膈也是转移好发部位,尤其是右膈下淋巴丛密集,因而最易受侵;血行转移少见,晚期可转移至肝、肺等器官。

【临床表现】

1. 卵巢良性肿瘤 生长缓慢,早期肿瘤较小,常无明显症状,肿瘤继续生长,可出现腹胀等不适感。当盆腔检查时,可触及一侧或双侧球形肿物,囊性或实性,边界清楚,表面光滑,与子宫无粘连。当肿瘤大至占满盆腹腔时,可出现压迫刺激症状,如尿频、排尿困难、大便不畅等,同时可见腹部明显隆起,叩诊浊音,但无移动性浊音。

2. 卵巢恶性肿瘤 早期常无症状,仅体检时偶然发现,晚期患者自觉腹胀、腹痛、下腹肿块或腹腔积液等。肿瘤生长较快,压迫盆腔静脉,可出现下肢水肿;若为功能性肿瘤,可出现相应的雌孕激素过多的症状。晚期则出现消瘦、贫血等恶病质征象。三合诊检查,直肠子宫陷凹处常触及大小不等、散在硬结节,肿块多为双侧,实性或半实性,表面凹凸不平,固定不动,并常伴有腹腔积液。有时可在腹股沟区、腋下、锁骨上触及肿大淋巴结。症状轻重取决于肿瘤大小、位置、组织学类型及邻近器官、周围神经受侵程度。

【并发症】

1. 蒂扭转 是妇科常见急腹症,约10%卵巢肿瘤可发生蒂扭转。好发于瘤蒂长、肿瘤中等大、密度不均、活动性大的肿瘤,如畸胎瘤、纤维瘤等。当患者突然变换体位,或妊娠期、产褥期子宫位置改变时,易发生蒂扭转(图17-4)。

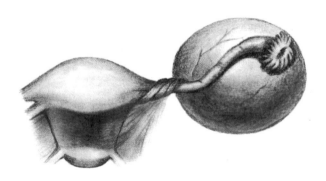

图17-4 卵巢囊肿蒂扭转

由于瘤蒂内含有骨盆漏斗韧带、卵巢固有韧带和输卵管,所以急性扭转后,瘤内血管破裂出血,导致瘤体急剧增大,终因动脉血流受阻,肿瘤发生坏死破裂和继发感染。患者表现为突然一侧下腹剧痛伴恶心、呕吐乃至休克,是因腹膜牵拉绞窄引起。妇科检查:扪及肿物张力较大,压痛以蒂部最明显,肌紧张。本病一旦明确诊断,应立即手术。术中钳夹瘤蒂之前不可回复扭转,以防栓子脱落造成重要器官栓塞。

2. 破裂 约3%卵巢肿瘤会发生破裂,分为外伤性破裂和自发性破裂。外伤性破裂常因腹部重击或分娩、性交、妇科检查及穿刺等引起。自发性破裂常因肿瘤生长过速所致。肿瘤破裂后引起不同程度的腹痛,大囊肿破裂后常致剧烈腹痛伴恶心、呕吐,甚至导致内出血、腹膜炎或休克。妇科检查发现腹部压痛、肌紧张或有腹水征,原有肿瘤轮廓消失。疑有肿瘤破裂,应立即剖腹探查,切除肿物,清洗腹腔,标本送病理检查。

3. 感染 较少见,多在肿瘤扭转或破裂后发生,或邻近器官感染灶扩散所致。感染后出现发热、腹痛、白细胞升高,检查时,腹部明显压痛、肌紧张。治疗原则是抗感染治疗后,手术切除肿瘤。

4. 恶变 卵巢良性肿瘤可发生恶变,初期不易发现。当肿瘤生长迅速,尤其是双侧性,应高度怀疑恶变。一旦出现腹腔积液,往往已属晚期,所以卵巢肿瘤诊断后应尽早手术。

【诊断】

卵巢肿瘤早期无特异性症状,但根据患者年龄、病史、症状、体征可行初步诊断,并对良性、恶性做出估计,下列辅助检查可协助做出正确诊断:

1. 影像学检查

(1) B 型超声检查:是最常用且诊断率较高的辅助诊断方法,可检测肿物大小、形态、部位及性质等,并能鉴别卵巢肿瘤、腹腔积液和结核性包裹性积液,其临床诊断符合率可达 90% 以上。

(2) 其他影像学检查:腹部 X 线摄片可检测畸胎瘤内牙齿、骨质等。CT 检查可清晰显示肿块大小及部位,尤其对合并肠梗阻者有特别诊断价值;还可提示有无肝、肺转移及腹膜淋巴结转移等。MRI 对诊断盆腔肿块及其与子宫、膀胱、直肠的关系等更显优越性。

2. 血清肿瘤标志物

(1) CA125:80% 卵巢上皮性癌患者血清 CA125 水平升高,且其消长与病情缓解或恶化相一致,故可用于病情监测,尤其对浆液性腺癌更具特异性。

(2) AFP:对卵巢内胚窦瘤有特异性诊断价值,对未成熟性畸胎瘤、混合性无性细胞瘤中含卵黄囊瘤有协助诊断意义。

(3) hCG:对卵巢原发性绒癌有特异性诊断价值。

(4) 性激素:颗粒细胞瘤、卵泡膜细胞瘤分泌较高水平雌激素,浆液性、黏液性瘤有时也分泌一定量的雌激素。

(5) HE4:是继 CA125 后被高度认可的卵巢上皮性肿瘤标志物,目前推荐其与 CA125 联合应用来判断盆腔肿物的良恶性。

3. 细胞学检查 可抽取或取腹腔冲洗液和胸腔积液行细胞学检查。

4. 腹腔镜检查 可直视肿物大小、形态、性质,并可取活检确定诊断,抽取腹腔积液行细胞学检查。

> **知识链接**
>
> ### BRCA1、BRCA2 突变与卵巢癌的关系及临床意义
>
> 乳腺癌易感基因 1/2(BRCA1/2):近年研究发现,位于人体细胞核第 17 号染色体上的 BRCA1/2 是两种具有抑制恶性肿瘤发生的基因,在调节人体细胞的复制、遗传物质 DNA 损伤修复、细胞的正常生长方面有重要作用。如果 BRCA1/2 基因的结构发生了突变,那么它所具有的抑制肿瘤发生的功能就会受影响。研究显示有 BRCA1 基因突变者,患乳腺癌和卵巢癌的风险分别是 50%~85% 和 15%~45%;有 BRCA2 基因突变者,患乳腺癌和卵巢癌的风险分别是 50%~85% 和 10%~20%,较未发生此种基因突变的女性相比患癌风险明显增加,因此筛查 BRCA1/2 对早期发现乳腺癌和卵巢癌易感人群,及时采取预防措施有重要意义。

【鉴别诊断】

1. 卵巢良性肿瘤与恶性肿瘤的鉴别 见表 17-5。

表 17-5　卵巢良性肿瘤与恶性肿瘤的鉴别

鉴别内容	良性肿瘤	恶性肿瘤
病史	病程长,逐渐增大	病程短,迅速增大
体征	多为单侧,活动,囊性,表面光滑,常无腹腔积液	多为双侧,固定;实性或囊实性,表面不平,结节状,常有腹腔积液,多为血性,可查到癌细胞
一般状况	良好	恶病质
B 型超声	为液性暗区,可有间隔光带,边缘清晰	液性暗区内有杂乱光团,光点,肿块边界不清

2. 卵巢良性肿瘤的鉴别诊断

（1）**卵巢瘤样病变**(ovarian tumor like condition)：最常见的为卵巢滤泡囊肿和黄体囊肿,多为单侧,直径<5cm,壁很薄,可口服避孕药或观察,2~3 个月内自然消退,如继续存在或增长,应考虑为卵巢肿瘤。

（2）**输卵管卵巢囊肿**：为炎性包块,常有不孕和盆腔炎病史,两侧附件区有不规则条形囊形块状物,活动受限。

（3）**子宫肌瘤**：浆膜下肌瘤或阔韧带内肌瘤因位置关系,易与卵巢肿瘤相混淆。肌瘤往往伴月经不调或检查时随子宫移动而活动,并常为多发性。

（4）**妊娠子宫**：妊娠时子宫增大、变软,检查时宫体与宫颈不相连,易将妊娠宫体误诊为卵巢肿瘤,但停经史、hCG、超声检查可鉴别。

（5）**腹腔积液**：大量腹腔积液应与巨大卵巢囊肿相区别。腹腔积液常伴有肝病、心脏病史,仰卧时腹两侧突出如蛙腹,叩诊中间鼓音,两侧浊音,移动性浊音阳性;巨大囊肿与之相反,仰卧时腹部中间隆起,叩诊浊音,两侧鼓音,无移动性浊音。B 型超声鉴别更清楚,腹腔积液时可见不规则液性暗区,液平随体位而改变,其间有肠曲光团浮动,但无占位性病变;巨大囊肿时显示圆球形液性暗区,边界清楚,液平面不随体位移动。但卵巢恶性肿瘤可伴腹腔积液。

3. 卵巢恶性肿瘤的鉴别诊断

（1）**子宫内膜异位症**：异位症形成的粘连或直肠子宫陷凹内结节与卵巢恶性肿瘤种植灶很难区分,前者常有进行性痛经及月经不规律等症状,孕激素治疗有缓解。B 型超声、腹腔镜检查有助于鉴别。

（2）**结核性腹膜炎**：常合并有腹腔积液,盆腔内形成不规则粘连物,多发生在年轻、不孕妇女,常合并肺结核病史。全身症状有低热、盗汗、消瘦、乏力、食欲不佳、月经稀发甚或闭经。胸部 X 线摄片、B 型超声检查可提供帮助,必要时行腹腔镜检查或剖腹探查取活检确诊。

（3）**转移性卵巢肿瘤**：与卵巢恶性肿瘤不易鉴别,如妇科检查时扪及双侧性、中等大、肾形、活动的实性肿物,应详细询问胃肠道病史及胃肠镜检查寻找原发病灶。

（4）**生殖道以外肿瘤**：需与腹膜后肿瘤、直肠癌、乙状结肠癌等鉴别。腹膜后肿瘤固定不动,而肠道肿瘤多有消化道症状。B 型超声、钡剂灌肠、乙状结肠镜检查等有助于鉴别。

（5）**慢性盆腔炎**：有盆腔手术操作感染病史,患者发热,下腹痛。妇科检查：附件有包块或组织增厚,抗感染治疗后症状缓解或包块缩小,若无好转应考虑盆腔或卵巢恶性肿瘤可能,肿瘤标志物、B 型超声检查有助于鉴别。

【治疗】

1. 良性肿瘤　卵巢肿瘤一经发现,应行手术。若卵巢肿块直径小于 5cm 疑为卵巢瘤样病变,可做短期观察。根据患者年龄、生育要求及对侧卵巢情况决定手术范围。手术可腹腔镜下或开腹完成。年轻患者、单侧、良性,行患侧卵巢肿瘤剔除术或卵巢切除术,尽可能保留正常卵巢组织及对侧卵巢。如为双侧肿瘤,应尽力争取卵巢肿瘤剥除术,以保留卵巢功能。绝经后妇女可考虑全子宫及双侧附件切除术。术中应剖检肿瘤,必要时行术中冷冻病理检查,明确肿瘤性质以确定手术范围。肿瘤应完整取出,尽可能防止肿瘤囊壁破裂,囊液流出,避免瘤细胞种植于腹腔。巨大卵巢囊肿可穿刺放液,肿瘤体积缩小后取出。注意保护穿刺周围组织,防止被囊液污染。放液速度不宜过快,以免腹压骤降引起患者休克。

2. 交界性肿瘤 主要采用手术治疗。参照卵巢癌手术方法进行全面的手术分期和肿瘤细胞减灭术。年轻、希望保留生育功能的Ⅰ期患者可保留正常的子宫和对侧卵巢。化疗只用于有残留病灶和复发患者。

3. 恶性卵巢肿瘤 原则是以手术治疗为主,辅以化疗、放疗等综合治疗方法。

（1）上皮性癌

1）手术治疗:是治疗卵巢上皮癌的主要手段。第1次手术的彻底性与预后密切相关。早期（FIGOⅠ、Ⅱ期）卵巢上皮性癌应行全面分期手术。对年轻希望保留生育功能的患者,应根据肿瘤的范围仔细讨论其预后、签署知情同意书后方可行保留生育功能手术。手术治疗主要适用于肿瘤局限于单侧卵巢的Ⅰ期患者。晚期卵巢上皮性癌患者应行肿瘤细胞减灭术或肿瘤大部切除术,手术的目的是尽可能切除所有原发灶和转移灶,使残留肿瘤病灶达到最小,必要时可切除部分肠管、膀胱、脾脏等器官。若最大残余灶直径小于1cm,称满意或理想的肿瘤细胞减灭术。对于经评估无法达到满意手术的Ⅲ、Ⅳ期患者,在获得明确的组织学诊断后可先行2~3个疗程的新辅助化疗后再进行手术,这类手术被称为中间型减瘤术。

2）化学药物治疗:在积极手术后,进行强有力的持续性的化疗是十分重要的。因卵巢上皮性肿瘤对化疗较敏感,即便已广泛转移,也可取得一定疗效。除经过全面分期手术的ⅠA期和ⅠB期且为G1的患者不需化疗,其他患者均需化疗。已经无法施行手术的晚期患者,可先化疗使肿瘤缩小,为以后手术创造条件。化疗也可用于治疗复发肿瘤。

常用化疗药物有顺铂、卡铂、紫杉醇、依托泊苷等。其中铂类联合紫杉醇为常用一线化疗方案。老年患者可用卡铂或紫杉醇单药化疗。一般采用静脉化疗,对于初次手术达到满意的患者也可采用静脉腹腔联合化疗。早期患者3~6个疗程,晚期患者6~8个疗程。疗程间隔一般3周,但也有对紫杉醇采用间隔1周给药。目前,多采用以铂类为主的联合化疗方案如下:

静脉化疗方案:

紫杉醇175mg/m^2,>3h静脉滴注,卡铂（AUC6）,>1h静脉滴注,疗程间隔3周。

紫杉醇135mg/m^2,>24h静脉滴注,顺铂75mg/m^2,>6h静脉滴注,疗程间隔3周。

多西紫杉醇75mg/m^2,>1h静脉滴注,卡铂（AUC5~6）,>1h静脉滴注,疗程间隔3周。

顺铂70mg/m^2,静脉滴注,环磷酰胺700mg/m^2,静脉滴注,疗程间隔3周。

紫杉醇80mg/m^2>3h静脉滴注,间隔1周（第1、8、15天）;卡铂（AUC6）,>1h静脉滴注,疗程间隔3周。

静脉腹腔联合化疗方案:

紫杉醇135mg/m^2,>24h静脉滴注,第1天;顺铂75~100mg/m^2,第2天腹腔注射;紫杉醇60mg/m^2,第8天腹腔注射,疗程间隔3周。

注意:方案中的AUC（area under the curve）指曲线下面积,根据患者的肌酐清除率计算卡铂用量。

3）维持治疗:晚期卵巢上皮性癌患者在手术和/或化疗完全缓解或部分缓解后,推荐维持治疗,一般分为一线维持（初始治疗后）和二线维持（复发治疗后）。目前常用的药物有聚腺苷二磷酸核糖聚合酶（poly ADP-ribose polymerase,PARP）抑制剂和抗血管内皮生长因子单克隆抗体,可单用或两者联合用药。

（2）恶性卵巢生殖细胞肿瘤

1）手术治疗：建议行全面分期手术。对年轻、需要保留生育功能，无论期别早晚，只要对侧卵巢和子宫未被肿瘤浸润，均可行保留生育功能手术。复发者仍主张积极手术。

2）化学药物治疗：除Ⅰ期无性细胞瘤和Ⅰ期、G1 的未成熟畸胎瘤外，其他患者均需化疗，常用化疗方案如下：

BEP 方案：

依托泊苷 100mg/（m²·d），静脉滴注，共 5d，间隔 3 周。

顺铂 20mg/（m²·d）静脉滴注，共 5d，间隔 3 周。

博来霉素 30 000IU/d，静脉滴注或肌内注射，分别在第 1、8、15 天，共 12 周。

低危患者共 3 个周期，中高危患者共 4 个周期。

EP 方案：

卡铂 400mg/m²，第 1 天，静脉滴注。

依托泊苷 120mg/m²，静脉滴注，第 1、2、3 天。

每 4 周一次，共 3~4 个周期。

3）放疗：无性细胞瘤对放射治疗敏感，但放疗会影响患者生育功能，故目前少用，多用于治疗复发的无性细胞瘤。

（3）恶性性索间质肿瘤

1）手术治疗：手术参照卵巢上皮性癌，但可不行后腹膜淋巴结切除。希望保留生育功能的Ⅰ期患者在分期手术的基础上，可实施保留生育功能手术。复发患者也可考虑手术。

2）术后辅助治疗：Ⅰ期低危患者不需化疗，但是高危患者如肿瘤破裂、G3、肿瘤直径超过 10~15cm 术后可选择随访，也可化疗

或放疗。而Ⅱ~Ⅳ期患者术后应给予化疗或残余灶放疗。常用化疗方案为 BEP 或 TC（紫杉醇 + 卡铂）方案，一般化疗 6 个疗程。

（4）**卵巢转移性肿瘤的治疗**：原则上对卵巢转移性肿瘤不应放弃，应尽可能行肿瘤细胞减灭术，术后配合化疗或其他综合治疗，但预后很差。

【随诊与监测】

卵巢癌易复发，应长期随访和监测。术后 2 年内，应每 3 个月随访 1 次；术后第 3~5 年，每 6 个月随访 1 次；第 5 年后每年随访 1 次。随访内容包括症状、体征、全身检查及盆腔检查（包括乳腺）、B 型超声检查，必要时做 CT、MRI 检查，测定血清肿瘤标志物 CA125、AFP、hCG 和 HE4 等。对分泌激素的肿瘤同时测定血清雌孕激素含量。

【预后】

与临床期别，组织学类型，细胞分化程度，患者年龄及初次治疗是否彻底、规范有关。期别越早预后越好，Ⅰ期包膜完整者，5 年生存率可达 90%，Ⅱ期则降到 68%，Ⅲ期卵巢癌 5 年生存率徘徊在 30%~40%。

（杨 萍，张 媛）

思考题

1. 试述外阴癌的病因及分期。

2. 试述子宫颈鳞状上皮内病变的治疗原则。

3. 试述子宫颈癌的临床表现和诊断方法。

4. 试述子宫肌瘤的分类、常见变性类型、临床表现及治疗原则。

5. 子宫肌瘤手术治疗指征包括哪些？

6. 试述子宫内膜癌的分型、病理类型、临床表现、手术病理分期、诊断方法及治疗原则。

7. 试述卵巢肿瘤的主要组织学类型、临床表现、并发症、诊断和治疗原则。

8. 试述卵巢良恶性肿瘤鉴别。

ER 17-3

练习题

第十八章 | 妊娠滋养细胞疾病

教学课件

思维导图

学习目标

1. 掌握妊娠滋养细胞疾病诊断、处理原则。
2. 熟悉妊娠滋养细胞疾病的鉴别诊断、化疗方案及注意事项。
3. 了解妊娠滋养细胞疾病的病因。
4. 具有诊疗妊娠滋养细胞疾病的能力。
5. 具备良好的医患沟通能力,擅于与患者及家属沟通,能帮助患者正确认识妊娠滋养细胞疾病并积极配合治疗。

妊娠滋养细胞疾病(gestational trophoblastic disease,GTD)是一组来源于胎盘滋养细胞的疾病。根据世界卫生组织 2020 年第 5 版女性生殖系统肿瘤分类,GTD 在组织学上可分为:①葡萄胎妊娠(molar pregnancy)包括完全性葡萄胎、部分性葡萄胎和侵蚀性葡萄胎。②妊娠滋养细胞肿瘤(gestational trophoblastic neoplasia,GTN)包括绒毛膜癌(简称绒癌,choriocarcinoma)、胎盘部位滋养细胞肿瘤、上皮样滋养细胞肿瘤和混合性滋养细胞肿瘤。③瘤样病变(tumor-like lesion)。④异常(非葡萄胎)绒毛病变。虽然世界卫生组织分类将侵蚀性葡萄胎列为交界性或不确定行为肿瘤,但其临床表现、诊断及处理原则与绒癌有相似性,因此临床上仍将其与绒癌合称为妊娠滋养细胞肿瘤。

大多数滋养细胞肿瘤继发于妊娠,极少数来源于卵巢或睾丸生殖细胞,称为非妊娠性绒癌,不属本章范围。

第一节 葡 萄 胎

情境导入

患者吴某,女,37 岁,已婚,因"停经 3 个月,阴道不规则流血 2d"入院。查体:T 36.4℃、P 78 次/min、R 20 次/min、BP 130/80mmHg。神志清楚,步入病房。妇科检查:子宫底位于脐耻之间。胸片无异常。超声检查:宫腔内见蜂窝状声像图,双侧卵巢呈多房无回声改变,左侧卵巢 8cm×5cm×5cm 大小,右侧卵巢 6cm×7cm×5cm 大小。实验室检查:血清 hCG 120 000U/L;血常规正常。

工作任务:
1. 该患者的初步诊断是什么?
2. 对该患者应如何处理?

葡萄胎因妊娠后胎盘绒毛滋养细胞增生、间质水肿,而形成大小不一的水泡,水泡间借蒂相连成串,形如葡萄而名之,也称水泡状胎块(hydatidiform mole,HM)。葡萄胎属良性疾病。

【分类】

葡萄胎分为两类：①完全性葡萄胎：是指全部胎盘绒毛变性、肿胀、未见正常绒毛结构，也无胚胎及胎儿附属物，占葡萄胎的 80%。②部分性葡萄胎：胎盘部分绒毛变性肿胀，但仍可见部分正常绒毛组织，或伴有胚胎成分存在。

【相关因素】

葡萄胎发生的确切原因尚未完全清楚。

1. 完全性葡萄胎　流行病学研究显示，葡萄胎的发生存在着明显的地域性差异。种族差异可能也是导致葡萄胎发生率增加的原因。

细胞遗传学研究表明，完全性葡萄胎的染色体核型为二倍体，均来自父系，其中 90% 为 46，XX，由一个细胞核缺如或失活的空卵（enucleate egg）与一个单倍体精子（23，X）受精，经自身复制为 2 倍体（46，XX）。另有 10% 核型为 46，XY，系由一个空卵分别和两个单倍体精子（23，X 和 23，Y）同时受精而成。虽然完全性葡萄胎染色体基因为父系，但其线粒体 DNA 仍为母系来源。染色体父系来源是滋养细胞过度增生的主要原因，并与基因组印迹紊乱有关。

其他因素：①营养状况与社会经济因素。②年龄大于 35 岁和 40 岁的妇女葡萄胎发生率分别是年轻妇女的 2 倍和 7.5 倍，大于 50 岁的妇女妊娠时约 1/3 可能发生葡萄胎，相反小于 20 岁妇女的葡萄胎发生率也显著升高，其原因可能与该两个年龄段容易发生异常受精有关。③既往有葡萄胎病史也是高危因素，有过 1 次和 2 次葡萄胎妊娠者，再次发生率分别为 1% 和 15%~20%。④据研究报道，有自然流产史的女性发生水泡状胎块的风险较无流产史的女性增加 2~3 倍。

2. 部分性葡萄胎　目前对部分性葡萄胎的高危因素了解较少，可能与不规则月经及口服避孕药等相关，但和饮食因素及年龄无关。部分性葡萄胎拥有双亲染色体，其染色体核型 90% 以上为三倍体，合并存在的胎儿也是三倍体。一套多余的染色体来自父方，最常见的核型是 69，XXY，其余为 69，XYY。多余的父源基因物质也是部分性葡萄胎滋养细胞增生的主要原因。极少数部分性葡萄胎的核型为四倍体，其形成机制不清楚。

【病理】

1. 完全性葡萄胎　大体检查水泡状物大小不一，直径数毫米至数厘米不等，连接成串，水泡壁薄，透亮，其间混有血液及凝血块。完全性葡萄胎水泡状物占满整个宫腔，胎儿及其附属物缺如。镜下见：①胚胎或胎儿组织缺失。②绒毛水肿。③弥漫性滋养细胞增生。④种植部位滋养细胞呈弥漫和显著的异型性。

2. 部分性葡萄胎　仅部分绒毛呈水泡状，合并胚胎或胎儿组织，胎儿多已死亡，且常伴发育迟缓或多发性畸形。镜下见：①胚胎或胎儿组织存在。②绒毛大小及水肿程度明显不一。③局限性滋养细胞增生。④绒毛呈显著的扇贝样轮廓、间质内可见滋养细胞包涵体。⑤种植部位滋养细胞呈局限性和轻度的异型性。

【临床表现】

1. 完全性葡萄胎　完全性葡萄胎的典型症状如下：

（1）**停经后阴道流血**：最常见的症状是阴道流血，占 80% 以上。一般在停经 8~12 周开始不规则阴道流血，量多少不定。若大血管破裂，可造成休克甚至死亡。葡萄胎组织有时可自行排出，但排出前和排出时常伴有大量流血，反复阴道流血可继发贫血和感染。

（2）**子宫异常增大、变软**：由于葡萄胎迅速增长及宫腔内积血，多数患者子宫大于停经月份且质地软，伴血清 hCG 水平异常升高。约 1/3 患者的子宫与停经月份相符，另有少数子宫小于停经月份，原因可能与水泡退行性变有关。

（3）**妊娠呕吐**：多发生于子宫异常增大和血清 hCG 水平异常升高者，出现时间一般较正常妊娠早，症状严重且持续时间长。发生严重呕吐且未及时纠正时可致水电解质平衡紊乱。

（4）**子痫前期征象**：多发生于子宫异常增大者，可在妊娠 24 周前出现高血压、蛋白尿和水肿等，但子痫罕见。

（5）**甲状腺功能亢进**：约 7% 患者可出现轻度甲状腺功能亢进表现，如心动过速、皮肤潮湿和震颤，血清游离 T3、T4 水平升高，但突眼少见。

（6）**腹痛**：并不常见，但如子宫增大过速，则患者可有下腹异常不适、腹胀或隐痛。当葡萄胎将自行排出时，可因子宫收缩而有阵发性下腹痛，此时常伴有出血增多现象。若发生卵巢黄素化囊肿扭转或破裂，可出现急腹痛。

（7）**卵巢黄素化囊肿**（theca lutein ovarian cyst）：多为双侧、多房，内含琥珀色或清亮液体，直径通常为 6~12cm 大小，也有超过 20cm 者。病理检查，其为萎缩的卵泡内颗粒细胞和卵泡膜细胞发生黄素化反应而成，故称"卵巢黄素化囊肿"。其多发生于血 hCG 水平明显升高的患者，因此通常认为与高 hCG 引起的卵巢过度刺激有关。一般无症状。由于子宫异常增大，妇科检查时较难发现，大多由超声检查做出诊断。囊肿常在葡萄胎清宫后 2~4 个月自行消退。

2. 部分性葡萄胎　部分性葡萄胎大多没有典型症状，若有症状程度也较轻。阴道流血常见，但子宫多数与停经月份相符甚至更小。

【自然转归】

通常情况下，葡萄胎清除后，血清 hCG 滴度呈对数下降，正常情况下，首次降至正常的平均时间大约为 9 周，最长不超过 14 周。若葡萄胎排空后 hCG 持续异常，要考虑妊娠滋养细胞肿瘤。完全性葡萄胎发生子宫局部侵犯和/或远处转移的概率约分别为 15% 和 4%。若出现下列高危因素之一者，应视为高危葡萄胎：①hCG>100 000U/L。②子宫明显大于相应孕周。③卵巢黄素化囊肿直径>6cm。④年龄>40 岁。⑤重复性葡萄胎患者。

部分性葡萄胎发生子宫局部侵犯的概率为 4%，一般不发生转移。

【诊断】

凡有停经后不规则阴道流血，子宫大于停经月份者，要考虑葡萄胎可能。需选择下列辅助检查进一步明确诊断。

1. 超声检查　是诊断葡萄胎可靠的辅助检查，最好采用经阴道彩色多普勒超声。

完全性葡萄胎典型超声图像为子宫大于相应孕周，无妊娠囊或胎心搏动，宫腔内充满不均质密集状或短条状回声，呈"落雪状"，水泡较大时则呈"蜂窝状"。可测到双侧或一侧卵巢黄素化囊肿。彩色多普勒超声检查可见子宫动脉血流丰富，但肌层内无血流或仅稀疏血流信号。部分性葡萄胎超声检查，可在胎盘部位出现由局灶性水泡状胎块引起的超声图像，有时可见胎儿或羊膜腔，胎儿通常为畸形。

2. hCG 测定　是诊断葡萄胎的重要辅助检查。葡萄胎患者血清 hCG 滴度明显高于正常孕周的相应值，而且在停经 8~10 周以后持续上升。但也有少数患者，尤其是部分性葡萄胎因绒毛退行性变，hCG 升高不明显。

3. DNA 倍体分析　完全性葡萄胎的染色体核型为二倍体，部分性葡萄胎为三倍体。

4. 母源表达印迹基因检测　部分性葡萄胎拥有双亲染色体，所以表达父源印迹、母源表达的印迹基因（如 $P57^{KIP2}$），而完全性葡萄胎无母源染色体，故不表达该类基因。因此检测母源表达印迹基因可区别完全性和部分性葡萄胎。

5. 其他检查　如胸部 X 线、血细胞和血小板计数、肝肾功能等检查。

【鉴别诊断】

1. 流产　葡萄胎与流产均有停经、阴道流血及腹痛等症状，容易混淆，临床上可通过血 hCG 测定及超声检查鉴别。

2. 多胎妊娠　子宫大于相应孕周，hCG 水平略高于单胎，但多胎妊娠无阴道流血，超声检查可以帮助确诊。

3. 剖宫产瘢痕部位妊娠　囊胚着床与子宫切口瘢痕部位,表现为停经后阴道流血,超声检查有助于鉴别。

【处理】

1. 清宫　葡萄胎诊断明确应及时清除,目前均采用吸刮术的方法。吸宫前,应详细了解患者的一般情况及生命体征,注意患者有无严重的合并症、并发症,若有应先对症处理,待病情稳定后在超声监测下由有经验的妇科医师进行。因葡萄胎清宫时出血较多,子宫大而软,容易穿孔,所以须在输液、备血准备下进行。首先行吸宫术,充分扩张子宫颈管,选用大号吸管吸引。待葡萄胎组织大部分吸出、子宫明显缩小后,改用刮匙轻柔刮宫。为减少出血和预防子宫穿孔,可在术中应用缩宫素静脉滴注。缩宫素可能把滋养细胞压入子宫壁血窦,导致肺栓塞和转移。虽然目前尚无充分证据证实这一风险,但常推荐在充分扩张子宫颈管和开始吸宫后使用缩宫素。术中尽可能一次刮干净,术后 1 周复查超声,若有组织残留,行第 2 次刮宫。清宫过程中,注意观察有无肺栓塞。

组织学是葡萄胎的最终诊断依据,故每次刮宫的刮出物,必须送病理检查确诊,取材时应注意选择接近宫壁种植部位、新鲜无坏死的组织送检。

2. 卵巢黄素化囊肿的处理　囊肿在葡萄胎清除后会自行消退,一般不需处理。若发生急性扭转,可在超声引导或腹腔镜下做穿刺吸液,使囊肿缩小自然复位。若扭转时间较长发生坏死,则需做患侧附件切除术。

3. 预防性化疗　有高危因素之一和随访困难的完全性葡萄胎患者可考虑预防性化疗,不常规推荐。部分性葡萄胎不做预防性化疗。

4. 子宫切除术　除非有合并症的存在,否则没有子宫切除术的指征,且单纯切除子宫并不能预防远处转移。术后仍需定期随访。

【随访】

葡萄胎患者清宫后必须定期随访,随访内容包括:①定期测定 hCG,第 1 次测定应在清宫后 24h内,以后每周 1 次,直至连续 3 次阴性,以后每个月 1 次共 6 个月。②询问病史,包括月经状况,有无阴道流血、咳嗽、咯血等症状。③妇科检查,必要时可选择超声检查、胸部 X 线检查或 CT 检查等。

未行化疗的葡萄胎患者在 hCG 正常后避孕 6 个月,避孕方法选用避孕套或口服避孕药。不选用宫内节育器,以免混淆阴道出血的原因或发生子宫穿孔。若 hCG 正常后随访监测期间意外妊娠,不予终止妊娠。

第二节　妊娠滋养细胞肿瘤

妊娠滋养细胞肿瘤 60% 继发于葡萄胎,30% 继发于流产,10% 继发于足月妊娠或异位妊娠。葡萄胎妊娠后可继发侵蚀性葡萄胎或绒癌,而非葡萄胎妊娠后只继发绒癌。侵蚀性葡萄胎恶性程度不高,大多数仅局部侵犯,仅 4% 有远处转移,预后较好。绒癌恶性程度极高,发生转移早而广泛。

【病理】

1. 侵蚀性葡萄胎　大体检查可见子宫肌壁内有大小不等的水泡状组织,宫腔内有或无原发病灶。当病灶接近子宫浆膜层时,子宫表面可见紫蓝色结节。严重者病灶可穿透子宫浆膜层或侵入阔韧带内。镜下见:①水泡状组织侵入子宫肌层。②有绒毛结构及滋养细胞增生和异型性,但绒毛结构也可退化,仅见绒毛阴影。

2. 绒癌　大体检查见肿瘤侵入子宫肌层内,可突向宫腔或穿破浆膜,单个或多个,大小不等,无固定形态,与周围组织分界清,质地软而脆,海绵样,暗红色,伴明显出血坏死。镜下见:①细胞滋养细胞和合体滋养细胞成片状高度增生,明显异型性。②无绒毛或水泡状结构。

【临床表现】

1. 无转移滋养细胞肿瘤 大多数继发于葡萄胎妊娠。

(1)**阴道流血**：葡萄胎排空、流产或足月产后，有持续的不规则阴道流血，量多少不定。也可一段时间有正常月经后再停经，然后出现阴道流血。长期阴道流血者可继发贫血。

(2)**子宫复旧不全或不均匀性增大**：常在葡萄胎排空后 4~6 周子宫尚未恢复到正常大小，质地偏软。也可受肌层内病灶部位和大小的影响，表现出子宫不均匀性增大。

(3)**卵巢黄素化囊肿**：由于 hCG 的持续作用，在葡萄胎排空、流产或足月产后，双侧或一侧卵巢黄素化囊肿持续存在。

(4)**腹痛**：当子宫病灶穿破浆膜层时可引起急性腹痛及腹腔内出血症状。若子宫病灶坏死继发感染也可引起腹痛及脓性白带。黄素化囊肿发生扭转或破裂时也可出现急性腹痛。

(5)**假孕症状**：由于 hCG 及雌孕激素的作用，表现为乳房增大，乳头及乳晕着色，甚至有初乳样分泌，外阴、阴道、宫颈着色，生殖道质地变软。

2. 转移性滋养细胞肿瘤 多见于非葡萄胎妊娠后或经组织学证实的绒癌。主要经血行播散，转移发生早且广泛。常见转移部位是肺（80%）、阴道（30%）、盆腔（20%）、肝（10%）、脑（10%）等。由于滋养细胞有破坏血管的生长特点，故转移部位的共同特点是局部出血。转移性滋养细胞肿瘤可同时出现原发灶和继发灶症状，但也有患者原发灶消失而转移灶发展，仅表现转移灶症状，若不注意常会误诊。

(1)**肺转移**：可无症状，仅通过胸部 X 线检查或肺部 CT 做出诊断。典型表现为胸痛、咳嗽、咯血及呼吸困难。这些症状常急性发作，但也可呈慢性持续状态达数月。少数情况下，可因瘤栓形成，造成急性肺梗死，出现肺动脉高压、急性肺衰竭及右心衰竭。

(2)**阴道转移**：转移灶常位于阴道前壁及穹隆，呈紫蓝色结节，破溃时引起不规则阴道流血，甚至大出血。

(3)**肝转移**：多同时伴有肺转移，病灶小可无症状，也可表现右上腹部或肝区疼痛、黄疸等，若病灶穿破肝包膜可出现腹腔内出血，导致死亡。

(4)**脑转移**：为主要的致死原因。一般同时伴有肺转移和/或阴道转移；初期多无症状。脑转移的形成可分 3 个时期：

1）瘤栓期：表现为一过性脑缺血症状，如猝然跌倒、暂时性失语、失明等。

2）脑瘤期：即瘤组织增生侵入脑组织形成脑瘤，出现头痛、喷射样呕吐、偏瘫、抽搐直至昏迷。

3）脑疝期：因脑瘤增大及周围组织出血、水肿，造成颅内压进一步升高，脑疝形成，危及生命。

(5)**其他转移**：包括脾、肾、膀胱、消化道、骨转移等，其症状视转移部位而异。

【诊断】

1. 临床诊断 根据葡萄胎排空后或流产、足月分娩、异位妊娠后出现阴道流血和/或转移灶及其相应症状和体征，应考虑妊娠滋养细胞肿瘤可能，结合 hCG 测定等检查，妊娠滋养细胞肿瘤的临床诊断可以确立。

(1)**血清 hCG 测定**：是妊娠滋养细胞肿瘤的主要诊断依据。

1）凡葡萄胎后滋养细胞肿瘤，符合下列标准中的任何一项，且排除葡萄胎残留或再次妊娠者，可诊断为妊娠滋养细胞肿瘤：①连续 3 周或 3 周以上（即在第 1、7、14、21 天）测 hCG 共 4 次，其值处于平台状态（±10%）。②每周测定 1 次 hCG，至少 2 周（即在第 1、7、14 天），hCG 升高（>10%）。

2）非葡萄胎后滋养细胞肿瘤的诊断标准：足月产、流产和异位妊娠后 hCG 多在 4 周左右转为阴性，若超过 4 周血清 hCG 仍持续高水平，或一度下降后又上升，在除外妊娠物残留或再次妊娠后，可诊断妊娠滋养细胞肿瘤。

(2)**超声检查**：是诊断子宫原发病灶最常用的方法。子宫肌层内可见高回声团块，边界清但无包膜；或肌层内有回声不均区域或团块，边界不清且无包膜；也可为整个子宫呈弥漫性增高回声，内部伴不规则低回声或无回声。彩色多普勒超声主要显示丰富的血流信号和低阻性血流频谱。

（3）**胸部 X 线检查**：是诊断肺转移的重要检查方法。典型表现为棉球状或团块状阴影。转移灶以右侧肺及中下部较为多见。

（4）**CT 和磁共振检查**：CT 对发现肺部较小病灶和脑、肝等部位的转移灶有较高的诊断价值。磁共振检查主要用于脑、腹腔和盆腔病灶的诊断。对胸部 X 线检查阴性者，应常规行胸部 CT 检查。对胸部 X 线检查或胸部 CT 检查阳性者，应常规行脑、肝 CT 检查或 MRI 检查。

（5）**其他检查**：如血细胞和血小板计数、肝肾功能等。

2. 组织学诊断　①在子宫肌层或子宫外转移灶中见到绒毛或退化的绒毛阴影，可诊断为侵蚀性葡萄胎；若仅见成片滋养细胞浸润及坏死出血，未见绒毛结构者，可诊断为绒癌。②若原发灶和转移灶诊断不一致，只要在任一组织切片中见到绒毛结构，可诊断为侵蚀性葡萄胎。组织学证据对妊娠滋养细胞肿瘤的诊断不是必需的，若有组织学证据时应以组织学诊断为准。

【临床分期】

滋养细胞肿瘤解剖学分期采用国际妇产科联盟（FIGO）妇科肿瘤委员会制订的临床分期（2000年），该分期包含了解剖学分期和预后评分系统两个部分（表 18-1，表 18-2），其中规定预后评分≤6分者为低危，>6 分者为高危。预后评分是妊娠滋养细胞肿瘤治疗方案制订和预后评估的重要依据，而解剖学分期有助于明确肿瘤进程和各医疗单位之间比较治疗效果。

表 18-1　滋养细胞肿瘤解剖学分期（FIGO，2000 年）

分期	病变部位
Ⅰ期	病变局限于子宫
Ⅱ期	病变扩散，但仍局限于生殖器官（附件、阴道、阔韧带）
Ⅲ期	病变转移至肺，有或无生殖系统病变
Ⅳ期	所有其他转移

表 18-2　FIGO/WHO 预后评分系统（2000 年）

评分	0	1	2	4
年龄/岁	<40	≥40	—	—
前次妊娠	葡萄胎	流产	足月产	—
距前次妊娠时间/月	<4	4~6	7~12	>12
治疗前血 hCG/(IU·L^{-1})	≤10^3	>10^3~10^4	>10^4~10^5	>10^5
最大肿瘤大小（包括子宫）/cm	—	3~4	≥5	—
转移部位	肺	脾、肾	胃肠道	肝、脑
转移病灶数目	—	1~4	5~8	>8
先前失败化疗	—	—	单药	两药及以上

注：为了分期和计算危险因素评分，患者的诊断用罗马数字Ⅰ，Ⅱ，Ⅲ或Ⅳ来表示分期。用冒号分开，随后用阿拉伯数字表示实际风险因子分数总和。例如：StageⅡ：4，StageⅣ：9。每一患者都需要分期及评分。

【治疗】

治疗原则：以化疗为主、手术及放疗为辅的综合治疗。在明确诊断的基础上，根据临床症状、体征及各项辅助检查结果，做出正确的临床分期，并根据预后评分将患者评定为低危或高危（低危通常包括≤6 分的 I~Ⅲ期患者,高危通常包括>6 分的 I~Ⅲ期和Ⅳ期患者),再结合骨髓功能、肝肾功能及全身情况等评估,制订合适的治疗方案,以实施分层治疗。

1. 化学药物治疗 常用的一线化疗药物有氨甲蝶呤(MTX)、放线菌素 D(Act-D)或国产放线菌素 D(更生霉素,KSM)、氟尿嘧啶(5-FU)、环磷酰胺(CTX)、长春新碱(VCR)、依托泊苷(VP-16)等。低危患者选择单一药物化疗,高危患者选择联合化疗。

(1)**单一药物化疗**:目前常用的单药化疗药物及用法(表 18-3)。

表 18-3　推荐常用单药化疗药物及用法

药物	剂量、给药途径、疗程日数	疗程间隔
MTX	0.4mg/(kg·d)肌内注射,连续 5d	2 周
Weekly MTX	50mg/m² 肌内注射	1 周
MTX + 四氢叶酸(CF)	1mg/(kg·d)肌内注射,第 1、3、5、7 天 0.1mg/(kg·d)肌内注射,第 2、4、6、8 天(24h 后用)	2 周
MTX	250mg 静脉滴注,维持 12h	
Act-D	10~12μg/(kg·d)静脉滴注,连续 5d	2 周
5-FU	28~30mg/(kg·d)静脉滴注,连续 8~10d	2 周 *

注:* 疗程间隔一般指上一疗程化疗的第 1 天至下一疗程化疗的第 1 天之间的间隔时间。这里特指上一疗程化疗结束至下一疗程化疗开始的间隔时间。

(2)**联合化疗**:首选 EMA-CO 方案或氟尿嘧啶为主的联合化疗方案(表 18-4)。

表 18-4　联合化疗方案及用法

方案	剂量、给药途径、疗程日数		疗程间隔
EMA-CO			2 周
第一部分 EMA			
第 1 天	VP-16 100mg/m²	静脉滴注	
	Act-D 0.5mg	静脉注射	
	MTX 100mg/m²	静脉注射	
	MTX 200mg/m²	静脉滴注 12h	
第 2 天	VP-16 100mg/m²	静脉滴注	
	Act-D 0.5mg	静脉注射	
	亚叶酸钙(CF)15mg	肌内注射	
	(从静脉注射 MTX 开始算起 24h 给药,每 12h 1 次,共 2 次)		
第 3 天	亚叶酸钙 15mg 肌内注射,每 12h 1 次,共 2 次		
第 4~7 天	休息(无化疗)		
第二部分 CO			
第 8 天	VCR 1.0mg/m²	静脉注射	
	CTX 600mg/m²	静脉注射	
5-FU+Aₜ-D	5-FU 26~28mg/(kg·d)	静脉滴注 8d	3 周 *
	KSM 6μg/(kg·d)	静脉滴注 8d	

注:* 特指上一疗程化疗结束至下一疗程化疗开始的间隔时间。

(3)**疗效评估**:在每一疗程化疗结束后,应每周 1 次测定血清 hCG,并结合妇科检查和影像学检查。在每疗程化疗结束至 18d 内,血 hCG 下降至少 1 个对数称为有效。

（4）**不良反应防治**：主要不良反应为骨髓抑制，其次为消化道反应、肝肾功能损害及脱发等。故化疗前应检查骨髓及肝肾功能等，用药期间严密观察，注意防治。

（5）**停药指征**：对于低危 GTN 患者 hCG 水平恢复正常之后，巩固化疗 2~3 周期，完全缓解率 100%；对于高危 GTN 患者，hCG 正常之后，巩固化疗 4 周期。

2. **手术治疗**　主要用于辅助治疗。然而，在某些情况下，手术治疗仍有十分重要的价值。

（1）**手术适应证**：①当原发病灶或转移瘤大出血（如子宫穿孔、肝脾转移瘤破裂出血、脑转移瘤出血等），如其他措施无效，常需立即手术切除出血器官或开颅减压，以挽救患者生命。②对年龄较大且无生育要求的患者，为缩短治疗时间，经几个疗程化疗，病情稳定后，可考虑进行子宫切除术。③对于子宫或肺部病灶较大，经多疗程化疗后，血 hCG 已正常，而病变消退不满意者，亦可考虑手术切除。④对于一些耐药病灶，如果病灶局限（如局限于子宫或局限于一叶肺内），亦可考虑在化疗的同时辅以手术切除。

（2）**手术和化疗的配合**：为防止手术操作导致肿瘤细胞扩散，手术应与化疗联合进行。对具有手术指征的患者，在手术前 2~3d 即应开始化疗，然后手术，手术后再继续用药至完成化疗疗程。

3. **放射治疗**　较少应用，除了治疗脑转移，放疗在 GTN 的治疗中作用有限，是否比鞘内注射氨甲蝶呤有效尚有争议。

4. **选择性动脉栓塞**　选择性动脉栓塞可用于治疗滋养细胞肿瘤导致的腹腔内出血或子宫出血。动脉造影能很快明确出血部位，选择性动脉栓塞术可准确地阻断出血部位血供，达到止血目的。该手术操作时间短，创伤小，对妊娠滋养细胞肿瘤子宫出血患者在保守疗法无效时，可考虑进行子宫动脉栓塞术而达到有效止血并保留生育功能的目的，术后继续加以联合化疗。此外，对于肝脾转移瘤破裂导致大出血的患者，动脉栓塞术也是一种有效的应急措施，使某些无法承受手术的患者可能获得治疗机会。

5. **耐药复发病例的治疗**　几乎全部无转移和低危转移患者均能治愈，但仍有 20% 左右的高危转移患者出现复发或耐药，导致死亡。对于此类患者其策略大致有：

（1）**预防**：治疗前准确临床分期和评分，规范化疗方案，减少耐药和复发。

（2）**化疗方案**：采用有效的二线化疗药物组成的联合化疗方案，常用药物有异环磷酰胺、铂类、博来霉素、紫杉醇等，其组成的化疗方案主要有 EP-EMA（EMA-CO 中 CO 被顺铂和依托泊苷所替代）、PVB（顺铂、长春新碱、博来霉素）、BEP（博来霉素、依托泊苷、顺铂）等。

（3）综合治疗和探索新的治疗手段。

【随访】

治疗结束后应严密随访，定期监测血 hCG 至少 12 个月，此后酌情可考虑延长至 5 年。也有推荐低危患者随访 1 年，高危患者随访 2 年。其他随访内容同葡萄胎。随访期间应严格避孕，一般于化疗停止≥12 个月才可妊娠。

第三节　胎盘部位滋养细胞肿瘤

胎盘部位滋养细胞肿瘤（placental site trophoblastic tumor，PSTT）指起源于胎盘种植部位的一种特殊类型的滋养细胞肿瘤，肿瘤由形态单一的中间型滋养细胞组成，可继发于足月产、流产、葡萄胎等。占妊娠滋养细胞肿瘤的 1%~2%。大多数病灶局限于子宫，预后良好，仅少数病例发生子宫外转移，最常见的转移部位是肺、肝脏及阴道，预后不良。

【临床表现】

绝大多数发生于生育期年龄，绝经后罕见，平均发病年龄 31~35 岁。最常见的症状为停经和不规则阴道流血。体征为子宫均匀性或不规则增大。

【诊断】

症状、体征不典型,缺乏特异性,因此该病的诊断通常较困难。确诊靠组织学诊断,可通过刮宫标本做出诊断,但大多数情况下需靠手术切除子宫标本才能准确诊断。常见的辅助检查:

1. 血清学测定 hCG 多数阴性或轻度升高;hPL 一般轻度升高或阴性,但免疫组化大部分呈阳性。

2. 超声检查 主要表现为肌层内多个囊性的结构或类似子宫肌瘤的回声,在囊性区域内有血流信号。特别是阴道彩超能显示肿瘤浸润子宫肌层的程度。

【处理】

手术是首选治疗方法,原则是切除一切病灶,包括原发灶和转移灶。手术方式以全子宫切除术为主,但若病灶局限于子宫,且患者强烈要求保留生育功能的患者可行保守治疗,如刮宫、宫腔镜切除病灶和化疗;EP-EMA 是最常用的化疗方案。胎盘部位滋养细胞肿瘤的患者卵巢很少受累,若被累及,肉眼即可见明显病变,因此如果术中发现卵巢外观正常且患者要求保留卵巢功能时可保留双侧或单侧卵巢。

【随访】

随访内容同妊娠滋养细胞肿瘤。由于通常缺乏肿瘤标志物,所以随访时临床表现和影像学检查更有价值。

(徐 涛)

思考题

1. 葡萄胎清宫的注意事项有哪些?

2. 妊娠滋养细胞肿瘤规范化及个体化的治疗原则有哪些?

3. 侵蚀性葡萄胎和绒毛膜癌的鉴别要点有哪些?

ER 18-3

练习题

第十九章 | 子宫内膜异位症和子宫腺肌病

教学课件　　思维导图

学习目标

1. 掌握子宫内膜异位症和子宫腺肌病的概念、主要的病理变化、临床表现与治疗原则。
2. 熟悉子宫内膜异位症和子宫腺肌病的诊断与鉴别诊断。
3. 了解子宫内膜异位症和子宫腺肌病的预防。
4. 具有对子宫内膜异位症和子宫腺肌病正确诊断和处理的能力。
5. 能与患者及家属进行良好的沟通,对患者进行健康宣教,帮助患者正确认识该病,树立战胜疾病的信心。

当具有生长功能的子宫内膜组织(腺体和间质)出现在子宫体以外的身体其他部位时称子宫内膜异位症(endometriosis,EMT),简称内异症。异位子宫内膜可侵犯全身任何部位,但绝大多数位于盆腔内生殖器官和其邻近器官的腹膜面,故临床常称盆腔子宫内膜异位症。子宫内膜亦可出现和生长在子宫肌层称子宫腺肌病(adenomyosis)。子宫腺肌病与子宫内膜异位症同为异位内膜引起的疾病,两者可分别独立存在,也可合并存在,它们在组织发生学方面不同,临床表现也有不同。

第一节　子宫内膜异位症

情境导入

患者王某,女性,32 岁,因"继发性痛经进行性加重 3 年,未避孕未孕 1 年"就诊。近 3 个月来痛经显著加剧,需要服用止痛药物才可缓解。因计划外妊娠行人工流产术一次。双合诊:子宫体后倾,固定,稍大,质中,无压痛,子宫后壁下段可扪及触痛性结节;右侧附件区可触及一直径约 7cm 囊性肿物,不活动,轻压痛;左侧附件稍增厚,无压痛。三合诊:右侧宫骶韧带增厚,可及触痛结节。

工作任务:

1. 该患者的初步诊断是什么?
2. 进一步还需要完善哪些辅助检查?
3. 治疗原则是什么?

子宫内膜异位症是常见的妇科疾病之一,近年发病率明显增高,与剖宫产率增高、人工流产及宫腹腔镜操作增多等有关。内异症是激素依赖性疾病,生育期是内异症的高发时段,其中 76% 发生在 25~45 岁女性。25%~35% 的不孕患者与内异症有关,在慢性盆腔痛患者中的发生率为 71%~87%。在妇科剖腹手术中,5%~15% 患者发现有此病;生育少、生育晚的妇女发病明显高于生育多、生育早者。内异症是导致痛经、不孕症和慢性盆腔痛的主要原因之一,不仅对患者的生命质量产生负面影响,还对社会卫生资源造成重大负担。

异位子宫内膜可出现在身体不同部位,但绝大多数位于盆腔内的卵巢、宫骶韧带、子宫后壁下部浆膜面以及覆盖直肠子宫陷凹、乙状结肠的腹膜层和直肠阴道隔,其中以侵犯卵巢者最常见,约占80%。其他如宫颈、阴道、外阴亦有受波及者。此外,脐、膀胱、肾、输尿管、肺、胸膜、乳腺、淋巴结,甚至手、臂、大腿、膝关节处均可发病,但极罕见(图19-1)。

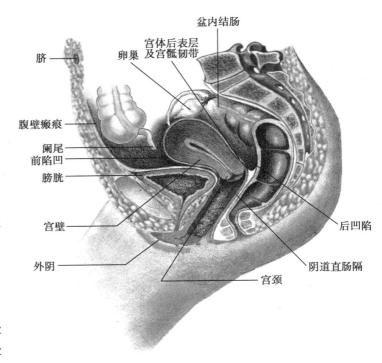

图 19-1 子宫内膜异位症的发生部位

【原因和发病机制】

尚未完全阐明,目前有下列学说:

(一)子宫内膜种植学说

桑普森(Sampson)提出,经期时经血中所含内膜腺上皮和间质细胞可随经血逆流,经输卵管进入腹腔,种植于卵巢和邻近的盆腔腹膜,并在该处继续生长和蔓延,以致形成盆腔子宫内膜异位症。逆流至盆腔的子宫内膜经黏附、侵袭、血管形成等过程得以种植、生长、发生病变,也称为经血逆流学说。虽然子宫内膜种植学说目前已为人们所公认,但无法解释盆腔外的子宫内膜异位症。

(二)淋巴及静脉播散学说

子宫内膜也可以通过淋巴及静脉向远处播散。不少学者在光镜检查时发现盆腔淋巴管、淋巴结和盆腔静脉中有子宫内膜组织,提出子宫内膜可通过淋巴和静脉向远处播散。临床上所见远离盆腔的器官,如肺、四肢皮肤、肌肉等发生内异症,可能就是内膜通过血行和淋巴播散的结果。

(三)体腔上皮化生学说

卵巢表面上皮、盆腔腹膜都是由胚胎期具有高度化生潜能的体腔上皮分化而来。学者迈耶(Mayer)提出体腔上皮分化来的组织在反复受到经血、慢性炎症或持续卵巢激素刺激后,可被激活而衍化为子宫内膜样组织,以致形成子宫内膜异位症。

(四)免疫与炎症因素

多数妇女在月经来潮时均有经血经输卵管逆流至腹腔,但仅少数发生盆腔子宫内膜异位症,因而认为此病的发生可能与患者免疫力异常有关。有学者认为在妇女免疫功能正常的情况下,血液中的单核细胞可以抑制子宫内膜细胞的异位种植和生长,同时腹腔中活化的巨噬细胞、自然杀伤细胞(NK细胞)则可将残留的子宫内膜细胞破坏和清除。而在内异症患者中,由于免疫功能异常,子宫内膜异位的发生不能被抑制,且逆流至腹腔内的内膜细胞不能被有效清除,即可发生子宫内膜异位症。故目前认为子宫内膜异位症既有体液免疫的改变,也有细胞免疫的异常。还有证据表明,内异症与亚临床腹膜炎有关,表现为腹腔液中巨噬细胞、炎性细胞因子、生长因子、促血管生成物质增加,从而促进异位内膜存活、增殖并导致局部纤维增生和粘连。

(五)遗传学说

相关基因的表达和调控异常等与子宫内膜异位症的发生密切相关。子宫内膜异位症有家族聚集性。一级亲属中有子宫内膜异位症患者的妇女发生子宫内膜异位症的风险升高7~10倍。人群研究发现单卵双胎姐妹中一方患有内异症时,另一方发生率可达75%。子宫内膜异位组织中存在非整倍体、三倍体,单倍体以及片段丢失等染色体异常。

（六）其他因素

有学者提出"在位内膜决定论",认为在位子宫内膜的生物学特性是内异症发生的决定因素。内异症患者在位子宫内膜的特性如黏附性、侵袭性、刺激形成血管的能力均强于非内异症患者的在位子宫内膜。血管生成因素也可能参与内异症的发生,患者腹腔液中血管内皮生长因子(VEGF)增多,使盆腔微血管生长增加,导致异位内膜易于种植生长。此外,异位内膜细胞凋亡减少也可能与疾病进程有关。

总之,目前有关子宫内膜异位症发病机制的学说甚多,但尚无一种可以解释全部子宫内膜异位症的发生,因而有可能不同部位的子宫内膜异位症有不同的发病机制,各种学说可以相互补充。

【病理变化】

主要病理变化为异位内膜随卵巢激素的变化而发生周期性出血,伴有周围纤维组织增生和囊肿、粘连形成,以致在病变区出现紫褐色斑点或小泡,最后发展为大小不等的紫蓝色实质结节或包块,但可因病变发生部位和程度不同而有所差异。

（一）大体病理

1. 卵巢型内异症　卵巢最易被异位内膜侵犯,约80%。其中,累及双侧者占50%。卵巢的异位内膜病灶分为两种类型。①微小病变型:位于卵巢浅表层的红色、蓝色或棕色等斑点或小囊,病灶只有数毫米大小,常导致卵巢与周围组织粘连,手术中刺破后有黏稠咖啡色液体流出。②典型病变型:又称囊肿型。异位内膜在卵巢皮质内生长,形成单个或多个囊肿,称为卵巢子宫内膜异位囊肿。囊肿表面呈灰蓝色,大小不一,大至10~20cm。典型情况下,陈旧性血液聚集在囊内形成咖啡色黏稠液体,似巧克力样,又称"卵巢巧克力囊肿"(chocolatecyst of ovary)。因囊肿周期性出血,囊内压力增大,囊壁易反复破裂,破裂后囊内容物刺激腹膜发生局部炎性反应和组织纤维化,导致卵巢与邻近器官、组织紧密粘连,造成囊肿固定、不活动,手术时囊壁极易破裂。这种粘连是卵巢子宫内膜异位囊肿的临床特征之一,可借此与其他出血性卵巢囊肿相鉴别。

双侧卵巢子宫内膜异位囊肿

2. 腹膜型内异症　分布于盆腔腹膜和各脏器表面,以子宫骶骨韧带、直肠子宫陷凹和子宫后壁下段浆膜最为常见。在病变早期,病灶局部有散在紫褐色出血点或颗粒状散在结节。随病变发展,子宫后壁与直肠前壁粘连,直肠子宫陷凹变浅,甚至完全消失。输卵管内异症多累及管壁浆膜层,累及黏膜者较少。输卵管常与周围组织粘连,可因粘连和扭曲而影响其正常蠕动,严重者可致管腔不通,是内异症导致不孕的原因之一。腹膜型内异症亦分为二型:①色素沉着型:即典型的蓝紫色或褐色腹膜异位结节,术中较易辨认。②无色素沉着型:为异位内膜的早期病变,较色素沉着型更常见,也更具生长活性。表现形式多种多样,依其外观又可分为红色病变和白色病变。无色素沉着病灶发展成典型的病灶需6~24个月。

卵巢巧克力囊肿囊内液

内异症子宫后壁与直肠前壁粘连

3. 深部浸润型内异症　指病灶浸润深度≥5mm的内异症,累及部位包括宫骶韧带、直肠子宫陷凹、阴道穹隆、直肠阴道隔、直肠壁或者结肠壁等,也可侵犯至膀胱壁和输尿管。

4. 其他部位的内异症　包括瘢痕内异症(如腹壁切口、会阴切口等)以及其他少见的远处内异症,如肺、胸膜等部位的内异症。内膜异位累及宫颈者较少,在宫颈表面可见暗红色或紫蓝色小颗粒。

（二）镜下检查

在病灶中可见到子宫内膜上皮、内膜腺体或腺样结构、内膜间质及出血。但异位内膜反复出血后,上述典型的组织结构可能被破坏而难以发现,以致出现临床和镜下病理所见不一致的现象,即临床表现极典型,但内膜异位的组织病理特征极少。由于内膜异位的出血是来自间质内血管,而不是来自腺上皮或腺体,故在镜检时能找到少量内膜间质细胞即可确诊本病。若临床表现和手术时肉眼所见病理改变十分典型,即使镜检下仅能在卵巢的囊壁中发现红细胞或含铁血黄素的巨噬细胞等出血证据,亦应视为子宫内膜异位症。据报道无色素早期子宫内膜异位病灶镜检时,一般可见到典型的异位内膜组织。异位内膜虽可随卵巢周期变化而有增生和分泌改变,但其改变不一定与子宫内膜同步,且往往仅表现为增生期改变,此可能与异位内膜周围组织纤维化以致血供不足有关。

异位内膜极少发生癌变,发生率低于1%,恶变机制不明。恶变后的细胞类型为透明细胞癌和子宫内膜样癌。

【临床表现】

(一)临床症状

该病的临床症状具有多样性,因人而异,且可因病变部位不同而出现不同症状。约20%患者无明显不适。

1. 痛经和持续下腹痛 继发性的进行性加重的痛经是子宫内膜异位症最典型的症状,70%~80%的患者有不同程度的盆腔疼痛,且多随局部病变加重而逐年加剧。疼痛多位于下腹部及腰骶部,可放射至会阴、阴道、肛门或大腿,表现为慢性盆腔痛(chronic pelvic pain,CPP)、性交痛、肛门坠痛等,常于月经来潮前1~2d开始,经期第1~2天最剧,以后逐渐减轻,至月经干净时消失。疼痛的程度与病灶大小并不一定成正比。病变严重者如较大的卵巢子宫内膜异位囊肿可能疼痛较轻,而散在的盆腔腹膜小结节病灶可导致剧烈痛经。少数患者诉长期持续性下腹痛,经期更剧。

2. 月经失调 15%~30%患者有经量增多、经期延长或经前点滴出血。月经失调可能与卵巢无排卵、黄体功能不足或同时合并有子宫腺肌病或子宫肌瘤有关。

3. 不孕 正常妇女不孕率约为15%,内异症患者可高达40%~50%。引起的原因复杂,如内异症引起盆腔微环境及结构改变影响精卵结合及运送,中重度患者卵巢及输卵管严重粘连而影响受精卵运输导致不孕症甚至异位妊娠。内异症也可致卵巢功能受损引起排卵障碍和黄体形成不良等。

4. 性交不适 多见于直肠子宫陷凹有异位内膜病灶或因局部粘连使子宫后倾固定者。性交时碰撞或子宫收缩上提而引起疼痛,一般表现为深部性交痛,月经来潮前性交痛最明显。

5. 侵犯特殊器官的子宫内膜异位症常伴有其他症状 肠道子宫内膜异位症常有消化道症状如便频、便秘、便血、排便痛或肠痉挛,严重时可出现肠梗阻;膀胱子宫内膜异位症常出现尿频、尿急、尿痛甚至血尿;输尿管子宫内膜异位症常发病隐匿,多以输尿管扩张或肾积水就诊,甚至出现肾萎缩、肾功能丧失。肺及胸膜子宫内膜异位症可出现经期咯血及气胸。剖宫产术后腹壁切口、会阴侧切口子宫内膜异位症表现为与月经期密切相关的疼痛及瘢痕处结节形成,随着病程延长,结节逐渐增大,疼痛逐渐加剧。

(二)体征

当卵巢异位囊肿较大时,妇科检查可扪及与子宫粘连的肿块。囊肿破裂时腹膜刺激征阳性。典型盆腔内异症双合诊检查时,可发现子宫后倾固定,直肠子宫陷凹、宫骶韧带或子宫后壁下方可扪及触痛性结节,一侧或双侧附件处触及囊实性包块,活动度差。当病变累及直肠阴道间隙时,可在阴道后穹隆触及触痛明显,或直接看到局部隆起的小结节或紫蓝色斑点。

【诊断】

(一)临床症状和体征

生育年龄妇女有继发性痛经且进行性加重,伴有不孕或慢性盆腔痛;盆腔检查扪及与子宫相连的囊实性包块或盆腔内有触痛性结节,即可初步诊断为子宫内膜异位症。经腹腔镜检查盆腔可见病灶和病灶的活组织病理检查是确诊依据,但病理学检查结果阴性并不能排除子宫内膜异位症的诊断。

(二)辅助检查

1. **影像学检查** B 型超声检查,首选经阴道超声检查,是诊断卵巢子宫内膜异位囊肿和膀胱、直肠子宫内膜异位症的重要方法,可确定异位囊肿的位置、大小和形状,其诊断敏感性和特异性均在 96% 以上。囊肿呈圆形或椭圆形,与周围组织特别与子宫粘连,囊壁厚而粗糙,囊内有细小的絮状光点,典型的卵巢子宫内膜异位囊肿的超声影像为无回声区内有密集光点;因囊肿回声图像无特异性,不能单纯依靠彩超检查图像确诊。盆腔 CT 及 MRI 对盆腔子宫内膜异位症有诊断价值,但费用较高,不作为初筛的方法,经阴道或直肠超声、CT 及 MRI 检查对浸润直肠或直肠阴道隔的深部病变的诊断和评估有一定意义。

2. **血清 CA125 测定和人附睾蛋白 4(HE4)测定** CA125 水平升高多见于重度子宫内膜异位症、盆腔有明显炎症反应、合并子宫内膜异位囊肿破裂或子宫腺肌病者。CA125 在其他疾病如卵巢癌中也可以出现增高,因此 CA125 诊断子宫内膜异位症的敏感性和特异性均较低,不作为独立的诊断依据,它可用于监测异位内膜病变活动情况,动态检测 CA125 有助于评估疗效和预测复发。HE4 在内异症多在正常水平,可用于与卵巢癌的鉴别诊断。

3. **腹腔镜检查** 是目前国际公认的子宫内膜异位症诊断的最佳方法,也是确诊盆腔子宫内膜异位症的标准方法。在腹腔镜下见到典型病灶或可疑病变进行活组织检查即可确诊,病理诊断标准:病灶中可见子宫内膜腺体和间质,伴有炎症反应及纤维化。下列情况应首选腹腔镜检查:疑为子宫内膜异位症的不孕症患者;妇科检查及 B 型超声检查无阳性发现的慢性腹痛及痛经进行性加重者;有症状特别是血清 CA125 水平升高者。只有在腹腔镜检查或剖腹探查直视下才能确定子宫内膜异位症临床分期。

4. **膀胱镜或肠镜检查** 对可疑膀胱或肠道子宫内膜异位症者,术前应行膀胱镜或肠镜检查并行活检,以除外器官本身的病变特别是恶性肿瘤。

【鉴别诊断】

子宫内膜异位症易与下述疾病混淆,应予以鉴别。

1. **卵巢恶性肿瘤** 早期无症状,有症状时多呈持续性腹痛、腹胀,病情发展快,一般情况差。B 型超声图像显示包块为混合性或实性,血清 CA125 和 HE4 的表达水平多显著升高,腹腔镜检查或剖腹探查可鉴别。

2. **盆腔炎性包块** 多有急性或反复发作的盆腔感染史,疼痛无周期性,平时亦有下腹部隐痛,可伴发热和白细胞增高等,抗生素治疗有效。

3. **子宫腺肌病** 痛经症状与内异症相似,但多位于下腹正中且更剧烈,子宫多呈均匀性增大,质硬。在经期检查时,子宫触痛明显。此病常与子宫内膜异位症并存。

【临床分期】

1. **美国生殖医学学会(ASRM)分期** 内异症的分期方法很多,目前我国采用的是 ASRM "修正子宫内膜异位症分期法"。子宫内膜异位症分期需在腹腔镜下或剖腹探查手术时进行,根据腹膜、卵巢病变的大小及深浅,卵巢、输卵管粘连的范围及程度,以及直肠子宫陷凹封闭的程度进行评分;共分为 4 期。Ⅰ期(微型):1~5 分;Ⅱ期(轻型):6~15 分;Ⅲ期(中型):16~40 分;Ⅳ期(重型):>40 分。该分期法有利于评估疾病严重程度、正确选择治疗方案、准确比较和评估各种治疗方法的疗效,并有助于判断患者的预后。ASRM 修正子宫内膜异位症分期法见表 19-1。

表 19-1　ASRM 修正子宫内膜异位症分期法（1997）

		病灶大小				粘连范围		
	异位病灶	<1cm	1~3cm	>3cm		<1/3 包裹	1/3~2/3 包裹	>2/3 包裹
腹膜	浅	1	2	4				
	深	2	4	6				
卵巢	右浅	1	2	4	薄膜	1	2	4
	右深	4	16	20	致密	4	8	16
	左浅	1	2	4	薄膜	1	2	4
	左深	4	16	20	致密	4	8	16
输卵管	右				薄膜	1	2	4
					致密	1	2	4
	左				薄膜	1	2	4
					致密	4	8	16
直肠子宫陷凹	部分消失	4			完全消失	40		

注：如果输卵管伞端完全粘连，评 16 分；如果患者只残留一侧附件，其卵巢及输卵管的评分应乘以 2。内异症：子宫内膜异位症。

2. 子宫内膜异位症生育指数（endometriosis fertility index，EFI）　主要用于预测子宫内膜异位症合并不孕患者腹腔镜手术分期后的自然妊娠情况，评分越高，妊娠概率越高。预测妊娠结局的前提是男方精液正常，女方卵巢储备功能良好且不合并子宫腺肌病（表 19-2）。需要注意的是，对青春期及生育年龄患者需在术前及术后均进行生育力评估。

表 19-2　内异症生育指数（EFI）的评分标准　　　　　　　　　　　　　　　　　　单位：分

类别	评分	类别	评分
病史因素		手术因素	
年龄≤35 岁	2	LF 评分 7~8 分	3
年龄 36~39 岁	1	LF 评分 4~6 分	2
年龄≥40 岁	0	LF 评分 0~3 分	0
不孕年限≤3 年	2	ASRM 评分（异位病灶评分之和）<16 分	1
不孕年限>3 年	0	ASRM 评分（异位病灶评分之和）≥16 分	0
原发性不孕	0	ASRM 总分<71 分	1
继发性不孕	1	ASRM 总分≤71 分	0

注：LF 为最低功能（least function）评分，指单侧（左侧或右侧）输卵管、输卵管伞端、卵巢 3 个部位各自进行评分，两侧均取单侧评分最低者，两者相加即为 LF 评分，以此纳入最后的统计。根据 3 个部位的情况，将评分分成 0~4 分。4 分：功能正常；3 分：轻度功能障碍；2 分：中度功能障碍；1 分：重度功能障碍；0 分：无功能或缺失。

> **知识链接**
>
> ### LF 评分标准
>
> 1. 输卵管　轻度功能障碍：输卵管浆膜层轻微受损；中度功能障碍：输卵管浆膜层或肌层

中度受损,活动度中度受限;重度功能障碍:输卵管纤维化或轻中度峡部结节性输卵管炎,活动度重度受限;无功能:输卵管完全阻塞,广泛纤维化或峡部结节性输卵管炎。

2. 输卵管伞端　轻度功能障碍:伞端轻微损伤伴有轻微的瘢痕;中度功能障碍:伞端中度损伤伴有中度的瘢痕,伞端正常结构中度缺失伴轻度伞内纤维化;重度功能障碍:伞端重度损伤伴有重度的瘢痕,伞端正常结构大量缺失伴中度伞内纤维化;无功能:伞端重度损伤伴有广泛的瘢痕,伞端正常结构完全缺失伴输卵管完全性梗阻或积水。

3. 卵巢　轻度功能障碍:卵巢体积正常或大致正常,卵巢浆膜层极小或轻度受损;中度功能障碍:卵巢体积减小在 1/3~2/3,卵巢表面中度受损;重度功能障碍:卵巢体积减小 2/3 或更多,卵巢表面重度受损;无功能:卵巢缺失或完全被粘连所包裹。

【治疗】

(一) 治疗目的

治疗内异症的根本目的是"减灭和消除病灶,减轻和消除疼痛,改善和促进生育,减少和避免复发"。

(二) 治疗的基本考虑

治疗方案要基于以下因素:①年龄。②生育要求。③症状的严重性。④既往治疗史。⑤病变部位和范围。⑥患者的意愿。治疗措施应个体化。对盆腔疼痛、不孕及盆腔包块的治疗要分别对待。

(三) 治疗原则

1. 应长期管理,坚持以临床问题为导向,以患者为中心,分年龄阶段处理,综合治疗。

2. 基于临床诊断尽早开始经验性药物治疗。

3. 规范手术时机,注意保护卵巢功能和生育力,使患者的手术获益最大化。

4. 保守性手术后进行药物长期管理,综合治疗,预防复发。

5. 内异症患者应定期复查,对有恶变高危因素的患者应警惕恶变。

(四) 治疗方法

症状轻微者采用期待疗法;有生育要求的轻度患者行药物治疗,病变较重者行保守手术;年轻无生育要求的重度患者可采用保留卵巢功能手术辅以激素治疗;症状和病变均严重的无生育要求年龄较大的患者可考虑根治性手术。具体治疗方法如下:

1. **期待疗法**　适用于病变轻微、无症状或症状轻微患者,一般可每数月随访 1 次。若经期有轻微疼痛时,可试给前列腺素合成酶抑制剂如吲哚美辛、萘普生、布洛芬或双氯芬酸钠等对症治疗。希望生育的患者,应作有关不孕的各项检查如输卵管通液试验或子宫输卵管碘油造影,特别是在腹腔镜检查下行输卵管亚甲蓝液通液试验,解除输卵管粘连扭曲,帮助患者受孕。必要时采用辅助生殖技术,使患者尽早受孕。一旦妊娠,病变组织多坏死、萎缩,分娩后症状可缓解,甚至病变完全消失,且不再复发。期待疗法期间,若患者症状和体征加剧时,应改用其他较积极的治疗方法。

2. **药物治疗**　治疗目的是抑制卵巢功能,阻止子宫内膜异位症的发展。其适用于有慢性盆腔痛、经期痛经症状明显、有生育要求及无卵巢囊肿形成患者。对较大的卵巢内膜异位囊肿,特别是卵巢包块性质未明者,宜采用手术治疗。

(1) **非甾体抗炎药(NSAID)**:作用机制:①抑制前列腺素的合成。②抑制淋巴细胞活性和活化的T 淋巴细胞的分化,减少对传入神经末梢的刺激。③直接作用于伤害性感受器,阻止致痛物质的形成和释放,但不能延缓内异症的进展。不良反应:主要为胃肠道反应,偶有肝肾功能异常。长期应用要警惕胃溃疡的可能。用法:推荐与孕激素或口服避孕药联合应用;根据需要应用,间隔不少于6h。

（2）**口服避孕药**:是最早用于治疗内异症的激素类药物,作用机制是抑制排卵,负反馈抑制下丘脑-垂体-卵巢轴,形成体内低雌激素环境,导致子宫内膜萎缩和经量减少。长期连续服用避孕药造成类似妊娠的人工闭经,称"假孕疗法"（pseudopregnancy therapy）;适用于轻度内异症患者。临床上常用低剂量高效孕激素和炔雌醇复合制剂,用法为每日1片,连续用6~9个月。副作用主要有恶心、呕吐,40岁以上或有高危因素(如糖尿病、高血压、血栓史及吸烟)的患者,要警惕血栓的风险。

（3）**孕激素**:可引起子宫内膜蜕膜样改变,最终导致子宫内膜萎缩,同时可负反馈抑制HPO轴,抑制垂体促性腺激素分泌,造成无周期性的低雌激素状态,并与内源性雌激素共同作用,造成高孕激素性闭经和内膜蜕膜化形成假孕。孕激素包括地诺孕素（2mg/d,口服）,甲羟孕酮,注射用长效甲羟孕酮,左炔诺孕酮宫内缓释系统（LNG-IUS）,地屈孕酮（10~20mg/d,月经第5~21天,口服）等。患者在停药数月后痛经缓解,月经恢复。副作用主要有突破性出血、乳房胀痛、体重增加、消化道症状及肝功能异常。

新型孕激素地诺孕素（2mg/d）有中枢和外周的双重作用机制,缓解内异症痛经的同时可以缩小卵巢子宫内膜异位囊肿,并且随着用药时间的延长,缩小异位囊肿的作用越显著。由于其日剂量低,对肝肾功能及代谢影响小,耐受性好,长期应用1年以上的有效性和安全性证据充足,可作为内异症长期管理的首选药物。

（4）**孕激素受体拮抗剂**:米非司酮（mifepristone）与子宫孕酮受体的亲和力是孕酮的5倍,具有强抗孕激素作用,每日口服25~100mg,造成闭经使病灶萎缩。副作用轻,无雌激素样影响,亦无骨质丢失危险,长期疗效有待证实。

（5）**孕三烯酮**（gestrinone）:为19-去甲睾酮甾体类药物,有抗孕激素、中度抗雌激素和抗性腺效应,也是一种假绝经疗法。每周用药两次,每次2.5mg,于月经第1天开始服药,6个月为1个疗程。治疗后50%~100%患者发生闭经,症状缓解率达95%以上。孕三烯酮与达那唑相比,疗效相近,但副作用较小,对肝功能影响较小且可逆,且用药量少、方便。

（6）**达那唑**（danazol）:为合成的17a-乙炔睾酮衍生物。抑制FSH、LH峰,抑制卵巢合成甾体激素,导致子宫内膜萎缩,出现闭经。因FSH、LH呈低水平,又称假绝经疗法。适用于轻度及中度内异症痛经明显的患者。用法:月经第1天开始口服200mg,每日2~3次,持续用药6个月。若痛经不缓解或未闭经,可加至每日4次。疗程结束后约90%患者症状消失。停药后4~6周恢复月经及排卵。月经恢复正常2次后再考虑受孕为宜。副作用有恶心、头痛、潮热、乳房缩小、体重增加、性欲减退、多毛、痤疮、皮脂增加、肌痛性痉挛等,一般能耐受。药物主要在肝脏代谢,已有肝功能损害不宜使用,也不适用于高血压、心力衰竭、肾功能不全者。

（7）**促性腺激素释放激素激动剂**（GnRH-a）:为人工合成的十肽类化合物,作用机制为下调垂体功能,造成暂时性药物去势及体内低雌激素状态;也可在外周与GnRH-a受体结合,抑制在位和异位内膜细胞的活性。用法为依不同的制剂有皮下注射或肌内注射,每28d注射1次,共用3~6个月或更长时间。目前临床上常用的药物有亮丙瑞林缓释剂或戈舍瑞林缓释剂,月经第1天皮下注射亮丙瑞林缓释剂3.75mg或戈舍瑞林缓释剂3.6mg,每28d注射1次,共用3~6个月。用药后一般第2个月开始闭经,可使痛经缓解,停药后在短期内排卵可恢复。副作用主要是低雌激素血症引起的围绝经期症状,有潮热、阴道干燥、性欲减退、失眠及抑郁等,停药后多可消失。长期应用则有骨质丢失的可能,骨质丢失需时1年才能逐渐恢复正常。因此在应用GnRH-a时,可酌情给予反向添加治疗（add-back therapy）提高雌激素水平,预防低雌激素状态相关的血管症状和骨质丢失的发生。

反向添加治疗

反向添加治疗的理论基础为"雌激素窗口剂量理论"学说，即将体内雌激素的水平维持在不刺激异位内膜生长而又不引起围绝经期症状及骨质丢失的范围（雌二醇水平在40~50pg/ml），既不影响治疗效果，又可减轻不良反应。反向添加方案有：

（1）雌孕激素方案：雌孕激素连续联合用药。戊酸雌二醇0.5~1.5mg/d，或每日释放25~50μg的雌二醇贴片，或雌二醇凝胶1.25g/d经皮涂抹；孕激素多采用孕酮胶囊100mg/d或地屈孕酮5mg/d或醋酸甲羟孕酮2~4mg/d。也可采用复方制剂雌二醇屈螺酮片，每日1片。

（2）连续应用替勃龙，推荐1.25~2.5mg/d。反向添加的治疗剂量应个体化，有条件者应监测雌激素水平。

3. 手术治疗

（1）**手术治疗的目的**：切除病灶；恢复解剖；促进生育。

（2）**手术治疗的适应证**：①药物治疗后症状不缓解，局部病变加剧者。②卵巢内膜异位囊肿直径≥5cm。若患者有生育需求，建议妇科医生与生殖科医生会诊后再确定治疗策略。

（3）**手术方法**：腹腔镜手术是目前治疗子宫内膜异位症的主要手段。在腹腔镜下既可确诊内膜异位症，亦可进行多种手术，包括病灶清除、粘连分离、卵巢巧克力囊肿穿刺抽液后注入无水乙醇、卵巢囊肿剔除和卵巢成形术以及卵巢切除术等。剖腹手术适用于粘连广泛、病灶巨大，特别是巨大的卵巢巧克力囊肿患者。具体手术方式有：

1）保留生育功能的手术：即保守性手术。保留患者的生育功能，手术尽可能切净或破坏所有可见的异位内膜病灶、分离粘连、恢复正常的解剖结构。其适合于药物治疗无效、年轻和有生育要求的患者。保守性手术以腹腔镜手术作为首选。术后复发率约40%，因此术后宜尽早妊娠或使用药物以减少复发。

2）保留卵巢功能的手术：切除盆腔内病灶及子宫，保留至少一侧或部分卵巢。其主要适用于无生育要求、症状重或者复发经保守性手术或药物治疗无效，但年龄较轻（<45岁）希望保留卵巢内分泌功能者。术后复发率约5%。

3）根治性手术：切除全子宫、双侧附件以及所有肉眼可见的病灶。适合年龄较大（>45岁）、无生育要求、症状重或者复发经保守性手术或药物治疗无效者。术后不用雌激素补充治疗者，几乎不复发。

（4）**手术前的准备**

1）充分的术前准备及评估。

2）充分地理解、认知和知情同意手术的风险、手术损伤特别是泌尿系统以及肠损伤的可能性。

3）对于深部浸润型内异症患者，应做好充分的肠道准备。

4）直肠阴道隔内异症患者，术前应行影像学检查，必要时行肠镜检查及活检以除外肠道本身的病变。有明显宫旁深部浸润病灶者，术前要常规检查输尿管、肾是否有积水，如果有输尿管肾盂积水，要明确积水的部位及程度以及肾功能情况。

5）必要时多学科团队协作诊治。

（五）内异症不同情况的处理

1. 内异症相关疼痛

（1）未合并不孕及无附件包块者，首选药物治疗。一线药物包括非甾体抗炎药、口服避孕药及高效孕激素。二线药物包括GnRH-a、左炔诺孕酮宫内缓释系统（LNG-IUS）。若药物无效，应考虑手术治疗。所有的药物治疗都存在停药后疼痛的高复发率。

（2）合并不孕或附件包块者，首选手术治疗。手术指征：①卵巢子宫内膜异位囊肿直径≥4cm。②合并不孕。③痛经药物治疗无效。手术以腹腔镜为首选。但手术后症状复发率较高，年复发率高达10%。故手术后应辅助药物治疗并长期管理。可根据病情选择一线或二线药物用于术后治疗，以减少卵巢子宫内膜异位囊肿和疼痛复发，但停药后症状常会很快再出现。

不建议术前药物治疗。但对病变较重、估计手术困难者，术前可短暂应用GnRH-a 3个月，以减少手术难度，提高手术的安全性。

2. 内异症相关不孕　对于内异症合并不孕患者首先按照不孕的诊疗路径进行全面的不孕症检查，排除其他不孕因素。单纯药物治疗对自然妊娠无效。腹腔镜是首选的手术治疗方式。年轻、轻中度者，术后可期待自然妊娠6个月，并给予生育指导；有高危因素者（年龄在35岁以上、不孕年限超过3年，尤其是原发性不孕者；重度内异症、盆腔粘连、病灶切除不彻底者；输卵管不通者），应积极行辅助生殖技术助孕。

3. 内异症恶变　主要恶变部位在卵巢，其他部位少见。临床有以下情况应警惕内异症恶变：①绝经后内异症患者，疼痛节律改变。②内异症病程长，卵巢囊肿直径>8cm。③影像学检查提示卵巢囊肿内部实性或乳头状结构，彩超检查病灶血流丰富，阻力低。④合并子宫内膜病变。治疗应遵循卵巢癌的治疗原则，预后一般比非内异症恶变的卵巢癌好。

【预防】

内异症病因不明确、多因素起作用，并且其组织学发生复杂，因此预防作用有限，主要注意以下几点以减少其发病：

1. 防止经血逆流　及时发现并治疗引起经血潴留的疾病如先天性生殖道畸形、闭锁、狭窄、继发性子宫颈管粘连、宫腔部分粘连、阴道狭窄等。经期禁止性生活和阴道灌洗，经期禁止剧烈运动。

2. 药物避孕　口服避孕药可以抑制排卵、促使子宫内膜萎缩，降低内异症的发病风险，对有本病高发家族史、容易带器妊娠者，可以选择。

3. 防止医源性异位内膜种植　尽量避免多次的宫腔手术操作。

（1）凡进入宫腔内的经腹手术，均应用纱布垫保护好子宫切口周围。

（2）月经前禁做输卵管通畅试验，以免将子宫内膜碎屑推入腹腔。

（3）当人工流产吸宫时，宫腔内负压不宜过高，以防宫腔内外压差过大，宫腔内血液和内膜被吸入腹腔内的危险。

（4）宫颈及阴道手术包括宫颈电烙、激光和微波治疗以及整形术等均应在月经干净后3~7d内进行，以免下次月经来潮时脱落的子宫内膜种植在尚未愈合的手术创面。

第二节　子宫腺肌病

当子宫内膜腺体及间质侵入子宫肌层时，称为子宫腺肌病（adenomyosis）。子宫肌层内存在子宫内膜腺体和间质，在激素的影响下发生出血、肌纤维结缔组织增生，形成弥漫性病变或局限性病变。子宫腺肌病多发生于30~50岁经产妇，约有半数患者同时合并子宫肌瘤，约15%患者合并子宫内膜异位症。虽然对尸检及因病切除子宫的标本做连续切片检查，发现10%~47%的子宫肌层中有子宫内膜组织，但其中35%无临床症状。子宫腺肌病与子宫内膜异位症病因不同，但均受雌激素的调节。

【病因】

子宫腺肌病患者部分子宫肌层中的内膜病灶与宫腔内膜直接相连，故认为是由基底层子宫内膜侵入肌层生长所致，多次妊娠及分娩、人工流产、慢性子宫内膜炎等造成子宫内膜基底层损伤，与腺肌病发病密切相关。由于内膜基底层缺乏黏膜下层,内膜直接与肌层接触,使得在解剖结构上子宫内膜易于侵入肌层。腺肌病常合并有子宫肌瘤和子宫内膜增生,提示高水平雌孕激素刺激,也可能是促进内膜向肌层生长的原因之一。

【病理】

子宫肌腺病肌层内的咖啡色病灶

异位内膜在子宫肌层多呈弥漫性生长,累及后壁居多,故子宫呈均匀性增大,前后径增大明显,呈球形,一般不超过 12 周妊娠子宫大小。剖面见子宫肌壁显著增厚且硬,无漩涡状结构,于肌壁中见粗厚肌纤维带和微囊腔,腔内偶有陈旧血液。少数腺肌病病灶呈局限性生长形成结节或团块,似肌壁间肌瘤,称为子宫腺肌瘤(uterine adenomyoma)。因局部反复出血导致病灶周围纤维组织增生所致,故与周围肌层无明显界限,手术时难以剥除。镜下特征为肌层内有呈岛状分布的异位内膜腺体及间质,特征性的小岛由典型的子宫内膜腺体与间质组成,且为不成熟的内膜,属基底层内膜,对雌激素有反应性改变,但对孕激素无反应或不敏感,故异位腺体常呈增殖期改变,偶尔见到局部区域有分泌期改变。

【临床表现】

1. **痛经** 半数以上患者有继发性痛经,渐进性加重。痛经位于下腹正中,常于经前 1 周开始,直至月经结束。子宫腺肌病痛经的发生率为 15%~30%。

2. **月经异常** 月经过多、经期延长或不规则出血。月经过多发生率为 40%~50%,一般大于 80ml,主要与子宫内膜面积增加、子宫肌层纤维增生使子宫肌层收缩不良,子宫内膜增生等因素有关。

3. **子宫增大** 多为均匀性增大或有局限性结节隆起,质硬且有压痛,经期压痛更甚。无症状者有时与子宫肌瘤不易鉴别。

本病可合并子宫肌瘤和子宫内膜异位症。30% 患者可无任何临床症状。

【诊断】

根据症状、盆腔检查及辅助检查可做出初步诊断,子宫腺肌瘤需与子宫肌瘤相鉴别。

1. **超声检查** 显示子宫增大,肌层增厚,后壁更明显,子宫内膜线前移。病变部位为等回声或回声增强,其间可见点状低回声,病灶与周围无明显界限。

2. **MRI检查** 显示子宫内存在界限不清、信号强度低的病灶,T_2加权像可有高信号强度的病灶,子宫内膜肌层结合带变宽>12mm。

3. **血清 CA125 水平** 多数可升高。

4. **病理检查** 是诊断的"金标准"。

【治疗】

根据疾病的严重程度、患者的年龄及有无生育要求而定,主要目标是缓解疼痛,减少出血,促进生育。

1. **期待疗法** 用于无症状、无生育要求者。

2. **保守治疗** 用法同子宫内膜异位症治疗。对于年轻、希望保留子宫者使用口服避孕药或LNG-IUS;子宫增大明显或疼痛症状严重者,可应用 GnRH-a 治疗 3~6 个月后,再使用口服避孕药或 LNG-IUS。LNG-IUS 治疗初期部分患者会出现淋漓出血、LNG-IUS 下移甚至脱落等,需加强随诊。有些中药对痛经有明显的缓解作用,可以使用。

3. **手术治疗** 年轻要求保留生育功能者可以进行病灶切除或子宫楔形切除术;无生育要求伴月经量增多者,可行子宫内膜去除术;痛经明显者可以考虑子宫动脉栓塞术(UAE);对已经完成生育,年龄较大而症状明显者应行子宫切除术,可根治本病。

4. **合并不孕的治疗** 对于有生育要求的子宫腺肌病患者,可选择药物治疗(GnRH-a)或保守性手术加药物治疗后积极行辅助生殖技术治疗。应注意保守性手术后妊娠子宫破裂的风险。对于无生育要求者,可选择药物治疗长期控制症状或保守性手术加药物治疗,也可切除子宫。

(孟 琴)

思考题

1. 子宫内膜异位症的主要病理变化是什么?
2. 子宫内膜异位症典型的临床表现是什么?
3. 子宫内膜异位症的治疗原则是什么?
4. 试述子宫腺肌病的诊断方法和治疗措施。

ER 19-7

练习题

第二十章 | 女性生殖内分泌疾病

学习目标

1. 掌握排卵障碍性异常子宫出血、闭经、多囊卵巢综合征、绝经综合征的临床表现、诊断及治疗原则。

2. 熟悉排卵障碍性异常子宫出血、闭经、多囊卵巢综合征、绝经综合征的概念;排卵障碍性异常子宫出血的子宫内膜病理。

3. 了解排卵障碍性异常子宫出血、闭经、多囊卵巢综合征、绝经综合征的病因和内分泌变化;排卵障碍性异常子宫出血的分类;促排卵药物的种类。

4. 能够及时发现患者内分泌的异常情况,具有较强的综合分析能力,对疾病做出正确诊断和处理;会施行简单的手术操作。

5. 具备耐心和细心,能与患者及家属进行有效沟通,指导患者正确使用性激素。

女性生殖内分泌疾病是妇产科常见的疾病,通常是由于下丘脑-垂体-卵巢轴(HPO 轴)功能异常或者其对应的靶器官异常所致,有一些疾病还涉及遗传、生殖器官发育异常等。本章主要介绍排卵障碍性异常子宫出血、闭经、多囊卵巢综合征及绝经综合征。

情境导入

患者,女性,28 岁。因"月经不规律 15 年,月经过多 14d"就诊。月经史:13 岁月经初潮,月经周期:7~10d/40~45d,偶有月经间隔 3 个月情况,月经量多。此次月经持续 14d 未净,量多,伴有头晕、乏力。婚育史:结婚 2 年,未避孕 1 年未孕。体格检查:身高 154cm,体重 70kg,额面部见明显痤疮痕迹,第二性征已发育,唇部及下腹正中腹白线处见毛发较多。妇科检查未见异常。B 超检查提示子宫正常大小,卵巢体积增大。基础体温呈单相型。月经期性激素检查结果:FSH 4.8IU/L,LH 12.5IU/L,E$_2$ 66pg/ml,PRL 31.4ng/ml,T 95ng/dl;P 1.5ng/ml。

工作任务:

1. 该患者可能的诊断是什么?

2. 为明确诊断需要完善哪些辅助检查?

3. 该患者的治疗方案是什么?

第一节 排卵障碍性异常子宫出血

异常子宫出血(abnormal uterine bleeding,AUB)是指与正常月经的周期频率、规律性、经期长度、经期出血量任何一项不符的,源自子宫腔的异常出血。2022 年由中华医学会妇产科学分会妇科内分泌学组更新制订的《异常子宫出血诊断与治疗指南（2022更新版）》列出AUB相关术语标准（表20-1）及AUB病因、诊疗方案。指南将AUB限定于生育期非妊娠妇女，因此排除了妊娠和产褥相关的出血，也不包含青春期前和绝经后出血。根据FIGO"正常和异常子宫出血相关术语以及病因新分类系统（PALM-COEIN系统）"将AUB病因分为两大类9个亚型（表20-2），为方便记忆，按英语首字母缩写为"PALM-COEIN"，其中"PALM"指存在结构性改变，而"COEIN"多无子宫结构性改变。

本节主要讲解PALM-COEIN系统中的排卵障碍性异常子宫出血（ovulatory dysfunction AUB, AUB-O），又称排卵障碍相关异常子宫出血。既往所称的"功能失调性子宫出血（功血）"，包括"无排卵性功血"和"排卵性月经失调"，均属于AUB-O范畴，根据中华医学会妇产科学分会妇科内分泌学组2014年建议，不再使用"功能失调性子宫出血（功血）"的术语。

AUB-O是指由于排卵障碍引起的月经周期与经期出血量异常的子宫出血，全身检查未发现明显的器质性疾病。其常表现为月经周期失去正常规律，经量增多，经期延长，甚至不规则阴道出血。其病因包括无排卵、稀发排卵及黄体功能不足。

表20-1 正常子宫出血（月经）与AUB的术语及范围

月经的临床评价指标	术语	范围
周期频率	闭经 正常 月经频发 月经稀发	≥6个月月经不来潮 （28±7）d <21d >35d
周期规律性 [a]	规律月经 不规律月经	<7d ≥7d
经期长度	正常 经期延长	≤7d >7d
经期出血量	月经过多 月经过少	自觉经量多，影响生活质量 自觉经量较以往减少，点滴状

注：a：周期规律性指近1年的周期之间月经的变化范围；AUB表示异常子宫出血。

表20-2 FIGO的AUB病因新分类系统（PALM-COEIN系统）分类

分类	致AUB疾病名称	简称
PALM（存在结构性改变）	子宫内膜息肉（polyp）	AUB-P
	子宫腺肌病（adenomyosis）	AUB-A
	子宫平滑肌瘤（leiomyoma）	AUB-L
	子宫内膜恶变和不典型增生（malignancy and hyperplasia）	AUB-M
COEIN（无子宫结构性改变）	全身凝血相关疾病（coagulopathy）	AUB-C
	排卵障碍（ovulatory dysfunction）	AUB-O
	子宫内膜局部异常（endometrial）	AUB-E
	医源性（iatrogenic）	AUB-I
	未分类（not yet classified）	AUB-N

一、无排卵性异常子宫出血

卵巢不排卵意味着孕激素缺乏，子宫内膜无法发生分泌反应并脱落，同时由于子宫内膜仅受雌激素的作用，可以出现不同程度的增殖改变，继而会因为雌激素量不足而发生突破性出血，出现月经量过多或经期延长,称为无排卵性异常子宫出血(anovulatory abnormal uterine bleeding)。其常见于青春期和绝经过渡期,也可发生于生育年龄。

【病因及发病机制】

青春期卵巢功能不健全,绝经过渡期卵巢功能减退,生育期产后或流产后内分泌功能尚未完全恢复,以及精神紧张、慢性疾病、环境、营养不良、贫血及代谢紊乱等,均可通过大脑皮质和中枢神经系统影响下丘脑-垂体-卵巢轴的功能调节,导致无排卵、月经失调。

1. **青春期** 下丘脑-垂体-卵巢轴间的反馈调节尚未成熟,大脑中枢对雌激素的正反馈作用存在缺陷,卵泡刺激素(FSH)和促黄体生成素(LH)虽刺激卵泡发育并分泌雌激素(E),但 FSH 常呈持续低水平,无法刺激卵泡发育为成熟卵泡,同时也无月经中期 LH 峰分泌,卵巢不能排卵。此外,青春期女性处于生理与心理变化发展期,情绪多变,学业压力较大,发育不健全的下丘脑-垂体-卵巢轴更容易受到各种环境因素的影响,导致排卵障碍。

2. **绝经过渡期** 卵巢功能不断衰退,卵泡基本耗尽,剩余卵泡对垂体促性腺激素的反应低下,卵泡发育受阻而不能排卵。

3. **生育期** 可因劳累、应激或疾病等影响偶尔出现无排卵,亦可因肥胖、多囊卵巢综合征、高催乳素血症、甲状腺疾病等因素引起持续无排卵。

各种原因引起的无排卵均可导致子宫内膜受单一雌激素刺激而无孕激素对抗,引起雌激素突破性出血(breakthrough bleeding)或雌激素撤退性出血(withdrawal bleeding)。雌激素突破性出血有两种类型:低水平雌激素维持在阈值水平,可发生间断性少量出血,内膜修复慢,出血时间延长;高水平雌激素维持在有效浓度,引起长时间闭经,因无孕激素参与,子宫内膜增厚但不牢固,容易发生急性突破性出血,血量汹涌。雌激素撤退性出血是指子宫内膜在单一雌激素刺激下,持续增生,多数生长卵泡退化闭锁,雌激素水平突然急剧下降,内膜因失去激素支持而撤退性出血。

知识链接

子宫内膜出血的自限性机制缺陷

子宫内膜出血的自限性机制缺陷包括:

1. 子宫内膜组织脆性增加 因子宫内膜腺体持续增生,间质缺乏孕激素作用,导致内膜组织脆弱,易自发破溃出血。

2. 子宫内膜剥脱不全,修复困难 由于雌激素波动使子宫内膜脱落不规则和不完整,某一区域在修复,可能另一区域又在脱落出血,导致内膜的再生和修复困难。

3. 血管的结构与功能异常 破裂的毛细血管密度增加,多处断裂,血管缺乏螺旋化,收缩不力造成出血量多,出血时间长。

4. 凝血与纤溶异常 多次的组织破损活化纤溶酶,引起更多的纤维蛋白裂解,子宫内膜纤溶亢进,凝血功能缺陷。

5. 血管舒张因子异常 血管舒张因子前列腺素 E_2(PGE$_2$)含量和敏感性增加,血管易于扩张,出血增加。

【子宫内膜病理改变】

无排卵性异常子宫出血患者的子宫内膜受雌激素持续刺激而无孕激素拮抗,可发生不同程度的增生性改变,少数可出现萎缩性改变。

1. **增殖期子宫内膜(proliferative phase of endometrium)** 子宫内膜与正常月经周期中的增殖期内膜并无区别,只是在月经周期后半期甚至月经来潮时,仍表现为增殖状态。

2. 子宫内膜增生症（endometrial hyperplasia） 2020 年 WHO 在其第 5 版女性生殖系统肿瘤分类中再次明确了子宫内膜增生的病理分类,根据是否存在细胞异型性,将子宫内膜增生分为子宫内膜增生不伴非典型增生（endometrial hyperplasia without atypia,EH）和子宫内膜非典型增生（atypical hyperplasia,AH）两类。

（1）**子宫内膜增生不伴非典型增生**:子宫内膜过度增生,超出正常子宫内膜增殖期晚期的范畴,通常为弥漫性增生,也可以为局限性。

（2）**子宫内膜非典型增生**:子宫内膜腺体的增生明显超过间质,局限性或弥漫性,具有相同或相似于高分化子宫内膜样癌的细胞学特征,但缺乏明确的间质浸润。此类改变已不属于异常子宫出血的范畴。

3. 萎缩型子宫内膜（atrophic endometrium） 少数情况下可见内膜菲薄,腺体少而小,腺管狭而直,腺上皮为单层立方形或低柱状细胞,间质少而密、纤维化,血管很少。

【临床表现】

最常见的症状是不规则子宫出血,特点是月经周期紊乱,经期长短不一,出血量时多时少,甚至大量出血导致贫血或者休克。有时先有数周或数月停经,继之大量出血,持续 2~3 周或更长时间,不易自止;有时表现为类似正常月经的周期性出血,出血时一般不伴腹痛。

【诊断】

1. 病史 详细询问患者的年龄、月经史、婚育史及避孕措施;有无慢性病史如肝病、血液病以及内分泌系统疾病等;近期用药情况;有无精神紧张、恐惧、忧伤等情况。详细询问出血情况,如发病时间、流血量、持续时间、性质、流血前有无停经等。

2. 体格检查 包括全身检查和妇科检查,及时发现相关体征。妇科检查应排除阴道、宫颈及子宫器质性病变,确定出血来源。

3. 辅助检查 辅助检查的目的是鉴别诊断和确定病情严重程度及有无合并症。

（1）**尿妊娠试验或血 hCG 检测**:有性生活史者,应除外妊娠及妊娠相关疾病。

（2）**全血细胞计数**:确定有无贫血及血小板减少。

（3）**凝血功能检查**:凝血酶原时间、活化部分凝血活酶时间、凝血酶时间、纤维蛋白原等,排除凝血和出血功能障碍性疾病。

（4）**盆腔 B 型超声检查**:了解子宫大小、形状、内膜厚度及回声,以明确有无宫腔占位病变及其他生殖道器质性病变等。

（5）**基础体温（basal body temperature,BBT）测定**:正常月经周期的妇女,基础体温在排卵后受孕激素影响而上升 0.3~0.5℃,持续 10~14d,月经前 1~2d 体温下降,呈双相型（图 20-1）。若基础体温呈单相型,提示无排卵（图 20-2）。同时 BBT 还可以提示黄体功能不足（高温相≤11d）及子宫内膜不规则脱落（高温相体温下降缓慢伴经前出血）。

> **知识链接**
>
> ### 基础体温测定方法
>
> 基础体温是指人经过 6~8h 的睡眠以后（比如在早晨）从熟睡中醒来,体温尚未受到运动饮食或情绪变化影响时所测出的体温。基础体温的测定方法:每晚临睡前将体温表水银柱甩至 35℃ 以下,放在醒来后伸手可及的地方。清晨醒后,立即将体温表放在舌下 5min 后或者腋下 10min 后拿出来读数,并记录在特制的表格上。基础体温通常会随着排卵而升高,如果妊娠,基础体温会持续在高温状态。

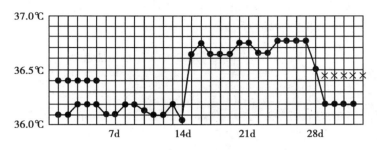

图 20-1　基础体温双相型（正常）

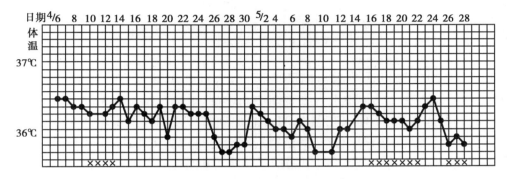

图 20-2　基础体温单相型

（6）**血清性激素测定**：测定血睾酮、催乳素水平及甲状腺功能以排除其他内分泌疾病。适时测定孕激素水平（常常于下次月经前 5~9d 测定）可确定有无排卵及了解黄体功能，但常因出血频繁，难以选择测定孕激素的时间。有条件时应尽量选择早卵泡期检测 FSH、LH、PRL、E_2、T 和促甲状腺素（TSH）水平，有助于分析无排卵的病因，但在获得检测结果前不必等待，尤其是对急性 AUB 患者，出血量多，应及时给予患者必要的治疗。

（7）**宫颈细胞学检查**：采用 TBS 系统法或巴氏分类法，用于排除宫颈病变。

（8）**诊刮或宫腔镜检查**：对年龄≥35 岁、长期不规律子宫出血、有子宫内膜癌高危因素（如高血压、肥胖、糖尿病等）、B 超检查提示子宫内膜过度增厚并且回声不均匀、药物治疗效果不满意者应行诊刮并行病理检查，以除外子宫内膜病变。诊刮时应搔刮整个宫腔，尤其是两侧宫角，并注意宫腔大小、形态、宫壁是否平滑，刮出物性质和数量。对疑有宫颈癌时，应行分段诊刮。无性生活史患者，若激素治疗失败或疑有器质性病变，也可以经患者或其家属知情同意后行诊刮术。有条件者推荐宫腔镜直视下活检，可诊断各种宫腔内病变，如子宫内膜息肉、子宫黏膜下肌瘤、子宫内膜癌等。

【鉴别诊断】

在诊断排卵障碍性异常子宫出血前，必须排除生殖器官病变或全身性疾病所导致的生殖器官出血，需注意鉴别的有：

1. **异常妊娠或妊娠并发症**　如流产、异位妊娠、葡萄胎、子宫复旧不良、胎盘残留、胎盘息肉等。

2. **生殖器官肿瘤**　如子宫内膜癌、宫颈癌、滋养细胞肿瘤、子宫肌瘤、卵巢肿瘤等。

3. **生殖器官感染**　如急性或慢性子宫内膜炎、子宫颈炎等生殖道炎症。

4. **生殖器官损伤**　如阴道或宫颈裂伤性出血。

5. **全身性疾病**　如血液病、肝肾衰竭、甲状腺功能亢进或减退等。

6. **其他**　激素类药物使用不当及宫内节育器或异物引起的子宫不规则出血。

【治疗】

青春期及生育年龄治疗以止血、调整周期为治疗原则，有生育要求者同时需要促排卵治疗；绝经过渡期治疗以止血、调整周期、减少经量、防止子宫内膜病变为治疗原则（表 20-3）。常采用性激素止血和调整月经周期，必要时手术治疗。

表 20-3　AUB-O 常用的激素治疗方法选择

激素	青春期		生育期		绝经过渡期	
	止血	调整周期	止血	调整周期	止血	调整周期
天然孕激素或地屈孕酮	可选择	可选择	可选择	可选择	可选择	可选择
短效 COC	可选择	可选择	可选择	可选择		慎用
高效合成孕激素			可选择		可选择	
LNG-IUS				可选择		可选择

1. 止血　止血的方法包括孕激素内膜脱落法、大剂量短效复方口服避孕药（combined oral contraceptives，COC）、高效合成孕激素内膜萎缩法和诊刮。目前，国内因无静脉或肌内注射的雌激素制剂，且口服制剂起效慢，不建议在急性 AUB 止血期常规使用大剂量雌激素内膜修复法。辅助止血的药物有氨甲环酸和中药等。方法的选择应综合考虑患者的年龄、出血量、出血速度、贫血严重程度、是否耐受、是否有生育要求等，根据情况选择性激素、刮宫术及辅助治疗。对少量出血患者，使用最低有效量激素，减少药物副作用。对大量出血患者，要求性激素治疗 8h 内见效，24~48h 内出血基本停止，96h 以上仍不止血，应考虑是否存在其他器质性病变。

（1）**孕激素**：也称"内膜脱落法""药物性刮宫"，适用于一般情况较好，血红蛋白≥90g/L 者。对于急性 AUB 建议肌内注射孕酮 20mg/d × 3d；对于出血淋漓不净、不愿意肌内注射的患者选用口服孕激素制剂，如地屈孕酮 10~20mg/d、微粒化孕酮胶囊 200~300mg/d、甲羟孕酮 6~10mg/d，连用 7~10d。停药后 1~3d 发生撤退性出血，约 1 周内血止。其适用于各年龄阶段的患者。

（2）**短效 COC**：止血效果好、止血速度快、价格低、使用方便，但禁用于有避孕药禁忌证的患者。常用的短效 COC 包括炔雌醇环丙孕酮片、屈螺酮炔雌醇片、去氧孕烯炔雌醇片等。方法为 1 片/次，急性 AUB 使用 2~3 次/d，淋漓出血者使用 1~2 次/d，大多数出血可在 1~3d 完全停止；继续维持原剂量治疗 3d 以上仍无出血可开始减量，每 3~7d 减少 1 片，仍无出血，可继续减量到 1 片/d，维持至血红蛋白含量正常、希望月经来潮时停药即可。对于绝经过渡期患者，因可能增加血栓发生风险，不推荐大剂量（2~3 片/d）短效 COC 止血。

（3）**高效合成孕激素**：也称为"内膜萎缩法"，适用于血红蛋白含量较低者。使用大剂量高效合成孕激素，如炔诺酮 5~10mg/d、甲羟孕酮 10~30mg/d，连续用药 10~21d，血止、贫血纠正后停药。也可在出血完全停止后，维持原剂量治疗 3d 后仍无出血即开始减量，减量以不超过原剂量的 1/3 为原则，每 3d 减量 1 次，直至每日最低剂量而不再出血为维持量，维持至血红蛋白含量正常、希望月经来潮时停药即可。青春期患者不推荐此方法。

（4）**刮宫术**：刮宫可迅速止血，并具有诊断价值，适用于大量出血且药物治疗无效需立即止血或需要子宫内膜组织学检查的患者。可了解内膜病理，除外恶性病变，对于绝经过渡期及病程长的生育期患者应首先考虑刮宫术，对无性生活史青少年除非要除外子宫内膜癌，否则不建议行刮宫术。对于超声提示宫腔内异常者可在宫腔镜下刮宫，以提高诊断准确率。

（5）**辅助治疗**

1）一般止血药：如抗纤溶药物氨甲环酸 1g，2~3 次/d，或酚磺乙胺、维生素 K 等。

2）雄激素：具有对抗雌激素作用，减少盆腔充血和增加子宫血管张力，减少子宫出血量，协助止血。可使用丙酸睾酮每个周期肌内注射 75~300mg，酌情平分为多天多次使用。

3）纠正凝血功能：出血严重时可补充凝血因子，如纤维蛋白原、血小板、新鲜冻干血浆或新鲜血。

4）纠正贫血：对中重度贫血患者在上述治疗的同时给予铁剂和叶酸治疗，必要时输血。

5）预防感染：出血时间长，贫血严重，抵抗力差，或有合并感染的临床征状时应及时应用抗生素。

2. 调整月经周期　应用性激素止血后，必须调整月经周期。青春期及生育年龄无排卵性异常子宫出血的患者，需恢复正常的内分泌功能，建立正常月经周期；绝经过渡期患者需控制出血及预防再次异常子宫出血及子宫内膜增生症的发生。

（1）**孕激素定期撤退法**：推荐使用天然孕激素或地屈孕酮。月经周期第11~15天起，使用口服孕激素，如地屈孕酮10~20mg/d或微粒化孕酮胶囊200~300mg/d，共10~14d，酌情应用3~6个周期。

（2）**短效COC**：适用于经量多、痤疮、多毛、痛经、经前期综合征、有避孕要求的患者，可达到"一举多得"的作用，服用方法与避孕方法相同，从撤药性出血第5天开始，1片/d，连服21d（不同的口服避孕药，服用时间可能有差异），停药1周为撤药性出血间隔，出血量较少。连续3个周期为一个疗程，病情反复者酌情延至6个周期。应用口服避孕药第一个周期的头七天应注意加用工具避孕。口服避孕药的潜在风险应予注意，有血栓性疾病、心脑血管疾病高危因素及40岁以上吸烟的女性不宜应用；生育期无生育要求的患者使用短效COC推荐长期连续使用，不建议间歇使用；绝经过渡期患者慎用。

（3）**左炔诺孕酮宫内缓释系统**：左炔诺孕酮宫内缓释系统（levonorgestrel intrauterine system，LNG-IUS）在宫腔内局部定期释放低剂量孕激素（LNG，20μg/d），既有非常好的避孕作用，又可长期保护子宫内膜，显著减少出血量80%~90%，有时甚至出现闭经，同时由于外周血中的药物浓度很低，对全身的副作用较小，是无生育要求的育龄期患者及绝经过渡期患者的长期、安全、简便的选择，尤其适用于对经量过多患者的长期管理，有效期5年。

（4）**雌孕激素序贯法**：在少数青春期或生育期患者，如孕激素治疗后不出现撤退性出血，考虑是内源性雌激素水平不足；或绝经过渡期有雌激素缺乏症状的患者，无性激素治疗禁忌证，均可使用雌孕激素序贯法治疗，绝经过渡期患者使用此方法也可同时缓解围绝经期症状。方法是从撤药性出血第5天开始，结合雌激素1.25mg/d或戊酸雌二醇1~2mg/d或17β-雌二醇1~2mg/d，连服21d，服雌激素第12天起加用地屈孕酮10~20mg/d或微粒化孕酮胶囊200~300mg/d或甲羟孕酮6~10mg/d，连用10~14d，停药后3~7d内出现撤药性出血（图20-3）。从出血第5天重复用药，连续3个周期为一疗程。用药2~3个周期后常可自发排卵，若正常月经仍未建立，可重复上述序贯法。若患者体内有一定雌激素水平，雌激素可采用半量或1/4量。

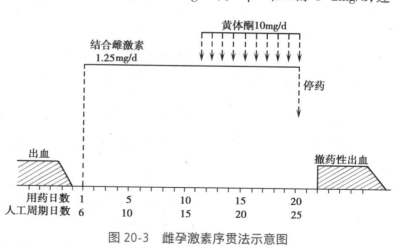

图20-3　雌孕激素序贯法示意图

3. 促排卵　青春期一般不提倡使用促排卵药物；有生育要求的无排卵不孕患者，可针对病因采取促排卵，包括口服氯米芬、来曲唑、中药等。具体方法将在本章第三节"多囊卵巢综合征"介绍。

4. 手术治疗　对于药物治疗疗效不佳或不宜用药、无生育要求的患者，尤其是不易随访的年龄较大患者，应考虑手术治疗。

（1）**子宫内膜切除术（endometrial ablation）**：利用宫腔镜下电切割或激光切除子宫内膜，或者采用滚动球电凝或热疗等手术方法，直接破坏大部分或全部子宫内膜和浅肌层，使月经减少甚至闭经。其适用于药物治疗无效、不愿或不适合子宫切除术的患者。术前1个月口服达那唑600mg，1次/d；或孕三烯酮2.5mg，2次/周，4~12周；或GnRHa 3.75mg，每28d 1次，1~3次，可使子宫内膜萎缩，子宫体积缩小，减少血管再生，使手术时间缩短且出血减少，易于实施手术，增加手术安全性，且可在月经周期任何时期进行。治疗优点是微创、有效，可减少月经量80%~90%，部分患者可达到闭经。但术前必须有明确的病理学诊断，需要除外子宫内膜恶性病变、子宫内膜不典型增生者。

（2）**子宫切除术**：对于各种治疗效果不佳或无生育要求，不易随访，或病理诊断为子宫内膜不典型增生时，可选择子宫切除术。

二、排卵性异常子宫出血

排卵性异常子宫出血多发生于生育年龄妇女，患者有周期性排卵，因此临床上仍有可辨认的月经周期。其主要包含黄体功能不足、子宫内膜不规则脱落和围排卵期出血。

（一）黄体功能不足

黄体功能不足（luteal phase defect，LPD）是指月经周期中有卵泡发育及排卵，但黄体期孕激素分泌不足或黄体过早衰退，导致子宫内膜分泌反应不良和黄体期缩短，引起月经频发。

【发病机制】

黄体健全发育的必要前提是有足够水平的FSH和LH及卵巢对LH良好的反应。黄体功能不足有多种因素：神经内分泌调节功能紊乱可导致卵泡期FSH缺乏，使卵泡发育缓慢，雌激素分泌减少，从而对垂体及下丘脑正反馈不足；LH脉冲峰值不高及排卵峰后LH低脉冲缺陷，使排卵后黄体发育不全，孕激素分泌减少；卵巢本身发育不良，卵泡期颗粒细胞LH受体缺陷，也可使排卵后颗粒细胞黄素化不良，孕激素分泌减少，从而使子宫内膜分泌反应不足。有时黄体分泌功能正常，但维持时间短。部分黄体功能不足可由高催乳素血症引起。此外，生理性因素如初潮、分娩后、绝经过渡期，以及内分泌疾病、代谢异常等，也可导致黄体功能不足。

【病理】

子宫内膜形态一般表现为分泌期内膜，腺体分泌不良，间质水肿不明显或腺体与间质发育不同步。内膜活检显示分泌反应落后2d。

【临床表现】

一般表现为月经周期缩短或者提前少量出血，月经频发。有时月经周期虽在正常范围内，但卵泡期延长、黄体期缩短，以致患者不易受孕或在妊娠早期流产。

【诊断】

根据月经周期缩短、不孕或早孕时易流产，妇科检查无引起异常子宫出血的生殖器官器质性病变；基础体温双相型，但高温相小于11d（图20-4）；子宫内膜活检显示分泌反应至少落后2d，可做出诊断。

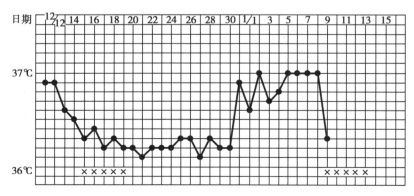

图20-4 基础体温双相型（黄体功能不足）

【治疗】

1. **促进卵泡发育** 针对其发生原因,促使卵泡发育和排卵。

1)卵泡期使用低剂量雌激素:低剂量雌激素能协同 FSH 促进卵泡发育,月经第 5 天起每日口服戊酸雌二醇 1mg 或者 17β-雌二醇 1mg,连续 5~7d。

2)氯米芬:氯米芬通过与内源性雌激素受体竞争性结合,促使垂体释放 FSH 和 LH,达到促进卵泡发育的目的。具体使用见本章第三节"多囊卵巢综合征"。

2. **促进月经中期 LH 峰形成** 当卵泡成熟后,给予绒毛膜促性腺激素 5 000~10 000U 一次或分两次肌内注射,以加强月经中期排卵前 LH 峰,达到不使黄体过早衰退和提高其分泌孕酮的目的。

3. **黄体功能刺激疗法** 于基础体温上升后开始,隔天肌内注射绒毛膜促性腺激素 1 000~2 000U,共 5 次,可使血浆孕酮明显上升,延长黄体期。

4. **黄体功能补充疗法** 一般选用天然孕酮制剂,自排卵后开始每日口服孕酮胶囊 200mg/d,共 10~14d,以补充黄体孕酮分泌不足。

5. **黄体功能不足合并高催乳素血症的治疗** 使用溴隐亭 2.5~5.0mg/d,可使催乳素水平下降,并促进垂体分泌促性腺激素及增加卵巢雌孕激素分泌,从而改善黄体功能。

6. **口服避孕药** 尤其适用于有避孕需求的患者。一般周期性使用口服避孕药 3 个周期,病情反复者酌情延至 6 个周期。

(二)子宫内膜不规则脱落

子宫内膜不规则脱落(irregular shedding of endometrium)是在月经周期有排卵,黄体发育良好,但萎缩过程延长,导致子宫内膜不规则脱落。

【发病机制】

由于下丘脑-垂体-卵巢轴调节功能紊乱,或溶黄体机制失常,引起黄体萎缩不全,子宫内膜持续受孕激素影响,以致内膜不能如期完整脱落。

【病理】

正常月经第 3~4 天时,分泌期子宫内膜已全部脱落。当黄体萎缩不全时,月经期第 5~6 天仍能见到呈分泌反应的子宫内膜。其常表现为混合型子宫内膜,即残留的分泌期内膜与出血坏死组织及新增生的内膜混合共存。

【临床表现】

表现为月经周期正常,但经期延长,长达 9~10d,甚至更长,且出血量多。

【诊断】

临床表现为经期延长,基础体温呈双相型,但下降缓慢(图 20-5)。在月经第 5~6 天行诊断性刮宫,病理检查作为确诊依据。

【治疗】

1. **孕激素后半周期疗法** 孕激素通过调节下丘脑-垂体-卵巢轴的反馈功能,使黄体及时萎缩,内膜按时完整脱落。方法:排卵后第 1~2 天或下次月经前 10~14d 开始,每日口服甲羟孕酮 10mg/d,连服 10d,有生育要求者可口服孕酮胶囊 200mg/d 或地屈孕酮 20mg/d,共 10d。

2. **复方短效口服避孕药** 无生育要求者也可口服复方短效口服避孕药,自月经周期第 5 天始,1 片/d,连续 21d(不同口服避孕药可能时间不同)为 1 周期,可抑制排卵,控制周期。

3. **绒毛膜促性腺激素** 用法同黄体功能不足,有促进黄体功能的作用。

(三)围排卵期出血

围排卵期出血表现在两次月经中间,即排卵期阴道流血,出血期≤7d,多数持续 1~3d,量少,时有时无,或血停数日后又出血。

1. **发病机制** 原因不明,可能与排卵前后雌激素水平波动有关。由于雌激素水平短暂下降,使

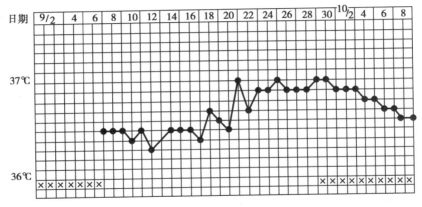

图 20-5　基础体温双相型（黄体萎缩不全）

子宫内膜失去激素的支持而出现部分子宫内膜脱落引起有规律性的阴道流血。

2. 治疗　有生育要求者可于月经第 10 天起每日口服戊酸雌二醇 1mg/d 或者 17β-雌二醇 1mg/d，连续 7~10d。无生育要求者可用复方短效口服避孕药，抑制排卵，控制周期。

第二节　闭　经

闭经（amenorrhea）是一种常见的妇科症状，表现为无月经或月经停止。根据既往有无月经来潮，分为原发性闭经和继发性闭经。根据中华医学会妇产科学分会内分泌学组发布的《闭经诊断与治疗指南（2023 版）》，原发性闭经（primary amenorrhea）指有正常生长和第二性征（乳房、性毛）发育，15 岁无月经来潮；或乳房发育 2~5 年后仍未有月经初潮。继发性闭经（secondary amenorrhea）指曾有月经、以后月经停止，包括原来月经频率正常者停经 3 个月或原来月经稀发者停经 6 个月。青春期前、妊娠期、哺乳期及绝经后的月经停止均属生理现象，不在本节展开讨论。

【分类】

除了上述根据既往月经是否来潮的分类以外，临床上也可采用不同的依据对闭经进行分类。

1. 按病变的部位分类　闭经可分为下丘脑性闭经、垂体性闭经、卵巢性闭经、子宫性闭经以及下生殖道发育异常导致的闭经。

2. 按血清中促性腺激素（Gn）水平高低分类　闭经可分为高促性腺激素性闭经（hypergonadotropic amenorrhea）和低促性腺激素性闭经（hypogonadotropic amenorrhea）。

（1）**高促性腺激素性闭经**：FSH≥30U/L，提示病变在卵巢。

（2）**低促性腺激素性闭经**：FSH 及 LH 均低于 5U/L，提示病变部位在下丘脑或垂体。

3. 按照世界卫生组织（WHO）的分类，闭经归纳为：

（1）**Ⅰ型**：无内源性雌激素产生，FSH 水平正常或低下，PRL 水平正常，无下丘脑垂体器质性病变。

（2）**Ⅱ型**：有内源性雌激素产生，FSH 及 PRL 水平正常。

（3）**Ⅲ型**：FSH 升高，提示卵巢衰竭。

【病因】

正常月经的建立和维持有赖于下丘脑-垂体-卵巢轴的神经内分泌调节、子宫内膜对性激素的周期性反应以及下生殖道的通畅，其中任何一个环节异常均可导致闭经。原发性闭经多由遗传学原因或先天发育缺陷引起，继发性闭经多考虑后天发生的疾病，临床上以继发性闭经多见，约占闭经总数的 95%。以下将从调控正常月经周期的下丘脑-垂体-卵巢轴、子宫、下生殖道这几个环节分别介绍闭经的原因。

1. **下丘脑性闭经** 是最常见的一类闭经。下丘脑功能失调可影响垂体分泌,进而影响卵巢内分泌功能而引起闭经,其病因最复杂。

(1) **精神、神经因素**:精神创伤、过度紧张、忧虑、恐惧以及环境改变等,可导致中枢神经系统与下丘脑之间调节功能失调,并通过下丘脑-垂体-卵巢轴,影响卵泡的发育及成熟,使排卵功能障碍而致闭经。其多见于年轻女性,或者从事紧张脑力劳动者。

(2) **体重下降和神经性厌食**:营养不良是闭经的主要原因之一,不论单纯性体重下降或真正的神经性厌食,均可诱发闭经,如过度减肥的年轻女性、舞蹈演员等。长期营养缺乏,使 GnRH 浓度降至青春期前水平,以致促性腺激素和雌激素水平低下而闭经。

(3) **运动性闭经**:运动量剧增后,GnRH 的释放受到抑制,使 LH 释放受抑制,也可引起闭经。目前认为体内脂肪减少和营养不良引起瘦素水平下降,是生殖轴功能受抑制的机制之一。

(4) **药物性闭经**:长期应用避孕药,可通过反馈作用抑制下丘脑和垂体的功能,引起闭经。长期服抗精神病药物、抗抑郁药物、避孕药、甲氧氯普胺、鸦片等,可抑制下丘脑分泌功能,使催乳素抑制因子(PIF)及促性腺激素释放激素(GnRH)分泌均不足,引起垂体催乳素(PRL)升高而促性腺激素降低,可导致溢乳-闭经综合征。此种闭经多是可逆性的,停药后 3~6 个月自然恢复月经。

(5) **下丘脑器质性疾病**:是罕见的闭经原因。如颅咽管瘤,发生于蝶鞍上的垂体柄漏斗部前方,瘤体增大压迫垂体柄时,影响下丘脑 GnRH 和多巴胺向垂体的转运,从而导致低促性腺激素闭经伴垂体催乳激素分泌增加。

(6) **下丘脑基因缺陷性闭经**:基因缺陷引起的先天性 GnRH 分泌缺陷,主要存在伴有嗅觉障碍的卡尔曼(Kallmann)综合征与不伴有嗅觉障碍的特发性低促性腺激素性闭经。卡尔曼综合征是由于染色体 Xp22.3 的 KAL-1 基因缺陷所致;特发性低促性腺激素性闭经是由于 GnRH 受体 1 基因突变所致。

2. **垂体性闭经** 垂体前叶器质性病变或功能失调可影响促性腺激素的分泌,继而影响卵巢功能而引起闭经。

(1) **垂体梗死**:常见的原因是产后大出血伴休克,致使垂体前叶缺血性梗死,继发垂体前叶多种激素分泌减退或缺乏而引起一系列临床症状,称席汉综合征(Sheehan syndrome)。临床先表现为产后无乳、闭经,继而性功能减退、毛发脱落、第二性征衰退,生殖器官萎缩,随后可出现畏寒、嗜睡、低血压及基础代谢率降低。

(2) **垂体肿瘤**:蝶鞍内的腺垂体肿瘤压迫垂体分泌细胞,使促性腺激素分泌减少导致闭经。常见的催乳素瘤可自主分泌垂体催乳素(PRL),增高的 PRL 可干扰促性腺激素释放激素的脉冲分泌,引起闭经、溢乳、不育及头痛等症状。

(3) **空蝶鞍综合征(empty sella syndrome)**:因蝶鞍先天性发育不全或者肿瘤及手术破坏蝶鞍隔,使蛛网膜下腔疝入蝶鞍窝内,脑脊液随之流向垂体窝,蝶鞍被脑脊液充盈,称为空蝶鞍。由于脑脊液的压迫,垂体受压缩小变平,酷似空泡状。如压迫垂体柄,阻碍下丘脑催乳素抑制因子进入垂体则发生高催乳激素血症。常见症状为闭经,有时泌乳。X 线检查仅见蝶鞍稍增大,CT 或 MRI 检查则精确显示扩大蝶鞍中萎缩的垂体。

(4) **垂体被破坏**:手术和/或放射治疗可损伤正常的垂体组织而造成闭经。

(5) **先天性垂体病变**:包括单一 Gn 分泌功能低下的疾病和垂体生长激素缺乏症,前者可能是 LH 或者 FSHα、FSHβ 亚单位或其受体异常所致,后者则是由于脑垂体前叶生长激素分泌不足所致。

3. **卵巢性闭经** 由于卵巢本身原因引起的闭经,Gn 水平增高,卵巢性激素水平低落,子宫内膜不发生周期性变化而致闭经。

(1) **先天性性腺发育不全(gonadal dysgenesis)**:约占原发性闭经的 35%。在性腺发育不全者中约 75% 的患者存在染色体的异常,25% 患者染色体正常。此类患者的特点为卵巢发育不全呈索条状,性腺内卵泡缺如或少于正常。临床常表现为原发性闭经伴第二性征发育不良,体内促性腺激素水平增高。常见的有：

1）特纳综合征（Turner syndrome）：最常见的核型异常为45，X0及其嵌合体，如45，X0/46，XX或者45，XO/47，XXX，也有45，XO/46，XY的嵌合体。患者身材矮小，常有蹼颈、盾胸、后发际低、肘外翻、腭高耳低、鱼样嘴等临床特征。

2）46，XX单纯性腺发育不全：患者染色体正常，体格发育无异常，卵巢呈条索状无功能实体，内无生殖细胞和卵泡，子宫发育不良，外生殖器女型，第二性征发育差，人工周期治疗可有撤药性出血。

3）46，XY单纯性腺发育不全：具有女性生殖系统，但无青春性发育，性腺可在任何年龄发生肿瘤，一旦确诊应手术切除性腺。

（2）**创伤性**：如手术切除双侧卵巢，或放射治疗破坏卵巢组织等。

（3）**卵巢功能性肿瘤**：产生雄激素的卵巢性索间质肿瘤可因过量的雄激素抑制下丘脑-垂体-卵巢轴功能而闭经。分泌雌激素的颗粒-卵泡膜细胞瘤，因持续分泌雌激素也可抑制排卵，使子宫内膜增生过长而短暂闭经。

（4）**早发性卵巢功能不全**（premature ovarian insufficiency，POI）：是指女性在40岁以前出现卵巢功能减退，表现为闭经、月经稀发或频发，发展到终末阶段为闭经，称卵巢早衰（premature ovarian failure，POF），常伴绝经过渡期症状，具有低雌激素及高促性腺激素特征。病因迄今不清楚，可能与染色体突变、代谢异常、药物作用及免疫性因素等有关。

（5）**多囊卵巢综合征**：LH/FSH比率高于正常；雄激素产生过多，主要为雄烯二酮和睾酮；雌激素主要是雌酮增加。表现为继发闭经、不孕、多毛和肥胖，且双侧卵巢增大，持续无排卵的综合病征，详细情况见本章第三节。

（6）**酶缺陷**：包括17α-羟化酶或者芳香化酶缺乏。患者卵巢内有许多原始卵泡及窦前卵泡和极少数小窦腔卵泡，但由于上述酶缺陷，雌激素合成障碍，导致低雌激素血症及FSH反馈性升高，临床多表现为原发性闭经、性征幼稚。

（7）**卵巢抵抗综合征**：患者卵巢对Gn不敏感，又称卵巢不敏感综合征，Gn受体突变可能是发病原因之一。卵巢内多数为原始卵泡及初级卵泡，无卵泡发育和排卵，内源性Gn特别是FSH水平升高，可有女性第二性征发育。

4. **子宫性闭经**　指子宫内膜失去了对卵巢性激素的正常反应而致闭经。此时月经调节功能正常，第二性征发育也往往正常。

（1）**米勒管发育不全综合征**（Müllerian duct agenesis syndrome）：米勒管中下段发育为子宫及阴道上段，若米勒管未发育或发育停止，可形成始基子宫或无子宫、无阴道，而外生殖器、输卵管、卵巢发育正常，占原发性闭经的20%，第二性征发育正常。

（2）**创伤性**：手术切除子宫或放疗破坏子宫内膜而闭经。子宫内膜损伤粘连综合征是子宫性闭经中最常见原因，系因人工流产术刮宫过度或产后、流产后出血刮宫损伤子宫内膜，引起宫腔粘连或闭锁而导致月经过少或闭经。颈管粘连者有月经产生，但经血不能流出而潴留于宫腔内，导致周期性腹痛；宫腔完全粘连者则无月经产生。

（3）**感染性**：当结核性子宫内膜炎时，子宫内膜遭受破坏易致闭经。流产或产后感染所致的子宫内膜炎，严重时也可造成闭经。

5. **下生殖道闭经**　是指患者青春期后每月均有周期性的内分泌变化，子宫内膜有周期性脱落出血，只因下生殖道先天发育异常造成经血排出受阻，致使经血潴留在阴道内或宫腔内，未见经血外流，故又称隐经。其特点是周期性腹痛伴阴道积血、子宫积血甚至腹腔积血。常见原因有处女膜闭锁、阴道横隔、阴道或子宫颈管闭锁等。

6. **其他因素及内分泌失调**

（1）**全身慢性消耗性疾病**：贫血、肝炎、结核、糖尿病、营养不良等，都可影响激素的合成与分泌，而致闭经。

（2）**其他内分泌功能异常**：如甲状腺功能亢进或低下、肾上腺皮质功能亢进、肾上腺皮质肿瘤等均可引起闭经。

【**诊断与鉴别诊断**】

闭经的原因复杂，对闭经的诊断要求包括确定病变的环节和具体的疾病。诊断时需先寻找闭经原因，确定病变部位，然后再明确是何种疾病所引起。

1. 病史　了解有无失天性缺陷或其他疾病以及家族史；详细询问月经史，包括初潮年龄、第二性征发育情况、月经周期、经期、经量等；发病前有无导致闭经的诱因，如精神因素、环境改变、体重增减、剧烈运动、各种疾病及用药影响等；已婚妇女则需注意其生育史及产后并发症；还应询问闭经的伴随症状，如闭经同时伴随有头痛、视觉障碍及恶心、呕吐等提示垂体或蝶鞍肿瘤可能，如伴有周期性腹痛则提示有子宫腔粘连综合征的可能，应做进一步检查。

2. 体格检查　包括全身检查和妇科检查。

（1）**全身检查**：发育营养状况，精神智力状态，身高，体重，第二性征（如毛发分布、乳房发育），有无乳汁分泌、甲状腺肿大等。对原发性闭经、性征幼稚者还应检查嗅觉是否缺失。

（2）**妇科检查**：注意外阴发育，阴毛分布，有无阴蒂肥大，阴道及子宫发育情况，有无先天畸形，双侧附件有无肿物及炎症等。

3. 辅助检查　生育年龄妇女闭经首先需排除妊娠。通过病史及体格检查，对闭经病因及病变部位有初步了解，再通过选择性的辅助检查明确诊断。

（1）**功能试验**：评估体内雌激素水平。如果病史及妇科检查已经明确为下生殖道发育异常，可不做此检查。

1）孕激素试验：具体用法见表20-4。停药后出现阴道出血，提示体内子宫内膜已受一定水平雌激素影响。停药后无阴道出血，则可能存在两种情况：①患者体内雌激素水平低下，以致对孕激素无反应。②子宫病变所致闭经。应进一步行雌孕激素序贯试验帮助诊断。

表 20-4　孕激素试验用药方法

药物	剂量	用药时间
孕酮针	20mg/次,1 次/d,肌内注射	5d
醋酸甲羟孕酮	10mg/次,1 次/d,口服	10d
地屈孕酮	10mg/次,2 次/d,口服	10d
微粒化孕酮	100mg/次,2 次/d,口服	10d
孕酮凝胶	90mg/次,1 次/d,阴道	10d

2）雌孕激素序贯试验：适用于孕激素试验后无阴道出血的闭经患者。即服用足够剂量的雌激素如戊酸雌二醇或者 17β-雌二醇 2~4mg/d，15d 后加用孕激素（用法同表 20-4），两药再同时使用10~15d 一起停用，停药后发生阴道出血，提示子宫内膜功能正常，可排除子宫性闭经，考虑引起闭经的原因是患者体内雌激素水平低落，应进一步寻找原因。无撤药性出血者应重复一次试验，若仍无出血，提示子宫内膜有缺陷或被破坏，考虑为子宫性闭经。

（2）**激素测定**：行 FSH、LH、PRL、P、E_2、T、促甲状腺素（TSH）等激素测定，以协助诊断。

1）FSH、LH 测定：查 FSH>40IU/L（至少相隔一月，两次及以上测定）提示卵巢衰竭；FSH>15IU/L，提示卵巢功能减退；LH<5IU/L，提示病变在下丘脑或者垂体，应进一步检查。

2）PRL 及 TSH 测定：血 PRL>30ng/ml 提示为高催乳素血症，应进一步排除垂体肿瘤，但是 PRL波动较大，与月经、情绪、运动、睡眠、饮食等均有一定的关系，需要至少测定 2 次帮助诊断；PRL、

TSH 同时升高提示甲状腺功能减退引起的闭经。

3）孕酮水平升高，提示有排卵，闭经原因可能在子宫；睾酮水平高，提示可能为多囊卵巢综合征或卵巢支持-间质细胞瘤等；雌激素水平低，提示卵巢功能不正常或者卵巢衰竭，但需要进一步结合 FSH 和 LH 水平来判断。

4）抗米勒管激素（anti-Müllerian hormone，AMH）：AMH 由卵巢颗粒细胞分泌，在整个月经周期中水平相对恒定，随时可以采集血样做检测，及时地反映卵巢储备变化的趋势，比 FSH 预测卵巢储备的价值更高。血清基础 AMH 水平低，预示卵巢储备功能减退（diminished ovarian reserve，DOR）。

5）其他：肥胖、多毛、痤疮患者还需行胰岛素、多种雄激素（血睾酮、硫酸脱氢表雄酮、尿 17 酮等）测定、口服葡萄糖耐量试验（OGTT）、胰岛素释放试验等，以确定是否存在胰岛素抵抗、高雄激素血症或先天性 21-羟化酶功能缺陷等。库欣综合征可测定 24h 尿皮质醇或 1mg 地塞米松抑制试验。

（3）**其他辅助检查**

1）盆腔超声检查：观察盆腔有无子宫和卵巢，子宫形态、大小及内膜厚度，卵巢大小、形态、卵泡数目、有无卵巢肿瘤等。

2）CT 或磁共振成像（MRI）：用于盆腔及头部蝶鞍区检查，了解盆腔肿块和中枢神经系统病变性质，诊断卵巢肿瘤、下丘脑病变、垂体微腺瘤、空蝶鞍等。

3）宫腔镜检查及子宫内膜活检：了解子宫内膜病变及有无宫腔粘连。

4）腹腔镜检查：能直视下观察卵巢形态、子宫大小，对诊断多囊卵巢综合征等有一定价值。

5）染色体检查：对鉴别性腺发育不全病因及指导临床处理有重要意义。

6）基础体温测定：了解卵巢排卵功能。

4. 诊断步骤　详细询问病史及体格检查，初步除外器质性病变，然后按图 20-6 和图 20-7 所示的闭经诊断步骤进行，其中血 hCG、PRL 测定应作为最先检查的项目。

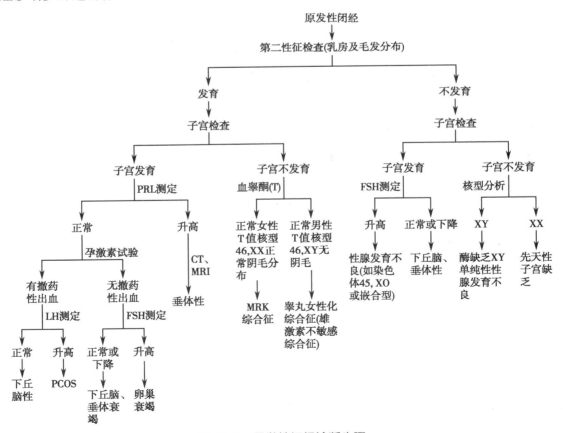

图 20-6　原发性闭经诊断步骤

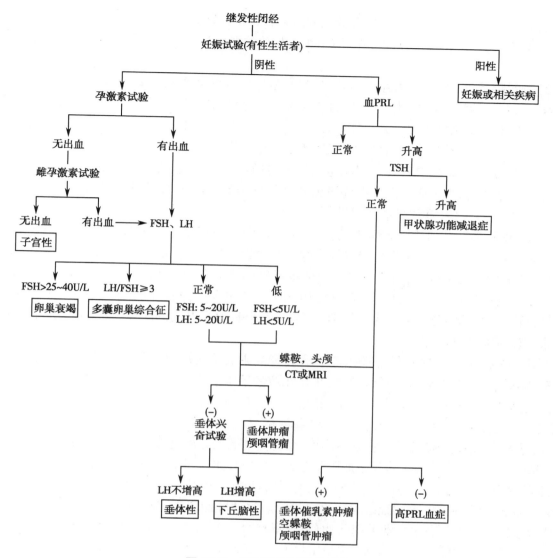

图 20-7　继发性闭经诊断步骤

【治疗】

1. 一般治疗　全身治疗和心理治疗非常重要。若闭经是由于疾病或营养不良引起,应积极治疗全身性疾病,提高机体体质,供给足够的营养,维持标准体重。若由于应激或精神因素引起,应进行耐心的心理治疗,消除精神紧张和焦虑。运动性闭经者应适当减少运动量及训练强度。

2. 病因治疗　治疗造成闭经的器质性病变。诊断为结核性子宫内膜炎者,应积极抗结核治疗,口服药物引起闭经者应综合利弊考虑调整药物使用。卵巢或垂体肿瘤患者诊断明确后,应根据肿瘤的部位、大小和性质制订治疗方案。

3. 药物治疗　明确病变环节及病因后,给予相应药物治疗。

(1) **雌激素和/或孕激素治疗**:对于青春期性幼稚和成人低雌激素血症所致的闭经,应采用雌激素治疗,促进骨骼生长。对青春期性幼稚患者,在身高尚未达到预期高度时,治疗起始应从小剂量开始,如 17β - 雌二醇或戊酸雌二醇 0.5mg/d 或结合雌激素 0.3mg/d;在身高达到预期高度后,可增加剂量至 17β - 雌二醇或戊酸雌二醇 1~2mg/d 或结合雌激素 0.625~1.25mg/d,促进性征进一步发育,待子宫发育后,需根据子宫内膜增殖程度定期加用孕激素(方法同表 20-4)或采用雌孕激素序贯周期疗法。青春期女性的周期疗法建议选用天然或接近天然的孕激素,如地屈孕酮和微粒化孕酮,有利于生殖轴功能的恢复;有雄激素过多体征的患者,可采用含抗雄激素作用的孕激素配方制剂;对有一定水平的内源性雌激素的闭经患者,则应定期采用孕激素治疗,使子宫内膜定期脱落。

（2）**针对疾病病理、生理紊乱的内分泌治疗**：根据闭经的病因及其病理、生理机制,采用有针对性的内分泌药物治疗,以纠正体内紊乱的激素水平,从而达到治疗目的。如对先天性肾上腺皮质增生（CAH）患者应采用糖皮质激素长期治疗;对有明显高雄激素血症体征的多囊卵巢综合征（PCOS）患者,可采用雌孕激素联合的口服避孕药治疗;对合并胰岛素抵抗的 PCOS 患者,可选用胰岛素增敏剂治疗;甲状腺功能减退者补充甲状腺素;先天性肾上腺皮质功能亢进所致闭经,一般用泼尼松或地塞米松;高催乳素血症及垂体微腺瘤患者,根据血 PRL 水平,每日口服溴隐亭 2.5~7.5mg,从小剂量开始,若效果欠佳,可逐步增加剂量。

（3）**促排卵治疗**：对于低 Gn 性闭经者,在采用雌激素治疗促进生殖器官发育,子宫内膜已经获得对雌孕激素的反应后,可采用人绝经期尿促性腺激素（HMG）联合人绒毛膜促性腺激素（hCG）治疗,促进卵泡发育诱发排卵,由于可能导致卵巢过度刺激综合征（OHSS）,故使用 Gn 诱发排卵时必须在有经验的医生指导下使用。对于 FSH 和 PRL 正常的闭经患者,由于体内有一定水平的内源性雌激素,可首选枸橼酸氯米芬作为促排卵药物,对于 FSH 水平升高的闭经患者,由于其卵巢衰竭,不建议采用促排卵药物治疗。

4. 辅助生殖技术　对于有生育要求,诱发排卵后未成功妊娠的患者可采用辅助生殖技术治疗。

5. 手术治疗　针对各种器质性病因,采用相应的手术治疗。

（1）**生殖器畸形**：如处女膜闭锁、阴道横隔或阴道闭锁,均可通过手术切开或成形,使经血流畅。宫颈发育不良若无法手术矫正,则应行子宫切除术。

（2）**子宫内膜损伤粘连综合征**：多采用宫腔镜直视下先分离宫腔粘连,然后放置宫腔节育器,口服戊酸雌二醇 2~4mg/d,第 3 周开始加服孕激素 10~12d,如地屈孕酮 20mg/d 或者甲羟孕酮 10mg/d,根据撤药后出血量,重复上述用药 3~6 个周期。宫颈狭窄和粘连可通过宫颈扩张治疗。

（3）**肿瘤**：卵巢肿瘤一经确诊,应予手术治疗。垂体肿瘤患者,应根据肿瘤部位、大小及性质确定治疗方案。对于催乳素瘤,常采用药物（溴隐亭）治疗,手术多用于药物治疗无效或巨腺瘤产生压迫症状者。其他中枢神经系统肿瘤,多采用手术和/或放疗。含 Y 染色体的高 Gn 性闭经,其性腺具恶性潜能,应尽快行性腺切除术。

第三节　多囊卵巢综合征

多囊卵巢综合征（polycystic ovarian syndrome,PCOS）是青春期和育龄期女性常见的内分泌紊乱性疾病,病因复杂,在临床上以雄激素过高的临床或生化表现、稀发排卵或无排卵、卵巢多囊样变等为主要特征,常伴有胰岛素抵抗和肥胖。1935 年斯坦因（Stein）和利文撒尔（Leventhal）首先报道,故又称为斯-利综合征（Stein-Leventhal syndrome）。

【**发病相关因素**】

其病因至今尚未阐明,目前研究认为,其可能是由于某些遗传基因与环境因素相互作用所致。

1. 遗传因素　PCOS 患者存在明显的家族聚集性,主要以常染色体显性遗传方式遗传。但至今仍未发现诱发 PCOS 的特异基因,而且临床上患 PCOS 的单卵双胎的同胞不一定患病,所以 PCOS 的发病可能与多基因异常和必要的环境因素共同作用有关。

2. 环境因素　宫内激素环境影响成年个体的内分泌状态,如孕期暴露于高雄激素环境的雌性动物,子代成年后会发生无排卵和多囊卵巢。另外肥胖患者的胰岛素抵抗及高胰岛素血症与 PCOS 的发生发展存在相互促进的作用。

【病理生理】

PCOS 的病理生理变化主要是内分泌和代谢的异常。内分泌异常包括 LH 增高、LH/FSH 值增大、雄激素过高、雌酮过高。代谢异常主要是胰岛素抵抗和胰岛素高值，不同个体、不同年龄患者的病理生理特征差异较大。

1. 下丘脑-垂体-卵巢轴调节功能异常 由于下丘脑功能失调，下丘脑过频的促性腺激素释放激素（GnRH）脉冲式分泌，垂体对促性腺激素释放激素（GnRH）敏感性增加，分泌过量 LH，刺激卵巢间质、卵泡膜细胞产生过量雄激素。卵巢内高雄激素抑制卵泡成熟，不能形成优势卵泡，但卵巢中大量的小卵泡仍能分泌相当于早卵泡期水平的雌二醇（E_2），加之雄烯二酮在外周组织芳香化酶作用下转化为雌酮（E_1），形成高雌酮血症。持续分泌的雌酮和一定水平雌二醇作用于下丘脑及垂体，对 LH 分泌呈正反馈，使 LH 分泌幅度及频率增加，呈持续高水平，无周期性，不形成月经中期 LH 峰，故无排卵发生。雌激素又对 FSH 分泌呈负反馈，使 FSH 水平相对降低，LH/FSH 比例增大。高水平 LH 又促进卵巢分泌雄激素，低水平 FSH 虽然持续刺激，但无法形成优势卵泡，导致雄激素过多、持续无排卵的恶性循环。

2. 胰岛素抵抗和高胰岛素血症 外周组织对胰岛素的敏感性降低，胰岛素的生物学效能低于正常，称为胰岛素抵抗。约 50% PCOS 患者存在不同程度的胰岛素抵抗及代偿性高胰岛素血症。过量胰岛素作用于垂体的胰岛素受体可增强 LH 释放并促进卵巢和肾上腺分泌雄激素，又通过抑制肝脏性激素结合球蛋白（SHBG）合成，使游离睾酮增加。

3. 肾上腺内分泌功能异常 50% PCOS 患者存在脱氢表雄酮（DHEA）及脱氢表雄酮硫酸盐（DHEAS）升高，可能与肾上腺皮质网状带 P450c17α 酶活性增加、肾上腺细胞对促肾上腺皮质激素（ACTH）敏感性增加和功能亢进有关。脱氢表雄酮硫酸盐升高提示过多的雄激素来自肾上腺。

【病理】

1. 卵巢变化 腹腔镜下大体检查：一侧或双侧卵巢均匀性增大，为正常妇女的 2~5 倍，呈灰白色，包膜增厚、坚韧。切面见卵巢白膜均匀性增厚，较正常厚 2~4 倍，白膜下可见大小不等≥12 个，直径在 2~9mm 的囊性卵泡。镜下见白膜增厚、硬化，皮质表层纤维化，细胞少，血管显著存在。白膜下见多个阶段不成熟呈囊性扩张的卵泡及闭锁卵泡，无成熟卵泡，更无排卵迹象。

2. 子宫内膜变化 因无排卵，子宫内膜长期持续受雌激素刺激，呈现不同程度增殖性改变，如子宫内膜增生不伴非典型增生（EH）甚至呈非典型增生（AH），增加子宫内膜癌的发生概率。

【临床表现】

PCOS 多起病于青春期，好发于青春期和生育期妇女，主要临床表现包括月经失调、高雄激素导致的痤疮、多毛和肥胖、不孕。

1. 月经失调 为最主要症状。其多表现为月经稀发（周期 35d 至 6 个月）或闭经，闭经前常有经量过少或月经稀发；也可表现为不规则子宫出血，月经周期无规律性。

2. 不孕 婚后伴有不孕，主要由于月经失调和排卵障碍所致。异常的激素环境也可影响卵细胞的质量、子宫内膜的容受性、胚胎的早期发育，妊娠后易流产。

3. 多毛、痤疮 是高雄激素血症最常见表现。其出现不同程度多毛，以性毛为主，阴毛浓密且呈男性型倾向，延及肛周、腹股沟或腹中线，也有上唇细须或乳晕周围、下腹正中线等部位出现粗硬长毛等。油脂性皮肤及痤疮常见，与体内雄激素积聚刺激皮脂腺分泌旺盛有关。

4. 肥胖 50% 以上患者超重或肥胖（体重指数≥25kg/m²），且常呈腹部肥胖型（腰围/臀围≥0.80）。肥胖与胰岛素抵抗、雄激素过多、游离睾酮比例增加及瘦素抵抗有关。肥胖的发生与多囊卵巢综合征的发生发展存在相互促进的作用。

5. 黑棘皮症 即颈背部、腋下、乳房下、腹股沟和阴唇等处皮肤皱褶部位出现灰褐色色素沉着，呈对称性，皮肤增厚，质地柔软如天鹅绒样、片状角化过度的病变。黑棘皮症是严重胰岛素抵抗及高雄激素血症所致的一种皮肤变化。

6. 心理疾病 PCOS 患者存在月经失调,排卵障碍导致的不孕,肥胖带来的生活影响,这些临床表现可能增加焦虑、抑郁等心理疾病的发生率。

7. 远期合并症

(1) **糖尿病**:胰岛素抵抗和高胰岛素血症、肥胖,易发展为糖耐量异常或糖尿病。

(2) **心血管疾病**:血脂代谢异常易引起动脉粥样硬化,从而导致冠心病、高血压等。

(3) **肿瘤**:子宫内膜长期处于持续的雌激素的影响,不断增殖,由于无排卵,体内无孕激素将子宫内膜转化为分泌反应并脱落,子宫内膜癌的风险增高。

【辅助检查】

1. 体格检查 测定身高,体重,计算 BMI 值、腰围、臀围,了解有无高血压和肥胖。

2. 基础体温测定 由于无排卵,表现为单相型基础体温曲线。

3. 盆腔检查及超声检查 盆腔检查有时可触及一侧或双侧增大的卵巢。B 超检查可能呈多囊卵巢(polycystic ovarian morphology,PCOM)的状态,PCOM 是超声检查对卵巢形态的一种描述,PCOM 超声相的定义为:一侧或两侧卵巢内直径 2~9mm 的卵泡数≥12 个,和/或卵巢体积≥10ml(卵巢体积按 0.5 × 长径 × 横径 × 前后径)。但 PCOM 并非 PCOS 患者所特有,正常育龄期妇女中 20%~30% 也可能有 PCOM。

4. 内分泌测定

(1) **血清雄激素**:血清睾酮(T)及雄烯二酮(A)升高,脱氢表雄酮(DHEA)、硫酸脱氢表雄酮(DHEAS)正常或轻度升高,性激素结合球蛋白(SHBG)降低。

(2) **血清促性腺激素**:血清 LH 升高,但恒定地维持在正常妇女月经周期中卵泡期上下水平,无排卵前 LH 峰值出现。FSH 正常或偏低,LH/FSH 比值常≥2。LH/FSH 比值升高多出现于非肥胖型患者,肥胖患者因瘦素等因素对中枢 LH 的抑制作用,LH/FSH 比值也可在正常范围。

(3) **血清雌激素**:雌酮(E_1)升高,雌二醇(E_2)正常或轻度升高,并恒定于早卵泡期水平,患者体内的总体雌激素处于偏高水平。

(4) **胰岛素抵抗及高胰岛素血症**:50%~60% 的 PCOS 患者呈现高胰岛素分泌和胰岛素抵抗,通过口服葡萄糖耐量试验(OGTT)和口服葡萄糖-胰岛素释放试验(OGIRT)可以进一步诊断是否存在胰岛素抵抗和高胰岛素血症。

(5) **血清催乳素(PRL)**:10%~15% 的 PCOS 患者可伴有血清 PRL 轻度增高,可能为雌激素持续刺激所致。

(6) **17-羟孕酮(17-OHP)**:正常或轻度升高。正常时提示雄激素来源于卵巢,升高时提示肾上腺功能亢进。

(7) **促甲状腺素(TSH)**:TSH 测定可以排除甲状腺功能异常导致的高雄激素血症。

(8) **抗米勒管激素(AMH)**:PCOS 患者的 AMH 水平较正常明显增高。

(9) **其他**:肥胖型 PCOS 患者常常合并有脂代谢异常,应检测胆固醇及甘油三酯水平。

【诊断及排除诊断】

多囊卵巢综合征的诊断为排除性诊断。目前的诊断标准有欧洲人类生殖和胚胎学协会与美国生殖医学协会(ESHRE/ASRM)2003 年提出的鹿特丹标准,同时中华医学会妇产科学分会内分泌学组及指南专家组也在 2018 年发布的《多囊卵巢综合征中国诊疗指南》里对 PCOS 的诊断列出中国诊断标准如下,可根据实际情况选用。

1. 育龄期及围绝经期 PCOS 的诊断 根据 2018 年中国 PCOS 的诊断标准,采用以下诊断名称:

(1) **疑似 PCOS**:月经稀发或闭经或不规则子宫出血是诊断的必需条件。另外再符合下列 2 项中的 1 项:①高雄激素临床表现或高雄激素血症。②超声下表现为 PCOM。

（2）**确诊 PCOS**：具备上述疑似 PCOS 诊断条件后还必须逐一排除其他可能引起高雄激素的疾病和引起排卵异常的疾病才能确定 PCOS 的诊断。

2. 青春期 PCOS 的诊断　对于青春期 PCOS 的诊断必须同时符合以下 3 个指标：①初潮后月经稀发持续至少 2 年或闭经。②高雄激素临床表现或高雄激素血症。③超声下卵巢 PCOM 表现。同时应排除其他疾病。

3. 排除诊断　排除其他类似的疾病是确诊 PCOS 的条件。

（1）**高雄激素血症或高雄激素症状的鉴别诊断**

1）库欣综合征：是由多种病因引起的以高皮质醇血症为特征的临床综合征。约 80% 的患者会出现月经周期紊乱，并常出现多毛体征。根据测定血皮质醇水平的昼夜节律、24h 尿游离皮质醇、小剂量地塞米松抑制试验可确诊库欣综合征。

2）非经典型先天性肾上腺皮质增生症（NCCAH）：占高雄激素血症女性的 1%~10%。临床主要表现为血清雄激素水平和/或 17-羟孕酮、孕酮水平的升高，部分患者可出现超声下的 PCOM 及月经紊乱。根据血基础 17α 羟孕酮水平[≥6.06nmol/L（即 2ng/ml）]和 ACTH 刺激 60min 后 17α 羟孕酮反应[≥30.3nmol/L（即 10ng/ml）]可诊断 NCCAH。

3）卵巢或肾上腺分泌雄激素的肿瘤：患者快速出现男性化体征，血清睾酮或 DHEA 水平显著升高，如血清睾酮水平高于 5.21~6.94nmol/L（即 150~200ng/dl）或高于检测实验室上限的 2.0~2.5 倍。可通过超声、MRI 等影像学检查协助鉴别诊断。

4）其他：药物性高雄激素血症须有服药史。特发性多毛有阳性家族史，血睾酮水平及卵巢超声检查均正常。

（2）**排卵障碍的鉴别诊断**

1）功能性下丘脑性闭经：通常血清 FSH、LH 水平低或正常、FSH 水平高于 LH 水平，雌二醇相当于或低于早卵泡期水平，无高雄激素血症，在闭经前常有快速体质量减轻或精神心理障碍、压力大等诱因。

2）甲状腺疾病：根据甲状腺功能测定和抗甲状腺抗体测定可诊断。建议疑似 PCOS 的患者常规检测血清促甲状腺素（TSH）水平及抗甲状腺抗体。

3）高 PRL 血症：血清 PRL 水平升高较明显，而 LH、FSH 水平偏低，有雌激素水平下降或缺乏的表现，垂体 MRI 检查可能显示垂体占位性病变。

4）早发性卵巢功能不全（POI）：主要表现为 40 岁之前出现月经异常（闭经或月经稀发）、促性腺激素水平升高（FSH>25U/L）、雌激素缺乏。

【治疗】

PCOS 患者的治疗应该基于患者的病变特征和要求综合考虑。近期治疗目标为调节月经周期、治疗多毛和痤疮、控制体重，有生育要求的还需促使排卵、获得正常妊娠；远期目标为预防糖尿病，保护子宫内膜，预防子宫内膜癌及心血管疾病。

1. 调整生活方式　肥胖脂肪堆积过多会加剧高胰岛素和高雄激素的程度，也是导致无排卵的重要因素之一。加强锻炼和改变生活方式，限制高糖、高脂饮食以减轻体重。降低体重 5% 或更多，可望恢复自发排卵，能改变或减轻月经紊乱、多毛、痤疮等症状并有利于不孕的治疗。

2. 调整月经周期　通过药物规律月经周期，还可以改善子宫内膜状态，预防子宫内膜癌的发生。

（1）**口服避孕药**：口服避孕药中的雌孕激素合用可抑制 LH 的分泌和卵巢源性雄激素的生成，增加性激素结合球蛋白（SHBG）水平，减少游离睾酮。用药 6~12 个周期可抑制毛发生长和治疗痤疮。

（2）**孕激素后半周期疗法**：适用于无严重高雄激素症状和代谢紊乱的患者。于月经周期后半期

（月经第 16~25 天）口服地屈孕酮片 20mg/d，或者微粒化孕酮 200mg/d，停药后 3~7d，阴道出血。

3. 降低血雄激素的治疗

（1）复方醋酸环丙孕酮（CPA）：为合成 17-羟孕酮衍生物，具较强的抗雄激素作用，通过竞争雄激素受体，并诱导肝酶加速雄激素的廓清，从而降低雄激素的生物效应。目前多用炔雌醇环丙孕酮片，每片含环丙孕酮 2mg、炔雌醇 35μg，于出血第 5 天起，口服 1 片/d，连续 21d，停药 7d 后重复用药，共 3~6 个月。对痤疮、脱发有效，对多毛较差。

（2）螺内酯：是人工合成的 17-螺内酯甾类化合物。该药除利尿作用外，尚具有抑制卵巢和肾上腺合成雄激素的作用，并在毛囊竞争雄激素受体。抗雄激素剂量为 50~200mg/d，治疗多毛需要用药 6~9 个月，出现月经紊乱可与口服避孕药联合应用，大剂量使用时，需注意高钾血症。育龄期妇女在服药期间建议采取避孕措施。

（3）糖皮质类固醇：常用药物为地塞米松，每晚 0.25mg 口服，能有效抑制脱氢表雄酮硫酸盐浓度。剂量不宜超过 0.5mg/d，以免过度抑制垂体-肾上腺轴功能。其适用于多囊卵巢综合征的雄激素过多为肾上腺来源或肾上腺和卵巢混合来源者。

（4）GnRHa：用大剂量抑制法使促性腺激素减少，从而减少卵巢合成雄激素。用于需要生育又难以控制的高 LH 患者。可用曲普瑞林 3.75mg，周期第 2 天肌内注射，每 28d 一次，目前多用于 PCOS 患者辅助生殖治疗中。

4. 代谢调整 对肥胖或有胰岛素抵抗的 PCOS 患者采用二甲双胍、吡格列酮、阿卡波糖调整。二甲双胍是双胍类降糖药，可抑制肝脏合成葡萄糖，增加外周组织对胰岛素的敏感性；用于治疗胰岛素抵抗，改善高胰岛素血症。二甲双胍常用剂量为每次口服 500mg，2~3 次/d。连续服用 8 周以上。吡格列酮常作为双胍类药物效果不佳时的联合用药选择，常用于无生育要求的患者。

5. 促排卵治疗 有生育要求的多囊卵巢综合征的治疗，除上述治疗措施外，最重要的是促进患者排卵，以获得妊娠。

（1）氯米芬（clomiphene citrate，CC）：氯米芬具有弱的雌激素的作用，可通过竞争雌激素受体而抑制内源性雌激素对下丘脑的负反馈，诱导促性腺激素释放激素的释放而诱发排卵。一般于月经第 2~5 天起，每晚服 50~150mg（剂量依据患者体重及既往治疗反应决定），连续 5d，然后 B 超监测排卵。由于 CC 也能影响宫颈黏液及子宫内膜发育，可以在近排卵期加用适量的戊酸雌二醇等天然雌激素，以减少其对宫颈黏液及子宫内膜的影响。单独氯米芬用药一般不建议超过 6 个周期。

（2）来曲唑（letrozole，LE）：为芳香化酶抑制剂，可以阻断雌激素产生，进一步减少雌激素对下丘脑-垂体轴的负反馈，使内源性促性腺激素分泌增多，促进卵泡发育。一般于月经第 2~5 天起，每晚服 2.5mg~7.5mg（剂量依据患者体重及既往治疗反应决定），连续 5d，然后 B 超监测排卵。此药物说明书的适应证中未写明可用于促排卵，使用前需与患者沟通。

（3）促性腺激素：FSH 或者尿促性素（HMG），可作为 CC 或 LE 的配合用药，也可作为二线治疗，通常于月经第 5 天起，推荐小剂量递增的方式，每日或者隔日肌内注射 75IU，同时超声监测卵泡发育情况，根据情况增减药物剂量。

以上促排卵方案中，当优势卵泡达到 18~20mm 时，可肌内注射 hCG 5 000IU~10 000IU 诱发排卵，但若优势卵泡达到 3 个及以上，不宜用 hCG，以避免卵巢过度刺激综合征及多胎妊娠发生。

6. 腹腔镜下卵巢打孔术（laparoscopic ovarian drilling，LOD） 目前不常规推荐，主要用于氯米芬抵抗、来曲唑治疗无效、顽固性 LH 分泌过多、因其他疾病需要腹腔镜检查盆腔、随诊条件差不能进行促性腺激素治疗监测者。对 LH 和游离睾酮升高者效果较好。LOD 的促排卵机制为破坏产生雄激素的卵巢间质，间接调节垂体-卵巢轴，使血清 LH 及睾酮水平下降，增加妊娠机会，并可能降低流产的危险。在腹腔镜下对多囊卵巢应用电针或激光打孔，每侧卵巢打孔 4 个为宜，并且注意打孔深度和避开卵巢门，可获得 90% 排卵率和 70% 妊娠率。LOD 可能出现的问题有治疗无效、盆腔粘连及卵巢功能低下。

7. 体外受精-胚胎移植 体外受精-胚胎移植（IVF-ET）是 PCOS 不孕患者的三线治疗方案。PCOS 患者经上述治疗均无效时或者合并其他不孕因素（如高龄、输卵管因素或男性因素等）时需采用 IVF 治疗。

第四节　绝经综合征

绝经综合征（menopausal syndrome，MPS）指妇女绝经前后出现性激素波动或减少所致的一系列绝经相关症状。绝经（menopause）是妇女生命进程中必然发生的生理过程，指卵巢功能停止，永久性无月经状态。绝经的判断是回顾性的，停经后 12 个月随访才可以诊断绝经。围绝经期（perimenopausal period）是指女性自规律月经过渡到绝经的阶段，包括从出现卵巢功能下降有关的内分泌、生物学和临床特征起，至最后一次月经后一年。

【 绝经分类 】

绝经可以分为自然绝经（natural menopause）和人工绝经（induced menopause）。自然绝经是指随着年龄增长，卵巢内卵泡耗竭，或残余的卵泡对促性腺激素失去了反应，卵泡不再发育和分泌雌激素，不能刺激内膜生长，从而绝经，绝经年龄与营养、地区、环境、吸烟、遗传等因素有关。人工绝经是指手术切除双侧卵巢或放射线治疗、化疗等损伤卵巢功能而绝经。人工绝经者更易发生绝经综合征。

【 围绝经期和绝经后的内分泌变化 】

围绝经期妇女内分泌变化总的趋势是先出现卵巢排卵逐渐停止，继而下丘脑和垂体功能减退，雌激素和抑制素逐渐减少，垂体分泌的促性腺激素逐渐增多。

1. 卵巢的变化 绝经后妇女卵巢体积缩小，其重量仅为性成熟期妇女卵巢的 1/3~1/2。卵巢皮质变薄，原始卵泡几乎耗尽，遗留的少数卵泡对促性腺激素刺激不敏感，以致卵泡成熟发生障碍，不再排卵。

2. 雌激素 围绝经期由于卵巢功能减退，雌激素分泌逐渐减少，孕激素分泌停止，卵巢间质虽能分泌雄激素，但由于卵巢内缺乏芳香化酶，不能在卵巢内转化为雌激素。雌酮升高主要是由来自肾上腺皮质以及来自卵巢的雄烯二酮经周围组织中芳香化酶转化的结果，而雌酮、雌二醇也可相互转化，转化的部位主要在肌肉和脂肪，肝、肾、脑等组织也可促使转化。因此，绝经后妇女体内仅有低水平的雌激素，与育龄妇女相反，血中雌酮水平高于雌二醇。

3. 孕酮 在绝经过渡期，卵巢仍有排卵，故仍有孕酮分泌，但因黄体功能不足，孕酮量减少。绝经后卵巢不再排卵，也无孕酮产生，能检测到的极少量的孕酮可能来自肾上腺。

4. 雄激素 绝经前，卵巢产生的雄激素是睾酮和雄烯二酮，绝经后，卵巢主要产生睾酮，大量的促性腺激素刺激卵巢间质细胞，导致睾酮较绝经前升高，性激素结合球蛋白降低，使游离的雄激素增多，因此绝经后有些女性出现轻度多毛现象。

5. 促性腺激素 绝经后由于雌激素水平下降，对下丘脑及垂体的负反馈减弱，诱导下丘脑弓状核和室旁核脉冲式分泌促性腺激素释放激素至门脉循环，进而刺激垂体释放 FSH 和 LH 增加；同时，由于卵泡产生抑制素减少，也使 FSH 和 LH 水平升高，其中，FSH 升高较 LH 更显著，绝经后 2~3 年达最高水平，约持续 10 年，至老年期下降，但仍在较高水平。

6. 催乳素 由于雌激素具有肾上腺能耗竭剂的功能，可抑制下丘脑分泌催乳素抑制因子（PIF），从而使催乳素浓度升高。绝经后雌激素水平下降，下丘脑分泌 PIF 增加，致使催乳素浓度降低。

7. 促性腺激素释放激素 绝经后 GnRH 的分泌增加与 LH 相平行，说明下丘脑和垂体间仍保持良好功能。

8. 抑制素　绝经期妇女血抑制素（inhibin）浓度下降，较雌二醇下降早且明显，可能成为反映卵巢功能减退更敏感的标志。抑制素有反馈抑制垂体合成分泌 FSH 作用，并抑制 GnRH 对自身受体的升调节，从而使抑制素浓度与 FSH 水平呈负相关。绝经后卵泡抑制素极低，而 FSH 升高。

9. 抗米勒管激素（AMH）　AMH 随时可以采集血样做检测，及时地反映卵巢储备变化的趋势，比 FSH 预测卵巢储备的价值更高，绝经期血清基础 AMH 水平极低。

10. 其他激素变化　有些绝经后妇女垂体促甲状腺素、促肾上腺皮质激素、生长激素分泌增多，有时可能发生乳腺增生、多毛或甲亢。

【临床表现】

卵巢功能减退，下丘脑和垂体功能退化，导致内分泌失调，代谢障碍，自主神经功能失调，出现围绝经期症状；绝经早期主要是血管舒缩症状、精神神经系统症状和一些躯体症状，绝经多年后逐渐出现泌尿生殖道萎缩性变化、代谢改变和心血管疾病、骨质疏松及认知功能下降等退行性变或疾病。

1. 月经紊乱　绝经前，半数以上妇女出现月经紊乱，多为月经周期不规律，持续时间长，经量增加，或月经稀发而逐渐绝经。围绝经期及绝经后妇女出现异常子宫出血，一定要警惕子宫内膜癌、宫颈癌、子宫肌瘤的发生。

2. 泌尿、生殖器官萎缩　主要表现为泌尿生殖道萎缩症状，出现外阴瘙痒、阴道干燥、性交困难、性欲低下、子宫脱垂及反复阴道感染，由于尿道和膀胱黏膜变薄，抵抗力下降，出现排尿困难、尿痛、尿急等反复发生的尿路感染。

3. 血管舒缩功能障碍　潮热、出汗、心悸、眩晕等症状。潮热、出汗是女性进入围绝经期的标志。潮热起自前胸，涌向头颈部，然后波及全身，继之出汗，持续时间长短不一，次数不等。这种症状可历时数年。

4. 精神、神经症状　常有焦虑、抑郁、激动，喜怒无常、脾气暴躁、记忆力下降、注意力不集中、失眠多梦、情绪低落、常感孤独、敏感多疑等。

5. 心血管疾病　绝经后妇女易发生动脉粥样硬化、心肌缺血、心肌梗死、高血压，伴头痛、眩晕、耳鸣等症状。因绝经后妇女代谢改变导致体重增加明显、糖脂代谢异常，雌激素水平低下，使血胆固醇水平升高，高密度脂蛋白/低密度脂蛋白比率降低，冠心病发生率及心肌梗死的死亡率增加较快。

6. 骨质疏松　绝经后妇女骨质吸收速度快于骨质生成，造成骨质疏松，骨小梁减少，导致腰背、四肢、关节疼痛，最后可能引起骨骼压缩使体格变小，严重者导致骨折。

7. 皮肤和毛发的变化　雌激素不足，使皮肤胶原纤维丧失，皮肤皱纹增多加深，皮肤变薄，甚至破裂。

【诊断及鉴别诊断】

根据病史、伴随症状及实验室检查，不难诊断。但在围绝经期症状复杂，应仔细排除可能存在的器质性病变，进行鉴别诊断。

1. 诊断

（1）**病史**：仔细询问症状、月经史、绝经年龄、婚育史、既往史；是否有切除子宫或卵巢，是否有放疗、化疗病史，有无心血管疾病史、肿瘤史，既往所用的激素、药物等。

（2）**体格检查**：包括全身检查及妇科检查，尤其需要通过妇科检查排除器质性病变。

（3）**辅助检查**

1）FSH 测定：FSH>40IU/L 提示卵巢衰竭。

2）B 型超声检查：阴道不规则出血者应排除子宫肿瘤、卵巢肿瘤，了解子宫内膜厚度及子宫腔内情况。

3）子宫内膜病理检查：对于月经紊乱疑有子宫内膜病变者，应行宫腔镜检查，或者分段诊刮及子宫内膜病理检查。

4）骨密度测定：了解有无骨质疏松。

2. 鉴别诊断　女性在围绝经期症状多样，可能出现多个系统相关的症状，因此，需要进一步与心血管系统疾病、泌尿生殖器官的器质性病变、神经系统疾病鉴别。

【治疗】

围绝经期妇女由于精神状态，生活环境各不相同，临床表现也差异较大，有的不需要治疗，有的则需要医疗干预控制症状。

1. 一般治疗　围绝经期精神症状可因神经类型不稳定或精神状态不健全而加剧，故应进行心理治疗，可选用适量的镇静药以助睡眠。如地西泮 2.5~5mg，2~3 次/d；谷维素 20mg，3 次/d，有助于调节自主神经功能；α 受体阻滞剂可乐定 0.15mg 口服，2~3 次/d，用以治疗潮热症状。为预防骨质疏松，老年妇女应坚持体格锻炼，增加日晒时间可以增加体内合成的维生素 D，摄入富含蛋白质及钙的食物。

2. 绝经激素治疗（menopausal hormone therapy，MHT）　是针对绝经过渡期和绝经后相关健康问题的医疗措施。2023 年中华医学会妇产科学分会绝经学组发布的《中国绝经管理与绝经激素治疗指南 2023 版》表明启动绝经激素治疗应在有适应证，无禁忌证，且绝经过渡期和绝经后期女性本人有通过绝经激素治疗提高生命质量主观意愿的前提下尽早开始，并注意对绝经激素治疗患者的随访。

（1）**适应证**：用于具有因雌激素缺乏所致的影响妇女生活质量的症状，预防存在高危因素的骨质疏松及心血管疾病，无禁忌证，本人知情并同意使用激素补充治疗的妇女。

（2）**禁忌证**：绝对禁忌证包括有或可疑乳腺癌、子宫内膜癌、原因不明的生殖道异常出血、6 个月内活动性静脉和动脉血栓栓塞性疾病，严重肝肾功能障碍、血卟啉病、耳硬化症、系统性红斑狼疮、脑膜瘤（禁用孕激素）。相对禁忌证包括有子宫肌瘤、子宫内膜异位症、有子宫内膜增生史、尚未控制的糖尿病、心脏病、偏头痛、癫痫、哮喘、有血栓性疾病史、乳腺良性疾病或乳腺癌家族史等。

（3）**常用方案、用药方法及用药途径**：优先选择天然或最接近天然的雌孕激素，剂量应个体化，以取最小有效量为佳。

1）单孕激素方案：适用于绝经过渡期早期尚未出现低雌激素症状，但因卵巢功能减退导致的排卵障碍性异常子宫出血（AUB-O），需用足量足疗程孕激素调整月经周期及保护子宫内膜。可以采用后半周期加用孕激素，在月经周期的第 14 天加用微粒化孕酮 200mg/d 或者地屈孕酮 10~20mg/d，连续使用 10~14d；对于有子宫内膜增生病史或月经量过多的患者，可长周期连续使用孕激素，LNG-IUS 对子宫内膜的保护作用最强，可优先选用。

2）单雌激素补充方案：适用于子宫已切除的妇女，通常连续应用。①口服：戊酸雌二醇 0.5~2mg/d 或 17β 雌二醇 1~2mg/d 或结合雌激素 0.3~0.625mg/d。②经皮：半水合雌二醇贴每 7d 0.5~1 帖；或雌二醇凝胶 0.5~1/d 计量尺，涂抹于手臂、大腿、臀部等处的皮肤（避开乳房和会阴）。

3）雌孕激素序贯方案：适用于有完整子宫、围绝经期或绝经后仍希望有月经样出血的妇女。①连续序贯方案：在治疗过程中每日均用药。可采用连续序贯复方制剂，如雌二醇/雌二醇地屈孕酮片（1/10 或 2/10 剂型）1 片/d，共 28d；也可连续用口服或经皮雌激素 28d，后 10~14d 加用孕激素。②周期序贯方案：在治疗过程每周期有 3~7d 不用任何药物。可采用周期序贯复方制剂，如戊酸雌二醇片/戊酸雌二醇醋酸环丙孕酮片，1 片/d，共 21d；17β 雌二醇片/17β 雌二醇地屈孕酮片，1 片/d，共 28d；也可采用连续用口服或经皮雌激素 21~25d，后 10~14d 加用孕激素，然后停药 3~7d，再开始下一周期。

4）雌孕激素连续联合方案：适用于有完整子宫、绝经后不希望有月经样出血的妇女。可采用每日雌激素（口服或经皮途径）加孕激素，连续给药；也可采用复方制剂如雌二醇/屈螺酮片1片/d，连续给药。

5）替勃龙：1.25~2.5mg/d，连续应用。非预期出血较少，适用于绝经1年以上，且服药期间不希望有月经样出血的女性。

6）阴道局部雌激素的应用：可使用雌三醇乳膏、普罗雌烯阴道胶丸或霜、结合雌激素软膏，1次/d，连续使用2周，症状缓解后改为2次/周。短期（3~6个月）局部应用雌激素阴道制剂，无需加用孕激素，但缺乏超过1年使用的安全性数据，长期使用者应监测子宫内膜。

用药时间：①短期用药：为解除围绝经期症状，可在症状缓解或消失后减量或停药，症状复现再用药仍然有效，如减轻潮热及泌尿生殖道萎缩，保持骨量，可能改善睡眠、心境及认知功能。②长期用药：用于防治骨质疏松。有研究表明，围绝经期开始的10~15年内，应用激素补充治疗获益最大，至少持续5~10年。通过雌孕激素的合理配伍及治疗期间的定期监测，MHT可较安全地长期应用。

（4）副作用及危险性

1）异常子宫出血：性激素补充治疗时的子宫异常出血，多为突破性出血，必须高度重视，查明原因，必要时行诊断性刮宫，排除子宫内膜病变。

2）性激素副作用：①雌激素：剂量过大可引起乳房胀、白带多、头痛、水肿、色素沉着等，应酌情减量，或改用雌三醇。②孕激素：副作用包括抑郁、易怒、乳房痛和水肿，患者常不易耐受。③高雄激素：有发生高血脂、动脉粥样硬化、血栓栓塞性疾病的危险，大量应用出现体重增加、多毛及痤疮，口服时影响肝功能。

3）子宫内膜癌：长期单用雌激素，可使子宫内膜异常增殖和子宫内膜癌危险性增加，此种危险性依赖于用药持续时间长短及用药剂量大小。目前对于有子宫者强调雌孕激素联合使用，以降低其风险性。

4）乳腺癌：大量流行病学资料研究，对应用激素补充治疗妇女，乳腺癌发生的危险性尚无定论，但对所有要求及接受激素补充治疗的妇女，必须进行个体化的利弊权衡。应用天然或接近天然的雌孕激素可使增加乳腺癌的发病风险减小，但乳腺癌患者仍是MHT的禁忌证。

5）心血管疾病及血栓性疾病：绝经对心血管疾病的发生有负面影响，MHT对降低心血管疾病发生有益，但一般不主张MHT作为心血管疾病的二级预防。没有证据证明天然雌孕激素会增加血栓风险，但对于有血栓疾病者尽量选择经皮给药。

（5）预防骨质疏松：绝经后补充雌激素可以阻止雌激素降低引起的快速骨丢失，但如果有MHT禁忌证，则可以使用其他的骨吸收抑制剂，如：

1）双磷酸盐类：常用阿仑膦酸钠，预防剂量5mg/d，治疗剂量10mg/d；利塞膦酸钠，5mg/d，必须空腹用白水送服，服药后保持直立和禁食至少30min。

2）降钙素类：鲑降钙素，用法是100U肌肉或皮下注射，每日或隔日一次，2周后改为50U，皮下注射，每月2~3次。除此之外，坚持体格锻炼，增加日晒时间可以增加体内合成的维生素D，摄入富含蛋白质及钙的食物。

（6）随访观察：定期评价症状改善情况，监测阴道流血、乳腺、胆囊、凝血状态及新发疾病，每6~12个月行乳腺、盆腔B超检查。正常绝经妇女子宫内膜厚度为（3.2±0.7）mm，内膜厚度>8mm列为高危人群，应引起重视。酌情行肝肾功能、血脂、血糖检测及骨密度检查。根据随访结果，调整治疗方案及剂量，或停药。

（李 敏）

1. 无排卵性异常子宫出血子宫内膜的病理类型有哪些?
2. 无排卵性异常子宫出血药物治疗的原则是什么?
3. 按病变部位闭经分成哪几类?
4. 试述多囊卵巢综合征的诊断标准。
5. 绝经综合征有哪些症状?

ER 20-3

练习题

第二十一章 | 盆底功能障碍性疾病

教学课件

思维导图

学习目标

1. 掌握子宫脱垂的概念、临床分度、临床表现、诊断和治疗原则;压力性尿失禁的临床表现、诊断和治疗原则。

2. 熟悉子宫脱垂、压力性尿失禁的病因;阴道前壁、后壁脱垂的临床表现、诊断、处理原则;尿瘘、粪瘘的临床表现、诊断、处理原则。

3. 了解阴道前壁、后壁脱垂的病因;邦普(Bump)提出的盆腔器官脱垂定量分度法。

4. 能够诊断盆底功能障碍性疾病,指导患者正确应用子宫托,宣讲盆底功能障碍性疾病的防治方法。

5. 具备与患者及家属进行良好的沟通能力,保护患者隐私,帮助患者树立预防战胜疾病的信心。

子宫位于骨盆腔中央,其前方有膀胱,后方有直肠,下方连接阴道。由于骨盆底有坚韧的肌肉和筋膜支托,子宫两侧及后方又有韧带与骨盆壁相连,站立时子宫呈前倾略前屈位。即使腹压增高时,子宫颈外口仍位于坐骨棘水平以上。

女性盆底肌肉和筋膜组织异常造成盆腔器官下降而引发的器官位置异常及功能障碍,称为盆腔器官脱垂(pelvic organ prolapse,POP)。盆腔器官脱垂是中老年妇女的常见疾病,包括阴道前壁膨出、阴道后壁膨出和子宫脱垂。盆底功能障碍性疾病要注意预防,治疗与否取决于是否影响患者的生活质量,有非手术和手术治疗两种方法。

第一节 盆腔器官脱垂

情境导入

患者,女性,52 岁,绝经 1 年,生育 2 胎,经常便秘。咳嗽、跳绳时尿失禁 10 年。近 8 年劳累后感觉阴道口有块状物脱出,卧床休息后块状物可消失。近 2 年来块状物渐增大,平卧后也不能完全消失,伴尿频、尿失禁。妇科检查:阴道前壁部分膨出阴道口外,宫颈及大部分宫体脱出阴道口,双附件区未触及异常。

工作任务:

1. 该患者的诊断是什么?

2. 该患者应如何处理?

一、阴道前壁膨出

阴道前壁膨出常伴有膀胱和尿道膨出,以膀胱膨出常见,常伴有不同程度的子宫脱垂。阴道前壁膨出可单独存在,也常与阴道后壁膨出并存。

【病因】

膀胱底部和尿道紧邻阴道前壁。阴道前壁主要由耻骨宫颈韧带、膀胱宫颈筋膜和泌尿生殖膈的深筋膜支持。分娩时,这些韧带、筋膜和肌肉过度伸展或撕裂,特别是膀胱宫颈筋膜、耻骨宫颈韧带损伤;产褥期又过早参加体力劳动或便秘、咳嗽,致使腹压增加,阴道支持组织未能很好恢复正常,使膀胱底部失去支持力;导致膀胱及与其紧连的阴道前壁上 2/3 段向下膨出,在阴道口或阴道口外可见,称膀胱膨出(cystocele)(图 21-1)。若支持尿道的膀胱宫颈筋膜受损严重,尿道及与其紧连的阴道前壁下 1/3 段以尿道外口为固定点向下膨出,称尿道膨出(urethrocele)。

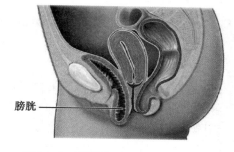

图 21-1　阴道前壁膨出伴膀胱膨出

【临床表现】

1. 症状　轻者无明显症状。重者自述阴道内有肿物脱出,伴腰酸、下坠感。阴道脱出肿物在休息时变小,站立过久或激烈活动后或腹压增加时增大,此时下坠感更明显。若仅有阴道前壁合并膀胱膨出时,尿道膀胱后角变锐,常难以排空膀胱,导致膀胱尿潴留,甚至继发尿路感染,发生膀胱炎,伴有尿频、尿急、尿痛等症状。若重度膀胱膨出合并尿道膨出、阴道前壁完全膨出时,尿道膀胱后角消失,在咳嗽、用力屏气等增加腹压时有尿液溢出,称张力性尿失禁。如膀胱膨出加重,可导致排尿困难,需用手将阴道前壁向上抬起方能排尿。

2. 体征　检查可见阴道前壁呈球状膨出,阴道口松弛,膨出膀胱柔软,该处阴道壁黏膜皱襞消失,如反复与衣物摩擦,可发生溃疡。

【分度】

根据膨出的程度,临床上将阴道前壁膨出分为 3 度。以屏气下膨出最大限度来判定。

Ⅰ度:阴道前壁形成球状物,向下突出,达处女膜缘,但仍在阴道内。

Ⅱ度:阴道壁展平或消失,部分阴道前壁突出于阴道口外。

Ⅲ度:阴道前壁全部突出于阴道口外。

Baden Walker 提出评价盆底器官膨出的阴道半程系统分级法(halfway system),分度如下:

Ⅰ度:阴道前壁突出部位下降到距处女膜半程处。

Ⅱ度:阴道前壁突出部位到达处女膜。

Ⅲ度:阴道前壁突出部位达处女膜以外。

注意:膨出分度检查应在最大屏气状态下进行。

【诊断】

结合病史、妇科检查发现阴道口松弛陈旧性会阴裂伤、膨出的阴道前壁,不难诊断和分度。但要注意区分阴道前壁膨出是膀胱膨出还是尿道膨出,或者两者合并存在,此外还要了解有无压力性尿失禁存在。

【治疗】

无症状、阴道半程系统分级法为Ⅰ度和Ⅱ度的患者无需治疗。重度有症状的患者应行阴道前壁修补术,加用医用合成网片或生物补片能够达到加强修补、减少复发的作用,植入网片主要并发症为网片暴露、侵蚀和疼痛等,需充分沟通,告知利弊。合并压力性尿失禁者应同时行膀胱颈悬吊手术或阴道无张力尿道中段悬吊带术。有症状但有其他慢性疾病不宜手术者,可置子宫托缓解症状,需日间放置、夜间取出，以免因异物长期压迫引起尿瘘、粪瘘。

【预防】

健康教育预防肥胖，积极治疗慢性便秘、咳嗽防止腹压长期增加；提高产科质量，避免困难阴道助产；发生会阴撕裂应立即缝合；产后避免过早参加重体力劳动；产后保健有利于骨盆底肌肉和筋膜张力的恢复。

二、阴道后壁膨出

阴道后壁膨出也称直肠膨出（rectocele）。阴道后壁膨出可以单独存在，也常合并子宫脱垂、阴道前壁膨出。

【病因】

阴道分娩时损伤是其主要原因。阴道分娩的产妇，当第二产程延长时，直肠阴道间筋膜以及耻骨尾骨肌纤维长时间受压而过度伸展或撕裂。分娩后，若受损的耻尾肌、直肠、阴道筋膜或泌尿生殖膈等盆底支持组织未能修复，导致直肠前壁似盲袋凸向阴道后壁，成为伴直肠膨出的阴道后壁脱垂（图 21-2）。阴道后壁脱垂较阴道前壁脱垂少见。老年女性盆底肌肉及肛门内括约肌肌力弱、长期便秘、排便时用力向下屏气可加剧其膨出程度，若损伤发生在较高处的耻骨尾骨肌纤维，阴道穹隆处支持组织薄弱，阴道后穹隆向阴道内脱出，可形成直肠子宫陷凹疝，甚至脱出至阴道口外，疝囊内往往有小肠管，故又名肠膨出（enterocele）（图 21-3）。

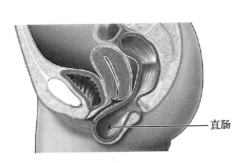

图 21-2　阴道后壁膨出伴直肠膨出

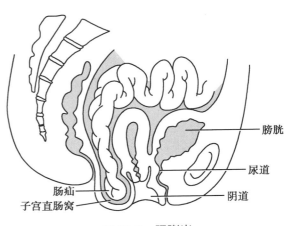

图 21-3　肠膨出

【临床表现】

1.症状　轻者多无不适。重者自觉下坠、腰酸痛及排便困难，有外阴异物摩擦感。有时需用手指按压膨出的阴道后壁方能排出粪便。

2.体征　检查可见阴道后壁呈球状物膨出，阴道松弛，多伴陈旧性会阴裂伤。肛门检查手指向前方可触及向阴道凸出的直肠，呈盲袋感；若不伴有直肠膨出，则无盲袋的感觉。阴道后壁有两个球状突出时，位于阴道中段的球形膨出为直肠膨出，而位于后穹隆部的球形突出是小肠膨出，指诊可触及疝囊内的小肠。

【分度】

1.根据膨出的程度，临床上将阴道后壁膨出分为3度，以屏气下膨出最大限度来判定。

Ⅰ度：阴道后壁达处女膜缘，但仍在阴道内。

Ⅱ度：阴道后壁部分脱出阴道口。

Ⅲ度：阴道后壁全部脱出阴道口外。

2.巴登（Baden）的盆底器官膨出的阴道半程系统分级法（halfway system）分度如下：

Ⅰ度：阴道后壁的突出部下降到距处女膜半程处。

Ⅱ度：阴道后壁突出部位到达处女膜。

Ⅲ度：阴道后壁突出部位达处女膜以外。

注意：膨出分度检查应在最大屏气状态下进行。

【诊断】

结合病史、妇科检查发现阴道后壁呈半球状块物膨出，不难诊断和分度。肛诊时指端向前可进入凸向阴道的盲袋内。患者多伴有陈旧性会阴撕裂。

【治疗】

无症状者，不须治疗。有症状的阴道后壁膨出伴有会阴陈旧性裂伤者，应行阴道后壁及会阴修补术。修补阴道后壁，应将肛提肌裂隙及直肠筋膜缝合于直肠前，以缩紧肛提肌裂隙。加用医用合成网片或生物补片可加强局部修复，对重度膨出修复有减少复发的作用。

【预防】

同阴道前壁膨出。

三、子宫脱垂

子宫从正常位置沿阴道下降，子宫颈外口达坐骨棘水平以下，甚至子宫全部脱出于阴道口以外，称子宫脱垂（uterine prolapse）。子宫脱垂常伴发阴道前壁和后壁膨出。子宫切除术后若阴道顶端支持结构缺损，则发生阴道穹隆脱垂。

【病因】

1.**分娩损伤**　多次妊娠、分娩为子宫脱垂最主要的病因。在分娩过程中，特别是经阴道手术助产或第二产程延长者，盆底肌、盆腔筋膜以及子宫韧带均过度伸展，张力降低，甚至出现撕裂。当上述各组织在产后尚未恢复正常时，若产妇过早参加体力劳动或便秘、咳嗽致使腹压增加，特别是重体力劳动，将影响盆底组织张力的恢复而发生盆腔器官脱垂。此时过高的腹压可将子宫轴与阴道轴仍相一致的未复旧后倾子宫推向阴道以致发生子宫脱垂。

2.**腹压增加**　长时间肩挑、举重、蹲位、站立、盆腔内巨大肿瘤或大量腹腔积液等，均使腹内压力增加，并直接作用于盆腔器官，迫使其向下移位，导致脱垂。肥胖尤其腹型肥胖，也可因腹压长期增加导致盆腔器官脱垂。

3.**盆底组织发育不良或退行性变**　子宫脱垂偶见于未产妇，甚至处女，其主要原因为先天性盆底组织发育不良。随着年龄的增长，特别是绝经后老年妇女出现的盆底支持结构的萎缩退化，功能下降，也可发生盆腔器官脱垂或使脱垂程度加重。

4.**医源性原因**　包括没有充分纠正手术所造成的盆腔支持结构的缺损。

【临床表现】

1.**症状**　患者一般无不适。重度脱垂有以下症状：

（1）**腰骶部疼痛或下坠感**：重度脱垂韧带筋膜有牵拉，盆腔充血，常有程度不等的腰骶部疼痛或下坠感，在行走、劳动、下蹲或排便等导致腹压增加时症状明显。

（2）**阴道口脱出块状物**：卧床休息则症状减轻，块状物经平卧休息可变小或消失。部分重症脱垂患者，即使休息后，块状物也不能自行回缩，通常需用手推送才能将其还纳至阴道内。若脱出的宫颈及阴道黏膜高度水肿，即使用手协助也难以回纳，长期脱出在外。由于外阴部有块状物长时间脱出，患者行动极不方便，长期与衣物摩擦导致宫颈出现溃疡甚至出血。当溃疡继发感染时，有脓血分泌物渗出。

（3）**张力性尿失禁**：子宫脱垂多伴有阴道前壁脱垂，容易出现尿潴留；若同时有Ⅲ度阴道前壁脱垂,还可发生张力性尿失禁。

（4）**其他**：子宫脱垂一般不引起月经失调。患者的子宫若能还纳,通常能正常受孕,且受孕后随妊娠子宫增大逐渐上升至腹腔,妊娠期子宫不再脱垂,故不影响分娩。子宫脱垂可出现性功能障碍。

2.体征 检查可见子宫颈及宫体脱出阴道口外,不能回纳的子宫脱垂常伴有阴道前后壁膨出,阴道黏膜增厚角化,宫颈肥大并延长。

【分度】

我国一般在检查时以患者平卧用力向下屏气时子宫下降的程度,将子宫脱垂分为3度（图21-4）：

Ⅰ度轻型：子宫颈外口距处女膜缘<4cm,未达处女膜缘;Ⅰ度重型：宫颈已达处女膜缘,阴道口可见宫颈。

Ⅱ度轻型：宫颈脱出阴道口,宫体仍在阴道内;Ⅱ度重型：宫颈及部分宫体脱出阴道口。

Ⅲ度：宫颈与宫体全部脱出阴道口外。

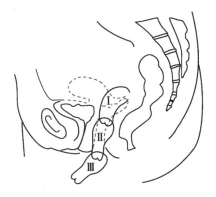

图21-4 子宫脱垂分度

目前国外多采用邦普（Bump）提出的盆腔器官脱垂定量分度法（pelvic organ prolapse quantitation,POP-Q）。此分期系统是分别利用阴道前壁、阴道顶端、阴道后壁上的各2个解剖指示点与处女膜的关系来界定盆腔器官的脱垂程度。与处女膜平行以0表示,位于处女膜以上用负数表示,处女膜以下则用正数表示。阴道前壁上的2个点分别为Aa和Ba点;阴道顶端的2个点分别为C和D点;阴道后壁的Ap、Bp两点与阴道前壁Aa、Ba点是对应的。另还包括阴裂（gh）：尿道外口中点至阴唇后联合的长度;会阴体（p）：阴唇后联合至肛门中点的长度;阴道的总长度（TVL）：将阴道顶端复位后的阴道深度。测量值均用厘米表示（表21-1,表21-2,图21-5）。

表21-1 盆腔器官脱垂评估指示点（POP-Q分度）

指示点	内容描述	范围
Aa	阴道前壁中线距处女膜3cm处,相当于尿道膀胱沟处	−3~+3cm
Ba	阴道顶端或前穹隆到Aa点之间阴道前壁上段中的最远点	在无阴道脱垂时,此点位于−3cm,在子宫切除后阴道完全外翻时,此点将为+TVL
C	宫颈或子宫切除后阴道顶端所处的最远端	−TVL~+TVL
D	有宫颈时的后穹隆的位置,它提示了子宫骶骨韧带附着到近端宫颈后壁的水平	−TVL~+TVL或空缺（子宫切除后）
Ap	阴道后壁中线距处女膜3cm处,Ap与Aa点相对应	−3~+3cm
Bp	阴道顶端或后穹隆到Ap点之间阴道后壁上段中的最远点,Bp与Ap点相对应	在无阴道脱垂时,此点位于−3cm,在子宫切除术后阴道完全外翻时,此点将为+TVL

注：POP-Q分度应在向下用力屏气时,以脱垂最大限度出现时的最远端部位距离处女膜的正负值计算。

表21-2 盆腔器官脱垂分度（POP-Q分度法）

分度	内容
0	无脱垂,Aa,Ap,Ba,Bp,均在−3cm处,C、D两点在阴道总长度和阴道总长度−2cm之间,即C或D点量化值≤−（TVL−2）cm
I	脱垂最远端在处女膜平面上>1cm,即量化值<−1cm

分度	内容
II	脱垂最远端在处女膜平面上≤1cm,即量化值≥-1cm,但≤+1cm
III	脱垂最远处在处女膜平面>1cm,但<阴道总长度-2cm,即量化值>+1cm,但<(TVL-2)cm
IV	下生殖道呈全长外翻,脱垂最远端即宫颈或阴道残端脱垂超过阴道总长度-2cm,即量化值≥(TVL-2)cm

注:POP-Q分度应在向下用力屏气时,以脱垂完全呈现出来时的最远端部位计算。应针对每个个体先用3×3表格量化描述,再进行分期。为了补偿阴道的伸展性及内在测量上的误差,在0和IV度中的TVL值允许有2cm的误差。

【诊断】

根据病史及检查所见不难确诊。妇科检查前,应嘱咐患者向下屏气或加腹压(咳嗽),判断子宫脱垂的最重程度,并予以分度;同时了解阴道前壁、后壁膨出及会阴陈旧性撕裂程度;注意区分阴道前壁脱垂与子宫脱垂;应注意局部有无溃疡及其部位、大小、深浅,有无感染等;还应判断有无张力性尿失禁,嘱患者取仰卧截石位,在膀胱充盈时咳嗽,观察有无尿液自尿道口溢出,若见尿液不自主地溢出时,检查者用示、中两指分别轻压尿道两侧,再嘱患者咳嗽,若尿液不再溢出,提示患者有压力性尿失禁。

检查时注意宫颈的长短,并做宫颈细胞学检查。如为重度子宫脱垂,可触摸子宫大小,将脱出的子宫还纳,做双合诊检查子宫两侧有无包块。应用单叶窥器进行阴道检查。当压住阴道后壁时,嘱患者向下用力,可显示出阴道前壁膨出的程度,以及伴随的膀胱膨出和尿道走行的改变。同样,压住阴道前壁时嘱患者向下用力,可显示肠膨出和直肠膨出。直肠检查是区别直肠膨出和肠膨出的有效方法。术前盆底超声检查和盆底MRI检查有助于诊断和治疗方式的选择。

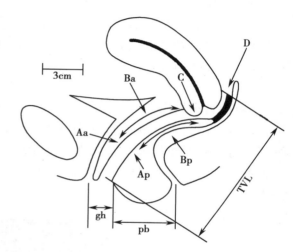

图21-5 POP-Q分度法盆腔器官脱垂评估指示点

【鉴别诊断】

1.阴道壁肿物 阴道壁肿物在阴道壁内,位置固定不变,不能移动,边界清楚。

2.子宫黏膜下肌瘤 患者有月经过多病史,宫颈口见红色、质硬之肿块,表面找不到宫颈口,在其周围可扪及扩张的宫颈。

3.阴道前壁膨出 患者常将阴道前壁膨出误认为子宫脱垂,但检查时不难确诊。

4.宫颈延长 宫颈尚未外露者应行阴道指诊,测量宫颈距阴道口距离,以厘米计。还应注意子宫颈管是否延长,用子宫探针探测子宫颈外口至宫颈内口距离,即可确诊。

【治疗】

有临床症状是需要干预的重要依据,多数学者认为有临床处理意义的POP脱垂最低点达到或超过处女膜。治疗方案应个体化。

1.随访观察 适合无自觉症状,脱垂最低点位于处女膜之上的患者。有症状,不愿意治疗者定期监测,注意排尿及排便功能障碍。

2.非手术疗法 非手术治疗的目标为缓解症状、避免或延缓手术干预。

(1)支持疗法:对于所有诊断为POP的患者,干预生活方式,包括减重、戒烟、避免重体力劳动,适当安排休息和工作,减少使盆底压力增加的活动,经常保持大便通畅,积极治疗慢性咳嗽等。

（2）**盆底肌肉锻炼和物理疗法**：可增加盆底肌肉群的张力，改善压力性尿失禁症状。盆底肌肉（肛提肌）锻炼，也称为凯格尔（Kegel）运动。其可用于所有程度子宫脱垂患者，重度手术可辅以盆底肌肉锻炼治疗。单独采用盆底肌肉锻炼治疗适用于 PPQ 分期 I 度和 II 度的子宫脱垂者。

（3）**放置子宫托**：子宫托（图 21-6）是一种支持子宫和阴道壁并使其维持在阴道内而不脱出的工具，经济有效。首选环形支撑性子宫托，如果失败再选择填充型子宫托。其适用于各度子宫脱垂和阴道前后壁脱垂者。以下情况尤其适用子宫托治疗：患者全身状况不适宜手术、妊娠期和产后患者。但重度子宫脱垂伴盆底肌明显萎缩以及宫颈或阴道壁有炎症和溃疡者均不宜使用，经期停用。

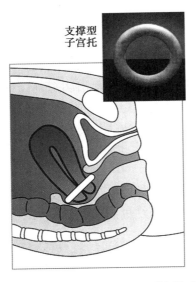
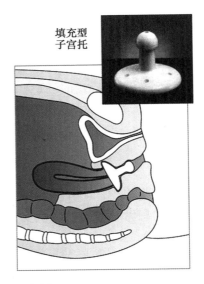

图 21-6 子宫托

子宫托分为支撑型和填充型，前者用于程度稍轻患者，后者用于重度患者。绝经后患者如辅助局部应用雌激素更有益于佩戴的成功率。子宫托可能造成阴道刺激和溃疡，所以子宫托应间断性地取出、清洗并重新放置。放置子宫托也应定期复查，否则会出现严重后果，如瘘的形成、嵌顿、出血和感染等。

子宫托放置注意事项：①子宫托的大小应适宜，以放置后不脱出又无不适感为宜。②子宫托应在每晨起床后放入，每晚睡前取出，并洗净放置于清洁杯内备用，久置不取可发生子宫托嵌顿，甚至引起压迫坏死性尿瘘和粪瘘。③放托后应每 3~6 个月复查 1 次。④绝经后阴道黏膜萎缩可局部配合雌激素治疗。

（4）**中药和针灸**：补中益气汤（丸）等有促进盆底肌张力恢复、缓解局部症状的作用。

3. **手术治疗** 对脱垂超出处女膜且有症状者可考虑手术治疗。根据患者年龄、生育要求及全身健康状况选择重建类或闭合类手术治疗。手术的主要目的是消除症状、修复缺陷的盆底支持组织、恢复正常的解剖位置和脏器功能，合理应用替代材料，体现微创和个体化。合并压力性尿失禁者应同时行尿道悬吊术或膀胱颈悬吊手术。常选择以下手术方法：

（1）**盆底重建手术**：通过吊带、网片和缝线将阴道穹隆或宫骶韧带悬吊固定于骶骨前或骶棘韧带等可承力的部位，经阴道、经腹腔镜或经腹完成。经腹或腹腔镜下加用补片的骶前固定术、经阴道骶棘韧带固定术和高位骶韧带悬吊术为国际上公认的非宫颈延长的重度子宫脱垂的有效术式。阴道加用合成网片能有效提高解剖治愈率，但并发症高的问题尚有待进一步循证证据，术前与患者沟通，帮助权衡其术式的利弊。

（2）**阴道前后壁修补、主韧带缩短及宫颈部分切除术**：又称曼彻斯特（Manchester）手术。其适用于年龄较轻、宫颈延长的Ⅱ度、Ⅲ度子宫脱垂伴阴道前后壁脱垂要求保留子宫患者。

（3）**经阴道子宫全切除及阴道前后壁修补术**：适用于Ⅱ度、Ⅲ度子宫脱垂伴阴道前后壁脱垂、年龄较大、无需考虑生育功能的患者。

（4）**阴道纵隔形成术**：又称 Le Fort 手术。它系将阴道前后壁各切除相等大小的黏膜瓣，然后将阴道前后壁剥离创面相对缝合以部分或完全封闭阴道。封闭式手术术后失去性交功能，故仅适用于年老体弱不能耐受较大手术者、不需保留性交功能者。

【预防】

预防和治疗便秘、咳嗽等腹压增加的疾病；提高产科质量，避免困难阴道助产；发生会阴撕裂应立即缝合；产后避免过早参加重体力劳动；产后保健操有利于骨盆底肌肉和筋膜张力的恢复；健康生活，体重管理。

第二节 压力性尿失禁

尿失禁是妇女尤其是老年妇女的一个常见症状，有真性尿失禁、溢出性尿失禁、功能性尿失禁、压力性尿失禁（stress urinary incontinence，SUI）、紧迫性尿失禁、逼尿肌及括约肌不协调性尿失禁、混合性尿失禁等多种类型，以压力性尿失禁最常见，占 50%~70%。压力性尿失禁指在咳嗽、用力屏气等腹压突然增加时导致的尿液不自主流出，而不是由逼尿肌收缩压或膀胱壁对尿液的张力压所引起。其特点是正常状态下无遗尿，而腹压突然增高时尿液自动流出，也称真性压力性尿失禁、张力性尿失禁、应力性尿失禁。

【病因】

压力性尿失禁常见于膀胱膨出合并尿道膨出和阴道前壁膨出的患者，分为两型。90% 以上为解剖型压力性尿失禁，为盆底组织松弛引起。盆底组织松弛的原因主要有妊娠与阴道分娩损伤、绝经后雌激素水平降低等。最为广泛接受的压力传导理论认为压力性尿失禁是由于盆底支持结构缺陷而使膀胱颈/近端尿道脱出于盆底外。因此，咳嗽时腹腔内压力不能被平均地传递到膀胱和近端的尿道，导致增加的膀胱内压力大于尿道内压力而出现漏尿。不足 10% 的患者为尿道内括约肌障碍型，尿道括约功能不协调，为先天发育异常所致。

【临床表现】

起病初期患者活动时无尿溢出，仅在腹压增加如咳嗽、打喷嚏、大笑、提重物、跑步等活动时有尿液溢出。检查时嘱患者不解小便，取膀胱截石位，嘱患者咳嗽，观察有无尿液自尿道口溢出，若见尿液不自主地溢出时，检查者用示、中两指分别轻压尿道两侧，再嘱患者咳嗽，若尿液不再溢出，提示患者有压力性尿失禁。

【分度】

有主观分度和客观分度。客观分度主要基于尿垫试验,临床常用简单的主观分度。

Ⅰ级尿失禁:只有发生在剧烈压力下,如咳嗽,打喷嚏或慢跑。

Ⅱ级尿失禁:发生在中度压力下,如快速运动或上下楼梯。

Ⅲ级尿失禁:发生在轻度压力下,如站立时,但患者在仰卧位时可控制尿液。

【诊断】

根据病史、症状和检查即可做出初步诊断。

压力性尿失禁除常规体格检查、妇科检查及相关的神经系统检查外,还需相关压力试验、指压试验、棉签试验和尿动力学检查等辅助检查,排除急迫性尿失禁、充盈性尿失禁及感染等情况。

1. 压力试验(stress test) 患者膀胱充盈时取截石位检查。嘱患者咳嗽的同时,医师观察尿道口。如果每次咳嗽时均伴随着尿液的不自主溢出,则可提示 SUI。延迟溢尿或有大量的尿液溢出提示非抑制性的膀胱收缩。如果截石位状态下没有尿液溢出,应让患者站立位时重复压力试验。

2. 指压试验(Bonney test) 检查者把中示指放入阴道前壁的尿道两侧,指尖位于膀胱与尿道交接处,向前上抬高膀胱颈,再行诱发压力试验,如压力性尿失禁现象消失,则为阳性(图 21-7)。

3. 棉签试验(Q-tip test) 患者仰卧位,将涂有利多卡因凝胶的棉签置入尿道,使棉签头处于尿

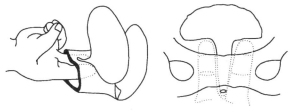

图 21-7 指压试验示意图

道膀胱交界处,分别测量患者在静息时及瓦尔萨尔瓦(Valsalva)动作(紧闭声门的屏气)时棉签棒与地面之间形成的角度。在静息及做瓦尔萨尔瓦动作时该角度差小于 15° 为良好结果,说明有良好的解剖学支持;如角度差大于 30°,说明解剖学支持薄弱;如角度差在15°~30°时,结果不能确定。

4. 尿动力学检查(urodynamics) 包括膀胱内压测定和尿流率测定。膀胱内压测定主要观察逼尿肌的反射以及患者控制或抑制这种反射的能力,膀胱内压力的测定可以区别患者是因为非抑制性逼尿肌收缩还是 SUI 而引起的尿失禁。尿流率测定可以了解膀胱排尿速度和排空能力。

5. 尿道膀胱镜检查(cystoscopy)和超声检查 可辅助诊断。

【鉴别诊断】

急迫性尿失禁在症状和体征上最易与压力性尿失禁混淆,可通过尿动力学检查来鉴别明确。

【治疗】

(一)非手术治疗

非手术治疗用于轻中度压力性尿失禁治疗和手术治疗前后的辅助治疗。其包括盆底肌肉锻炼、盆底电刺激、膀胱训练、α-肾上腺素能激动剂和阴道局部雌激素治疗。30%~60% 的患者经非手术治疗能改善症状,并治愈轻度的压力性尿失禁。产后进行凯格尔(Kegel)运动对产后尿失禁的妇女有所帮助。

(二)手术治疗

手术治疗目前常用术式有耻骨后膀胱尿道悬吊术和阴道无张力尿道中段悬吊术。因阴道无张力尿道中段悬吊术更为微创,现已成为一线手术治疗方法。压力性尿失禁的手术治疗一般在患者完成生育后进行。

1. 耻骨后膀胱尿道悬吊术 手术操作在腹膜外(Retzius 间隙)进行,缝合膀胱颈和近端尿道两侧的筋膜至耻骨联合(耻骨后膀胱尿道悬吊固定术,Marshall-Marchetti-Krantz procedure)或库珀韧带(腹腔镜下耻骨后膀胱颈悬吊术,又称 Burch 手术)而提高膀胱尿道连接处的角度。腹腔镜下耻

骨后膀胱颈悬吊术应用稍多,有开腹途径、腹腔镜途径和"缝针法"。手术适用解剖型压力性尿失禁。手术后 1 年治愈率为 85%~90%,随着时间推移会稍有下降。

2. 阴道无张力尿道中段悬吊术 除解剖型压力性尿失禁外,尿道内括约肌障碍型压力性尿失禁和合并有急迫性尿失禁的混合性尿失禁也为该手术适应证。悬吊术可用自身筋膜或合成材料,合成材料的悬吊术现已成为一线治疗压力性尿失禁的方法,术后 1 年治愈率在 90% 左右,最长术后 11 年随诊的治愈率在 70% 以上。

3. 阴道前壁修补术 以阴道前壁手术(Kelly operation)为代表的阴道前壁修补术方法简单,通过对尿道近膀胱颈部折叠筋膜缝合达到增加膀胱尿道阻力作用,一直为治疗压力性尿失禁的主要术式。但临床效果不尽如人意,术后 1 年治愈率约 30%,并随时间推移而下降,目前已不再作为治疗压力性尿失禁的有效术式。

【预防】

同阴道前壁膨出。

第三节 生殖道瘘

生殖道瘘是指各种原因导致生殖道与其邻近器官间形成的异常通道。其主要有尿瘘和粪瘘,两者可同时存在,称混合性瘘(图 21-8)。

一、尿瘘

尿瘘(urinary fistula)是指生殖道与泌尿道之间形成的异常通道。根据尿瘘的发生部位,可分为膀胱阴道瘘、尿道阴道瘘、膀胱宫颈瘘、膀胱尿道阴道瘘、膀胱宫颈阴道瘘及输尿管阴道瘘等。临床上以膀胱阴道瘘最多见。

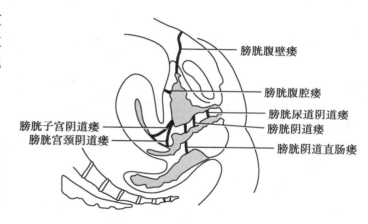

图 21-8 尿瘘及粪瘘示意图

（图中标注：膀胱腹壁瘘、膀胱腹腔瘘、膀胱尿道阴道瘘、膀胱阴道瘘、膀胱阴道直肠瘘、膀胱子宫阴道瘘、膀胱宫颈阴道瘘）

【病因】

1. 产伤 曾经产伤是尿瘘的主要因素,多因难产处理不当引起。根据损伤原因分为坏死型和创伤型两类。如各种原因所致头盆不称,产程延长,特别是第二产程延长者,膀胱、阴道前壁、尿道被长时间挤压在胎头和耻骨联合之间,导致局部组织缺血坏死形成坏死型尿瘘,医疗条件改善,已经很少见。产钳术、毁胎术、剖宫产术等直接损伤膀胱和尿道而形成创伤型尿瘘。

2. 妇科手术损伤 经腹、经腹腔镜或经阴道手术,可因解剖位置不清、组织广泛粘连、操作不仔细,而损伤输尿管、膀胱或尿道,未及时发现或修补失败,造成输尿管阴道瘘和膀胱阴道瘘。

3. 其他 外伤、膀胱结核、生殖器肿瘤放射治疗后、晚期宫颈癌或膀胱癌、宫旁或尿道旁注射硬化剂、子宫托安放置不正确及先天性输尿管口异位畸形等也可导致尿瘘。

【临床表现】

1. 漏尿 阴道出现无痛性持续性流液是最常见的临床症状。漏尿出现的时间迟早与病因相关,手术直接损伤引起的创伤性尿瘘术后即开始漏尿;分娩时头盆不称压迫软产道或手术时组织剥离过度所致的组织坏死型尿瘘,多在产后及手术后 3~7d 开始漏尿;腹腔镜下子宫切除中使用能量器械所致的尿瘘常在术后 1~2 周发生;根治性子宫切除的患者常在术后 10~21d 发生尿瘘,多为输尿管阴道瘘;放射损伤所致漏尿发生时间晚且常合并粪瘘。漏尿的多少与瘘孔部位、大小及患者的体位有关,如膀胱阴道瘘通常不能控制排尿,尿液均由阴道流出;尿道阴道瘘若尿道括约肌未损伤,仅在膀胱充盈时才漏尿;单侧性输尿管阴道瘘因健侧尿液仍可进入膀胱,在漏尿同时仍有自主排尿;膀胱阴道瘘或膀胱宫颈瘘瘘孔大者,则完全失去自控性排尿;瘘孔极小或瘘道曲折迂回者,变更体位后会出现漏尿。

2. 外阴炎 尿液长期浸渍刺激,可引起外阴、臀部及大腿内侧部皮肤瘙痒和烧灼痛,局部组织呈皮炎改变。合并尿路感染者有尿频、尿急、尿痛及下腹部不适等症状。

3. 其他症状 因阴道瘢痕狭窄可致性交困难;长期漏尿、外阴炎给患者带来痛苦,甚至精神抑郁。

【诊断】

根据病史,漏尿发生时间和漏尿特点,妇科检查,可明确瘘孔的部位、大小及其周围瘢痕情况,还应了解阴道有无狭窄,尿道是否通畅以及膀胱的容积、大小等,制订合理的治疗方案。疑难者下列辅助检查可协助诊断:

1. 亚甲蓝试验 是鉴别尿瘘部位的方法。用稀释的亚甲蓝溶液 200ml 由尿道注入膀胱,若蓝色液体经阴道壁小孔流出为膀胱阴道瘘;自宫颈口流出为膀胱宫颈瘘或膀胱子宫瘘;阴道流出清亮液体,提示尿液来至膀胱以上,可能为输尿管阴道瘘;若无蓝色液体流出,但拔尿管后可见蓝色液体流出,为尿道阴道瘘。

2. 靛胭脂试验 亚甲蓝试验阴道流出清亮液体者,静脉推注靛胭脂 5ml,10min 见蓝色液体自阴道顶端流出者为输尿管阴道瘘。

3. 膀胱镜、输尿管镜检查 了解膀胱容积、黏膜情况,有无炎症、结石、憩室,明确瘘孔的位置、大小、数目及瘘孔和膀胱三角的关系等。从膀胱向输尿管插入输尿管导管或行输尿管镜检查,可以明确输尿管受阻的部位。

4. 影像学检查 静脉肾盂造影,可了解肾脏功能、输尿管瘘位置。

【治疗】

尿瘘主要治疗方法为手术修补。手术方式可以经阴道、经腹或经腹-阴道联合手术途径完成。如绝大多数膀胱阴道瘘和尿道阴道瘘可经阴道修补手术,输尿管阴道瘘多需经腹手术。

手术时间选择:创伤性尿瘘一经发现应尽早手术修补。产后和妇科手术后 7d 内发生的坏死性尿瘘或输尿管小瘘孔,经放置导尿管和/或输尿管导管后,有自行愈合的可能;不能愈合者应等待 3~6 个月,炎症消退、瘢痕软化、局部血供恢复后再手术。结核、癌所致尿瘘者,术前应先针对病因进行治疗。放疗后尿瘘需更长时间形成结痂,有学者推荐 12 个月后再修补。瘘修补失败后至少 3 个月后再手术。

注意术后护理,留置导尿或膀胱造瘘,保证膀胱引流通畅,预防尿路感染。绝经后患者术前、术后应用雌激素有利于伤口愈合。年老体弱不能耐受手术者,考虑采用尿收集器或尿垫保守治疗。

【预防】

提高产科质量和妇科手术技能,绝大多数尿瘘是可以预防的。正确处理异常分娩,防止第二产程延长和滞产,疑有损伤者,留置导尿管 10 日,保证膀胱空虚,受压部位血液循环恢复,预防尿瘘发生。经阴道手术助产、妇科手术盆腔粘连严重、恶性肿瘤有广泛浸润等手术困难时,术后常规检查生殖泌尿道有无损伤,发现损伤,必须及时修补。使用子宫托须定期取出。子宫颈癌进行放射治疗时注意阴道内放射源的安放和固定,放射剂量不能过大。

二、粪瘘

粪瘘(fecal fistula)是指肠道与生殖道之间有异常通道,致使有粪便由阴道排出,最常见的是直肠阴道瘘。可以根据瘘孔在阴道的位置,将其分为低位、中位和高位瘘。

【病因】

本病大多由产伤引起,可因胎头在阴道内停滞过久,阴道后壁、直肠受压坏死而形成粪瘘,粗暴的难产手术操作、Ⅲ度会阴撕裂,修补后直肠未愈合及会阴撕裂后缝合线穿透直肠黏膜未发现也可导致直肠阴道瘘。也可以因盆腔手术严重粘连分离、子宫托长期放置不取出、生殖道癌晚期破溃、放疗不当等损伤直肠所致。

【临床表现】

患者大便及气体不由自主地从阴道排出。其表现方式与瘘孔大小有关。瘘孔大者,成形粪便可经阴道排出,稀便时呈持续外流。小的瘘孔,阴道内可无粪便,但肠内气体可自瘘孔经阴道排出,稀便时则从阴道流出。

【诊断】

根据病史、症状及妇科检查不难诊断。阴道检查时,后壁可见瘘口,阴道内可见粪便;如瘘孔极小,用探针探查;小肠和结肠阴道瘘可行钡剂灌肠检查,也可借助下消化道内镜检查。

【治疗】

手术修补为主要治疗方法,应掌握手术时机。妇科手术及助产损伤者应术中立即修补。先天性粪瘘应在患者 15 岁左右月经来潮后再行手术,过早手术容易造成阴道狭窄。压迫坏死性粪瘘,应等待 3~6 个月炎症消退后再行手术修补。术前严格肠道准备,同时口服肠道抗生素。

【预防】

预防同尿瘘。会阴裂伤缝合后常规进行肛门指诊,发现有缝线穿透直肠黏膜,应立即拆除重新缝合。

(赵瑞芳)

思考题

1. 什么是子宫脱垂?如何分度?
2. 子宫脱垂的临床表现有哪些?
3. 子宫脱垂的手术治疗有哪些方法?其适应证是什么?
4. 什么是压力性尿失禁?有何临床表现?
5. 治疗压力性尿失禁常用的两种手术方法是什么?

练习题

第二十二章 | 女性生殖器官发育异常

教学课件

思维导图

学习目标

1. 掌握处女膜闭锁、阴道闭锁的诊断及处理原则。
2. 熟悉女性生殖器官的发生。
3. 了解两性畸形常见类型的特点。
4. 具有辨别发育异常的女性生殖器的能力,能够制订合理的治疗方案。
5. 能够关心、尊重患者,与患者及家属进行良好的沟通。

女性生殖器官在形成和发育过程中,由于某些内源性因素(生殖细胞染色体不分离、嵌合体、核型异常等)或外源性因素(使用性激素药物)的影响,原始性腺、生殖管道以及外生殖器的分化和发育可发生改变,导致各种发育异常。由于女性生殖器官与泌尿器官在起源上相同,故生殖器官发育异常常伴有泌尿系畸形。

第一节 女性生殖器官的发生

情境导入

患者王某,女性,15岁,因"月经从未来潮"就诊。患者无自觉不适。查体:身高158cm,体重54kg,BP 110/70mmHg,P 78次/min,R 20次/min,面部未见痤疮、胡须等异常,双侧乳房发育正常,无挤压溢乳,心肺检查无异常,腹平软,无压痛和反跳痛。妇科检查:①外阴:阴毛分布呈女性型;②阴道未见明显处女膜环,深约2cm,呈盲端;③肛诊:盆腔未扪及子宫颈及子宫体,双附件未扪及异常。盆腔彩超检查:未探及子宫,双侧卵巢大小正常。染色体核型检查为:46,XX。性激素水平:LH 5.66IU/L,FSH 7.31IU/L,E_2 75.0 × 10^6ng/L,PRL 11.25ug/L,T 0.55ug/L,P 1.56ug/L,HCG<0.01IU/L。甲状腺功能正常。空腹血糖:4.5mmol/L。

工作任务:
1. 该患者的诊断是什么?
2. 该患者应如何处理?

胚胎的遗传学性别决定于受精时与卵子结合的精子种类(23,X或23,Y),胚胎6周前,男女胚胎具有相同的未分化性腺,直到胚胎第7周,生殖腺才开始有性别的形态学特征,第8~9周出现内生殖器官的分化,而外生殖器官则到第12周才能辨别。

一、生殖腺的发生

胚胎第3~4周时,在卵黄囊内胚层内出现原始生殖细胞,胚胎第5~6周时,体腔背侧肠系膜基底部两侧体腔上皮增生隆起形成泌尿生殖嵴。此后在中部形成纵向凹陷,外侧隆起为中肾,内侧隆起为生殖嵴,原始生殖细胞沿肠系膜迁移到此处,在周围性索细胞的支持和调控下,分化成原始生殖腺。原始生殖腺向睾丸或向卵巢分化,取决于 Y 染色体短臂性决定区睾丸决定因子(testis determining factor,TDF)。若无睾丸决定因子存在,在胚胎第 8 周时,原始生殖腺即分化为卵巢。

二、生殖管道的发生

泌尿生殖嵴外侧的中肾有两对纵行管道,一对中肾管,为男性生殖管道始基;一对副中肾管,为女性生殖管道始基。若生殖腺发育为卵巢,中肾管退化,双侧副中肾管头段形成两侧输卵管,两侧中段及尾段开始合并,构成子宫及阴道上段。副中肾管最尾端与泌尿生殖窦相连,并同时分裂增生,形成一实质圆柱状体,称为阴道板。自胎儿第 11 周起阴道板中心部分开始腔化,到孕 5 个月时,中空形成阴道,内端与子宫相通,外端与阴道前庭相通。

三、外生殖器的发生

胚胎 7~8 周时外生殖器才开始向男性或女性分化。当性腺为卵巢时,体内无睾酮,约在第 12 周末生殖结节发育成阴蒂,两侧的泌尿生殖褶不合并,发育成小阴唇,左右阴唇阴囊隆起发育为大阴唇。尿生殖沟扩展,并与泌尿生殖窦下段共同形成阴道前庭。若女性在胎儿孕 10~12 周前受内源性或外源性雄激素增高的影响,外阴将发生不同程度的男性化表现。孕 20 周后外生殖器已分化完成,若再受增高的雄激素影响,将仅表现为阴蒂增大。

第二节　常见女性生殖器官发育异常

女性生殖器官发育异常多见于阴道和子宫,输卵管、卵巢畸形临床较少见。畸形很少在青春期前发现,多在青春期因原发性闭经、腹痛、婚后性生活困难、流产或早产就医。以下介绍常见的生殖器官发育异常。

一、处女膜闭锁

处女膜闭锁(imperforate hymen)又称无孔处女膜,系阴道末端的泌尿生殖窦组织未腔化所致,临床上较常见。在青春期初潮前无任何症状。初潮后因处女膜闭锁使经血无法排出,可导致子宫、输卵管积血,甚至腹腔积血(图 22-1),继发盆腔子宫内膜异位症或感染。

临床症状表现为青春期后原发性闭经和进行性加重的周期性下腹坠痛。严重者可以出现便秘、肛门坠胀、尿频或尿潴留等压迫症状。妇科检查可见处女膜向外膨隆,表面呈紫蓝色,无阴道开口。当直肠-腹部触诊时,可扪及阴道内有球状包块向直肠突出,包块上可触及另一较小包块(经血潴留的子宫),压痛明显。盆腔超声检查可见子宫腔和阴道内均有积液。确诊后应尽快行处女膜 X 形切开,引流积血。

二、阴道发育异常

(一)先天性无阴道

先天性无阴道(congenital absence of vagina)系双侧副中肾管发育不全所致,多合并先天性无子宫或仅有始基子宫。

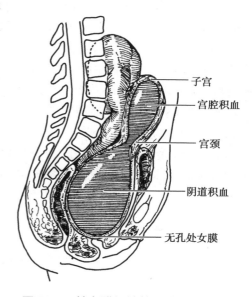

图 22-1　处女膜闭锁并阴道、宫腔积血

子宫
宫腔积血
宫颈
阴道积血
无孔处女膜

一般卵巢功能正常。

青春期前常无症状。青春期后临床以原发性闭经或婚后性交困难就诊,极少子宫发育正常者可有经血潴留而周期性腹痛。检查时见患者体格、第二性征发育正常,外阴无阴道开口,或在阴道外口处有一浅凹陷,有时可见到约 2cm 短浅阴道盲段。直肠-腹部诊和盆腔 B 型超声检查无子宫或只有始基子宫。约 15% 的患者合并泌尿道畸形。

该畸形的矫正是在尿生殖窦或舟状窝、在膀胱和直肠的间歇人工制造一个封闭的穴道,形成人工阴道。常用的方法包括顶压法、造穴法和威廉姆斯(Williams)法。对准备有性生活的先天性无阴道患者,有短浅阴道者可用顶压法,即按顺序由小到大使用阴道模型局部扩张,逐步加深阴道长度,直至达到满意性生活。对不适宜机械扩张或机械扩张无效者,行造穴法,即阴道成形术,常用术式有腹膜代阴道成形术、乙状结肠代阴道成形术、组织工程生物补片阴道成形术等。手术应在性生活开始前进行。

(二)阴道闭锁

阴道闭锁(atresia of vagina)系泌尿生殖窦及米勒管末端发育异常而未形成贯通的阴道所致,分 2 种类型:Ⅰ型阴道闭锁,即阴道下段闭锁;Ⅱ型阴道闭锁,即阴道完全闭锁。临床表现与处女膜闭锁相似,但外阴检查类似于无阴道表现,须手术治疗。阴道下段闭锁,需手术切开闭锁段阴道,游离积血下段的阴道黏膜,再切开积血包块,利用游离的阴道黏膜覆盖创面,手术的最佳时机是在阴道积血最严重时,术后定期扩张阴道以防挛缩。阴道上段闭锁建议手术切除梗阻的子宫,个别可以进行阴道重建手术。

(三)阴道横隔

阴道横隔(transverse vaginal septum)系双侧副中肾管会合后的尾端与泌尿生殖窦未贯通或部分贯通所致。分为完全性阴道横隔(无孔型)和部分性阴道横隔(有孔型),前者少见。前者多位于阴道下部,临床表现与部分阴道闭锁类似,查体及手术中探查有利于两者鉴别。后者隔上有小孔,横隔多位于阴道上段,患者通常表现为痛经及性交异常,少数患者分娩时发生梗阻性难产才发现阴道横隔。治疗常采取横隔切开并切除多余部分,缝合切缘预防粘连,术后放置阴道模型以防止粘连及瘢痕挛缩。若在分娩时发现横隔,可行横隔切开,分娩结束后间断缝合切缘;横隔厚者应行剖宫产。

(四)阴道纵隔

阴道纵隔(longitudinal vaginal septum)系双侧副中肾管会合后,其中隔未消失或未完全消失所致。完全纵隔形成双阴道,多合并双宫颈、双子宫。若纵隔偏向一侧,下端闭锁则形成阴道斜隔。阴道纵隔一般不影响性生活,常无症状,可不处理。若阴道纵隔影响性生活或分娩,宜将其切除,并将创面缝合以防粘连;若临产时发现纵隔阻碍先露部下降,可在纵隔中央切断,分娩后缝扎止血。估计分娩时可能发生严重阴道裂伤者,可剖宫产(图22-2)。

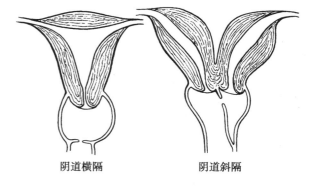

图 22-2　阴道异常

三、子宫发育异常

子宫发育异常在女性生殖器官发育异常中较常见,类型亦较复杂(图22-3)。

(一)先天性无子宫、始基子宫和子宫发育不良

先天性无子宫(congenital absence of uterus)系双侧副中肾管中段和尾段未发育和融合所致。

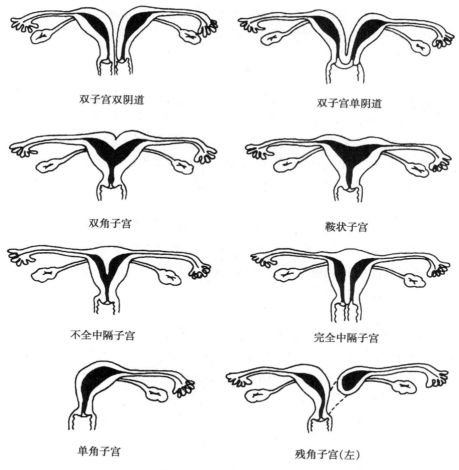

双子宫双阴道 　　　　　　　　双子宫单阴道

双角子宫 　　　　　　　　鞍状子宫

不全中隔子宫 　　　　　　　　完全中隔子宫

单角子宫 　　　　　　　　残角子宫(左)

图 22-3　子宫发育异常

始基子宫(primordial uterus)系双侧副中肾管融合后不久即停止发育所致,子宫极小,多数无宫腔或为一实体肌性子宫。先天性无子宫和始基子宫常合并先天性无阴道,但卵巢和输卵管发育正常。患者青春期后无月经来潮,医学影像学检查(常用 B 超)可证实无子宫或始基子宫。无有效治疗方法。

子宫发育不良(hypoplasia of uterus)又称幼稚型子宫(infantile uterus),系双侧副中肾管融合形成子宫后发育停滞所致。患者初潮延迟、月经量少、婚后不孕、宫体较小、宫颈相对较长。治疗上多主张小剂量雌激素加孕激素序贯周期法,以促进子宫的发育。

(二) 单角子宫和残角子宫

单角子宫(unicornous uterus)系一侧副中肾管发育正常,而对侧未发育或未形成管道所致。对侧的输卵管、卵巢、肾多同时缺如。单角子宫妊娠后易发生流产、早产和胎位异常。

残角子宫(rudimentary uterine horn)一侧副中肾管不同程度发育异常,仅有子宫体及输卵管形成,而无子宫颈及阴道结构,子宫体末端为盲端,称作残角子宫。分三种类型,Ⅰ型:残角子宫有宫腔,并与单角子宫腔相通。Ⅱ型:残角子宫有宫腔,但与单角子宫腔不相通,占残角子宫的 90%。Ⅲ型:残角子宫没有功能内膜,无宫腔结构。检查时易将残角子宫诊断为卵巢肿瘤。多数残角子宫与对侧正常宫腔不相通。若残角子宫内膜无功能,多无症状;若有功能,且与正常宫腔不相通时,可因宫腔积血而引起痛经。

处理原则:①若妊娠发生在残角子宫,可引起破裂,一旦明确诊断,应尽早手术治疗。②对于周期性腹痛患者,为了避免继发性痛经、子宫内膜异位症和残角子宫妊娠的发生,建议预防性残角子宫切除。③无症状的残角子宫患者,超声或 MRI 证实残角子宫腔有内膜存在,亦需要预防性残角子宫切除。④是否切除无功能性子宫内膜的残角子宫存在争议,切除该类型的残角子宫并不能改善妊娠结局。

(三)双子宫

双子宫(didelphic uterus)系双侧副中肾管发育后未融合,各自发育为两个子宫和宫颈所致,阴道也完全分开,左、右子宫各有单一的输卵管和卵巢。患者多无自觉症状,常在人工流产术、产前检查、分娩时被发现。多数不需要手术干预,一般不影响生育力。当早期人工流产术时,应先做 B 超检查明确妊娠子宫,以免漏吸和损伤;妊娠晚期胎位异常率增加;分娩时未孕侧子宫可能阻碍胎先露部下降,子宫乏力亦较多见,故引起难产时可行剖宫产术。

(四)双角子宫

双角子宫(bicornate uterus)系子宫底部融合不全,导致子宫两侧各有一角突出而形成。轻者仅宫底部稍下陷,呈鞍状,称鞍状子宫(saddle form uterus),也称弓形子宫(arcuate uterus)。一般无症状,有时可有月经量多并伴痛经。可有足月妊娠,但晚期流产或早产的风险增加;如妊娠失败,考虑系子宫腔不够大引起,可开腹行子宫矫形手术。

(五)纵隔子宫

纵隔子宫(septate uterus)系双侧副中肾管融合后,纵隔吸收受阻所致,较为常见。纵隔子宫分两类:①完全纵隔(中隔由宫底至宫颈内口之下)。②不全纵隔(中隔终止于宫颈内口之上)。纵隔子宫可致不孕、流产、胎位异常等。结合 B 超检查、子宫输卵管造影或宫腔镜检查可以明确诊断。对有不孕和反复流产的纵隔子宫患者,可行宫腔镜下子宫纵隔切除,术后可放置避孕环并加用大剂量雌激素 3 个月,防止术后的子宫腔粘连。

四、两性畸形

男女性别可根据性染色体、生殖腺结构、外生殖器形态及第二性征加以区分。但有些患者生殖器官同时具有某些男女两性特征,称为两性畸形(hermaphroditism)。若染色体核型和性腺性别一致,但与生殖器官的性别不一致,称假两性畸形(pseudohermaphroditism),包括女性假两性畸形和男性假两性畸形;若染色体核型与性腺不一致,则属于性腺发育异常,包括真两性畸形(true hermaphroditism)、混合型性腺发育不全和单纯型性腺发育不全。两性畸形给患儿的抚育、心理、学习以及未来的生活、工作和婚姻等带来一系列困扰,必须及早诊断和治疗。

(一)女性假两性畸形

女性假两性畸形也称外生殖器男性化。患者染色体核型为 46,XX,生殖腺为卵巢,内生殖器包括子宫、卵巢和阴道,但外生殖器出现不同程度的男性化。其男性化程度取决于胚胎和胎儿暴露于高雄激素的时期和雄激素剂量。雄激素过高原因常为先天性肾上腺皮质增生症或外源性雄激素药物。

1. 先天性肾上腺皮质增生症(congenital adrenal hyperplasia,CAH),又称为肾上腺生殖综合征(adrenogenital syndrome)。其为常染色体隐性遗传病,是导致女性假两性畸形中最常见的类型。病因为胎儿肾上腺合成皮质醇的一些酶(主要是 21-羟化酶)缺乏,导致肾上腺皮质醇合成障碍,继而反馈作用使垂体促肾上腺皮质激素(ACTH)分泌增加,刺激肾上腺增生,产生大量雄激素,致使女性胎儿外生殖器男性化。患儿出生时可见阴蒂肥大似阴茎,阴唇融合似阴囊。随女婴发育,男性特征将日益明显,进入青春期乳房不发育,内生殖器发育不良,常无月经来潮。虽幼女期身高增长快,但因骨骺愈合早,至成年时反较正常女性矮。实验室检查:血雄激素含量增高,血皮质醇偏低,尿 17-酮呈高值,血雌激素、FSH 皆呈低值,血清 ACTH 及 17α-羟孕酮显著升高。治疗:口服肾上腺皮质激素补充治疗,以抑制垂体促肾上腺皮质激素的大量分泌从而减少雄激素的合成,防止外阴进一步男性化。女性外生殖器畸形者,可手术整形治疗。

2. 外源性雄激素药物　人工合成孕激素、达那唑或甲睾酮等都有不同程度的雄激素作用,若用于妊娠早期保胎或服药过程中受孕,均可导致女胎外生殖器男性化,但程度上较先天性肾上腺皮质增生所致畸形轻,且在出生后男性化不再加剧,至青春期月经来潮,有生育能力。实验室检查:血雄激素和尿 17-酮值均在正常范围。因出生后不再有雄激素的影响,除外生殖器明显畸形需及早矫治外,一般不需要治疗。

（二）男性假两性畸形

男性假两性畸形（male pseudohermaphroditism）中常见的有雄激素不敏感综合征（androgen insensitivity syndrome）和 5α-还原酶缺乏,前者多见。

1. 雄激素不敏感综合征　是由于外周组织雄激素受体基因缺陷而致雄激素表型低下所致,属 X 连锁隐性遗传,常在同一家族中发生。患者染色体核型为 46,XY,生殖腺为睾丸。有两种类型:完全型和不完全型。

（1）**完全型**:又称睾丸女性化综合征（testicular feminization syndrome）。出生时外生殖器完全为女性。由于缺乏雄激素受体,患者体内雄激素转化为雌激素,使青春期乳房发育但乳头小,无阴毛及腋毛,女性外阴,但无阴道或阴道呈盲端,无子宫和输卵管,两侧睾丸正常大,位于腹腔内、腹股沟或偶在大阴唇内。实验室检查:血睾酮、FSH、尿 17-酮均为正常男性值,血 LH 较正常男性增高,雌激素略高于正常男性。治疗:由于性腺肿瘤的发生率较高,患者应依照社会性别（女性）做性腺切除,术后人工激素替代治疗以维持第二性征。

（2）**不完全型**:较完全型少见,外生殖器多呈两性畸形,表现为阴蒂肥大或短小阴茎,阴唇部分融合,阴道较短或仅有浅凹陷。至青春期可出现阴毛、腋毛增多和阴蒂继续增大等男性改变。治疗:患者除做性腺切除外,尚需行外生殖器整形术,术后性激素替代治疗维持第二性征。性别选择应尊重患者的社会性别。

2. 5α-还原酶缺乏　雄激素对靶器官的作用除了睾酮直接作用外,还通过 5α-还原酶转化为 5α-双氢睾酮发挥作用。外生殖器的分化与 5α-双氢睾酮的作用密切。如果 5α-还原酶缺乏,5α-双氢睾酮低下,外生殖器出现不同程度女性化。与睾丸女性化综合征不同,其他部位对雄激素的敏感性较好,男性第二性征明显。治疗上同雄激素不敏感综合征。

（三）真两性畸形

患者体内同时具有睾丸和卵巢两种生殖腺称为真两性畸形,十分罕见。睾丸和卵巢可以分别位于左、右;或每侧生殖腺内同时含卵巢和睾丸两种组织,称为卵睾（ovotestis）;也可一侧为卵睾,另一侧为睾丸或卵巢。染色体核型多为 46,XX,其次为 46,XX/46,XY 嵌合型,46,XY 较少见。检查:外生殖器多为混合型,可倾向表现为女性或男性,体内性腺均可能有内分泌功能同时分泌雄激素和雌激素,而且其中一种占优势。尚需通过腹腔镜或剖腹探查取生殖腺活检进行确诊。治疗:性别的矫治主要取决于外生殖器功能状态,应将不需要的生殖腺切除,保留与其性别相适宜的生殖腺。除阴茎粗大、能勃起且具有能推纳入阴囊内的睾丸可按男性矫治外,仍以按女性矫治为宜。个别有子宫的患者切除睾丸组织后,不但月经来潮,还具有正常生育能力。

（四）混合型性腺发育不全

混合型性腺发育不全（mixed gonadal dysgenesis）患者染色体核型为 45,X,与另含一个 Y 的嵌合型,以 45,X/46,XY 多见。患者可一侧性腺为睾丸（多为腹内隐睾）,另一侧为未分化生殖腺、生殖腺呈索状痕迹或生殖腺缺如。表现为外生殖器部分男性化,阴蒂增大,外阴不同程度融合,尿道下裂。其外观体型特征多呈女性型,但身材矮小,常有盾状胸等特纳（Turner）综合征的躯体特征。确诊后尽早切除未分化的生殖腺,防止发生恶变。

（五）单纯型性腺发育不全

单纯型性腺发育不全（pure gonadal dysgenesis）,又称 XY 完全型性发育不全,纯粹型性发育不全。患者染色体核型为46,XY,生殖腺未能分化为睾丸而呈索状,故无雄激素分泌,副中肾管亦不退化。患者表现为女性,但身体较高大,有发育不良的子宫、输卵管,青春期乳房及毛发发育差,无月经来潮。治疗上同混合型性腺发育不全。

(夏小艳)

思考题

1. 简述处女膜闭锁手术治疗时机的选择。
2. 阴道横隔如何治疗?

练习题

第二十三章 │ 不孕症与人类辅助生殖技术

教学课件

思维导图

学习目标

1. 掌握不孕症的定义。
2. 熟悉不孕症的病因和诊断方法。
3. 了解不孕症的治疗；辅助生殖技术。
4. 能够指导患者按程序进行检查，会综合分析问诊及检查获得的资料。
5. 能够有效与患者及家属沟通，倾听患者的诉说，关心患者的感受；能够开展生育健康教育指导，帮助患者树立信心。

不孕症是一组由多种病因导致的低生育力状态，是影响育龄夫妇的生殖健康不良事件。近几十年来，辅助生殖技术发展迅猛，帮助许多不孕夫妇获得后代，但因技术实施过程中可能面临一些伦理和法律问题，需要严格管理和规范。

情境导入

患者王某，女性，28 岁，14 岁初潮，初潮后月经规律，周期 28~30d，经期 3~5d，经量中等，无痛经。现已结婚 3 年，性生活正常，未避孕未孕。生育史：0-0-1-0，多年前因个人因素行人工流产 1 次，术后发热，考虑急性盆腔炎，当地诊所抗炎治疗后缓解。体格检查：体形匀称。妇科检查无阳性体征。辅助检查：1 年前曾行输卵管造影提示双侧输卵管梗阻。男方精液常规检查结果正常。

工作任务：

1. 该患者可能的诊断是什么？还应哪些检查？
2. 为解决生育问题，应如何治疗？

第一节 不 孕 症

夫妻同居 1 年，有正常性生活未避孕未孕，称为不孕症（infertility）。不孕症分为原发性和继发性两大类，既往从未有过妊娠史，无避孕而从未妊娠者为原发性不孕；既往有过妊娠史，而后无避孕连续 12 个月未孕者，称为继发性不孕。不孕症发病率因国家、民族和地区有一定差别，我国不孕症发病率为 12.5%~15%。

【不孕原因】

不孕症病因包括女方因素、男方因素、免疫因素或不明原因。其中女方因素占 40%~55%，男方因素占 25%~40%，男女双方共同的因素占 20%~30%，不明原因不孕占 20% 左右。

（一）女方因素

1. 盆腔因素 约占不孕症病因的 35%，包括：

（1）**盆腔炎性疾病后遗症**：慢性输卵管炎引起伞端闭锁，或输卵管黏膜破坏，使输卵管完全阻塞或积水导致不孕；盆腔感染、结核性盆腔炎等均可引起局部或广泛的疏松或致密粘连，造成盆腔和输卵管功能和结构的破坏或子宫内膜病变。

（2）**子宫内膜异位症**：子宫内膜异位症与不孕的确切关系和机制目前尚不完全清楚，但典型症状为盆腔痛和不孕，其可能通过盆腔和子宫腔免疫机制紊乱所导致的排卵、输卵管功能、受精、黄体生成和子宫内膜容受性多个环节的改变对妊娠产生影响。

（3）**生殖器肿瘤**：包括有内分泌功能的卵巢肿瘤异常分泌雄激素和雌激素，可造成持续无排卵从而影响妊娠，子宫肌瘤、子宫腺肌瘤、子宫内膜息肉等影响宫腔的形态、内环境可对妊娠产生影响。

（4）**生殖道发育畸形**：子宫畸形（纵隔子宫和双角子宫较为常见）、先天性输卵管发育异常等。

2. 排卵障碍 不孕症常见的另一原因，占女性不孕的 25%~35%。在下丘脑-垂体-卵巢轴中，任何部位的功能异常，都可导致排卵障碍而不孕，常见原因包括：

（1）**卵巢自身功能异常**：多囊卵巢综合征、卵巢早衰和早发性卵巢功能不全、未破卵泡黄素化综合征等。

（2）**垂体功能异常**：包括垂体梗死如希恩综合征，垂体肿瘤如垂体微腺瘤、高催乳素血症等。

（3）**下丘脑性闭经或月经失调**：进食障碍性闭经、过度肥胖和消瘦、过度运动；特发性低促性腺激素性性腺功能减退症；卡尔曼综合征、药物因素等。

（4）其他内分泌疾病，包括先天性肾上腺皮质增生症、库欣综合征、肾上腺皮质功能减退症、甲状腺功能减退等。

（二）男方因素

1. 精液异常 先天或后天原因所致精液异常，表现为无精、弱精、少精、精子发育停滞、畸形精子症、精子功能异常等。

2. 性功能异常 外生殖器发育不良、疾病或外伤等原因导致不能性交或勃起障碍、不射精、逆行射精等，使精子不能正常射入阴道内，均可造成男性不育。

（三）免疫因素

精子、精浆作为抗原刺激引起男性的自身免疫反应或导致女性产生同种免疫反应形成抗体，使射出的精子产生凝集而不能穿过宫颈黏液影响受孕。此外，免疫功能紊乱也可能导致胚胎着床失败。

（四）原因不明

通过系统的不孕症检查，仍然有近 20% 的患者找不到不孕原因，称为不明原因不孕症。随着人们对生殖的认识加深，科学技术的发展，这部分患者的比例将逐渐减小。

【**受孕必备条件**】

受孕是一个复杂的生理过程，实现这一生理过程必须具备以下条件：一是需要有正常的卵子与精子细胞生成功能；二是精子能顺利通过宫颈进入子宫腔并到达输卵管同卵子结合形成受精卵；三是受精卵具备正常的发育潜能，借助输卵管蠕动和纤毛活动功能在恰当的时间进入子宫腔，并在适合其生长发育的内膜上着床。若以上任何一个条件欠缺，均将影响受孕。

【**检查与诊断**】

通过男女双方全面检查，找出不孕原因是治疗不孕症的关键。

（一）男方诊断

1. 病史采集 现病史主要针对不孕年限、有无性交障碍、射精障碍、不孕相关检查及治疗等；婚育史婚姻状况、性伴侣妊娠情况;既往史包括先天的发育异常、既往疾病、外伤、治疗史、手术史等;个人史包括个人生活习惯、药物依赖史、有毒有害接触史,如吸烟、喝酒、高温暴露等;家族史主要询问有无家族遗传病、传染病等。

2. 体格检查 包括全身检查、性征发育和生殖器检查。

3. 精液常规及形态、功能检查 是不孕症夫妇首选的检查项目,一般在禁欲 2~7d 进行。根据精液检测手册进行。由于精液的波动性大,判断精液需要 2~3 次以上的检查结果。精子功能检查有顶体反应、精子 DNA 完整性检查等。

(二)女方诊断

1. 病史采集 初诊时,应详细询问与不孕有关的病史。

(1)现病史:包括不孕年限、性生活情况、避孕及方式;白带异常、盆腹腔痛、盆腔炎、附件炎;近期心理、情绪、进食、有无过度运动史、泌乳、体重改变史;近期辅助检查及治疗经过等。

(2)月经史与婚育史:初潮年龄、月经周期、经期、经量变化,是否伴发痛经及其发生的时间和严重程度;婚姻状况、孕产史及有无并发症。

(3)既往史:既往结核和性传播疾病史以及治疗情况;盆腔或腹腔手术史、自身免疫性疾病史、既往重病和外伤史以及幼时的特殊患病史、慢性疾病服药史、药物过敏史。

(4)个人史及家族史:个人史包括吸烟、酗酒、成瘾性药物、吸毒史、职业以及特殊环境、毒物接触史;家族史包括家族中有无出生缺陷及流产史。

2. 体格检查 体格发育及营养状况包括:身高、体重、体脂分布特征、乳房、毛发分布等第二性征及甲状腺情况等;注意与高雄激素相关的皮肤体征(多毛、痤疮、黑棘皮病等);妇科检查情况。

3. 辅助检查

(1)排卵及内分泌功能检查

1)基础体温测定:基础体温是一种排卵监测方法,可以判断排卵和黄体功能。排卵时体温稍有下降,排卵后体温平均上升 0.3~0.5℃,但因受测量情况、环境因素较大,现基本不用。

2)B 型超声卵巢功能判断:卵泡早期可在 B 型超声下见卵巢窦状卵泡数,单侧 5~8 个,是卵巢储备功能良好的征象,过少则提示卵巢功能减退,过多可能预示着卵巢功能紊乱。B 型超声监测卵泡可以判断卵泡生长和排卵及内膜情况。

3)血激素水平测定:在月经周期的第 2~3 天测定 FSH、LH、E_2、PRL 和 T,以了解卵巢的储备功能和基础内分泌状态及某些病理情况;在月经前 1 周(黄体中期)测定 E_2 和 P,以了解排卵和黄体功能。抗米勒管激素(anti-Müllerian hormone,AMH)稳定且可以在月经周期任何时间检测,是反映卵巢储备功能的可靠指标。

4)子宫内膜病理:月经前或月经来潮 6h 内活检,可以判断是否排卵及有无其他病理改变。

(2)子宫输卵管通畅度检查

1)子宫输卵管碘油造影:是在自然月经周期、短效避孕药使用周期或无排卵周期,阴道流血干净后 3~7d 进行。观察造影剂注入子宫和输卵管的动态变化,注意宫腔形态、位置,输卵管走行、形态、位置,以及盆腔内造影剂弥散情况。

2)子宫输卵管超声造影:通过向宫腔内注入造影剂,在超声下观察子宫腔的形态和占位,同时观察输卵管的通畅情况。

(3)腹腔镜与宫腔镜检查

1)腹腔镜:能直视下了解子宫、盆腔腹膜、输卵管和卵巢情况。腹腔镜联合宫腔镜下检查是当体格检查、超声检查、子宫输卵管造影有阳性时,内镜检查能提供更准确的判断,并进行相应的治疗。

2)宫腔镜:观察宫颈、子宫腔形态、内膜的色泽、双侧输卵管开口、是否有宫腔粘连、畸形、子宫内膜息肉、黏膜下子宫肌瘤等病变,发现病变同时并手术处理。

（4）其他检查

1）生殖免疫学检查:可测定血液或精浆中的抗精子抗体,包括 IgM、IgG 和 IgA,抗子宫内膜抗体等,出现抗精子抗体并不一定会影响受孕。除此之外,免疫系统功能紊乱,对自身产生免疫反应,产生自身抗体如抗磷脂抗体,抗 β_2 糖蛋白抗体、狼疮抗凝物等,如果影响母-胎界面,也与胚胎种植失败有关。

2）性交后试验:在排卵前后性交后 2~6h,取阴道后穹隆液体检查是否有精子,再取宫颈黏液检查其内是否存在精子,一般>20 个精子/高倍视野为正常。本检查用以判断不孕是否与性交障碍有关和精子是否可以穿透宫颈黏液。

【处理】

不孕与年龄的关系是不孕症处理首要考虑的因素,选择安全、合理、高效的个体化方案进行治疗。首先应改善生活方式,对体重超重者减轻体重;对体质瘦弱者,纠正营养不良和贫血;戒烟、戒毒、不酗酒;掌握性知识,指导患者了解自己的排卵规律,性交频率适中,以增加受孕机会。

对不孕症的治疗应根据病因诊断进行,男方不育原发疾病的治疗参见外科学。

（一）期待疗法

男方精液指标正常,卵巢储备正常的女性,年龄<35 岁,不孕年限≤2 年,可选择期待治疗 6~12月;不推荐年龄>35 岁、不孕年限≥3 年的不孕夫妇进行期待治疗。

（二）治疗生殖道器质性病变

1.输卵管因素不孕的治疗 针对输卵管不同部位阻塞或粘连,可行腹腔镜下输卵管造口术、整形术和吻合术等,以达到输卵管再通的目的。对较严重的输卵管积水,已经失去了输卵管的功能,目前主张切除或阻断与宫腔的潜在交通,避免炎性积水逆流回宫腔对子宫内膜环境造成干扰,后期可以借助辅助生殖技术获得妊娠。

2.卵巢肿瘤 有内分泌功能的卵巢肿瘤可影响卵巢排卵,应予以切除;性质不明的卵巢肿块,应尽量于不孕症治疗前得到诊断,必要时手术探查,根据快速病理诊断考虑是否进行保留生育力的手术。

3.子宫病变 子宫肌瘤、子宫内膜息肉、子宫纵隔、子宫腔粘连等如果影响宫腔环境,干扰受精卵着床和胚胎发育,可行宫腔镜下切除、粘连分离或矫形手术。

4.子宫内膜异位症 可通过腹腔镜诊断及治疗,但对于有生育需求的卵巢子宫内膜异位囊肿的患者应充分结合卵巢储备功能情况和卵巢病变情况来决定是采用手术还是辅助生殖技术达到生育的目的。

5.生殖系统结核 活动期应行抗结核治疗,用药期间应采取避孕措施。因盆腔结核多累及输卵管和子宫内膜,多数患者需借助辅助生殖技术妊娠。

（三）促排卵及黄体支持

1.口服促排卵药物

（1）来曲唑:属于芳香化酶抑制剂,尤其是对于多囊卵巢综合征的患者是一线治疗药物。通过阻断雌激素的产生,降低机体雌激素水平,可解除雌激素对下丘脑-垂体-性腺轴的负反馈抑制作用,导致 Gn 的分泌增加而促进卵泡发育。其次,在卵巢水平阻断雄激素转化为雌激素,导致雄激素在卵泡内积聚,从而增强 FSH 受体的表达并促使卵泡发育,用药周期应行经阴道超声监测卵泡生长,目标为 1~2 个成熟卵泡。月经第 2~5 天开始连续用药 5d,2.5~5mg/d。

（2）氯米芬:利用其可竞争性结合垂体雌激素受体,模拟低雌激素状态,负反馈刺激内源性促性腺激素分泌,促使卵泡生长。其适用于体内有一定雌激素水平者和下丘脑-垂体轴反馈机制健全的患者。于月经周期第 3~5 天起,每日口服 50mg（最大剂量达 150mg/d）,连用 5d。排卵率可达

70%~80%，每周期的妊娠率 20%~30%。用药周期应行经阴道超声监测卵泡生长，卵泡成熟后用绒促性素（hCG）5 000U 肌内注射，36~40h 后可诱发排卵。排卵后可加用孕酮类药物共 12~14d 进行黄体功能支持。

2. 促性腺激素促排卵

（1）**人类绝经期促性腺素（hMG）**：是从绝经后妇女尿中提取，又称绝经后促性腺激素，属于天然的促性腺素。75U 制剂中理论上含 FSH 和 LH 各 75U，可促使卵泡生长发育成熟。一般于周期第 3~5 天起，每日或隔日肌内注射 75~150U，直至卵泡成熟。用药期间需经阴道超声和/或血雌激素水平监测卵泡发育情况，卵泡发育成熟后 hCG 5 000U 肌内注射，促进排卵及黄体形成，排卵后黄体支持同前。

（2）**人绒毛膜促性腺激素（hCG）**：结构与 LH 极相似，常在促排卵周期卵泡成熟后，在优势卵泡发育直径达到 18~20mm 后一次注射 5 000U，模拟内源性 LH 峰值作用，诱导卵母细胞成熟分裂和排卵发生，常在用药 36h 左右排卵。

（3）**基因重组 Gn**：包括重组的 FSH、LH、hCG，促排卵的原理同天然的 Gn。

3. 促进或补充黄体分泌功能治疗 适用于黄体功能不足者，于排卵后开始，肌内注射孕酮注射液，20mg/d，用药维持 14d。常用药物有孕酮类药物（口服孕酮胶囊，孕酮阴道凝胶/栓等）和 hCG。如受孕，可继续用药。

（四）免疫学治疗

抗精子抗体产生原因及它对男性不育的影响还处于探索和尚有争论的阶段，治疗也处于经验性治疗的阶段，如可采用避孕套避孕，口服免疫抑制剂如泼尼松。除此之外，通过纠正自身异常的免疫功能从而获得正常妊娠。如纠正原发疾病系统性红斑狼疮、抗磷脂抗体综合征等。

（五）不明原因不孕的治疗

需进一步地寻找原因，部分患者可采取经验性的辅助生殖技术治疗。

（六）辅助生殖技术

辅助生殖技术包括人工授精、体外受精-胚胎移植及其衍生技术等（详见本章第二节）。

第二节　人类辅助生殖技术

人类辅助生殖技术（assisted reproductive technology，ART）是指以生育为目的，在体外对精子、卵子和胚胎进行人工操作后，再植入到女性生殖道内，以达到受孕目的的医学技术。包括人工授精（artificial insemination，AI）和体外受精-胚胎移植（in vitro fertilization and embryo transfer，IVF-ET）及其衍生技术等。

【人工授精】

AI 是将精子通过非性交方式注入女性生殖道内，使其受孕的一种技术。其包括使用夫精人工授精（artificial insemination by husband sperm，AIH）和供精人工授精（artificial insemination by donor，AID）。按国家法规，目前 AID 精子来源一律由国家卫生健康委员会认定的人类精子库提供和管理。

具备正常发育的卵泡、少弱精子症、至少一条通畅的输卵管的不孕（育）症夫妇，均可以实施人工授精治疗。目前临床上较常用的方法为宫腔内人工授精（intrauterine insemination，IUI）：将精液洗涤处理后，去除精浆，取 0.3~0.5ml 精子悬浮液，在女方排卵期，通过导管经子宫颈管注入宫腔内授精。人工授精可在自然周期和促排卵周期进行，在促排卵周期中应控制卵泡数目，多于 2 个以上优势卵泡排卵时，可能增加多胎妊娠发生率，应予取消本周期受孕计划。人工授精在临床上较常应用，具备适应证的病例中每周期受孕率为 10%~20%。

【体外受精-胚胎移植及其衍生技术】

（一）常规体外受精-胚胎移植

体外受精-胚胎移植（IVF-ET）指从女性卵巢内取出卵子，在体外与精子受精并培养3~5d，再将发育到卵裂期或囊胚期阶段的胚胎移植到宫腔内的助孕全过程，又称"试管婴儿"。

1.适应证 ①宫颈、输卵管性因素。②排卵障碍。③子宫内膜异位症。④男性因素。⑤不明原因不孕。

2.主要步骤 包括促排卵、卵泡监测、取卵、体外受精、受精卵在体外培养3~5d、子宫腔内胚胎移植，并同时使用孕酮行黄体支持。胚胎移植2周后测血或尿hCG水平确定妊娠，移植4~5周后阴道超声检查确定宫内临床妊娠，成功后按高危妊娠加强监测和管理。

（二）体外受精-胚胎移植衍生技术

根据不同不孕症病因的治疗需要，IVF-ET相继衍生一系列相关的辅助生殖技术，包括配子和胚胎冷冻、囊胚培养、冷冻胚胎移植、卵胞质内单精子注射（intracytoplasmic sperm injection，ICSI）、植入前遗传学诊断/筛查（preimplantation genetic diagnosis/screening，PGD/PGS）及卵母细胞体外成熟培养（in vitro maturation，IVM）等。

1.卵胞质内单精子注射（ICSI） 用显微注射的方式将精子注射到成熟的卵母细胞胞浆内使之受精，称为卵胞质内单精子注射（ICSI）。其适用于严重的少精、弱精、畸形精子症的或梗阻性无精子症的男性不育患者或IVF-ET周期受精失败者。已有研究表明，精子发生基因缺失或突变导致无精或严重少弱精，因此ICSI前有必要进行相应的遗传咨询。

2.胚胎植入前遗传学诊断/筛查（PGD/PGS） 从体外受精第3天的胚胎取1~2个卵裂球或第5~6天的囊胚取3~10个滋养细胞（图23-1），进行细胞和分子遗传学检测，移植未发现致病风险的胚胎，得到健康后代。1990年胚胎植入前遗传学诊断技术首先应用于X性连锁疾病的胚胎性别选择。PGD/PGS主要解决有严重遗传性疾病风险和染色体异常夫妇的生育问题，可以使得产前诊断提早到胚胎着床前，减少了常规中孕期产前诊断结果异常可能导致引产对母亲的伤害。其主要包括单基因疾病诊断及染色体异常两大类，而肿瘤易感基因等的筛查、HLA配型也有用于临床。目前因细胞和分子生物学技术发展，高通量的检测技术包括微阵列芯片检测技术和深度测序技术已经用于临床。

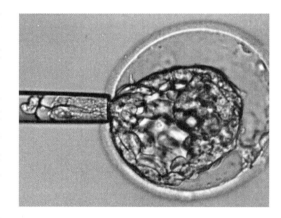

图23-1 胚胎活检

【人类辅助生殖技术的并发症】

（一）多胎妊娠

多胎妊娠可增加流产、早产、母体妊娠并发症、围生儿患病率和死亡率，给母子带来较大的风险，是必须重视的问题。随着胚胎培养技术的成熟，通过减少移植胚胎数量，每次建议移植胚胎1~2个，近年来多胎妊娠率逐渐下降。选择性单胚胎移植的理念越来越被接受及推广。对多胎妊娠可在孕早期或中期施行选择性胚胎减灭术。

（二）卵巢过度刺激综合征

卵巢过度刺激综合征（ovarian hyperstimulation syndrome，OHSS）是指诱导排卵药物刺激卵巢后，导致多个卵泡发育、雌激素水平过高及颗粒细胞的黄素化，引起全身血流动力学改变的病理情况。发病的机制尚未完全清楚。在接受促排卵药物的患者中，轻度OHSS发生率为20%~33%，重

卵胞质内单精子注射及时差培养箱内胚胎发育过程

度为 0.1%~2%。主要的病理改变为全身血管通透性增加,血液中水分进入体腔,血液成分浓缩,hCG 会加重发病。轻度仅表现为腹部胀满、卵巢增大;重度表现为腹部膨胀,大量腹腔积液、胸腔积液,导致血液浓缩、重要脏器血栓形成和功能损害等严重并发症。OHSS 是一种自限性疾病,多发生在 hCG 后 3~7d,如未妊娠,通常 10~14d 会自行缓解;若妊娠,孕早期症状会加重,至孕 6~8 周后会逐渐缓解。治疗原则是改善症状,增加血浆胶体渗透压扩容,预防血栓形成等对症治疗。

(三)盆腔出血与感染

经阴道穿刺取卵有盆腔出血和感染的风险。盆腔出血一般可以自止。如果出血多,需手术止血。如发生感染,则需用抗生素治疗。

(四)其他并发症

其他并发症包括疾病传染、过敏性休克等。精浆可携带人类免疫缺陷病毒(HIV)、肝炎病毒等其他传染病。有在宫腔内人工授精中女方出现过敏反应的报道。宫内合并宫外妊娠在自然妊娠中发生率仅 0.03%~0.06%,而在 ART 人群中可达 0.09%,主要原因在于促排卵多卵泡发育及多个胚胎移植。

总之,辅助生殖技术在全世界发展迅速,因涉及伦理、法规和法律问题,需要医务工作者严格、规范管理。

知识链接

体外受精-胚胎移植技术

体外受精-胚胎移植技术始于 20 世纪 40 年代,科学家们开始利用兔子模型做研究,1959 年美籍华人生物学家张觉民报道了首例试管兔子的诞生。人类的体外受精技术发展比动物困难得多,20 世纪 60 年代开始,英国的生理学家罗伯特·爱德华兹(Robert Edwards)和他的同事帕特里克·斯特普托(Patrick Steptoe)一起开始了人体外受精研究,直至 1978 年,世界上第一例试管婴儿路易斯·布朗出生,随着她的健康成长及生育,体外受精技术不断取得进步。体外受精被誉为现代医学里程碑的技术,罗伯特·爱德华兹也因此获得 2010 年度诺贝尔生理学或医学奖。

(马燕琳)

思考题

1. 什么是不孕症?
2. 女性不孕的原因有哪些?
3. 卵巢功能检查的方法有哪些?

练习题

第二十四章 │ 优生优育

教学课件

思维导图

学习目标

1. 掌握宫内节育器和药物避孕的避孕机制、适应证和禁忌证。
2. 熟悉人工流产和药物流产的方法、适应证、禁忌证和并发症及处理。
3. 了解中期妊娠引产的方法;输卵管结扎术的方法、适应证和禁忌证。
4. 具有宫腔内操作的基本技能。
5. 能与育龄妇女进行沟通,开展优生优育的健康教育;指导妇女选择合适的避孕方法。

优生优育(improve prenatal and postnatal care)包括优生和优育两个方面。优生是在社会的控制下,以生物、医学、环境学和遗传学为基础,采取遗传咨询、产前诊断、植入前诊断等方式,以减少或者杜绝某些遗传学疾病或者先天性缺陷的出生,以达到提高出生人口素质的目的的一门学科。优育指在社会、家庭的共同协作下使每一个儿童接受良好的抚养与教育。优化生育政策,有利于改善我国人口结构、落实积极应对人口老龄化国家战略。有关遗传咨询、产前诊断部分在其他章节已经讲述。做好避孕方法的知情选择是保护妇女、优生优育优质服务的一个重要内容。通过有效的避孕措施能减少女性因意外怀孕或计划外妊娠终止妊娠所致的一些后续并发症,如内膜损伤、胎盘植入、前置胎盘等。本章主要介绍避孕的各种方法与选择、避孕失败补救措施人工终止妊娠及绝育术。

情境导入

患者刘某,女,27 岁,停经 7 周,尿妊娠试验阳性,超声检查确诊为宫内妊娠,术前检查无人工流产禁忌证。行人工流产吸引术,手术顺利,手术中患者突然恶心,呕吐、出冷汗,阴道流血不多,查体:面色苍白,BP 70/50mmHg,P 60 次/min,腹部软,无压痛。

工作任务:

1. 该患者首先考虑为何种情况?
2. 该如何处理?

第一节　工具避孕

利用工具防止精子进入阴道,阻止进入阴道内的精子进入宫腔或改变宫腔内环境达到避孕目的,为工具避孕法。目前常用的避孕工具有男用避孕套、宫内节育器、阴道隔膜等。

一、避孕套

避孕套(condom)又称阴茎套,由优质薄乳胶制品制成,性交时套在阴茎上阻止精液进入阴道,达到避孕目的。依据直径,避孕套可以分为31号、33号和35号。使用前选用合适的型号并做充气试验,检查有无破损。捏扁前端小囊,排空囊内空气,然后套在阴茎上。射精后,在阴茎尚未软缩之前,按住套口,连同阴茎一起抽出。避孕套应在整个性交过程中全程佩戴,避孕可靠性在95%以上。生育年龄各期都可使用。除避孕作用外,完整的乳胶能防止性传播疾病,是预防人类免疫缺陷病毒(human immunodeficiency virus,HIV)感染的唯一避孕工具。它是世界上最常用、最无害的男用避孕法。

二、宫内节育器

宫内节育器(intrauterine device,IUD)放置于子宫腔,产生局部组织对它的各种反应达到避孕的目的。宫内节育器是我国育龄妇女最主要的避孕方法之一,是一种安全、有效、经济、可逆的避孕工具。目前,国内外使用的宫内节育器有几十种,我国最常用的有下列几种(图24-1):

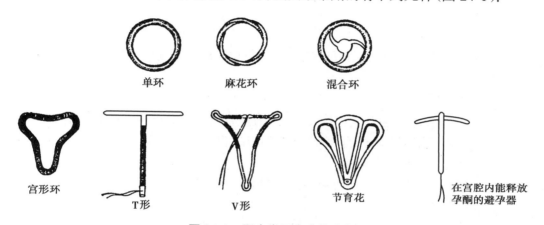

图 24-1　国内常用宫内节育器

(一)宫内节育器种类

1. 惰性宫内节育器(第一代IUD)　由惰性原料(如金属、硅胶、塑料等)制成。我国既往常用金属单环,由于其带器妊娠率和脱落率高,现已淘汰。

2. 活性宫内节育器(第二代IUD)　可持续释放活性物质,包括激素、药物等,提高避孕效果,减少不良反应。

(1)带铜宫内节育器(Cu-IUD):是目前临床常用的宫内节育器。其包括V形宫内节育器及T形宫内节育器,均含有尾丝。避孕效果与含铜表面积成正比,带器妊娠率和脱落率均较低。一般可放置5~7年。此外,还有带铜宫腔形节育器,具有可塑性的、含铜表面积较大的母体乐,含铜无支架宫内节育器(又称吉妮环)等。

(2)药物缓释宫内节育器

1)左炔诺孕酮(levonorgestrel)宫内节育器(LNG-IUD):因避孕效果好,不良反应少,同时对子宫腺肌病及子宫内膜病变有一定的疗效,近年在全世界范围应用越来越广泛。该节育器采用聚乙烯T形支架,控制性释放左炔诺孕酮。不良反应为点滴出血及闭经。放置时间为3~5年,含有尾丝。

2)含吲哚美辛宫内节育器:常用产品有含铜宫内节育器等。通过每日释放吲哚美辛,减少术后月经过多等不良反应。

(二)避孕机制

1. 对精子及胚胎毒性作用　①宫内节育器引起子宫内膜无菌性炎症,具有胚胎毒性。子宫内膜炎性细胞和大量巨噬细胞杀灭精子,阻止精子进入输卵管和卵子结合。②铜离子具有精子毒性,使精子无法获能受精。

2. 干扰着床　①损伤的子宫内膜产生的前列腺素可改变输卵管蠕动,使受精卵与内膜的周期性变化不同步,影响其着床。②局部压迫子宫内膜导致局部纤溶活性增强,导致囊胚溶解吸收。③铜离子干扰胚胎着床与发育。

3. 含孕激素宫内节育器的避孕机制　①局部孕酮可引起子宫内膜腺体萎缩、间质蜕膜化,从而阻止着床、抑制精子获能。②部分抑制排卵。③孕酮使宫颈黏液变黏稠,不利于精子穿行。

4. 含吲哚美辛宫内节育器的避孕机制　抑制前列腺素合成,减轻术后出血等副反应。

(三) 放置节育器的适应证和禁忌证

1. 适应证　凡育龄妇女有避孕要求无禁忌证者,均可以放置宫内节育器避孕。

2. 禁忌证　①生殖道炎症:急性或慢性盆腔炎性疾病、各种阴道炎和宫颈炎等。②月经频发、过多或有不规则阴道出血等。③生殖器官肿瘤。④宫颈内口过松及严重子宫脱垂者。⑤严重全身性疾病或各种疾病的急性期。⑥子宫畸形。⑦子宫腔深度<5.5cm 或>9.0cm。⑧有铜过敏史者。⑨妊娠或可疑妊娠。

(四) 术前检查

详细询问病史并行体格检查,系统妇科检查,完善 B 超检查、阴道分泌物常规。

(五) 放置时间

1. 月经干净后 3~7d。

2. 人工流产后立即放置。自然流产恢复月经、药物流产后 2 次正常月经后放置。

3. 阴道分娩后 42d 恶露干净、子宫恢复、会阴伤口愈合。

4. 性交 5d 内放置为紧急避孕措施。

5. 含孕激素宫内节育器一般于经期第 3~7 天放置。

(六) 手术步骤

1. 取膀胱截石位,双合诊明确子宫大小、位置及附件情况。

2. 消毒外阴阴道,铺巾。

3. 窥器暴露宫颈,消毒宫颈及阴道穹隆。用宫颈钳固定宫颈,用探针探查宫腔深度。

4. 用放置器顺宫腔方向将节育器上缘送至宫底部,轻轻由节育器下方退出。如有尾丝,将尾丝置于节育器下方,于子宫颈外口处留置尾丝 2cm,其余剪去(图 24-2),观察无出血即可取出宫颈钳和窥器。

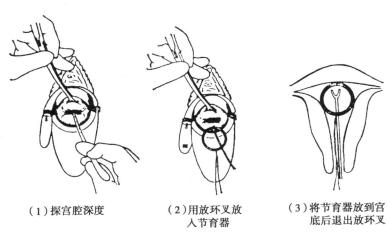

(1) 探宫腔深度　　(2) 用放环叉放　　(3) 将节育器放到宫
　　　　　　　　　　入节育器　　　　　底后退出放环叉

图 24-2　放置宫内节育器

(七) 术后注意事项

1. 术后休息 3d,1 周内避免重体力活动,2 周内禁止性生活及盆浴,注意有无节育器脱落。

2. 术后第一年的第 1、3、6、12 个月各复查 1 次,以后每年随访 1 次。采取超声检查了解宫内节育器在宫腔内的情况。发现问题及时处理。

(八) 宫内节育器取出术

1. 适应证 ①节育器到期需取出者。②绝经 1 年者。③改用其他节育措施者。④因不良反应或并发症(如不规则阴道流血)经处理无效者。⑤带器妊娠、确诊有节育器嵌顿或异位者。⑥计划再生育者。

2. 禁忌证 生殖道炎症急性期、全身情况不良或处于疾病的急性期应暂缓取环。

3. 取器时间 ①月经干净后的第 3~7 天取出。②阴道流血多或不规则出血随时取环,必要时行诊断性刮宫。③带环妊娠者,可在人工流产时取出。④绝经 1 年以上。

4. 手术步骤 按照宫腔操作程序进行,有尾丝者,可用止血钳夹住尾丝,轻轻向外牵拉。无尾丝者,先经超声检查证实节育器是否存在,通过环钩或环钳牵拉节育环取出。如取器困难可在超声下进行操作,必要时可在宫腔镜下取出。

(九) 不良反应及并发症防治

不规则阴道出血、月经量增多是宫内节育器放置后常见不良反应。与局部子宫内膜纤溶酶活性增高有关,少量出血无需特殊治疗,流血量多者对症处理,治疗无效可考虑取环。当宫腔大小与节育器形态不符或子宫过度敏感时患者出现腰酸、腹部坠胀症状,可对症处理。

术后并发症包括术后感染、节育器异位、节育器嵌顿、节育器脱落及带器妊娠。放置合适的宫内节育器、术中规范操作、动作轻柔、严格执行无菌操作能预防上述并发症的发生。当出现宫内节育器异位、嵌顿时应经由宫腔镜或者腹腔镜下取出。

第二节　药物避孕

一、甾体激素避孕药

激素避孕(hormonal contraception)指女性通过甾体激素避孕,是一种高效避孕法。各种避孕药物均由合成雌激素和合成孕激素组成。

(一) 避孕机制

1. 抑制排卵 药物负反馈抑制下丘脑和垂体促性腺激素的释放,阻碍卵泡的发育;影响垂体对 GnRH 的反应,抑制排卵。

2. 对生殖器官的作用

(1) **宫颈黏液改变**:孕激素增加宫颈黏液黏稠度,不利于精子穿透。

(2) **子宫内膜改变**:使子宫内膜提前出现分泌反应,改变了内膜的种植窗,不利于受精卵着床。

(3) **输卵管蠕动的改变**:使受精卵提早或推迟进入宫腔,与子宫内膜变化不同步,干扰其着床。

(二) 适应证和禁忌证

1. 适应证 健康育龄妇女均可服用。

2. 禁忌证 ①血栓性静脉炎或血栓栓塞性疾病。②心脏病、高血压、脑血管疾病。③急慢性肝肾疾病。④糖尿病并发血管性疾病。⑤已知或可疑乳腺癌、雌激素依赖性肿瘤。⑥妊娠。⑦产后 6 周内母乳喂养。⑧原因不明的异常阴道流血;⑨吸烟者,特别是年龄≥35 岁妇女。⑩严重偏头痛、血管性头痛。

(三) 不良反应

用药期间可能出现类早孕反应、月经周期改变、不规则阴道出血、色素沉着、体重增加等不良反应。还有个别出现头痛、乏力、嗜睡、乳房胀痛等症状。症状较轻者无需特殊处理,可在短期内观察,如果症状加重或无法缓解则考虑换用其他类型口服避孕药或避孕措施。如出现短暂闭经者应停药观察,若停药后月经未来潮则需要进一步完善检查寻找病因。用药期间不规则阴道出血,称突破性出血。若在月经前半周期,多因体内雌激素水平不足所致,点滴出血可每晚加服炔雌醇每天5~10μg。若出血如月经量,可停药5d后再服下周期的药。漏服、药物受潮也可发生此情况。若出血在月经后半周期,表明孕激素剂量不足,可每天加服1片短效避孕药。

(四)长期应用的安全性

避孕药中孕激素成分长期应用对脂代谢、糖代谢及凝血功能有不利影响,可能与糖耐量异常、心血管疾病发病及血栓形成有关。目前使用的低剂量制剂,对年轻(<35岁)、无危险因素、无吸烟史的妇女,不增加其发病的风险。复方口服避孕药长期应用,可减少子宫内膜癌及卵巢癌的发生率。对宫颈癌及乳腺癌的发生目前仍有争议,有待进一步研究。

口服避孕药停药后妊娠,不增加胎儿畸形的发生率,短效低剂量口服避孕药停药后即可妊娠。长效避孕药在体内有蓄积作用,停药6个月后妊娠安全。

(五)药物避孕的分类

1. 短效口服避孕药 短效口服避孕药系由孕激素和雌激素制成的复方制剂,雌激素成分以炔雌醇为主,孕激素成分则有不同,构成不同的配方与名称(包括炔诺酮、甲地孕酮、环丙孕酮、屈螺酮、去氧孕烯等)。近年来,剂型中雌孕激素的含量明显降低,孕激素的结构更接近于天然,使之对机体的不良影响减到最小。

从月经第1~5天开始,每晚服1片,连续服21~22d,不得间断。双相或三相片服用时,应注意药旁标记的箭头方向,按顺序服用。停药后3d左右即来月经(撤退性出血)。若不来月经,可于停药第7天开始服下一周期的药。若正确使用,有效率可达99%以上。对于月经不规则的妇女还有调节月经周期的作用。

2. 长效避孕药

(1)长效口服避孕药:是由炔雌醚和孕激素制成的复方制剂。炔雌醚可贮藏于脂肪组织内缓慢释放,从而抑制排卵,达到长期避孕目的。所含的孕激素使子宫内膜呈分泌期变化后剥脱,引起撤退性出血,类似人工周期。服药一次避孕1个月,有效率>98%。

首次服药在月经周期第5天,第2次在第25天(即相距20d),以后每30d服用1片。

(2)长效避孕针:有单孕激素和雌孕激素的复合制剂两种(包括复方己酸孕酮、复方甲地孕酮、醋酸甲羟孕酮等)。它们的有效率均达到98%以上。

3. 探亲避孕药 用于两地分居的夫妇探亲时服用,不受经期限制,多为较大剂量孕激素制剂。其主要是针对子宫内膜、排卵、宫颈黏液的抑制作用。

4. 缓释避孕药 将避孕药一次性装配在具有缓释性能的高分子化合物载体(如硅胶)上,体内药物缓慢释放而维持恒定的血药水平,达到长效避孕目的。缓释避孕药的不良反应与其他单孕激素制剂基本相同。目前使用的甾体激素为孕激素,如左炔诺孕酮皮下埋置剂、缓释药物阴道药环、微球和微囊避孕针、避孕贴片。

二、紧急避孕药

紧急避孕(emergency contraception)是指在无保护性生活后或避孕失败后72h或120h(药物不同)内采取的应急避孕方法。此方法避孕有效率较常规避孕方法低,不良反应发生率较高,不能替代常规避孕方法。常用口服药物如下:

(1)单孕激素片:左炔诺孕酮片0.75mg/片,首剂在无保护性生活72h内服1片,12h后再重复服用1片。正确使用,避孕效果可靠。

(2)米非司酮:是一种抗孕激素制剂,采用米非司酮在无保护性生活后120h以内,一次服用此制剂 10mg 或 25mg,即能预防 80% 左右的妊娠发生。

第三节　其他避孕方法

一、外用杀精剂

目前使用的杀精剂主要有壬苯醇醚、苯扎氯铵、普萘洛尔和氯化苄烷铵等。壬苯醇醚通过改变精子膜渗透压、杀死或使精子失活发挥避孕作用,被认为是最有效的杀精剂,若正确使用,避孕效果可达 95% 以上。

二、安全期避孕法

根据妇女的月经周期、宫颈黏液变化及基础体温来判断排卵时间,适用于月经周期规律的妇女。排卵通常发生在下次月经前 14d 左右,排卵前后 4~5d 为易孕期,在此期间禁欲而达到避孕目的。其余时间为相对安全期。实际应用中因无准确的排卵测试法,且排卵时间易受外界多种因素的干扰和影响,故此法失败率较高。

三、免疫避孕

免疫避孕是利用机体的自身免疫防御机制来阻抑非计划妊娠而达到避孕目的,是一类新型生育调节方法。尚处在发展阶段,此方法可在生育期的任一阶段使用,不引起内分泌和代谢紊乱,不干扰性活动和性反应。根据作用靶点将免疫避孕分为三大类:①配子的产生,即促性腺激素释放激素、卵泡刺激素和黄体生成素。②配子的结果,即人绒毛膜促性腺激素。③配子的功能,即透明带和精子抗原。目前唯一一个成功通过二期临床试验的避孕疫苗是抗人绒毛膜促性腺激素疫苗。

第四节　人工终止妊娠术

因意外妊娠、疾病等原因采用人工方法终止妊娠称为人工流产(artificial abortion)。人工流产可分为手术流产与药物流产两种方法。人工流产对妇女的健康有一定的影响,只能作为避孕失败的补救措施,而不能作为节育方法。

一、药物流产

药物流产(medical abortion)是指通过服用药物终止早期妊娠的方法。目前最常用的药物是米非司酮及米索前列醇。米非司酮是一种类固醇抗孕激素制剂,能和孕酮竞争蜕膜的孕激素受体,同时由于妊娠蜕膜坏死,释放内源性前列腺素,促进子宫收缩及宫颈软化。米索前列醇具有收缩子宫和软化宫颈的作用。两者配伍终止早孕完全流产率达 90% 以上。

1. 适应证　①妊娠 49d 以内的健康妇女。②行吸宫术操作相对危险和困难者:如生殖道畸形(残角子宫除外)、严重骨盆畸形、哺乳期、瘢痕子宫、子宫极度倾屈、有多次人工流产手术史者等。③对手术流产有顾虑或恐惧心理。

2. 禁忌证　①有米非司酮、前列腺素使用禁忌证的妇女禁用药物流产。②带器妊娠、异位妊娠确诊或可疑病例。③全身情况不良、过敏体质者。④长期服用抗结核药、抗癫痫药、抗抑郁药、西咪替丁、前列腺素合成抑制剂药物、糖皮质激素药物、抗凝药物。⑤吸烟超过15支/d 或酗酒并且年龄≥35 岁。⑥不能及时就诊随访者。

3. 用药方法 目前认为米非司酮配伍米索前列醇为药物流产最佳方案,两者可起协同作用,提高终止妊娠效果,而用药量减少。常用的方法有 2 种:①第 1 天米非司酮 200mg 顿服,服药后 36~48h(第 3 天上午)加用米索前列醇 0.6mg,一次服完。②第 1 天和第 2 天晨服米非司酮 50mg,8~12h 再服 25mg;于第 3 天上午口服米索前列醇 0.6mg。两种药物每次服药前后至少空腹 1h。

服药后应严密观察随访,注意出血和胎囊排出情况。有时可出现恶心、呕吐、头晕、乏力、腹泻、下腹痛、手心瘙痒等,需警惕甄别过敏性休克及喉头水肿等严重不良反应,其远期不良反应尚需进一步观察。若药物流产失败,宜及时手术终止。主要的不良反应是流产后出血时间过长和出血量增多。极少数人可大量出血而需急诊刮宫,因此,药物流产必须在有正规抢救条件的医疗机构进行。使用米索前列醇后 1、2、6 周进行随访,了解胚囊排出、出血、月经恢复等情况,对流产效果进行评定。

二、手术流产

人工流产术是指妊娠 14 周以内,以手术终止妊娠的方法,目前主要采用负压吸引术,个别孕周数稍大者,可行钳刮术。

(一)负压吸引术

负压吸引术是目前应用最广泛的人工流产方法,利用负压吸引原理,将妊娠物从宫腔内吸出。为我国首创,其特点为操作简便、安全、出血少、手术时间短、效果好。

1. 适应证 ①妊娠 10 周以内要求终止妊娠而无禁忌证者。②因各种疾病不宜继续妊娠者(包括遗传性疾病)。

2. 禁忌证 ①各种疾病的急性期。②生殖道炎症未经治疗者。③术前两次体温在 37.5℃ 以上者,暂缓手术。④全身情况不良,不能耐受手术。

3. 术前准备 ①术前签署知情同意书。②详细询问病史。③超声检查明确为宫内妊娠。④血常规、尿常规、白带常规及肝肾功能检查。

4. 手术步骤 ①排空膀胱,取膀胱截石位。②外阴、阴道常规消毒,铺无菌单。③双合诊明确子宫大小及位置。④暴露宫颈,消毒宫颈及阴道穹隆。用宫颈钳钳夹宫颈。用子宫探针顺子宫方向探测宫腔深度,然后用扩宫器将子宫颈管逐渐扩大至 7~8 号,便于 6~7 号吸管通过。⑤操作时将橡皮管一端接上吸管,一端接在电动吸引器上,将负压调节到 400~500mmHg,然后将吸管顺宫腔方向轻轻插入,慢慢进入宫底,遇到阻力稍向后退。开放负压,顺时针方向吸宫腔 1~2 周。⑥胚胎组织吸净后,宫腔四壁出现粗糙感。为避免胚胎组织残留,最后可再用小刮匙轻轻搔刮子宫双角及宫腔四壁,用探针再探测宫腔深度,与术前比较宫腔缩小程度,术毕用棉球或纱布擦净阴道血迹(图 24-3)。

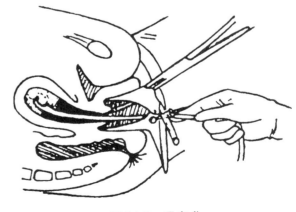

图 24-3 吸宫术

5. 术中注意事项及特殊情况处理

(1)术中或吸引术后若出血较多,可肌内注射缩宫素 10U 或麦角新碱 0.2~0.4mg。

(2)受术者如要求人工流产后同时放置宫内节育器,如果宫腔深度在 10cm 以内,可选择节育器并按常规操作放置。

(3)为避免子宫损伤,术中操作轻柔,负压不宜过大,器械进出子宫腔次数不宜过多。

（4）术后仔细检查吸出物有无绒毛组织,若未见绒毛组织,应送病理检查,注意异位妊娠之可能。

6. 术后处理

（1）术后观察 1~2h。

（2）2 周内或阴道流血未净禁盆浴,1 个月内禁性生活。

（3）术后有腹痛、发热、阴道出血量多应随时就诊。

（4）指导避孕方法。

（二）钳刮人流术

钳刮人流术主要适用于妊娠 10~14 周。手术前须行宫颈准备,可于术前 12h 在子宫颈管放置无菌导管,使宫颈缓慢扩张;也可术前 3h 口服或阴道放置米索前列醇 200μg。术中宫颈一般扩至 8~12 号,以利于卵圆钳能顺利通过宫颈内口。先用卵圆钳夹破胎膜流出羊水,然后钳夹胎儿、胎盘,术中可辅助吸宫,方法同前。至四壁出现粗糙感,此时可换用小刮匙轻刮子宫两角,防止胚胎组织残留。子宫较大或出血较多者,可向宫颈周围注射缩宫素 10~20U。术后应检查刮出物是否与妊娠月份相符,胎儿是否完整,以预防宫内残留。

（三）人工流产的并发症及防治

1. 人工流产综合征
在人工流产过程中,受术者突然感到头晕、恶心、呕吐,面色苍白、出汗、脉搏细弱缓慢、血压下降,重者可晕厥或抽搐;主要因宫颈、子宫受到机械性刺激后,迷走神经兴奋使心血管系统产生一系列反应及脑供血不足所致。当症状出现时,立即停止手术,吸氧,静脉注射阿托品 0.5~1mg,可有效加以控制。

2. 出血
依据孕周诊断标准不同:妊娠<10 周出血量超过 200ml,10~14 周出血量超过 300ml,多发生在妊娠月份较大的钳刮术,主要为妊娠物未能迅速排出,影响子宫收缩。肌内注射或宫颈注射缩宫素促进子宫收缩,同时迅速清除宫腔内组织,必要时及时补液、输血等。

3. 子宫穿孔
可导致内出血、感染、脏器损伤等严重后果。子宫穿孔可发生在术前未查清子宫大小、位置,手术操作粗暴并用力过猛等情况下发生。在有子宫本身因素(如过度屈曲、哺乳期子宫、瘢痕子宫等)更易发生子宫穿孔。术中发觉器械进入宫腔深度明显地超过妊娠周数或原来探测的深度及(或)有无底感者,即可诊断。发现大网膜、肠管被吸入宫腔时,则确诊。如孕妇突感腹痛、有内出血或休克等表现、术后出现腹膜炎症状等,均应考虑子宫穿孔。当发现子宫穿孔时,应停止手术。若穿孔小,患者情况稳定,胚胎组织已清除又无明显内出血现象者,可给予缩宫素和抗生素,严密观察患者的生命体征。若胚胎组织尚未吸净,可在 B 超或腹腔镜监护下清宫;尚未进行吸宫操作者,等待 1 周后再清除宫腔内容物。若为复杂性子宫穿孔应尽早行腹腔镜或开腹探查术。发现内出血增多或疑有脏器损伤者,应立即开腹探查。

为预防子宫穿孔,应严格遵守操作规程,术前必须查清子宫的大小及位置,对哺乳期及瘢痕子宫应特别注意,按宫腔的弯度轻柔送入器械,注意宫腔深度。

4. 术后感染
是指手术前无生殖器炎症,术后 1~2 周内,因致病细菌侵入而发生的急性生殖器官炎症。常见的是子宫内膜炎、子宫肌炎、附件炎、盆腔炎等,严重者可出现败血症、感染性休克等,以抗感染治疗为主。

5. 吸宫不全
为人工流产后常见并发症。其主要为部分胚胎组织残留,子宫体过度屈曲或技术不熟练容易发生。术后流血较多者立即刮宫。伴有严重感染者先将大块残留组织夹出,同时给予足量抗生素,控制感染后再行清宫。

6. 漏吸
人工流产时未能将子宫腔内胚胎组织吸出或刮出,妊娠继续进行,称为漏吸。当吸出组织未见绒毛组织时,应查找原因,并重新探查宫腔,复查超声及尿妊娠试验,吸出组织送病理检查。若仍未见绒毛或胚胎组织,还应排除异位妊娠的可能。

7. 羊水栓塞 羊水栓塞偶可发生在人工流产钳刮术后。其症状及严重性远不如晚期妊娠发病凶险。一旦出现立即抢救。

8. 宫颈或宫腔粘连 为人工流产术后的远期并发症。粘连主要因多次行人工流产术,负压过高,操作粗暴等造成。出现粘连后,应根据部位和范围,予以分离,同时用雌孕激素人工周期治疗,促使子宫内膜增生修复。

第五节　中期妊娠引产

中期妊娠引产,主要指妊娠 14~27 周以内,因胎儿异常、死亡或者母亲不宜继续妊娠时采用的人工终止妊娠的方式。妊娠中期胎儿骨骼已形成,胎盘已形成并执行功能,子宫对宫缩物质敏感性差,引产难度大,并发症多。因此,应争取对意外妊娠做到早期处理。中期妊娠引产有多种方法,包括依沙吖啶羊膜腔内注射、米非司酮配伍米索前列醇引产、水囊引产、剖宫取胎等方式。其中依沙吖啶引产术具有操作简便、安全、引产成功率高等特点,临床运用广泛。

【依沙吖啶引产】

依沙吖啶又称利凡诺,注射进入羊膜腔内可产生化学性无菌性炎症反应,诱导产生内源性前列腺素,直接刺激子宫收缩。同时因药物有较强的杀菌作用,术中、术后感染率低。引产成功率高。

(一)适应证及禁忌证

1. 适应证为妊娠 14~27 周以内需要终止妊娠而无禁忌证者。

2. 禁忌证

(1)各种疾病的急性期,全身情况不佳。

(2)24h 内连续两次体温≥37.5℃（间隔≥4h）。

(3)孕妇患有急性生殖器炎症。

(4)活动性肝肾疾病伴功能不全者。

(5)各种原因引起的凝血功能障碍或有出血倾向。

(二)术前准备

1. 了解孕妇病史。

2. 完善体格检查 血压、脉搏、体温、全身检查及妇科检查。

3. 完善辅助检查 产科 B 超检查;血常规、尿常规、阴道分泌物、常规凝血功能、肝功能、肾功能等实验室检查。

(三)操作步骤

1. 配制依沙吖啶 依沙吖啶 50~100mg,50~100ml 无菌注射用水将其溶解后备用。

2. 穿刺步骤 孕妇排空膀胱,平卧位,查清宫底高度,消毒皮肤,铺无菌洞巾。在宫底下方 2~3 横指处的中线进针。或者在穿刺前超声下定位,尽量避开胎盘,选择羊水相对较多的部位进行穿刺。用 20~22 号穿刺针垂直快速刺入羊膜腔,抽出羊水后,将药液缓慢注入羊膜腔,术毕快速退针,用无菌纱布压迫 2~3min。

(四)注意事项

1. 依沙吖啶用量不宜过大,用药剂量超过 100mg 时可能引起肝肾功能损害。

2. 生理盐水溶解依沙吖啶会出现沉淀,只能用注射用水溶解。

3. 穿刺过程和拔针前后,注意孕妇有无呼吸困难、发绀等栓塞征象。

(五)引产过程的观察及处理

1. 给药后,定时测量孕妇体温、脉搏,观察阴道有无流血、阴道排液及宫缩等情况。

2. 从给药到规律宫缩平均需要 24~36h,36~48h 胎儿娩出。用药 72h 仍无规律性宫缩者可再次用药。第二次给药无反应时应改用其他方法引产。

3. 个别孕妇注药后 24h 左右可出现体温轻度上升和白细胞计数增多现象。如无感染症状和体征,胎儿排出后,体温和白细胞可自然恢复。考虑感染时应给予抗生素治疗。

4. 胎儿胎盘绝大多数以自然方式娩出,胎盘娩出后仔细检查是否完整,对妊娠小于 20 周者,主张常规清宫以减少阴道流血,有助于子宫复旧。

第六节　输卵管结扎术

输卵管是精子与卵子结合的场所及受精卵通往宫腔的通道,通过结扎输卵管可以阻断精子以及卵子相遇,达到绝育目的。输卵管结扎绝育术(tubal ligation sterilization)是优生优育工作中重要的节育措施之一。输卵管绝育术节育效果好,可经腹部、腹腔镜、单孔腹腔镜或者阴道进行操作。目前常用的方式为经腹输卵管绝育术或腹腔镜下输卵管绝育术。

一、经腹部输卵管结扎术

（一）适应证

1. 自愿要求做绝育术的已婚妇女而无禁忌证者。

2. 患有某种疾病不宜妊娠者。

（二）禁忌证

1. 各种疾病的急性期;全身情况不良,不能耐受手术。

2. 存在感染情况,如盆腔炎性疾病、腹壁感染等。

3. 24h 内体温两次超过 37.5℃者。

4. 严重的神经症。

（三）手术时间

非孕妇女在月经干净后 3~7d;人工流产或分娩后宜在 48h 内手术;哺乳期或闭经妇女在排除早孕后再行手术。

（四）术前准备

详细询问病史,进行全身及妇科检查,做血常规、尿常规及白带常规化验,凝血功能、肝肾功能测定及胸部 X 线检查等;术前常规清洁皮肤。

（五）麻醉方式

麻醉方式可采用局部麻醉、硬膜外麻醉或全身麻醉。

（六）手术步骤

1. **一般准备**　术前排空膀胱、仰卧、常规消毒皮肤。

2. **麻醉成功后切开腹壁**　切口取下腹部正中,下界在耻骨联合上 3cm,一般为长 2~3cm 的纵切口或横切口,逐层进腹。

3. **牵出输卵管**　寻找输卵管是手术的关键步骤,需要找到输卵管伞端才能证实为输卵管。常用有三种方法:

（1）钳取法:将卵圆钳伸入盆腔,沿膀胱顶滑至子宫前壁,再移至子宫角处,向子宫侧壁外轻夹输卵管,逐渐将输卵管提至切口处。

（2）钩取法:子宫后位时常选用钩取输卵管法,将输卵管钩按前述钳取法方式进入盆腔,达到子宫底把钩转向一侧子宫角后下方,钩端朝向前方提出输卵管。

（3）指板法:伸一示指入盆腔摸清子宫位置,示指置于输卵管峡部,另一手执指板贴示指进入盆腔,板尖与指尖夹住输卵管,示指与指板同时一起移至输卵管壶腹部,取出输卵管。

4. 结扎输卵管　提出输卵管后追溯至漏斗部,同时探查同侧卵巢无异常后开始结扎。结扎输卵管的方式包括抽芯包埋法、银夹法、输卵管折叠结扎切除法等多种方式。其中最常用的结扎方法为抽芯包埋法,具体步骤如下:钳夹输卵管峡部约 3cm,避开血管,在此段浆膜下注入生理盐水 2~3ml。在鼓起的浆膜上做一长约 2cm 切口,游离出输卵管,以细丝线结扎后剪去一小段,再以细丝线连续缝合浆膜,将输卵管近侧残端包埋于浆膜内,远侧端留置浆膜外,检查无出血后送回腹腔(图 24-4)。同法处理对侧。

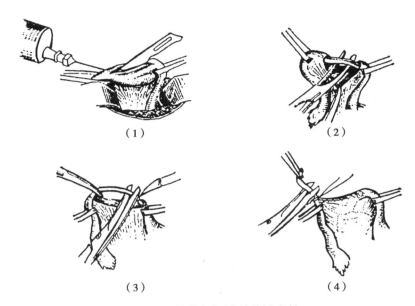

（1）　　　　　　　　　　（2）

（3）　　　　　　　　　　（4）

图 24-4　抽芯包埋法结扎输卵管

（七）术后并发症防治

术后近期并发症包括出血、感染、器官损伤,远期并发症包括盆腔器官粘连、月经异常、术后再孕等。术中注意解剖结构、仔细止血、严格执行无菌操作等能降低并发症的发生率。

二、经腹腔镜输卵管绝育术

腹腔镜手术具有手术创伤小、术后粘连发生率低、术后恢复快等优势,运用广泛。术中可直接电凝灼烧输卵管峡部 1~2cm,也可将弹簧夹或者硅胶环放置在输卵管峡部,用于阻断输卵管。其中电凝术适用于绝大部分输卵管。

（一）适应证
与经腹部输卵管结扎术相同。

（二）禁忌证
心肺功能障碍无法耐受手术;严重的盆腹腔脏器粘连;膈疝;其余手术禁忌证与经腹部输卵管绝育术相同。

（三）术前准备
手术部位清洁,其他准备与经腹部输卵管绝育术相同。

（四）麻醉方式
术中采取全身麻醉。

（五）手术步骤
采取臀高头低、膀胱结石位。脐孔部位做 1cm 切口,先用气腹针插入腹腔形成 CO_2 气腹,再置入穿刺器,放置腹腔镜镜头。在腹腔镜直视下进行输卵管绝育术。

（六）术后处理

术后按全身麻醉术后护理,应注意生命体征变化,术后应尽早下床活动。

（马燕琳）

思考题

1. 药物避孕的避孕机制是什么?
2. 宫内节育器的禁忌证有哪些?
3. 简述人工流产的并发症及处理。

ER 24-3

练习题

第二十五章 | 妇女保健

ER 25-1 教学课件

ER 25-2 思维导图

学习目标

1. 掌握世界卫生组织关于生殖健康的定义。
2. 熟悉妇女保健的工作任务。
3. 了解妇女保健工作的统计方法。
4. 具有做好妇女各期保健,提高妇女生活质量的能力。
5. 能与妇女进行良好沟通,根据不同阶段妇女特点进行健康保健指导。

第一节 妇女保健工作的内容

妇女保健学以妇女为研究对象,运用现代医学和社会科学的基本理论、基本技能及基本方法,研究妇女身体健康、心理行为及生理发育特征的变化及规律,分析其影响因素,制订有效的保健措施。实施妇女保健工作的奋斗目标是能够实现全面的生殖健康。WHO 定义"生殖健康"为在生命所有的各个阶段的生殖功能和生命过程中,身体、心理和社会适应的完好状态。妇女保健工作的目的是通过积极预防、普查、监护及保健措施,做好妇女各期保健以降低患病率,消灭和控制某些疾病的发生,控制性传播疾病的传播,降低孕产妇和围生儿的死亡率,促进妇女身心健康。

一、妇女保健工作的方法

妇女保健工作是一个社会系统工程,国家、省、市卫生健康委员会均设有相应的基层卫生与妇幼保健管理机构,妇幼卫生专业机构(如各级妇幼保健机构,各级妇产科医院,综合医院妇产科,预防保健科,中医医疗机构中的妇科等)接受同级卫生行政部门的领导,认真贯彻妇幼卫生工作方针。妇女保健工作中应充分发挥各级妇幼保健专业机构及基层各级妇幼保健网的作用。为了不断提高专业队伍的业务技能和水平,有计划地组织培训和继续教育;在调查研究的基础上制订工作计划和防治措施,达到群体保健与临床保健相结合,防与治相结合;开展广泛的社会宣传和健康教育,提高妇女的自我保健和参与意识;建立和健全有关法律和规章制度、加强管理和监督,强调社会参与和政府的责任,保障妇女合法权利。

二、妇女保健工作的任务

1. 做好妇女各期保健工作 妇女一生各生理阶段是连续的,初期阶段会影响后期阶段,针对各阶段的生理特点,采取科学的防治措施及管理办法,维护妇女的健康和生命安全。

2. 做好已生育妇女节育指导 普及节育科学知识,提供避孕方法知情选择,使用安全有效的避孕方法,降低非意愿妊娠的发生。

3. 定期普查普治妇女常见疾病和恶性肿瘤 建立健全妇女防癌保健网,制订预防措施,开展形式多样的肿瘤健康教育和社会宣传,定期进行普查普治工作,每 1~2 年普查 1 次。普查内容包括妇科检查、阴道分泌物检查、宫颈细胞学检查、超声检查；普查发现异常可进行阴道镜检查、宫颈活组织检查、分段诊刮术、CT进一步确诊。对妇科恶性肿瘤做到"三早"，即早发现、早诊断、早治疗。

4. 做好妇女劳动保护　我国法律对月经期、孕期、产褥期、哺乳期的妇女均有规定的相应保护措施，确保女职工在劳动中的安全与健康。

5. 女性心理保健

（1）**月经期心理卫生**：月经初潮常带给少女困惑、焦虑和烦躁，需要适当做好教育准备，激素水平的变化可能和经前的消极、经后的乏力、烦躁有关，可以适当运动加以放松。

（2）**妊娠期、分娩期、产褥期心理卫生**：妊娠期妇女对妊娠、分娩、胎儿、产后多方面关注和担心，因而孕期最常见的心理问题为焦虑和抑郁状态，分娩期常见的心理问题包括不适应心理、焦虑紧张心理、恐惧心理、依赖心理，产后常见的心理问题为焦虑和抑郁，医护人员及时了解孕产妇心理需求和心理问题，针对情况耐心安慰孕产妇。

（3）**绝经过渡期及老年期心理卫生**：此期因雌激素水平下降，常见的心理变化是抑郁、焦虑、情绪不稳、身心疲劳、孤独、个性改变，随着慢慢适应，这些心理反应会逐渐消失，鼓励增加社会文体活动，从事力所能及的工作。

（4）**行子宫、卵巢切除手术者的有关心理问题**：行子宫、卵巢切除手术者常担心女性形象受损、担心影响夫妻生活，医生针对这些问题应做好通俗易懂的解释，与患者丈夫和其他家属也要做好沟通，多方面减少患者压力。

6. 加强信息管理　管理者经过合理设计，及时、全面地获取信息资源，并进行整理和统计学分析。信息资源是妇女保健管理的基础，也是制订妇女保健新措施的依据，并且可对现行妇女保健措施进行评价。

三、妇女各期保健

1. 青春期保健

（1）**自我保健**：合理安排生活、工作与学习劳逸结合。尤其在饮食方面，要注意均衡营养，以保证青春期的正常生长发育。

（2）**体育锻炼**：多参加体育活动，注重全面提高身体素质，应注意局部负担勿过重，经期也可参加适当活动，但要避免剧烈活动。

（3）**卫生指导**：注意经期卫生，避免游泳和盆浴，经期注意保暖和稳定情绪。正确保护皮肤、毛发，由于皮肤产生大量皮脂淤积于腺体内，加之皮屑堆积于毛囊孔致使脂质分泌不畅，形成"痤疮"，易致细菌感染，反复发作可致面部出现凹凸不平，影响美观。

（4）**性教育**：引导少女了解基本性生理、性心理的知识，以多种形式开展科学、实用的健康教育，掌握生殖健康知识，增强两性性道德、性健康、性安全意识，正确处理性发育过程中的各种问题，减少非意愿妊娠的发生，预防性传播疾病。

（5）**定期体格检查**：开展健康教育，及早发现并治疗少女常见病，如月经不调及原发、继发闭经等，及时处理青少年妊娠、性传播疾病等问题。

2. 婚前保健　包括婚前医学检查、婚前健康指导及婚前卫生咨询，通过婚前医学检查发现有影响结婚和生育的疾病，给予及时治疗，并提出有利于健康和出生子代素质的医学意见；通过婚前健康指导促进服务对象掌握性保健、生育保健和新婚避孕知识，为个人达到生殖健康目的奠定良好基础；通过婚前卫生咨询帮助服务对象改变不利于健康的行为，对促进健康、保障健康生育起到积极的保护作用。

3. 围生育期保健　是在一次妊娠的妊娠前、妊娠期、分娩期、产褥期、哺乳期为孕产妇、胎儿及新生儿采取的一系列保健措施。

(1)**孕前期保健**:生育期历时约30年,妇女可以充分选择最佳受孕时机。

1)生育年龄及健康状况:随着女性妊娠年龄增大,出生缺陷患儿发生概率增加,尽量选择适宜年龄生育。患有疾病者,积极治疗,孕前仔细评估,在医生的指导下选择适宜受孕时机,不宜受孕者要告知。

2)职业:如从事接触毒物或放射线的工作,因其对生殖细胞和胚胎发育有害,应脱离有害环境,待体内毒物排出,恢复正常后再受孕。妊娠前心理健康和社会环境也很重要。

3)其他方面:不良烟酒嗜好应戒除;服用长效避孕药者,应停药改用工具避孕,6个月以后再受孕。孕前3个月补充叶酸以降低胎儿神经管缺陷的发病风险。

(2)**早孕期保健内容**:①确诊早孕,记录基础血压、体重。②恰当处理妊娠呕吐。③避免接触有毒有害物质,避免密切接触宠物,避免病毒感染。④戒除烟酒,减少去公共场所,保持心情舒畅,避免精神刺激,生活起居要有规律,保证充足睡眠。⑤进行高危妊娠和出生缺陷的初筛,了解既往疾病史、孕产史、家族史及职业。⑥患病后,应在医生指导下用药。

(3)**中孕期保健内容**:①加强营养,适当补充铁剂、钙剂。②妊娠中期行出生缺陷筛查,对疑有出生缺陷的,要进一步做产前诊断和产前治疗。③监测胎儿宫内生长发育情况,预防和及早发现胎儿发育异常。④预防妊娠并发症。⑤预防生殖道感染,如有发生,应在此期治愈。⑥宣教妊娠中期营养、生活方式、早产、妊娠糖尿病筛查的意义等内容。

(4)**晚孕期保健**:①此期胎儿生长发育最快,监测胎儿生长发育各项指标,及早发现并矫正胎位异常。②需要进行妊娠晚期营养及生活方式、孕期自我监护、分娩及产褥期相关知识、母乳喂养、新生儿筛查及预防接种等宣教,做好分娩前的心理准备。③防治妊娠并发症,孕晚期应重视监测胎盘功能,及早发现并及时纠正胎儿宫内缺氧。④指导孕妇做好乳房准备,有利于产后哺乳。⑤妊娠≥41周,不临产也建议住院。

(5)**产时保健**:是指分娩时的保健,分娩是整个妊娠安全的关键。"五防""一加强"是产时保健重点内容。"五防"即防感染、防滞产、防产伤、防出血、防窒息;"一加强"即加强对高危妊娠的产时监护和产程中处理。

(6)**产褥期保健**:观察产妇有无感染(尤其乳腺及生殖道感染)、子宫复旧情况、手术伤口情况,嘱产妇科学饮食,保持外阴清洁,并注意产妇心理健康。

(7)**哺乳期保健**:哺乳期是产后产妇用自己的乳汁喂养婴儿的时期,通常为10~12个月。保护、促进和支持母乳喂养是妇幼卫生工作的重要内容。哺乳期保健内容有:①观察并具体指导哺乳姿势,增强母亲母乳喂养信心。②教会母亲了解母乳喂养状况及婴儿情况:正常情况下婴儿每月体重增长不少于600g,婴儿昼夜排尿至少6~8次。③保持室内空气清新。④产妇用药需慎重,以免药物通过乳汁影响胎儿。⑤指导避孕,最好采用工具避孕。

4. 绝经过渡期保健　绝经过渡期是指妇女开始出现内分泌、生物学与临床的症状表现至最后一次月经的一段时期。绝经过渡期的保健措施主要包括:①合理安排生活,保持舒畅心情,适当锻炼身体。②防治绝经前期月经失调,重视绝经后阴道流血。③保持外阴部清洁,注意盆底功能障碍性疾病的防治。④普及防癌知识,定期进行防癌普查。⑤在医师指导下应用激素替代疗法、钙剂及维生素D防治绝经综合征、骨质疏松、心血管疾病等,可明显提高绝经过渡期妇女的生活质量。⑥绝经后12个月以内仍应采取适当避孕措施。

5. 老年期保健　老年期保健内容同绝经过渡期,应定期体格检查,加强身体锻炼,帮助妇女正确对待自身的生理和病理性问题,改善健康水平,提高生命质量。

第二节　妇女保健统计指标

做好妇女保健统计可以客观地反映妇幼保健工作的水平,评价工作的质量和效果,并为制订妇幼保健工作计划、指导妇幼保健工作的开展和科研提供科学依据。

一、妇女病普查普治的常用统计指标

1. 妇女病普查率 = 期内(次)实查人数/期内(次)应查人数 ×100%。
2. 妇女病患病率 = 期内患者数/期内受检查人数 ×10万/10万。
3. 妇女病治愈率 = 治愈例数/患妇女病总例数 ×100%。

二、孕产期保健指标

1. 孕产期保健工作统计指标

(1)产前检查率 = 期内产前检查总人次数/期内孕妇总数 ×100%。
(2)住院分娩率 = 期内住院分娩产妇数/期内分娩产妇总数 ×100%。
(3)产后访视率 = 期内产后访视产妇数/期内分娩产妇总数 ×100%。

2. 孕产期保健质量指标

(1)高危孕妇发生率 = 期内高危孕妇数/期内孕(产)妇总数 ×100%。
(2)妊娠期高血压疾病发生率 = 期内高血压患者数/期内孕妇总数 ×100%。
(3)产后出血率 = 期内产后出血人数/期内产妇总数 ×100%。
(4)产褥感染率 = 期内产褥感染人数/期内产妇总数 ×100%。

3. 孕产期保健效果指标

(1)围生儿死亡率 = (孕28足周以上死胎、死产数 + 生后7日内新生儿死亡数)/(孕28足周以上死胎、死产数 + 活产数) ×1 000‰。
(2)孕产妇死亡率 = 年内孕产妇死亡数/年内孕产妇总数 ×10万/10万。
(3)新生儿死亡率 = 期内生后28日内新生儿死亡数/期内活产数 ×1 000‰。
(4)早期新生儿死亡率 = 期内生后7日内新生儿死亡数/期内活产数 ×1 000‰。

三、人口统计指标

1. 人口出生率 = 某年出生人数/该年平均人口数 ×1 000‰。
2. 人口死亡率 = 某年死亡人数/该年平均人口数 ×1 000‰。
3. 人口自然增长率 = 年内人口自然增长数/同年平均人口数 ×1 000‰。
4. 出生人口性别比 = 出生男婴数/同期出生女婴数 ×100%。

(张　媛)

> **思考题**

1. 简述青春期保健的内容。
2. 简述妇女保健的工作内容。

ER 25-3

练习题

第二十六章 | 妇产科常用手术

教学课件　　　思维导图

学习目标

1. 掌握会阴切开缝合、诊断性刮宫、经阴道后穹隆穿刺术的适应证、禁忌证及术前术后处理。

2. 熟悉子宫输卵管造影术、宫腔镜检查及腹腔镜检查的适应证、禁忌证、术前术后处理。

3. 了解妇产科常用手术的手术步骤。

4. 具有会阴切开缝合、诊断性刮宫、经阴道后穹隆穿刺术及子宫输卵管造影术的能力，帮助和指导患者顺利度过围手术期。

5. 善于与患者及家属沟通，能引导患者配合诊疗，能对患者进行术后健康指导。

第一节　会阴切开缝合术

会阴切开缝合术是产科常用手术之一，包括会阴侧切开术及会阴正中切开术。正中切开术具有出血少、易缝合、愈合好的优点，缺点是有可能造成会阴Ⅲ度、Ⅳ度裂伤，增加了肛门括约肌损伤的风险。故胎儿偏大、手术助产或接产技术不熟练者不宜采用。应有指征时进行会阴切开，而非常规切开。如果需要会阴切开，侧切开术优于正中切开术，常采用会阴后-侧切开术。

【术前准备】

1. 进行术前评估，确定会阴切开的方式。

2. **用物准备**　除正常分娩准备的接生用物外，还需要会阴切开缝合包、麻醉用品（10ml注射器1个，长穿刺针头1个，0.5%利多卡因）。

3. **产妇准备**　取仰卧屈膝位或膀胱截石位。

4. 常规消毒外阴阴道、导尿、铺无菌巾。

5. 术者（接产者）刷手并穿手术衣，戴无菌手套。

【适应证】

1. **阴道助产**　如产钳术、胎头吸引术、臀位助产术和肩难产，尤其是初产妇。

2. **会阴裂伤不可避免者**　如会阴体过长、过短、过紧及会阴坚韧伸展不良、会阴发育不良等。

3. **需要缩短第二产程**　如胎儿窘迫、妊娠合并心脏病、妊娠期高血压疾病等。

4. **保护胎头**　预防新生儿颅内出血，主要适用于早产儿、胎儿宫内发育迟缓以及巨大胎儿。

5. **预防性切开**　保持盆底的完整性，为产科操作提供更多的空间，偶用于经阴道手术扩大手术视野。

6. 困难的阴道瘘修补术，为暴露术野可行一侧或双侧切开。

【禁忌证】

1. **绝对禁忌证**　存在骨盆异常或头盆不称，不能经阴道分娩者。

2. **相对禁忌证**　生殖器疱疹、巨大尖锐湿疣不宜经阴道分娩者；前次分娩会阴完好或切口愈合良好的经产妇,一般不再切开;死胎、无存活的畸胎尽量不行切开。

【内容及步骤】

1. 会阴后-侧切开术 即会阴侧切,常在会阴左侧做侧切(会阴左后-侧切开术)。

(1)**麻醉**:一般采用阴部神经阻滞麻醉或局部浸润麻醉。接产者以左手示指和中指伸入阴道内触及坐骨棘做引导,右手用吸入 0.5% 利多卡因 20ml 长针头注射器,先在肛门与坐骨结节间注射一小皮丘,再通过阴道壁垂直进针到坐骨棘稍下方 1~1.5cm 处,针头穿过骶棘韧带时有突破感,穿刺成功,回抽无血,缓慢注射约 1/2 药量后,将针头退至皮下,沿切开侧的会阴体、大阴唇做扇形浸润注射(图 26-1)。如果选择正中切开,只做局部浸润麻醉即可。

(2)**切开**:术者左手示、中两指伸入阴道内置于胎先露前方,撑起左侧阴道壁,以保护胎儿并指示切口位置,右手持侧切剪自会阴后联合中线向左侧 45° 方向放好,会阴高度膨隆时可为 60° 角,于宫缩时一次全层剪开会阴,切断的组织包括会阴皮肤及皮下组织、球海绵体肌、会阴浅横肌、会阴深横肌、部分肛提肌及筋膜、阴道黏膜。切口一般长 4~5cm(图 26-2)。出血处立即用纱布压迫止血,小动脉出血时应予以结扎。会阴切开过早出血多、易感染。接产人员必须把握住会阴切开的有利时机及注意事项:①自然分娩者估计会阴切开 5~10min 内胎儿即可娩出。②手术产在准备工作完毕,对产道和胎儿的情况完全查明后切开。③剪刀应与皮肤垂直,并紧贴于阴道黏膜,使会阴皮肤与黏膜切口内外大小一致。

ER 26-3

会阴后-侧切开术

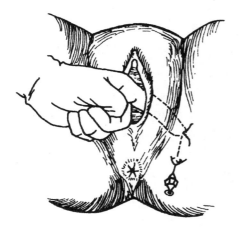

图 26-1　阴部神经阻滞麻醉

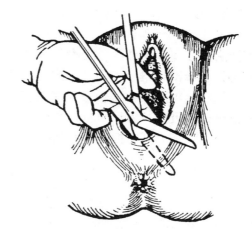

图 26-2　会阴后-侧切开

(3)**缝合**:胎盘娩出后阴道内放入一带尾纱布卷,防止宫腔血液外流影响手术野,术毕取出。用 1-0 号或 2-0 可吸收缝合线,自阴道切口顶端上 0.5cm 处开始向外连续或间断缝合阴道黏膜及黏膜下组织,直至处女膜内环处打结;再用同号可吸收缝合线间断缝合会阴肌层、皮下组织;最后用 1 号丝线间断缝合切口皮肤或 3-0 可吸收性缝合线做切口皮内缝合(图 26-3、图 26-4)。缝合时要解剖层次清楚、对合整齐、严密止血、不留死腔、深浅度适宜。

(4)**缝合后处理**:缝合完毕取出阴道内纱布卷,检查有无纱布残留,按压宫底排出残留血液。检查处女膜环口大小是否适度(应大于 2 横指);常规肛门检查,如发现缝线穿透直肠黏膜,应立即拆除,重新缝合。

2. 会阴正中切开缝合术

(1)**切开会阴**:局部浸润麻醉后,左手示、中两指伸入阴道内置于胎先露前方,撑起后侧阴道壁并推开胎儿先露部,沿会阴后联合的中央向肛门方向垂直切开,长 2.5~3cm,注意不要伤及肛门括约肌。

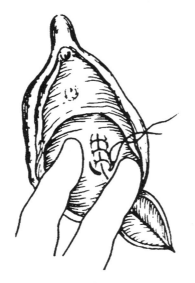
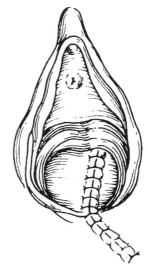

图 26-3　缝合阴道黏膜　　　　　　　图 26-4　缝合皮肤

（2）**缝合会阴**：待胎儿胎盘娩出后逐层缝合切口。阴道内放入一带尾纱布卷，用 1-0 可吸收缝线间断缝合阴道黏膜；必要时可置手指于肛门内作为引导。也可将肌肉和皮下组织并为一层间断缝合；3-0 可吸收性缝合线做连续皮内缝合，整理对合切缘皮肤。

（3）**缝合后处理**：同会阴后-侧切开缝合术。

【术后处理】

1. **保持外阴清洁**　常规每日会阴擦洗两次，鼓励患者健侧卧位，并酌情应用抗生素。

2. **会阴伤口肿胀的处理**　术后 24h 内可用 95% 的乙醇纱布湿敷或冷敷，24h 后可用 50% 硫酸镁湿热敷，每日 2 次，每次 15min；有硬结者可行超短波或红外线照射局部理疗。

3. **及时发现感染征象**　术后每日检查会阴伤口，一般术后 3~5d 拆线，有延期愈合因素者，如严重贫血及低蛋白血症者应延期拆线。有感染征象者应提前拆线引流或行扩创引流，并定时换药。

第二节　诊断性刮宫

诊断性刮宫简称诊刮，是刮取宫腔内容物行病理学检查的一种诊断方法。当需要鉴别子宫颈管还是宫腔病变时，需对子宫颈管及宫腔分步进行刮宫，称分段诊断性刮宫。

一、一般诊断性刮宫

【适应证】

1. 子宫异常出血或阴道排液，疑为子宫内膜癌或子宫颈管癌者。

2. 无排卵性异常子宫出血或闭经，需了解子宫内膜变化。

3. 不孕症，需了解有无排卵或疑有子宫内膜结核者。

4. 因宫腔内有组织残留或异常子宫出血长期多量出血时，刮宫不仅有助于诊断，还有止血效果。

【禁忌证】

急性生殖道炎症、未经治疗或控制的性病（包括急性淋病、外阴阴道尖锐湿疣等）、可疑宫内妊娠且有继续妊娠要求者、严重的全身性疾病、术日体温超过 37.5℃。

【方法】

一般不需要麻醉，对宫颈内口较紧者，酌情给予镇痛剂、局部麻醉（简称局麻）或静脉麻醉。

1. **术前准备** 排尿后取膀胱截石位,双合诊了解子宫大小及位置。外阴、阴道常规消毒、铺无菌巾。

2. **探宫腔** 用阴道扩张器暴露宫颈,再次消毒宫颈与子宫颈管,钳夹宫颈前唇或后唇,用子宫探针探子宫方向及宫腔深度。若宫颈内口过紧,可用宫颈扩张器扩张至小刮匙能进入为止。

3. **刮宫** 阴道后穹隆置盐水纱布一块,将刮匙送达宫底部,以刮匙顺序刮取宫腔内组织。特别注意刮宫底及两侧宫角处。取下纱布上的全部组织送病理检查。查看无活动性出血,术毕(图 26-5)。

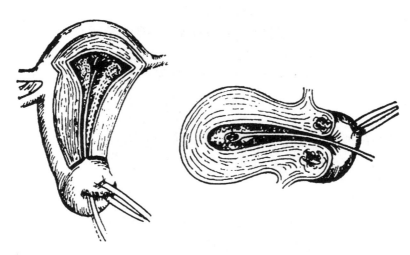

图 26-5 诊断性刮宫

二、分段诊断性刮宫

【适应证】

绝经后子宫出血或老年患者疑有子宫内膜癌;子宫内膜癌需要了解子宫颈管是否被累及。

【禁忌证】

同一般诊断性刮宫。

【方法】

术前先不要探查宫腔深度,以免将子宫颈管组织带入宫腔混淆诊断。先以小刮匙自宫颈内口至外口顺序刮一周,所刮组织置纱布上,取出纱布并重新在阴道后穹隆置盐水纱布一块。刮取子宫颈管组织后再探宫腔深度并刮取子宫内膜。刮出的子宫颈管组织及宫腔组织分别固定于 10% 甲醛溶液中送病理检查。若刮出物肉眼观察高度怀疑为癌组织时,为防止出血及癌组织扩散,应停止刮宫。若肉眼观察未见明显癌组织时,为防漏诊,应全面刮宫。

【注意事项】

1. 不孕症或异常子宫出血患者,判断有无排卵或黄体功能不良,应选在月经前或月经来潮 6h 内刮宫。

2. 出血、子宫穿孔、感染是刮宫的主要并发症。有可能致严重出血者,术前应输液、配血并做好开腹或腹腔镜手术准备;术中应查清子宫位置并仔细操作,以防子宫穿孔。长期阴道流血者,术前术后应给予抗生素,术后 2 周内禁性生活及盆浴。

3. 操作时勿反复刮宫,否则不但伤及子宫内膜基底层,甚至刮出肌纤维组织,造成子宫内膜炎或宫腔粘连,导致闭经。

4. 可疑子宫内膜结核者,刮宫时尤要注意刮两侧子宫角部。

第三节 经阴道后穹隆穿刺术

阴道后穹隆穿刺术是妇科临床常用的一种操作简便而重要的诊断手段之一。其主要用于了解直肠子宫陷凹有无积液及其性质；或用于了解贴近直肠子宫陷凹肿块的性状，以此探究病因，明确诊断，也可用于某些疾病的治疗。

【适应证】

1. 疑有腹腔内出血，如异位妊娠、卵巢黄体破裂等。
2. 疑有盆腔、腹腔内积液、积脓，穿刺了解积液性质或行病原体检查、穿刺引流或局部用药等。
3. 性质不明肿物的细胞学或组织学检查。
4. 超声引导下穿刺治疗，如卵巢巧克力囊肿、盆腔包裹性积液、输卵管妊娠等。
5. 辅助生殖时穿刺取卵。

【禁忌证】

1. 直肠子宫陷凹封闭情况如盆腔严重粘连、盆腔巨大肿物占据等。
2. 异位妊娠保守治疗时尽量避免经阴道后穹隆穿刺，以免引起感染。
3. 高度怀疑恶性肿瘤时。

【方法】

患者排空膀胱，取膀胱截石位，仰卧于检查床。操作者戴无菌手套，常规消毒外阴、阴道，铺无菌巾。行双合诊检查了解子宫、附件情况，注意阴道后穹隆是否饱满、有无抬举痛等。窥阴器暴露宫颈，再次消毒宫颈、阴道穹隆。宫颈钳钳夹宫颈后唇，向前提拉，充分暴露阴道后穹隆，选择穿刺部位（后穹隆中央或稍偏患侧、阴道后壁与宫颈后唇交界处稍下方）并消毒穿刺点。用腰椎穿刺针或 22 号长针头连接 10ml 注射器，平行子宫颈管快速进针刺入 2~3cm，穿透阴道壁出现落空感后开始抽吸，如无液体抽出，边抽吸边缓慢退针，必要时适当改变方向。如抽出的为血液须静置 10min 观察有无凝固，必要时送检。如需治疗时，按预定治疗计划实施（盆腔脓肿穿刺给药、巧克力囊肿注射无水乙醇等）。穿刺完毕退出针头，观察有无活动性出血，必要时按压止血。

【穿刺液性质和结果判断】

1. 血液

(1) **新鲜血液**：放置后迅速凝固，为刺伤血管，应改变穿刺针方向或重新穿刺。

(2) **陈旧性暗红色血液**：放置 10min 以上不凝固表明为腹腔内出血，妇科多见于宫外孕、卵巢黄体破裂等。

(3) **巧克力样液体**：多为卵巢巧克力囊肿破裂。

2. 脓液呈黄色、黄绿色，质稀薄或浓稠，有臭味，提示盆腔或腹腔内有化脓性病变或脓肿破裂。脓液应行细胞学涂片、细菌培养、药敏试验，必要时行切开引流术。

3. 其他积液性质不一，可有炎性渗出物、血性、浆液性或黏液性积液等，根据病情选择行细胞学检查、理化检查、细菌培养、药敏试验等。

【注意事项】

1. 注意穿刺部位及进针方向，避免刺入子宫体或直肠。
2. 穿刺深度适当。
3. 穿刺过程中如无液体抽出，可边抽吸边缓慢退针，必要时可适当改变方向。
4. 未抽出血液不能完全除外宫外孕或腹腔内出血，需要结合病史及临床表现等判读。

第四节　子宫输卵管造影术

子宫输卵管造影术（hysterosalpingography，HSG）是利用导管通过子宫颈管向子宫腔及输卵管注入造影剂，行 X 线透视并摄片，根据造影剂在输卵管及盆腔内的显影情况了解输卵管是否通畅、阻塞的部位及输卵管腔和子宫腔形态的方法。该检查对输卵管阻塞诊断的准确率可达 80%，兼具一定的治疗作用。

【适应证】

1. 符合不孕症的临床诊断。
2. 了解输卵管走行、形态和位置，输卵管是否通畅、管腔形态及阻塞部位。
3. 了解宫腔形态，明确是否存在生殖道发育畸形、宫腔粘连、宫腔憩室、宫腔占位或子宫内异物。
4. 疑似盆腔因素，尤其是输卵管因素导致的不孕症或有反复不良妊娠史。
5. 输卵管手术后复查。
6. 实施辅助生殖技术前的检查。

【禁忌证及相对禁忌证】

1. 内外生殖器急性或亚急性炎症。
2. 严重的全身性疾病，不能耐受手术。
3. 妊娠期、月经期。
4. 产后、流产、刮宫术后 6 周内。
5. 已确诊宫腔恶性肿瘤。
6. 明确的中重度碘造影剂过敏者。

【术前准备】

1. **最佳检查时机**　为月经干净 3~7d，术前 3d 无性生活。
2. **碘过敏试验**　询问患者是否有碘过敏史，造影前半小时做碘过敏试验。
3. **缓解术中痉挛**　术前半小时肌内注射阿托品 0.5mg 或间苯三酚 40mg，以减少术中输卵管痉挛。
4. **膀胱、肠道准备**　术前排空膀胱，便秘者可于术前口服缓泻剂或行清洁灌肠，使子宫保持正常位置，避免出现外压假象。
5. **设备及器械**　X 线胃肠造影机、X 线多功能造影机、数字减影血管造影机（DSA）、其他具有透视和摄片功能的 X 光机、宫颈导管、阴道扩张器、宫颈钳、长弯钳、20ml 注射器。
6. **造影剂**　目前国内外均使用碘造影剂，有碘化油和有机碘化物两大类。有机碘化物有以泛影葡胺为代表的离子型造影剂和以碘海醇为代表的非离子型造影剂。40% 碘化油的优点是黏稠度高、密度大，影像清晰；流动慢，摄片时间比较充裕，刺激性小，过敏反应少。缺点是检查时间长，吸收慢，易引起异物反应，形成肉芽肿或形成油栓。76% 泛影葡胺黏稠度低，吸收快，可以扩散到输卵管的分泌物内，使梗阻之管腔显示充分，流动快，一次完成摄片。缺点是有一定刺激性，注入时需适当加局麻药物；流动快，消失快，有时术者与摄片者配合不好或经验不足，照片显影不清晰。碘海醇较离子型造影剂毒副作用小，不良反应发生率低，机体的耐受性好。

【操作步骤】

1. 患者取膀胱截石位，常规消毒外阴、阴道，铺无菌巾，检查子宫位置及大小。
2. 以阴道扩张器扩张阴道，充分暴露宫颈，再次消毒宫颈及阴道穹隆，用宫颈钳夹宫颈前唇，探查宫腔。
3. 将造影剂充满导管，排尽空气，将导管插入子宫颈，堵紧子宫颈外口，不致使造影剂外溢。如为 40% 碘化油，在 X 线透视下观察造影剂流经宫腔及输卵管情况并摄片；24h 后再摄盆腔平片，以观察腹腔内有无游离碘化油。若用泛影葡胺或碘海醇造影,应在注射后立即摄片,10~20min 后第 2 次摄片,观察造影液流入盆腔情况。

4. 注入造影剂后子宫角圆顿而输卵管不显影,则考虑输卵管痉挛,可保持原位,肌内注射阿托品 0.5mg,20min 后再透视、摄片。或停止操作,下次摄片前先使用解痉药物。

【结果评定】

1. **正常子宫、输卵管**　宫腔呈倒三角形,双侧输卵管显影形态柔软,24h 后(碘海醇造影 10~20min 后)摄片,盆腔内见弥散的造影剂。

2. **宫腔异常**　患子宫内膜结核时子宫失去原有的倒三角形形态,内膜呈锯齿状不平;患子宫黏膜下肌瘤时可见宫腔充盈缺损;子宫畸形时有相应显示。

3. **输卵管异常**　输卵管结核显示输卵管形态不规则、僵直或呈串珠状,有时可见钙化点。输卵管积水见输卵管远端呈气囊状扩张。24h 后盆腔 X 线摄片未见盆腔内散在造影剂,提示输卵管不通。输卵管发育异常可见过长或过短的输卵管、异常扩张的输卵管、输卵管憩室等。

【注意事项】

1. 造影剂充盈宫颈导管时必须排尽空气,以免空气进入宫腔造成充盈缺损,引起误诊。

2. 注意避免宫颈导管损伤子宫或引起子宫穿孔。

3. 推注造影剂不可用力过大,速度不可过快,避免发生由于持续加压出现宫角括约肌痉挛导致输卵管近端梗阻的假阳性及损伤。

4. 有输卵管切除手术史,加压注入造影剂时易发生输卵管断端复通,造影剂泄漏,造成患侧输卵管通畅及输卵管存在的假象,注意避免。

5. 透视下发现造影剂进入异常通道,同时患者出现咳嗽,应警惕发生油栓,立即停止操作,取头低脚高位,严密观察。

6. 造影后 2 周禁盆浴及性生活,围手术期口服抗生素预防感染。

7. 有时因输卵管痉挛造成输卵管不通的假象,必要时可重复检查。

> **知识链接**
>
> ### 子宫输卵管造影剂——碘油和碘水的区别
>
> 　　子宫输卵管造影术使用的造影剂(又称对比剂)有水溶性及脂溶性两类,水溶性造影剂目前临床上多选择非离子型碘水造影剂(简称碘水),如碘海醇等。超液化碘油(以下简称碘油)属于脂溶性造影剂,与普通油剂相比,碘油因安全性好、副反应小而被临床广泛使用。碘油和碘水两类造影剂都有各自鲜明的特点和优势。两者之间的主要区别在于碘油密度高,所以图像清晰、稳定性好,但也正是因为密度高,导致影像层次随之减少,诊断信息量略有下降,如壶腹部黏膜皱襞和黏膜沟之间密度差减小,尤其是当壶腹部充分充盈时。碘水的优势在于延时片摄取省时,影像层次和诊断信息量丰富。关于造影术后患者临床妊娠率方面,随机对照试验研究表明碘油优于碘水。

第五节　阴道镜检查

阴道镜(colposcope)是体外双目放大镜式光学窥器。阴道镜检查可将外阴、阴道和宫颈局部放大 10~40 倍,直接观察上皮结构及局部血管形态,以发现与癌有关的异型上皮、异型血管,指导对可疑病变部位的定位活组织检查,辅助诊断宫颈上皮内瘤变及早期宫颈癌,也用于外阴皮肤和阴道黏膜可疑病变部位的观察,以提高宫颈疾病与外阴阴道疾病的确诊率。阴道镜有光学阴道镜、电子阴道镜和光电一体阴道镜三类,均可与计算机和显示器相连。阴道镜的局限在于观察不到子宫颈管,对鳞柱交界位于子宫颈管内者(多见于绝经后妇女)的应用受到限制。

【适应证】

1. 人乳头瘤病毒 DNA 检测 16 型或 18 型阳性。

2. 宫颈脱落细胞学检查提示低级别鳞状上皮内病变(LSIL)及以上、意义不明的不典型鳞状细胞(ASCUS)伴 HPV DNA 阳性或非典型腺细胞(AGC)者。

3. 临床症状或妇科查体怀疑宫颈病变者。

4. 宫颈锥切术前确定手术范围。

5. 可疑外阴、阴道上皮内瘤样病变;阴道腺病、阴道恶性肿瘤、尖锐湿疣等。

6. 宫颈、阴道及外阴病变治疗后复查和评估。

7. 慢性宫颈炎长期治疗疗效不佳,需排除有无癌变或癌前病变。

8. 宫颈癌术前了解病变范围、阴道受累情况,指导手术。

【检查方法】

1. 检查前准备

(1)常规询问病史、月经史,以选择合适的检查时间。

(2)常规分泌物涂片排除阴道毛滴虫、假丝酵母菌及淋病奈瑟菌等感染。

(3)检查部位出血或阴道、子宫颈急性炎症,应先治疗后再行检查。

(4)检查前 24~48h 避免性生活、妇科检查等任何阴道内操作。

2. 操作步骤

(1)患者取膀胱截石位,放置不沾润滑剂的阴道扩张器,暴露宫颈阴道部(检查部位),消毒棉球拭去宫颈表面黏液。

(2)调整阴道镜物镜距离阴道口 10cm(镜头距离宫颈 15~20cm)处,对准宫颈或检查部位,调节阴道镜目镜屈光度后再调节阴道镜焦距使物像清晰。先用低倍镜观察宫颈外形、颜色、转化区、血管及有无白斑。为了更清晰地观察血管的形态变化可运用绿色或红色滤光镜片检查。

(3)**醋酸白试验**:又称醋酸试验。用 3% 醋酸(蒸馏水 97ml+ 纯冰醋酸 3ml)棉球浸湿宫颈表面,柱状上皮在醋酸的作用下水肿、微白成葡萄状,鳞状上皮则色泽微微发白而无葡萄状的改变,鳞柱交界清晰可见,以此来鉴别宫颈鳞状上皮与柱状上皮。当发生上皮内癌时,细胞含蛋白质较多,涂醋酸后蛋白质凝固,上皮变白。同时正常的血管在醋酸作用下立刻收缩,而异常血管则无这一变化,以此有助于鉴别血管的性质。

(4)**碘试验**:醋酸试验后常规以复方碘溶液均匀地涂抹于宫颈表面,成熟鳞状上皮富含糖原而被碘染成棕褐色,称为碘试验阳性;柱状上皮、未成熟化生上皮、角化上皮及不典型增生上皮不含糖原,涂碘后均不着色,称为碘试验阴性。观察不着色区域的分布,在异常图像部位或可疑病变部位取多点活检行组织病理学检查。

【结果判读】

1. 正常阴道镜图像包括宫颈上皮与血管

(1)**正常鳞状上皮**:为透明、光滑、均匀、富有弹性的上皮,在光源的照射下呈淡粉红色。醋酸白试验上皮不变色,碘试验呈均匀深染的棕色改变。上皮下可见细小的毛细血管呈网状、树枝状或放射状排列。

(2)**正常柱状上皮**:原始鳞柱交界于子宫颈管外口(柱状上皮外移),镜下呈微小乳头状,醋酸白试验后乳头肿胀呈葡萄状,涂碘不着色。合并炎症时,血管增多、水肿,称为假性糜烂。绝经后,女性激素减少,原始鳞柱交界回缩至子宫颈管内,镜下一般无法看到。

（3）**正常转化区**：又称移行带区，是原始鳞柱交界与生理鳞柱交界之间的化生区。阴道镜下可见毛细血管丰富，形态规则，呈树枝状；由化生上皮环绕柱状上皮形成葡萄状小岛；在化生上皮区域内可见针眼状的凹陷为腺体开口，常被新生上皮覆盖致黏液潴留而形成宫颈腺囊肿，呈环形灰色斑。醋酸白试验后化生上皮与圈内的柱状上皮界限明显。碘试验着色深浅不一。病理学检查为鳞状上皮化生。

（4）**正常血管**：血管图像为均匀分布的小微血管点。

2.异常阴道镜图像包括宫颈上皮与血管的异形改变，几乎均出现在转化区内，碘试验均为阴性。

（1）**白色上皮**：醋酸白试验后上皮出现白色变化的区域，上皮透明度差，与周围正常上皮边界清楚，平整，无异常血管。病理学检查可能为化生上皮或上皮内瘤变。

（2）**白斑**：又称单纯性白斑、真性白斑、角化病。为位于宫颈表面的白色斑块，涂醋酸前即可肉眼或在镜下见到，表面粗糙，边界清楚，未见异常血管。病理学检查为角化不全或角化过度，有时为人乳头瘤病毒感染。在白斑深层或周围可能有恶性病变，应常规取活组织检查。

（3）**角化腺开口**：分五型，Ⅰ型：腺开口凹凸，周围无白色上皮白环；Ⅱ型：腺开口周围规则细环状白色上皮环形结构；Ⅲ型：腺开口周围白色上皮环略宽；Ⅳ型：腺开口周围白色上皮明显增宽，环形结构消失并略隆起；Ⅴ型：腺开口呈明显白色实性小点（白色腺体），并隆起。白色腺体及其开口处白环主要见于炎症及不典型增生，大而成堆的白色腺体结合其他异常图像应考虑原位癌及早期浸润癌。

（4）**点状血管**：是血管异常增生的早期变化，表现为醋酸白背景下有极细的红色小点（点状毛细血管）。细点状血管与低级别上皮内病变或炎症有关；粗点状血管常与高级别上皮内病变和原位癌有关。

（5）**异型血管**：由于血管的走向与上皮形成不同的角度而构成的不同图像，表现为血管管径、大小、形态、分支、走向及排列等极不规则，且醋酸作用后无收缩表现。可呈螺旋状、扭曲状、逗点形、树叶形等改变。病理学检查可以为各种级别的宫颈上皮内病变及浸润癌。

（6）**镶嵌**：又称白斑镶嵌。不规则的血管将异常增生的醋白上皮分割成边界清楚、形态不规则的小块状。若表面呈不规则突出，将血管推向四周，提示细胞增生过速，应注意癌变。病理学检查常为上皮内瘤变。

（7）**猪油状**：上皮增生伴有大片不规则坏死所形成。

（8）**脑回状**：部分上皮增生伴有部分上皮坏死，构成形似脑回状的形态。

3.**早期宫颈浸润癌**　常见醋白上皮、点状血管、镶嵌的"三联征"。醋白上皮增厚，表面结构不清，呈云雾、脑回、猪油状，表面稍高或稍凹陷。醋白上皮出现快，持续时间长，常大于3min，病变广泛。点状血管和镶嵌粗大而不规则。局部血管异常增生，血管扩张，失去正常血管分支形态，间距增加，走向紊乱。醋酸白试验后，表面呈玻璃样水肿或熟肉状，常合并异形上皮。碘试验阴性或着色极浅。

第六节　宫腔镜检查与治疗

宫腔镜（hysteroscope）是一种用于宫腔及子宫颈管病变诊断和治疗的纤维光源妇科内镜。宫腔镜系统包括宫腔镜、能源系统、光源系统、灌流系统和成像系统。宫腔镜检查是应用膨宫介质扩张宫腔，通过插入宫腔的光导玻璃纤维窥镜连接摄像系统和监视屏幕，直视观察子宫颈管、宫颈内口、子宫内膜及输卵管开口的生理与病理变化，具有放大效应，以便针对病变组织直观准确取材并送病理检查；同时也可直接在宫腔镜下手术治疗。宫腔镜检查被誉为诊断宫腔和子宫颈管疾病的

"金标准"，也是治疗宫腔和子宫颈管疾病的首选微创技术。

【适应证】

1. 绝经前及绝经后异常子宫出血。
2. 宫腔内占位性病变，如子宫内膜息肉、子宫黏膜下肌瘤及部分突向宫腔的子宫肌壁间肌瘤。
3. 宫内节育器异位、嵌顿及宫内异物。
4. 探查不明原因不孕、复发性流产和妊娠失败的子宫颈管和/或宫内因素。
5. 宫腔粘连的诊断与分离。
6. 子宫及下生殖道畸形。
7. 子宫造影或宫腔影像学检查异常。
8. 子宫颈、宫角、剖宫产术后子宫瘢痕部位等特殊部位妊娠。
9. 子宫颈管癌和子宫内膜癌的早期诊断。
10. 宫腔镜引导下输卵管插管通液。
11. 子宫内膜电切术。
12. 宫腔镜手术后的随访。

【禁忌证】

1. 绝对禁忌证

（1）急性和亚急性生殖器官炎症和盆腔感染。
（2）患有严重的内科、外科合并症及其他不能耐受手术者。

2. 相对禁忌证

（1）大量子宫出血或月经期。
（2）近期（3 个月内）有子宫穿孔史或子宫手术史。
（3）宫腔过度狭小或宫颈过硬，难以扩张。
（4）浸润性宫颈癌。
（5）生殖道结核，未经抗结核治疗。

【术前准备及麻醉】

1. 检查时间　月经干净后 1 周内为宜，此时子宫内膜处于增生期早期，薄且不易出血，黏液分泌少，宫腔病变易见。

2. 常规检查及阴道准备　仔细询问病史、认真妇科检查，行宫颈脱落细胞学、HPV 检查除外宫颈病变，行阴道分泌物检查除外阴道炎症。

3. 麻醉及镇痛　宫腔镜检查无需麻醉或行子宫颈局部麻醉；宫腔镜手术多采用硬膜腔外麻醉或静脉麻醉。

【操作步骤】

1. 术时处理

（1）**手术操作流程**：患者取膀胱截石位，消毒外阴、阴道，铺无菌巾单，双合诊确认子宫大小、位置后，阴道扩张器暴露宫颈，再次消毒阴道、宫颈，宫颈钳夹持宫颈，探针了解宫腔深度及方向，宫颈扩张棒扩张子宫颈管至大于镜体外鞘直径半号。接通液体膨宫泵，调整压力为最低有效膨宫压力，排空灌流管内气体后，以膨宫液膨开宫颈，宫腔镜直视下缓慢进入宫腔，冲洗宫腔内血液至液体清亮，调整液体流量，使宫腔内压达到所需压力，宫腔扩展即可看清宫腔和子宫颈管。

（2）**观察宫腔**：按顺序全面探视宫腔，可先观察宫腔全貌，然后依次查看两侧宫角、输卵管开口、宫底、宫腔前后壁，宫腔镜退出过程中观察宫颈内口和子宫颈管情况。

（3）**宫腔内操作**：宫腔镜检查明确诊断后即可根据病情进行相应的手术处理。用时短、简单的手术操作可在确诊后立即施行，如节育器嵌顿、容易切除的子宫内膜息肉、子宫内膜活检等。有合并症、估计手术时间长、难度较大的宫腔镜手术,如子宫黏膜下肌瘤切除术、子宫纵隔切除术和子宫内膜切除术等需要住院后进行,以便术后观察。

2. 能源 高频电发生器为宫腔镜手术最常用的能源。有单极、双极电切及电凝之分。激光和微波也可用于宫腔镜手术。手术前需要安装好能源,在体外测试后再进入宫腔内操作。

3. 膨宫液 常用生理盐水和 5% 葡萄糖液。使用单极电切或电凝时,膨宫液体必须使用非导电的 5% 葡萄糖液,双极电切或电凝则选用生理盐水,对合并糖尿病的患者可选用 5% 甘露醇膨宫。

【并发症】

并发症主要包括子宫穿孔、出血、灌流液过量吸收综合征、气体栓塞、泌尿系统及肠管等腹腔脏器损伤、盆腔感染、心脑综合征和术后宫腔粘连等,应注意避免。

第七节 腹腔镜检查与治疗

腹腔镜手术是在密闭的盆腔、腹腔内进行检查或治疗的内镜手术操作。将接有冷光源照明的腹腔镜经腹壁插入腹腔,连接摄像系统,将盆、腹腔内脏器显示于监视屏幕上,通过视频检查诊断疾病称为诊断性腹腔镜;在体外操纵进入盆、腹腔的手术器械,在直视屏幕下对疾病进行手术治疗称为手术性腹腔镜。近几年逐步应用的单孔腹腔镜、三维腹腔镜及机器人辅助腹腔镜技术应用前景广泛。

【适应证】

1. 诊断性腹腔镜

(1)子宫内膜异位症。

(2)明确盆腔肿物性质。

(3)不明原因急、慢性腹痛的诊断。

(4)明确或排除引起不孕的盆腔疾病。

(5)计划生育并发症的诊断,如寻找和取出异位宫内节育器、确诊子宫穿孔等。

2. 手术性腹腔镜

(1)有适应证实施经腹手术的各种妇科良性疾病,如子宫肌瘤、子宫腺肌病、卵巢良性肿瘤等。

(2)早期子宫内膜癌、早期宫颈癌、早期卵巢交界性肿瘤及早期卵巢上皮性癌等,在腹腔镜下进行分期或根治术等。

(3)腹腔镜盆底重建手术。

【禁忌证】

1. 绝对禁忌证

(1)严重心肺功能不全。

(2)严重的凝血功能障碍、血液病。

(3)腹腔内大出血。

(4)膈疝。

2. 相对禁忌证

(1)广泛盆腹腔内粘连。

(2)盆腔肿块过大,超过脐水平。

(3)肌壁间子宫肌瘤体积较大(直径≥10cm)或者数目较多(≥4 个)而要求保留子宫者。

(4)晚期或广泛转移的妇科恶性肿瘤。

【术前准备】

1. **病史采集**　详细采集病史,准确掌握腹腔镜适应证。

2. **术前检查**　同一般妇科手术。

3. **肠道、阴道、膀胱准备**　同妇科腹部手术。

4. **腹部皮肤准备**　腹部皮肤准备按下腹部常规手术备皮,特别注意脐孔清洁。需要进行阴道操作的患者,术前 3d 每日行阴道冲洗。

【操作步骤】

1. **体位、麻醉**　仰卧位或膀胱截石位,根据手术要求放置举宫器或肩托。手术时取头低臀高并倾斜 15°~25° 位,使肠管滑向上腹部,暴露盆腔手术视野。麻醉首选全身麻醉。

2. **常规消毒**　按照手术要求行腹部及外阴、阴道消毒。

3. **人工气腹**　患者先取平卧位,根据手术需求选择放置腹腔套管部位,依据套管针外鞘直径切开穿刺部位皮肤(脐孔正中或脐上、脐下)10~12mm,用布巾钳提起腹壁,气腹针与腹部壁呈 90° 角,沿切口穿刺进入腹腔,连接自动二氧化碳气腹机,充入二氧化碳气体,维持腹腔内压力达 12~15mmHg,停止充气,拔出气腹针。

4. **放置腹腔镜**　用布巾钳提起腹壁,沿皮肤切口置入穿刺器,当穿刺入腹壁筋膜层及腹膜层后有突破感,去除套管内针芯,打开摄像系统及冷光源,将腹腔镜沿套管放入腹腔,可见盆腔脏器后连接 CO_2 气腹机,开始镜下操作。

5. **腹腔镜检查**　按顺序常规检查盆腔、腹腔。

6. **腹腔镜手术**　在腹腔镜的监测下,根据不同的手术类型选择下腹部不同部位穿刺形成 2~3 个放置手术器械的操作孔。穿刺时应避开腹壁血管。

7. **手术操作基础**　必须具备以下操作技术方可进行腹腔镜手术:①用腹腔镜跟踪、暴露手术野。②熟悉镜下解剖。③熟悉镜下组织分离、切割、止血、缝合技巧。④掌握各种电能源手术器械及其他能源使用技术。⑤熟悉取物袋取出组织物的技巧。

8. **手术操作原则**　遵循微创原则,按经腹手术的操作步骤进行镜下手术。

9. **手术结束**　用生理盐水冲洗盆腔,检查无活动性出血,无内脏损伤,停止充入 CO_2 气体,并放尽腹腔内 CO_2,取出腹腔镜及各穿刺点的套管鞘,缝合穿刺口。

【术后处理】

1. **休息与活动**　手术后尽早活动,麻醉清醒后即可下床活动。

2. **饮食**　全麻患者手术当日,硬膜外麻醉者术后 6h,根据患者要求可以给予易消化的饮食。

3. **留置导尿管**　附件手术及子宫切除术术后留置导尿管 24h。

4. **护理**　术后每小时监护呼吸、心率(脉搏)、血压一次,4~6 次。

5. **引流管管理**　置引流管者,应该记录 24h 引流量及引流物颜色,24h 引流量少于 100ml 可去除引流管。

【并发症及防治】

1. **大血管损伤**　妇科腹腔镜手术穿刺部位邻近后腹膜腹主动脉、下腔静脉和髂血管,损伤这些大血管,可能危及患者生命,应避免此类并发症的发生。一旦发生,应立即中转开腹止血,修补血管。腹膜后大血管损伤可见于闭合式穿刺和腹主动脉旁淋巴结和/或盆腔淋巴结切除手术过程中误伤,开放式或直视下穿刺、熟练的开腹手术经验、娴熟的腹腔镜手术技巧和熟悉腹膜后血管解剖结构可使损伤概率减少。

2. **腹壁血管损伤**　第二或第三穿刺点应在腹腔镜直视下避开腹壁血管进行。对腹壁血管损伤应及时发现并进行止血。

3. **手术野出血**　是手术中常见的并发症,手术者应熟悉盆腹腔解剖,熟练掌握手术操作技术,熟练应用各种腹腔镜手术能源设备及器械的使用方法。

4. 脏器损伤　主要指与内生殖器官邻近的脏器损伤,如膀胱、输尿管及肠管损伤,多因组织粘连导致解剖结构异常、电器械使用不当或手术操作不熟练时容易发生。发生损伤应及时修补,以免发生严重并发症。

5. 与二氧化碳气腹有关的并发症　皮下气肿、术后上腹部不适及肩痛是常见的与腹腔二氧化碳气腹有关的并发症。皮下气肿是由于腹膜外充气或套管针切口太大或套管针多次进出腹壁使气体进入皮下所致,避免上述因素可减少皮下气肿的发生。上腹部不适及右肩疼痛是由于二氧化碳气腹对膈肌刺激所致,术后数日内症状减轻或消失。气体栓塞少见,一旦发生有生命危险。

6. 其他并发症　①腹腔镜手术中电凝、切割等能量器械引起的相应并发症。②腹腔镜切口疝,对于大于 10mm 直径的穿刺孔,其筋膜层应予以缝合。

(夏小艳)

思考题

1. 简述诊断性刮宫的适应证。
2. 简述经阴道后穹隆穿刺术的手术方法。
3. 简述阴道镜检查的适应证。
4. 简述腹腔镜手术的常见并发症及防治。

练习题

［1］中华医学会妇产科学分会产科学组,中华医学会围产医学分会.产后出血预防与处理指南（2023）［J］.中华妇产科杂志,2023,58（6）:831-835.

［2］中华医学会肝病学分会,中华医学会感染病学分会.慢性乙型肝炎防治指南（2022年版）［J］.中华传染病杂志,2023,41（1）:3-28.

［3］中华医学会妇产科学分会妇科内镜学组.中国宫腔镜诊断与手术临床实践指南（2023版）［J］.中华妇产科杂志,2023,58（4）:241-251.

［4］中华医学会妇产科学分会妇科内分泌学组.异常子宫出血诊断与治疗指南（2022更新版）［J］.中华妇产科杂志,2022,57（7）:481-490.

［5］中华医学会妇产科学分会妇科内分泌学组及指南专家组.多囊卵巢综合征中国诊疗指南［J］.中华妇产科杂志,2018,53（1）:2-6.

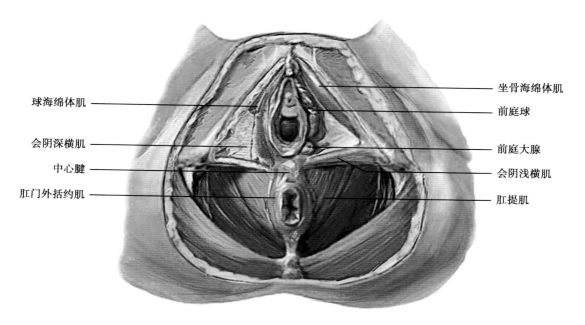

球海绵体肌 —————

会阴深横肌 —————

中心腱 —————

肛门外括约肌 —————

————— 坐骨海绵体肌

————— 前庭球

————— 前庭大腺

————— 会阴浅横肌

————— 肛提肌

彩图 2-14　骨盆底

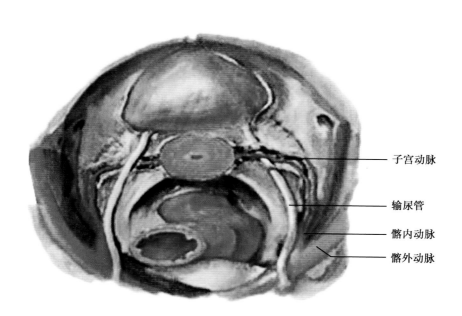

————— 子宫动脉

————— 输尿管

————— 髂内动脉

————— 髂外动脉

彩图 2-15　输尿管与子宫动脉的关系